中医执业医师资格考试

同步金题

金英杰国家医学考试研究中心 编

北京出版集团公司
北京教育出版社

图书在版编目(CIP)数据

中医执业医师资格考试同步金题 / 金英杰国家医学考试研究中心编. — 北京:北京教育出版社, 2016.2

ISBN 978-7-5522-7183-6

Ⅰ. ①中… Ⅱ. ①金… Ⅲ. ①中医师-资格考试-习题集 Ⅳ.①R2-44

中国版本图书馆 CIP 数据核字(2016)第 027292 号

中医执业医师资格考试同步金题

金英杰国家医学考试研究中心 编

出 版:北京出版集团公司
北京教育出版社

发 行:北京出版集团公司

地 址:北京北三环中路 6 号

邮 编:100120

网 址:www.bph.com.cn

经 销:全国各地书店

印 刷:廊坊市鸿煊印刷有限公司

开 本:787×1 092 1/16

印 张:37.5

字 数:858 千字

版 次:2016 年 2 月第 1 版 2018 年 1 月第 2 次印刷

书 号:ISBN 978-7-5522-7183-6

定 价:98.00 元

编写说明

随着人们健康意识的日益提高，社会对于医务工作者的素质要求也随之增高，此时执业医师资格证书也彰显出它独特的魅力。如何一次性通过执业医师资格考试，取得执业证书已经成为了广大考生所关注的首要问题。为了满足不同类型、不同程度考试的需求，金英杰国家医学考试研究中心在出版2018年《中医执业（含助理）医师资格考试核心考点全攻略》（上、下册）的同时，也出版了与之相配套的练习题——2018年《中医执业医师资格考试同步金题》。力争达到帮助考生及时了解命题规律，进而加强对基础理论知识和基本技能的掌握。

一、强强联手，融会贯通

本书以2018年《中医执业（含助理）医师资格考试核心考点全攻略》（上、下册）为蓝本，提炼重点、难点、易混点以及常考知识点，甄选4000道金题，将考点与习题融会贯通，帮助考生巩固所学知识，在有限的复习时间里紧抓重点，提高学习效率，不仅达到做一题会一题，更要做到举一反三。

二、精选试题，直击考点

在深刻把握考试大纲，归纳总结历年真题和分析核心考点全攻略的基础上总结考查规律，对试题进行筛选，将近年高频考点加入其中，并对重点考题进行了精确解析，以试题带动考点进行复习，在学与练的过程中，将考点逐个击破，轻松应对考试。同时经过专家命题组老师对真题的深入研究，将各章节考点全面梳理，总结出每一科目在考试中所占的分值比重，有效帮助考生抓住重点，有针对性地着重练习。

中医执业医师资格考试各科分值比例

科目	大约所占比例（%）	大约分值（分）
中医基础理论	8.3%	50
中医诊断学	8.3%	50
中药学	8.3%	50
方剂学	8.3%	50
中医内科学	15%	90
中医外科学	6.5%	40

续表

中医执业医师资格考试各科分值比例		
中医妇科学	6.5%	40
中医儿科学	6.5%	40
针灸学	10%	60
诊断学基础	6.6%	40
内科学	6.6%	40
传染病学	5%	30
医学伦理学	1.6%	10
卫生法规	1.6%	10

三、双色印刷，专注体验

为了更加贴合考生需求，我们摒弃了以往单色印刷的模式而采用双色印刷，在使用过程中给考生以新鲜感的同时，更加美观大方。2018 年特别推出全新扫码体验，扫描下方二维码，进行注册登录，即可随时随地进入名师讲堂，专注体验。

四、扫码听课，名师精讲

随着考生需求的日益增大，纸上谈兵类的解析已经越来越不能满足广大考生的需求，为此，本书中加入了精选出来的部分同步题对应制作的视频二维码，将书与课进行无缝衔接，直达名师精讲视频，从此拒绝枯燥乏味的解析，真正实现哪里不会扫哪里。

★2018 年中医执业医师资格考试辅导用书如下（为金英杰国家医学考试研究中心唯一推荐用书）：

★2018 年中医执业（含助理）医师资格考试　实践技能图解

★2018 年中医执业（含助理）医师资格考试　核心考点全攻略（上、下册）

★2018 年中医执业医师资格考试　同步金题

★2018 年中医执业医师资格考试　经典 1000 考题

★2018 年中医执业（含助理）医师资格考试　冲刺金题

★2018 年中医执业医师资格考试　考前压轴密卷

★2018 年国家执业（含助理）医师资格考试　考试大纲

★2018 年国家执业（含助理）医师资格考试　通关金指南

★2018 年国家执业（含助理）医师资格考试　掌中宝电子书

最后，金英杰人将在“始于细微，成于执着”的工作理念指导下，秉承“一流师资、专业服务”的宗旨，力求为广大考生打造权威、实用的教辅教材。我们专业做图书，良心做教育，致力于为广大考生提供最优质的服务！也希望各位考生在使用过程中将发现的问题及时反馈给我们(www.jinyingjie.com),以使我们的图书能够日臻完善。同时您可扫描下方二维码,加关注金英杰口腔专业公众微信号,我将为您免费提供最及时的考试信息、最真实的模拟考场以及最专业的在线答疑。预祝各位考生在2018年国家执业医师资格考试中顺利通关!

扫码注册　观看课程

欢迎加入金英杰中医微信公众号

请扫描此二维码,才可观看本书全部视频课程

金英杰国家医学考试研究中心

Jin Yingjie Productions

金英杰出品 必属精品

出精品医学图书一直是我多年的夙愿,也是金英杰致力追求的目标。

《中医执业医师资格考试同步金题》在多年内部教学的使用过程中,历经诸多专家提炼,经过全国上万名考生验证后得到了高度认可与好评!为了让更多的医学考生享受到高质量图书带来的过关乐趣,我们经过再次认真修订,并出版。

当我们将图书样稿交给北京教育出版社后,编辑对金英杰严谨的治学理念予以高度评价,并就图书的“新颖性、实用性、严谨性”的特点予以高度肯定。他们认为此类高质量的图书在医学考试培训市场上并不多见,必定会受到广大考生的欢迎。

“十年磨一剑,所向尽披靡。”本书经过全国上百余家分校、万余名考生多年的实战检验,必将对广大考生的复习起到事半功倍的作用。

厚积薄发,全体金英杰人、众多专家老师和我都倍感欣慰,金英杰国家医学考试研究中心为国家医学教育事业所尽绵薄之力的愿望,终于得以实现。

金英杰出品,必属精品!

金英杰国家医学考试研究中心　赵鸿峰

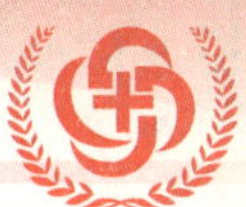

目　录

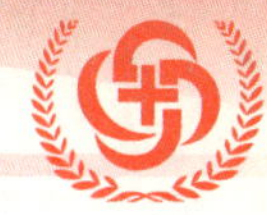

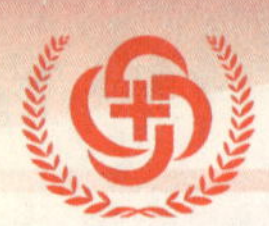

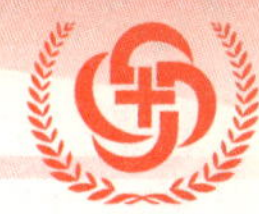

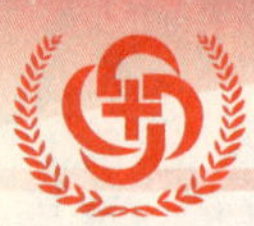

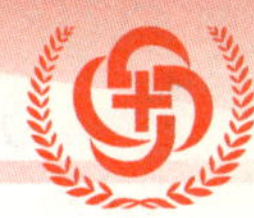

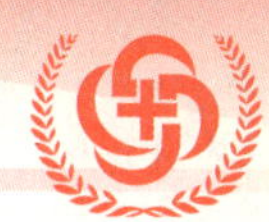

第一篇 中医基础理论

刷分题库

抢分直播

第一章 中医学理论体系的主要特点

第一节 整体观念

配套名师精讲课程

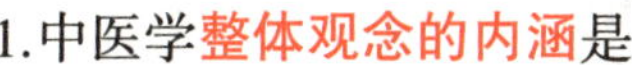

1.中医学整体观念的内涵是

A.人是一个有机整体

B.自然界是一个整体

C.时令、晨昏与人体阴阳相应

D.五脏与六腑是一个有机整体

E.人是一个有机整体,人与自然环境的统一性,人与社会环境的统一性

【答案】E

【解析】整体观念的内容:①人是一个有机整体。②人与自然环境的统一性。③人与社会环境的统一性。

2.有机整体的"主宰"是

A.脑

B.心

C.神

D.经络

E.精

【答案】B

3.《素问·金匮真言论》"善病洞泄寒中"的季节是

A 夏季

B.春季

C.长夏

D.秋季

E.冬季

【答案】C

【解析】《素问·金匮真言论》:"春善病鼽衄,仲夏善病胸胁,长夏善病洞泄寒中,秋善病风疟,冬善病痹厥。"

4.人体脉象随季节变化而有不同,夏季多为哪一种脉象

A.洪

B.弦

C.浮

D.沉

E.缓

【答案】A

5.《灵枢·顺气一日分为四时》所以说疾病随昼夜时间节律而变化,其病"安"的时间是

A.旦

B.昼

C.夕

D.夜

E.晨

【答案】B

【解析】《灵枢·顺气一日分为四时》:“夫百病者,多以旦慧昼安,夕加夜甚,何也?”

第二节 辨证论治

1.以下属于“证候”的是

A.痢疾

B.感冒

C.发热

D.头痛

E.心阳不振

【答案】E

【解析】证候,是机体在疾病发展过程中的某一阶段或某一类型的病理性概括,亦标志着机体对病因作用的整体反应状态。痢疾、感冒、头痛属于病,头痛、发热属于症状。

2.下列表述中属于“证”的是

A.水痘

B.麻疹

C.风寒感冒

D.头痛

E.恶寒

【答案】C

3.下列表述中不属于“症状”的是

A.胸闷

B.恶寒

C.口苦

D.发热

E.消渴

【解析】症状是指人体对疾病的反应而表现出来的个别表象,消渴属于病。

【答案】E

4.异病同治的实质是

A.证同治同

B.证异治异

C.病异治同

D.证异治同

E.病同治同

【答案】A

5.因中气下陷所致的久痢、脱肛及子宫下垂,都可采用升提中气法治疗,此属于

A.因人制宜

B.同病异治

C.异病同治

D.审因论治

E.虚则补之

【答案】C

6.感冒的治疗,可分别采用辛温解表或辛凉解表的方法,此属于

A.辨病论治

B.因人制宜

C.同病异治

D.异病同治

E.对症论治

【答案】C

7.下列关于同病异治、异病同治的说法错误的是

A.同病异治是同一种病,证候不同,治法不同

B.异病同治是不同的疾病,病机及证候相同,则治法相同

C.证同则治同,证异则治异

D.胃下垂、肾下垂、子宫脱垂、脱肛可以采用同病异治

E.感冒的治疗可分别采用辛温解表或辛凉解表的方法,属于同病异治

【答案】D

第二章　精气学说

第一节　精气学说的概念

（略）

第二节　精气学说的基本内容

1.天地万物相互联系的中介是
A 地气
B.天气
C.精气
D.阴阳
E.阳气
【答案】C
2.构成人体的基本物质是
A.天气
B.清气
C.阳气
D.水精
E.精气
【答案】E
3.气的根本属性是
A.孤立
B.统一
C.静止
D.运动
E.对立
【答案】D

第三节　精气学说在中医学中的应用

1.下列关于精气学说的描述错误的是
A.中医学的精气理论，来源于古人对人类生殖繁衍过程的观察与体验
B.精气是人体生命的本原及维系
C.人体的生理机能依靠气的推动和调控
D.人体的诸脏腑、形体、官窍由精化生
E.精气学说与中医整体观念无直接关系
【答案】E
【解析】精气学说渗透于中医学领域，促使中医学产生了同源性思维和相互联系的思想，构建了人体本身的完整性和联系性以及人与自然、社会环境的和谐统一、完整性和联系性的整体观念。
2.古代哲学中，精的概念源自于
A.阴阳说
B.五行说
C.元气说
D.云气说
E.水地说
【答案】E

第三章 阴阳学说

第一节 阴阳的概念

1.以阴阳概念说明事物,下列属阴的是

A.黄、赤

B.青、白

C.鲜明

D.呼吸有力

E.声高气粗

【答案】B

2.以昼夜分阴阳,则前半夜为

A.阴中之阳

B.阳中之阴

C.阳中之至阳

D.阴中之阴

E.阴中之至阴

【答案】B

3.事物或现象阴阳属性的征兆是

A.寒热

B.上下

C.水火

D.晦明

E.动静

【答案】C

(3~6 题共用备选答案)

A.阴中之阳

B.阴中之阴

C.阴中之至阴

D.阳中之阴

E.阳中之阳

3.五脏分阴阳,脾为

【答案】C

4.五脏分阴阳,肝为

【答案】A

5.五脏分阴阳,肺为

【答案】D

6.五脏分阴阳,肾为

【答案】B

【解析】五脏分阴阳(按部位),心、肺在上,属阳,肝、脾、肾在下,属阴。再分阴阳(按功能),因心具有温煦推动作用,属阳中之阳,肺肃降下行,为阳中之阴;肝主升发,为阴中之阳,脾主运化水液,为阴中之至阴,肾主水液,为阴中之阴。

第二节 阴阳学说的基本内容

1.“热者寒之”说明了阴阳之间的何种关系

A.阴阳交感

B.阴阳互根

C.阴阳对立

D.阴阳消长

E.阴阳转化

【答案】C

【解析】阴阳的对立制约,是指相互关联的阴阳双方之间存在着相互抑制、排斥、牵制的关系。

2.“阴胜则阳病”主要说明的阴阳关系是

A.阴阳转化

B.阴阳对立

C.阴阳互根

D.阴阳消长

E.阴阳交感

【答案】B

3.“动极镇之以静”，主要说明的阴阳关系是

A.阴阳相互转化

B.阴阳互根互用

C.阴阳相互消长

D.阴阳对立制约

E.阴阳相对平衡

【答案】D

4.可用阴阳对立制约解释的是

A.寒极生热

B.阴损及阳

C.阳胜伤阴

D.重阴必阳

E.阴中求阳

【答案】C

5.阴阳的相互转化是

A.绝对的

B.有条件的

C.必然的

D.偶然的

E.量变

【答案】B

【解析】阴阳转化，是指事物或现象的阴阳属性在一定的条件下可以向其对立面转化。

6.“重阴必阳，重阳必阴”说明了阴阳之间的哪种关系

A.相互交感

B.对立制约

C.互根互用

D.消长平衡

E.相互转化

【答案】E

7.“寒极生热，热极生寒”说明了阴阳之间的哪种关系

A.相互转化

B.相互交感

C.对立制约

D.互根互用

E.消长平衡

【答案】A

【解析】“重”“甚”“极”，是指发展到了极限或顶点，具备了促进相互转化的条件。

8.下列各项，可用阴阳消长来解释的是

A.阳虚则寒

B.阳长阴消

C.寒者热之

D.阴损及阳

E.阴胜则阳病

【答案】B

9.四时阴阳的消长变化，从夏至到立秋为

A.阳消阴长

B.重阴必阳

C.阴长阳消

D.重阳必阴

E.由阳转阴

【答案】A

10.“阴损及阳”说明了阴阳之间的何种关系

A.阴阳交感

B.阴阳互根

C.阴阳对立

D.阴阳消长

E.阴阳转化

【答案】B

11.“无阴则阳无以化”说明了阴阳之间的何种关系

A.阴阳交感

B.阴阳互根

C.阴阳对立

D.阴阳消长

E.阴阳转化

【答案】B

12.“阴在内，阳之守也”主要说明的阴阳关系是

A.阴阳交感关系

B.阴阳互根关系

C.阴阳对立关系

D.阴阳消长关系
E.阴阳转化关系
【答案】B

13.“孤阴不生，独阳不长”主要属于何种阴阳关系
A.对立
B.互根
C.消长
D.转化
E.平衡
【答案】B

14.可用阴阳互根互用解释的是
A.寒极生热
B.阳盛阴病
C.寒者热之
D.重阴必阳
E.阴中求阳
【答案】E
【解析】阴阳互根互用，是指阴阳的任何一方都不能脱离对方而独立存在，且每一方都以另一方作为自己存在的条件和前提。

15.“阴阳离决，精气乃绝”主要属于何种阴阳关系
A.对立
B.互根
C.消长
D.转化
E.平衡
【答案】B

16.下列哪个阴阳关系是反映的对立制约的
A.阴阳离决，精气乃绝
B 重阴必阳，重阳必阴
C.孤阴不生，独阳不长
D.阴在内，阳之守也
E.动极镇之以静”
【答案】E

17.正常人体的阴阳关系常概括为
A.阴阳对立
B.阴阳依存
C.阴阳消长
D.阴平阳秘
E.阴阳转化
【答案】D

18.患者久病咳喘，痰稀白，舌苔白腻，因过服温燥药，今咳喘加重，痰黄稠，舌苔黄腻此病证变化属于
A.阴虚阳亢
B.阴损及阳
C.阳消阴长
D.阳证转阴
E.阴证转阳
【答案】E

第三节 阴阳学说在中医学中的应用

1.属于阴的脉象
A.滑脉
B.涩脉
C.数脉
D.洪脉
E.浮脉
【答案】B

2.属于阳的事物或现象是
A.温煦
B.下降
C.安静
D.沮丧
E.凉润
【答案】A
【解析】具有凉润、宁静、抑制、沉降等作用和运动趋向的属于阴，具有温煦、推动、兴奋、升发等作用和运动趋向的属于阳。

3.导致虚寒证的阴阳失调是
A.阳偏盛
B.阳偏衰

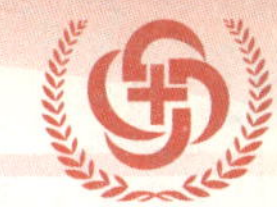

C.阴偏盛

D.阴偏衰

E.阳盛阴病

【答案】B

4.属于阴的味是

A.酸

B.甘

C.淡

D.辛

E.以上均非

【答案】A

【解析】解释和归纳药物的性能:辛、甘(淡)为阳,酸、苦、咸为阴。

5.属于阳的味是

A.酸

B.苦

C.咸

D.辛

E.涩

【答案】D

6.“寒者热之”的治法适用于

A.阴虚则热

B.阳虚则寒

C.阴胜则寒

D.阳胜则热

E.阴阳两虚

【答案】C

【解析】阴偏盛之实寒证采用寒者热之,阳偏盛之实热证采用热者寒之。

7.适合治疗阳偏衰的治法是

A.阴病治阳

B.阳病治阴

C.阴病治阴

D.阳病治阳

E.以上均非

【答案】A

8.导致虚热证的阴阳失调是

A.阳偏盛

B.阳偏衰

C.阴偏盛

D.阴偏衰

E.阳盛阴病

【答案】D

【解析】阴虚则热,所以导致虚热证的是阴偏衰。

9.导致实热证的阴阳失调是

A.阳偏盛

B.阳偏衰

C.阴偏盛

D.阴偏衰

E.阳盛阴病

【答案】A

第四章　五行学说

第一节　五行学说的概念

1.土的特性是
A.曲直
B.稼穑
C.从革
D.炎上
E.润下
【答案】B

2.火的特性是
A.曲直
B.稼穑
C.从革
D.炎上
E.润下
【答案】D

3.五行中具有“曲直”特性的是
A.水
B.火
C.木
D.金
E.土
【答案】C

4.五行中，具有“从革”特性的是
A.金
B.木
C.水
D.火
E.土
【答案】A

5.一年季节中，“长夏”所属的是
A.木
B.火
C.土
D.金
E.水
【答案】C
【解析】事物属性的五行归类：木为春，火为夏，土为长夏，金为秋，水为冬。

6.按五行属性分类，六淫邪气属水者是
A.风
B.暑
C.湿
D.燥
E.寒
【答案】E

7.按五行属性分类，五化中属金者是
A.生
B.长
C.化
D.收
E.藏
【答案】D

8.“握”的五行属性是
A.水
B.火
C.木
D.金
E.土
【答案】C

9.“青色”的五行属性是
A.土
B.金
C.水
D.火
E.木
【答案】E
【解析】事物属性的五行归类：木为青，

火为赤，土为黄，金为白，水为黑。

10.“酸味”的五行属性是

A.土

B.金

C.水

D.木

E.火

【答案】D

11.下列事物，除哪项外都属于五行之“土”

A.宫音

B.哕

C.胃

D.湿

E.呼

【答案】E

12.“筋”的五行属性是

A.水

B.火

C.土

D.木

E.金

【答案】D

13.五体中属火的是

A.筋

B.脉

C.肉

D.皮

E.骨

【答案】B

【解析】事物属性的五行归类：木在体合筋，火在体合脉，土在体合肉，金在体合皮，水在体合骨。

14.“鼻”的五行属性是

A.木

B.火

C.土

D.金

E.水

【答案】D

15.“笑”的五行属性是

A.水

B.火

C.木

D.金

E.土

【答案】B

16.“化”的五行属性是

A.水

B.火

C.木

D.金

E.土

【答案】E

第二节　五行学说的基本内容

1.下列不按五行相生顺序排列的是

A.呼、笑、歌、哭、呻

B.筋、脉、肉、皮、骨

C.青、赤、黄、白、黑

D.角、徵、商、宫、羽

E.酸、苦、甘、辛、咸

【答案】D

【解析】五行的相生顺序：木→火→土→金→水→木，D 选项的正确顺序是角、徵、宫、商、羽。

2.根据情志相胜法，“怒”可制约的情志是

A.喜

B.思

C.悲

D.恐

E.惊

【答案】B

3.五行中火的“所胜”是

A.水

B.木
C.土
D.金
E.火
【答案】D

4.下列关于五行生克规律的表述,正确的是
A.木为土之所胜
B.木为水之子
C.火为土之子
D.水为火之所胜
E.金为木之所胜
【答案】B

5.五行相乘,下列哪种说法是正确的
A.母气有余而乘其子
B.子气有余而乘其母
C.气有余而乘己所胜
D.气有余则乘己所不胜
E.气不及则己所胜侮而乘之
【答案】C

6.肝病及心的五行传变是
A.相乘传变
B.相侮传变
C.母病及子
D.子病犯母
E.相克传变
【答案】C
【解析】相乘次序:木→土→水→火→金→木。相侮次序:木→金→火→水→土→木。五行的母子相及包括两个方面:即母病及子和子病及母。

7 下列属于母子关系的是
A.木和土
B.火和金
C.水和火
D.木和金
E.土和金
【答案】E

8.土不足时,木对土的过度制约,属于
A.相克
B.相乘
C.相侮
D.母病及子
E.子病犯母
【答案】B

9.见肝之病,知肝传脾的病机传变是
A.木克土
B.木乘土
C.土侮木
D.母病及子
E.子病犯母
【答案】B

10.属“子盗母气”的脏病相传是
A.肺病及脾
B.肺病及肾
C.肺病及心
D.肾病及肝
E.以上都不是
【答案】A

(11~12 题共用备选答案)
A.肝病及心
B.肝病及肾
C.肝病及肺
D.肝病及脾
E.脾病及心

11.属五行相乘传变的是
【答案】D

12.属五行相侮传变的是
【答案】C
【解析】相乘、相侮都是不正常的相克现象,相乘与相侮可同时发生;发生的条件:均可由“太过”“不及”引起。相乘是按五行相克次序发生过度克制;相侮是与五行相克次序反向发生过度克制。

(13~14 题共用备选答案)
A.母病及子
B.子病及母
C.相乘传变
D.相侮传变
E.母子同病

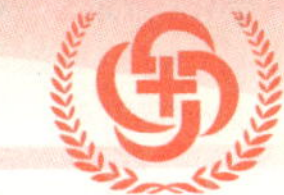

13.肝火犯肺,体现的关系是

【答案】D

14.土壅木郁,体现的关系是

【答案】D

(15~16 题共用备选答案)

A.泻南补北

B.扶土抑木

C.佐金平木

D.培土生金

E.滋水涵木

15.心肾不交的治法是

【答案】A

16.肝阳上亢的治法是

【答案】E

第三节　五行学说在中医学中的应用

1.五行学说认为病情较重的色脉关系是

A.色与脉的五行属性相符

B.色与脉的五行属性相生

C.客色胜主色

D.色与脉的五行属性相克

E.以上都不是

【答案】D

2.属于“虚则补其母”治则的治疗是

A.肺病补脾

B.脾病补肺

C.肾病补肝

D.肝病补心

E.肝病补脾

【答案】A

【解析】根据相生规律确定治疗原则,“虚则补其母,实则泻其子”又称补母与泻子。

3.适用于“土壅木郁”证的治则是

A.抑强为主

B.扶弱为主

C.补母为主

D.泻子为主

E.以上都不是

【答案】A

【解析】抑强:主要适用于因相克或反侮太过所形成的乘侮病证。扶弱:主要适用于因相克力量不及或因虚被乘,或因虚被侮所形成的病证。

4.按五行相生关系确立的治法是

A.抑木扶土法

B.佐金平木法

C.培土制水法

D.泻南补北法

E.滋水涵木法

【答案】E

5.按五行相克关系确立的治法是

A.金水相生法

B.益火补土法

C.培土制水法

D.滋水涵木法

E.培土生金法

【答案】C

【解析】相克一事物对另一事物的抑制、约束和拮抗作用。顺序:木→土→水→火→金→木。

(6~8 题共用备选答案)

A.益火补土法

B.金水相生法

C.抑木扶土法

D.培土制水法

E.泻南补北法

6.肾阳虚不能温脾阳,以致脾阳不振。其治疗宜采用

【答案】A

7.脾虚不运或脾肾阳虚,水湿泛滥而致的水肿胀满之证,其治疗宜采用

【答案】D

8.肺阴虚无力滋肾,或肾阴不足,不能上滋肺阴而致的肺肾阴虚证,其治疗宜采用

【答案】B

第五章　藏象学说

1.藏象学说认为,人体的中心为

A.五脏

B.六腑

C.奇恒之腑

D.心

E.脑

【答案】A

【解析】藏象学说的特点是以五脏为中心的整体观,主要体现在以五脏为中心的人体自身的整体性和五脏与自然环境的统一性两个方面。

2.五脏共同的生理特点是

A.化生和贮藏精气

B.受盛和传化水谷

C.藏神和血液运行

D.运化和调节血量

E.疏泄和防止出血

【答案】A

3.六腑共同的生理特点是

A.运化和调节血量

B.疏泄和防止出血

C.化生和贮藏精气

D.受盛和传化水谷

E.藏神和血液运行

【答案】D

4.区分五脏、六腑、奇恒之腑的最主要的依据是

A.分布部位的不同

B.解剖形态的不同

C.阴阳属性的不同

D.功能特点的不同

E.五行属性的不同

【答案】D

【解析】五脏的生理特点是化生和贮藏精气,六腑的生理特点是受盛和传化水谷,奇恒之腑形态似腑,功能似脏,因而得名。三者的区别主要在其生理特点的不同。

5.关于五脏六腑说法正确的是

A.五脏传化物而不藏

B.六腑藏精气而不泻

C.五脏实而不能满

D.六腑实而不能满

E.五脏有五,即胆、心、脾、肺、肾

【答案】D

6.五脏六腑的病理特点及治疗原则是

A.脏病多虚,五脏宜补

B.脏病多实,五脏宜泻

C.腑病多虚,六腑宜泻

D.腑病多实,六腑宜补

E.脏病多实,五脏宜补

【答案】A

【解析】病理上"脏病多虚""腑病多实",治疗上"五脏宜补""六腑宜泻"。

7.下列各项中,哪一项最确切地说明了脏与腑的区别

A.实质性器官与空腔器官

B.脏病多实腑病多虚

C.化生和贮藏精气与受盛传化水谷

D.与水谷直接接触与不直接接触

E.经络属性与阴阳属性

【答案】C

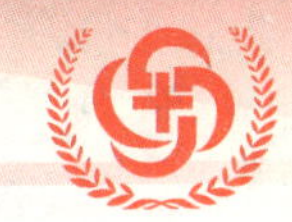

配套名师精讲课程

第六章 五脏

第一节 五脏的生理机能与特性

1.心主神志最主要的物质基础是
A.津液
B.精液
C.血液
D.宗气
E.营气
【答案】C
【解析】血是神志活动的物质基础之一，心血充足则能化神养神而使心神灵敏不惑，而心神清明，则能驭气以调控心血的运行，濡养全身脏腑形体官窍及心脉自身。

2.心血不足的病理表现不包括
A.心悸怔忡
B.面色萎黄
C.自汗盗汗
D.脉细无力
E.失眠健忘
【答案】C

3.心为“君主之官”的理论依据是
A.心总统意志
B.心主血脉
C.心主神志
D.心主情志
E.心总统魂魄
【答案】C

4.心的主要生理机能是
A.主藏血
B.主神志
C.主运化
D.主统血
E.主疏泄
【答案】B

5.心脏的正常搏动，主要依赖于
A.心气
B.心血
C.心阴
D.心阳
E.心神
【答案】A
【解析】心主脉，是指心气推动和调控心脏的搏动和脉管的舒缩，使脉道通利，血流通畅。心与脉直接相连，形成一个密闭循环的管道系统。心气充沛，心脏有规律的搏动，脉管有规律的舒缩，血液则被输送到各脏腑形体官窍，发挥濡养作用，以维持人体正常的生命活动。

6.心为五脏六腑之大主的理论依据是
A.心主血
B.心主神志
C.心主思维
D.心总统魂魄
E.心总统意志
【答案】B

7.肺主气的功能取决于
A.司呼吸
B.宗气的生成
C.全身气机的调节
D.朝百脉
E.主治节
【答案】A

8.肺主治节不包括
A.治理调节呼吸运动
B.调理全身气机
C.治理调节血液的运行
D.调畅情志
E.治理调节津液代谢

【答案】D

9.说肺为娇脏的主要依据是

A.肺主一身之气

B.肺外合皮毛

C.肺朝百脉

D.肺为水之上源

E.肺气通于天,不耐寒热

【答案】E

【解析】肺为娇脏,清虚而娇嫩,不耐寒热燥湿诸邪之侵;外感六淫之邪从皮毛或口鼻而入,常易犯肺而为病。

10.调节腠理之开合,将代谢后的津液化为汗液,排出体外,主要是由肺的哪项功能所完成

A.主呼吸之气

B.主一身之气

C.主宣发

D.主肃降

E.朝百脉

【答案】B

11.脾为“气血生化之源”的理论基础是

A.气能生血

B.人以水谷为本

C.脾主升清

D.脾能运化水谷精微

E.脾为后天之本

【答案】D

12.脾主升清的确切内涵是

A.脾的阳气主升

B.脾以升为健

C.脾气散精,上归于肺

D.与胃的降浊相对而言

E.输布津液,防止水湿内生

【答案】C

【解析】脾主升清,指脾气的升动转输作用,将胃肠道吸收的水谷精微和水液上输于心、肺等脏,通过心、肺的作用化生气血,以营养濡润全身。

13.具有“喜燥恶湿”特性的脏腑是

A.肝

B.脾

C.胃

D.肾

E.肺

【答案】B

14.肝主疏泄的基本生理机能是

A.调畅情志活动

B.调畅全身气机

C.促进脾胃运化

D.促进血行和津液代谢

E.调节月经和精液的排泄

【答案】B

15 肝具有贮藏血液和调节血量是指肝的生理机能

A.肝主藏血

B.肝主疏泄

C.肝为刚脏

D.肝调畅全身气机

E.化生血液与统摄血液

【答案】A

16.在肝主疏泄的各种作用中,最根本的是

A.调畅情志

B.促进消化

C.调畅气机

D.调节血量

E.疏通水道

【答案】C

【解析】肝主疏泄,是指肝气能疏通、畅达全身气机,进而促进精血津液的运行输布、脾胃之气的升降、胆汁的分泌排泄,肝还有使情志舒畅的作用。肝气的疏泄功能,对各脏腑经络之气升降出入运动的协调平衡,起着重要的动的有序进行,也是一个重要的条件。

17.肾主纳气的主要生理作用是

A.使肺之呼吸保持一定的深度

B.有助于元气的固摄

C.有助于精液的固摄

D.有助于元气的生成

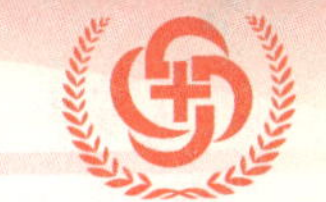

E.有助于肺气的宣发

【答案】A

【解析】肾主纳气，指肾气有摄纳肺所吸入的自然界清气，保持吸气的深度，防止呼吸表浅的作用。

18.下列关于五脏所藏的叙述，错误的是

A.心藏神

B.肝藏魂

C.肺藏魄

D.脾藏意

E.肾藏智

【答案】E

19.肾中精气的主要生理机能是

A.促进机体的生长发育

B.促进生殖机能的成熟

C.主生长发育和生殖

D.化生血液的物质基础

E.人体生命活动的根本

【答案】C

20."水火之宅"是指

A.脾　　B.胃

C.肾　　D.肝

E.肺

【答案】C

21.被称为"先天之本"的脏是

A.肾　　B.脾

C.心　　D.肝

E.肺

【答案】A

22."气之根"指的是

A.脾　　B.心

C.肺　　D.肝

E.肾

【答案】E

23.《素问·六节藏象论》中，"封藏之本"所指的是

A.心　　B.肺

C.脾　　D.肝

E.肾

【答案】E

【解析】《素问·六节藏象论》说："肾者，主蛰，封藏之本，精之处也。"

24.对全身水液调节起主宰作用的是

A.肺的通调水道

B.脾的运化水液

C.胃的游溢精气

D.肝的疏泄条达

E.肾的蒸腾气化

【答案】E

【解析】"肾者水脏，主津液"。肾中精气的气化作用，对于体内津液的输布和排泄，维持体内津液代谢的平衡，起着极为重要的调节作用。肺、脾等内脏对津液的气化起依赖肾中精气的蒸腾气化。

25.机体的生长发育主要取决于

A.脾气的升清

B.血液的营养

C.津液的滋润

D.肾中精气的充盈

E.水谷精微的充养

【答案】D

【解析】肾主生长发育和生殖，是肾精及其所化肾气生理作用。精是构成人体和维持人体生命活动，促进人生长发育和生殖的最基本物质。肾藏精，精化气，肾精足则肾气充，肾精亏则肾气衰。因人体的生、长、壮、老、死的生命过程，以及在生命过稻中的生殖能力，都取决于肾精及肾气的盛衰。

（26~28题共用备选答案）

A.肾

B.脾

C.胃

D.肝

E.肺

26."阴阳之根本"是指

【答案】A

27."贮痰之器"是指

【答案】E

28."生痰之源"是指

【答案】B

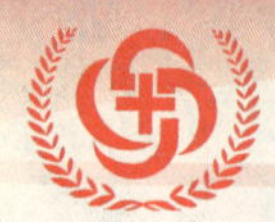

29.患者,女,36岁,已婚。面色萎黄,神疲乏力气短懒言,食少便溏,月经淋漓不断,经血色淡,舌淡无苔,脉沉细无力。其病机是

A.脾不统血

B.脾肾阳虚

C.气血两虚

D.脾肺气虚

E.肝血不足

【答案】A

第二节 五脏之间的关系

1.下列各脏中,其生理特性以升为主的是

A.肺与脾

B.肺与肝

C.肝与肾

D.心与肾

E.肝与脾

【答案】E

2.肝藏血与脾统血的共同生理机能是

A.贮藏血液

B.调节血量

C.统摄血液

D.防止出血

E.化生血液

【答案】D

3.与血液运行关系最密切的脏腑是

A.肝、脾、肾

B.心、肝、脾

C.心、肺、肾

D.心、肝、肾

E.肺、脾、肾

【答案】B

4.与水液代谢关系最密切的脏腑是

A.脾、胃、肝

B.肝、胆、肾

C.肝、肺、脾

D.肺、肾、脾

E.心、肾、肺

【答案】D

5.脏腑关系中,“水火既济”指的是

A.肝与肾

B.心与肾

C.肝与脾

D.肺与脾

E.肺与肝

【答案】B

6.脏腑关系中,“精血同源”指的是

A.肝与肾

B.心与肾

C.肝与脾

D.肺与脾

E.肺与肝

【答案】A

7与调节女子月经和男子排精方面有密切关系的两脏是

A.心与脾

B.肝与肾

C.心与肾

D.脾与肾

E.肝与脾

【答案】B

【解析】肝主疏泄,肾主封藏,二者之间存在着相互作用、相互制约的关系。肝气疏泄可促使肾气开合有度,肾气闭藏可防肝气疏泄太过。疏泄与封藏,相反而相成,而调节女子的月经来潮、排卵和男子的排精功能。

8.表现为气血两亏者,多是哪两脏同病

A.心、肺

B.心、脾

C.心、肝

D.肺、脾

E.肺、肾

【答案】B

【解析】心主血，脾统血，脾又为气血生化之源，心与脾的关系主要表现在气血生成和运行方面。脾的运化功育正常，则化生血液的功能旺盛。血液充盈则心有所主，脾的统血功能正常，血行脉中。因此，气血两亏者多是心、脾两脏同病。

9.患者，男，45 岁。心烦不寐，眩晕耳鸣，健忘，腰酸梦遗，舌红少津，脉细数。其病变所在脏腑是

A.心、脾

B.肺、肾

C.肺、肝

D.心、肾

E.肝、胃

【答案】D

10.患者多梦易醒，心悸健忘，眩晕，肢倦神疲，纳呆，面色少华，舌淡，苔薄，脉细弱。其证候是

A.心脾两虚

B.肝火扰心

C.痰热扰心

D.心胆气虚

E.心肾不交

【答案】A

（11~12 题共用备选答案）

A.心、肺

B.心、肝

C.肺、脾

D.肺、肝

E.肺、肾

11.与气的生成关系最密切的是

【答案】E

12.与呼吸运动关系最密切的是

【答案】E

13.“乙癸同源”的“乙癸”所指的脏是

A.心、脾

B.肝、肺

C.脾、肾

D.心、肾

E.肝、肾

【答案】E

第三节　五脏与五体、五官九窍、五志、五液和季节的关系

1.根据藏象理论，肝其华在

A.面　　B.爪

C.唇　　D.毛

E.发

【答案】B

【解析】爪，即爪甲，包括指甲和趾甲，乃筋之延续，所以有“爪为筋之余”之说。《素问·六节藏象论》云：“肝者，罢极之本……其华在爪。”指出肝与爪有着密切的联系。

2.根据藏象理论，脾的五志在

A.喜　　B.思

C.怒　　D.悲

E.恐

【答案】B

（3~4 题共用备选答案）

A.汗　　B.涕

C.泪　　D.唾

E.涎

3.肺之液为

【答案】B

4.脾之液为

【答案】E

【解析】心在液为汗，肺在液为涕，肝在液为泪，脾在液为涎，肾在液为唾。

第七章　六腑

第一节　六腑的生理机能

1.下列哪项是胃的生理机能
A.水谷精微的转输
B.水谷的受纳和腐熟
C.水液的吸收和转输
D.脏器位置的维系
E.血液的统摄
【答案】B

2.“太仓”所指的是
A.三焦
B.胃
C.小肠
D.脾
E.大肠
【答案】B

3.“水谷之海”是指
A.三焦
B.胃
C.小肠
D.脾
E.大肠
【答案】B
【解析】胃主受纳，腐熟水谷。饮食入口，经过食管，容纳于胃，故胃有“太仓”、“水谷之海”之称。

4.利小便而实大便的理论依据是
A.脾主运化
B.肺主通调水道
C.小肠主液
D.小肠主化物
E.小肠主泌别清浊
【答案】C

5.脏腑中有“主津”作用的是
A.肺
B.脾
C.大肠
D.小肠
E.膀胱
【答案】C

6.津液输布的主要通道是
A.血府
B.经络
C.腠理
D.三焦
E.分肉
【答案】D
【解析】三焦是全身津液上下输布运行的通道。

7.被称为“受盛之官”的是
A.胆
B.胃
C.小肠
D.大肠
E.三焦
【答案】C

8.脏腑中有“主液”作用的是
A.脾
B.胃
C.大肠
D.小肠
E.三焦
【答案】D

9.既是六腑，又是奇恒之腑者是
A.胆
B.胃
C.大肠
D.小肠

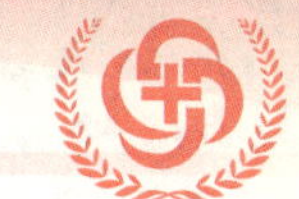

E.三焦

【答案】A

10.被称为“中精之腑”的是

A.脉

B.骨

C.胆

D.肝

E.胞宫

【答案】C

【解析】胆是中空的囊状器官，内盛胆汁。古人认为胆汁是精纯、清净的精微物质，称为“精汁”，故胆有“中精之府”之称。

11.被称为“决渎之官”的是

A.胆

B.胃

C.三焦

D.小肠

E.膀胱

【答案】C

12.三焦的生理功能是

A.调畅气机

B.传化水谷

C.化生精气

D.通行元气

E.宣发肃降

【答案】D

第二节 五脏与六腑之间的关系

1.气机升降出入的“枢纽”是

A.肝、肺

B.肺、肾

C.脾、胃

D.肝、胆

E.心、肾

【答案】C

2.脏腑关系中，被称为“燥湿相济”的是

A.肺与大肠

B.肾与膀胱

C.心与肾

D.肺与肝

E.脾与胃

【答案】E

3.与气的生成密切相关的脏是

A.心、肝、脾

B.肺、肾、肝

C.肺、脾、肾

D.肝、脾、肾

E.心、肺、肾

【答案】C

4.患者口淡乏味，纳呆食少，食后脘腹胀满，嗳气不舒，多食则恶心，甚或呕吐。其病位在

A.脾、肝

B.脾、肾

C.肝、胆

D.脾、胃

E.大、小肠

【答案】D

【解析】口淡乏味，纳呆食少与脾气失运相关。脘腹胀满嗳气不舒，多食恶心甚或呕吐与胃气不降相关。

第八章　奇恒之腑

第一节　脑

1.下列被称为“元神之府”的是

A.脑

B.髓

C.骨

D.脉

E.胆

【答案】A

2.与脑的生理机能关系最密切的是

A.心、肺、肝

B.心、肝、脾

C.肺、脾、肾

D.心、脾、肾

E.心、肝、肾

【答案】E

3.与髓的关系密切的脏腑是

A.肝

B.心

C.脾

D.肺

E.肾

【答案】E

第二节　女子胞

1.女子胞的功能与下列何脏关系不密切

A.肝

B.心

C.脾

D.肺

E.肾

【答案】D

【解析】女子胞与脏腑经脉的关系，主要通过“天癸”的功能，冲、任二脉的充盈，心、肝、脾、肾等作用共同完成。

2.月经来潮与下述哪组内容关系较密切

A.心、肝、脾、冲脉、督脉

B.心、肺、肾、冲脉、带脉

C.心、肺、肾、冲脉、任脉

D.心、脾、冲脉、任脉、带脉

E.心、肝、脾、肾、冲脉、任脉

【答案】E

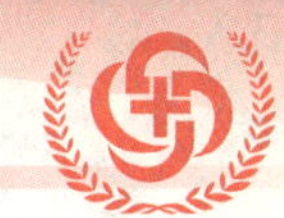

第九章 精、气、血、津液、神

第一节 精

1.精的本始含义是指

A.脏腑之精

B.基本物质

C.血液津液

D.水谷之精

E.生殖之精

【答案】E

2.精的功能包括

A.濡养脏腑

B.化血

C.防御卫外

D.生髓充脑

E.以上皆是

【答案】E

【解析】人体之精的具体功能:有生殖繁衍,促进生长发育,生髓、充脑、养骨、化血,滋养濡润,防御卫外。

第二节 气

1.与气的生成关系最密切的是

A.肝

B.心

C.脾

D.肺

E.肾

【答案】C

【解析】脾胃为生气之源:脾胃相合,接受容纳饮食,腐熟运化水谷,化生水谷精微之气。

2.下列气的作用,能维持人体正常体温恒定的是

A.推动

B.温煦

C.防御

D.固摄

E.气化

【答案】B

3 易于外感病邪,是指气的何种功能减弱

A.推动作用

B.温煦作用

C.固摄作用

D.防御作用

E.气化作用

【答案】D

4.自汗、多尿或小便失禁可由气的哪项功能减退引起

A.推动作用

B.固摄作用

C.温煦作用

D.防御作用

E.气化作用

【答案】B

5.推动人体生长发育及脏腑功能活动的气是

A.元气

B.宗气

C.营气

D.卫气

E.中气

【答案】A

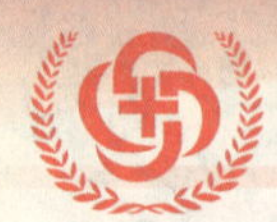

【解析】元气的生理机能:①推动人体的生长发育。②温煦和激发各个脏腑、经络、形体、官窍的生理活动。

6.元气的气是由什么化生

A.肾中精气化生

B.肺中宗气

C.脉的营气

D.肺宣发卫气

E.脏腑之气

【答案】A

7.具有推动呼吸和血行功能的气是

A.心气

B.肺气

C.营气

D.卫气

E.宗气

【答案】E

8.由清气与水谷之气相合构成的气是

A.元气

B.宗气

C.卫气

D.营气

E.真气

【答案】B

9.具有营养全身和化生血液作用的气是

A.元气

B.宗气

C.营气

D.卫气

E.精气

【答案】C

10.积于胸中的气是

A.元气

B.宗气

C.营气

D.卫气

E.谷气

【答案】B

【解析】宗气积聚之处为胸中。宗气是由谷气与自然界清气相结合而积聚于胸中的气,属后天之气的范畴。宗气的生成直接关系到一身之气的盛衰。宗气在胸中积聚之处,《灵枢·五味》称为"气海",又名为膻中。

11.连接心和肺两脏使其功能协调平衡的中心环节是

A.元气

B.心气

C.肝气

D.肺气

E.宗气

【答案】E

【解析】宗气聚于胸中,通过上出息道(呼吸道),贯注心脉及沿三焦下行的方式布散全身。《灵枢·邪客》说:"宗气积于胸中,出于喉咙,以贯心脉,而行呼吸。"

12.能够主管声音、言语的气是

A.元气

B.宗气

C.营气

D.卫气

E.清气

【答案】B

13.从"虚里"处的搏动状况,可诊察何种气的盛衰

A.营气

B.卫气

C.中气

D.肺气

E.宗气

【答案】E

【解析】《素问·平人气象论》说:"胃之大络,名曰虚里,贯膈络肺,出于左乳下,其动应衣(手),脉宗气也。"虚里穴发于左乳下,相当于心尖搏动的部位,可以依据此处的搏动来测知宗气的盛衰。

14.患者恶寒,手足厥冷,是因气的何种作用失常所致

A.推动

B.温煦

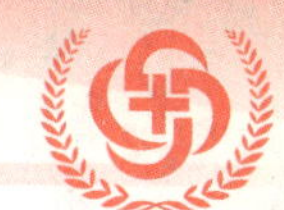

C.防御
D.固摄
E.气化
【答案】B
(15~16 题共用备选答案)
A.心与脾
B.肺与脾
C.脾与肾
D.肺与肝
E.肺与心
15.与血的运行关系最密切的脏腑是
【答案】A
16.与气机调节关系最密切的脏腑是
【答案】D

第三节　血

1.下列各项,在血液运行中起关键作用的是
A.心血充盈
B.脉道通利
C.心气充沛
D.心神安宁
E.心阳亢盛
【答案】C
2.与血液运行相关的脏腑包括
A.肝
B.心
C.脾
D.肺
E.以上皆是
【答案】E
3. 血液的生成与何脏关系最密切
A.肺
B.心
C.肝
D.脾
E.肾
【答案】D
4.下列各项,与血液和神志关系最密切的是
A.心与肾
B.心与脾
C.心与肺
D.心与肝
E.脾与肾
【答案】D
【解析】与血液和神志关系最密切的是心与肝,心主血与肝主情志有关。

第四节　津液

1.灌注于骨节、脏腑、脑、髓的是
A.精
B.气
C.血
D.津
E.液
【答案】E
【解析】质地较浓稠,流动性较小,灌注于骨节、脏腑、脑、髓等,起濡养作用的称为液。
2.布散于皮肤、肌肉和孔窍中的是
A.精
B.气
C.血
D.津
E.液
【答案】D
3 下列各项与津液的代谢关系最为密切的是
A 脾胃肾
B.心脾肾
C.肝脾肾
D.肺脾肾
E.肺肝肾
【答案】D

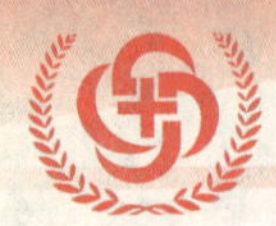

第五节 神

1.生命活动的主宰及其总体的外在表现是

A.精

B.气

C.血

D.津液

E.神

【答案】E

2.下列不属于中医学“神”含义的有

A.人体生命活动的外在体现

B.人的情绪、思想、性格等

C.人的精神意识

D.生命的本原

E.人体生命活动的总体现

【答案】D

第六节 精、气、血、津液之间的关系

1.治疗血行瘀滞，多配用补气、行气药，是由于

A.气能生血

B.气能行血

C.气能摄血

D.血能生气

E.血能载气

【答案】B

【解析】中医认为“气为血帅”、“气行则血行”。血液的运行主要有赖于心气、肺气的推动和调控，以及肝气的疏泄，所以血行瘀滞时多配补气、行气药。

2.中医治疗血虚证时，常加入一定量的补气药，其根据是

A.气能生血

B.血能生气

C.血能载气

D.气能行血

E.气能摄血

【答案】A

3.“吐下之余定无完气”的理论依据为

A.气能生津

B.气能行津

C.气能化津

D.气能摄津

E.津能载气

【答案】E

4.“夺血者无汗，夺汗者无血”的理论依据为

A.气能生血

B.气能行血

C.气能生津

D.气能行津

E.津血同源

【答案】E

【解析】精和血都靠饮食水谷所化生，故称精血同源，两者可相互化生。

5.“津血同源”的理论依据是

A.同为营气化生

B.同为元气化生

C.同为宗气化生

D.同为水谷精微化生

E.可属阴液，生理功能相同

【答案】D

（6~7题共用备选答案）

A.气滞血瘀

B.气不摄血

C.气随血脱

D.气血两虚

E.气血失和

6.患者面色苍白，乏力，毛发爪甲不荣，脉细弱。其病机是

【答案】D

7.产后大出血，继则冷汗淋漓，甚则晕厥。其病机是

【答案】C

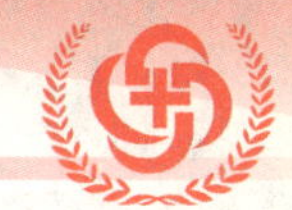

第十章　经络

第一节　经络学说概述

1.经络系统的组成是
A.十二经脉、奇经八脉、经筋、皮部
B.经脉、络脉、经筋、皮部
C.经脉、别络、经筋、皮部
D.经脉、经别、经筋、皮部
E.正经、奇经、经别、皮部
【答案】B

2.下列哪项不是经络的基本概念
A.沟通上下内外
B.运行全身气血
C.感应传导信息的通路
D.联络脏腑形体官窍
E.储存全身气血
【答案】E

第二节　十二经脉

1.在十二经脉走向中，足之三阳是
A.从脏走手
B.从头走足
C.从足走头
D.从足走腹
E.从手走头
【答案】B
【解析】十二经脉的走向，《灵枢·逆顺肥瘦》说："手之三阴，从脏走手；手之三阳，从手走头；足之三阳，从头走足；足之三阴，从足走腹。"

2.按十二经脉的分布规律，阳明经行于
A.面额
B.后头
C.头侧
D.前额
E.面部
【答案】A

3 循行于下肢外侧中线的经脉是
A.胆经
B.脾经
C.胃经
D.膀胱经
E.三焦经
【答案】A

4.腹部经脉由内而外排列的顺序为
A.足厥阴、足少阴、足阳明、足太阳
B.足少阴、足阳明、足太阳、足太阴
C.足阳明、足少阴、足太阳、足厥阴
D.足太阴、足阳明、足少阴、足厥阴
E.足少阴、足阳明、足太阴、足厥阴
【答案】E

5.循行于上肢内侧中线的经脉是
A.手太阳经
B.手少阳经
C.手厥阴经
D.手少阴经
E.手太阴经
【答案】C

6.手太阴肺经分布于上肢的部位是
A.内侧前缘
B.外侧前缘
C.内侧中线
D.外侧后缘
E.内侧后缘
【答案】A

7.足少阳胆经行于

A.下肢内侧前缘

B.下肢外侧前缘

C.下肢内侧后缘

D.下肢内侧中线

E.下肢外侧中线

【答案】E

8.足三阴经从开始部位至内踝上 8 寸段的分布是

A.太阴在前,厥阴在中,少阴在后

B.厥阴在前,少阴在中,太阴在后

C.少阴在前,太阴在中,厥阴在后

D.厥阴在前,太阴在中,少阴在后

E.太阴在前,少阴在中,厥阴在后

【答案】D

9.进入阴毛中,环绕阴器,上达小腹的经脉是

A.任脉

B.冲脉

C.足太阴脾经

D.足厥阴肝经

E.足少阴肾经

【答案】D

【解析】足厥阴肝经起于足大趾爪甲后丛毛处,向上沿足背至内踝前 1 寸处(中封穴),向上沿胫骨内缘,在内踝尖上 8 寸处交出足太阴脾经之后,上行过膝内侧,沿大腿内侧中线进入会阴,绕阴器,至小腹,夹胃两旁,属肝,络胆。

10.十二经脉中,脾经与心经的交接部位在

A.心中

B.肺中

C.肝中

D.胃中

E.胸中

【答案】A

11.下列经脉中没有按照十二经脉循行流注次序的是

A.胆、肝、肺

B.大肠、胃、脾

C.心、小肠、肾

D.肾、心包、三焦

E.三焦、胆、肝

【答案】C

【解析】十二经脉循行流注次序(记忆版):肺大胃脾心小肠,膀肾包焦胆肝藏。

12.按十二经脉的流注次序,小肠经流注于哪条经脉

A.膀胱经

B.胆经

C.三焦经

D.心经

E.胃经

【答案】A

13.足阳明胃经在何处交于何经

A.在食指端交手阳明大肠经

B.在目内眦交足少阳胆经

C.在足大趾交足厥阴肝经

D.在足大趾交足太阴脾经

E.在足小趾交足少阴肾经

【答案】D

(14~15 题共用备选答案)

A.手之阳经与手之阴经

B.手之阳经与足之阳经

C.手之阴经与足之阴经

D.足之阳经与足之阴经

E.手之阳经与足之阴经

14.在手指末端交接的经脉是

【答案】A

15.不直接交接的经脉是

【答案】C

(16~17 题共用备选答案)

A.从足走腹

B.从胸走手

C.从头走足

D.从手走头

E.从腹走胸

16.手三阳经的走向是

【答案】D

17. 手三阴经的走向是

【答案】B

第三节　奇经八脉

1. 督脉的主要生理机能是
A.总督一身之阴经
B.总督一身之阳经
C.分主一身左右之阴阳
D.约束诸经
E.调节十二经气血
【答案】B

2. 主胞胎的经脉是
A.冲脉
B.带脉
C.督脉
D.阴维脉
E.任脉
【答案】E

3. 分主一身左右之阴阳的经脉是
A.冲脉
B.任脉
C.督脉
D.阴阳维脉
E.阴阳跷脉
【答案】E

4.奇经八脉中既称“血海”又称“经脉之海”者是
A.冲脉
B.任脉
C.督脉
D.带脉
E.维脉
【答案】A

5.奇经八脉中，与下肢运动关系密切的经脉是
A.带脉
B.任脉
C.冲脉
D.督脉
E.跷脉
【答案】E

（6~7 题共用备选答案）
A.阴跷脉、阳跷脉
B.阴维脉、阳维脉
C.督脉、任脉
D.冲脉、任脉
E.阴跷脉、阴维脉

6.患者，女。因流产而失血过多，导致月经不调，久不怀孕。其病在哪经
【答案】D

7.患者久病，眼睑开合失司，下肢运动不利。其病在哪经
【答案】A

（8~9 题共用备选答案）
A.督脉
B.任脉
C.冲脉
D.阳维脉
E.阴维脉

8.称为“阳脉之海”的是
【答案】A

9.称为“阴脉之海”的是
【答案】B

第四节　经别、别络、经筋、皮部

1. 十二经别的循行特点是
A.离、合、别、入
B.离、合、出、入
C.离、开、出、入
D.离、进、出、入
E.离、合、关、入

【答案】B

2.具有约束骨骼，主司关节运动作用的是

A.十二经脉
B.奇经八脉
C.十二经筋
D.十五别络
E.十二经别

【答案】C

【解析】十二经筋具有约束骨骼，主司关节运动。

3.加强表里两经在体表联系的是

A.十五别络
B.十二经脉
C.十二经别
D.十二经筋
E.奇经八脉

【答案】A

4.十二经脉的别络都是从

A.胸背部分出
B.头面部分出
C.四肢肘、膝以下分出
D.四肢肘、膝以上分出
E.四肢末端分出

【答案】C

第五节 经络的生理机能和经络学说的应用

1.经络的沟通联系作用不包括

A.脏腑与体表的联系
B.脏腑与官窍之间的联系
C.脏腑之间的相互联系
D.脏腑与气血之间的联系
E.经脉之间的联系

【答案】D

2.经络的生理机能不包括

A.调节平衡作用
B.感应传导作用
C.运输渗灌作用
D.沟通联系作用
E.联络传输作用

【答案】E

第十一章 体质

第一节 体质的概念和构成

（略）

第二节 体质的生理学基础

（略）

第三节 体质学说的应用

1.性格多沉静、内向是哪种体质人群的心理特征

A.平和质

B.阳虚质

C.阴虚质

D.气虚质

E.气郁质

【答案】B

2.手足心热，口燥咽干，鼻微干，喜冷饮，大便干燥，舌红少津，脉细数，是哪种体质人群的常见表现

A.平和质

B.阳虚质

C.阴虚质

D.气虚质

E.气郁质

【答案】C

3.体质偏阳者治宜

A.甘寒凉润

B.补气培元

C.温补益火

D.清热利湿

E.健脾化湿

【答案】A

【解析】临床根据体质不同，在选择用药时有宜忌：体质偏阳宜甘寒、清润，忌辛热温散；体质偏阴宜温补益火，忌苦寒泻火。

4.体质偏阴者治宜

A.甘寒凉润

B.补气培元

C.温补益火

D.清热利湿

E.健脾化湿

【答案】C

5.易患疮疖、黄疸、热淋等病是哪种体质人群的发病倾向

A.特禀质

B.痰湿质

C.湿热质

D.血瘀质

E.气郁质

【答案】C

第十二章　病因

第一节　六淫

1.最易导致剧烈疼痛的外邪是

A.暑

B.燥

C.湿

D.风

E.寒

【答案】E

2.风邪致病具有发病急、变化快的特点，主要与其哪种性质相关

A.风为阳邪

B.风性轻扬

C.风性善行

D.风性数变

E.风性主动

【答案】D

3.“行痹”是下列哪种邪气引起的

A.风邪

B.寒邪

C.暑邪

D.湿邪

E.火邪

【答案】A

4.寒邪袭人，导致肢体屈伸不利，是由于

A.其性收引，以致经络、筋脉收缩而挛急

B.其为阴邪，伤及阳气，肢体失于温煦

C.其性凝滞，肢体气血流行不利

D.其与肾相应，肾精受损，不能滋养肢体

E.其邪袭表，卫阳被遏，肢体肌肤失于温养

【答案】A

5.最易导致身重的外邪是

A.风

B.寒

C.暑

D.燥

E.湿

【答案】E

6.暑邪伤人见气短、乏力的表现，是由于

A.暑为阳邪，其性炎热

B.暑邪伤人，损伤脾胃

C.暑易夹湿，气机不畅

D.暑邪伤人，损伤津液

E.暑性升散，最易耗气

【答案】E

7.六淫之中只有外感而无内生的邪气是

A.风

B.寒

C.暑

D.湿

E.火

【答案】C

8.可致首如裹的邪气是

A.风

B.寒

C.暑

D.湿

E.火

【答案】D

9.湿邪致病，缠绵难愈是因为

A.湿为阴邪，易阻遏气机

B.湿为阴邪，伤人阳气

C.湿性重浊，不易祛除

D.湿性黏滞，不易祛除

E.湿性趋下，为病缠绵

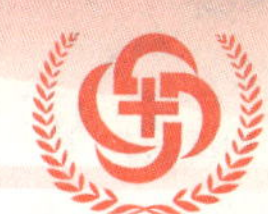

【答案】D

10 六淫致病，季节性最强的邪气是

A.风

B.寒

C.暑

D.湿

E.燥

【答案】C

【解析】暑乃夏季的主气。暑为火热之气所化，暑气太过，伤人致病，则为暑邪。暑邪致病，有明显的季节性，主要发生于夏至以后，立秋之前。

11.六淫邪气中，具有"阻遏气机"特点的是

A.风

B.暑

C.湿

D.寒

E.火

【答案】C

12.易伤人血分，可会聚于局部，腐蚀血肉，发为痈肿疮疡的邪气是

A.风

B.湿

C.寒

D.火

E.燥

【答案】D

13.下列哪项是火邪、燥邪、暑邪共同的致病特点

A.耗气

B.上炎

C.伤津

D.动血

E.生风

【答案】C

14.六淫中具有病程长，难以速愈的邪气是

A.寒邪

B.火邪

C.风邪

D.暑邪

E.湿邪

【答案】E

15 患者突发皮肤瘙痒，红疹发无定处，此起彼伏，是因感受哪种邪气引起

A.寒

B.湿

C.火

D.暑

E.风

【答案】E

【解析】风性善行而数变："善行"，指风性善动不居，游移不定。故其致病具有病位游移、行无定处的特征。如风寒湿三气杂至而引起的痹证，若见游走性关节疼痛，痛无定处，则属于风邪偏盛的表现，称为"行痹"或"风痹"。"数变"指风邪致病变幻无常，发病迅速。如风疹块(荨麻疹)就表现为皮肤瘙痒时作，疹块发无定处，此起彼伏，时隐时现等特征。

16 患者发热恶风，咽干咽痛，干咳少痰，痰黏难咯，甚则痰中带血。是感受何种邪气致

A.风

B.寒

C.暑

D.火

E.燥

【答案】E

17.下列不属于火邪致病特点的是

A.易伤津耗气

B.易生风动血

C.易扰乱心神

D.易致肿疡

E.易阻遏气机

【答案】E

(18～19 题共用备选答案)

A.风邪

B.寒邪

C.暑邪
D.湿邪
E.燥邪
18.易侵犯上部的是
【答案】A
19.易侵犯下部的是
【答案】D
(20~21 题共用备选答案)
A.风
B.寒
C.暑
D.燥
E.火
20.六淫邪气中,最易伤肺的是
【答案】D
21.具有明显季节性的邪气是
【答案】C

第二节　疠气

1.疠气的致病特点是
A.病情重,预后差
B.高热持续不退
C.易伤津耗气
D.扰动心神
E.传染性强
【答案】E
【解析】疠气的致病特点:①发病急骤,病情危笃。②传染性强,易于流行。③一气一病,症状相似。
2.疠气与六淫邪气最主要的区别是
A.发病与季节有关
B.发病与地区有关
C.病情重笃
D.发病急骤
E.传染性强
【答案】E

第三节　七情内伤

1.与人体情志活动关系最密切的是
A.心、肺、肝
B.心、肝、脾
C.肺、脾、肾
D.心、脾、肾
E.心、肝、肾
【答案】B
【解析】因心主血藏神,肝藏血主疏泄,脾主运化而位中焦,是气机升降之枢,又为气血生化之源。故情志所伤的病证,以心、肝、脾三脏和气血失调为多见。
2.七情影响脏腑气机,喜则
A.气上
B.气下
C.气结
D.气缓
E.气消
【答案】D
3.七情影响脏腑气机,悲则
A.气上
B.气下
C.气结
D.气乱
E.气消
【答案】E
4.七情影响脏腑气机,思则
A.气上
B.气下
C.气消
D.气结
E.气缓
【答案】D

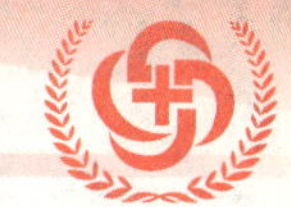

【解析】七情致病影响脏腑气机：怒则气上、喜则气缓、悲则气消、恐则气下、惊则气乱、思则气结。

5.七情刺激，易导致心气涣散的是

A.喜

B.怒

C.悲

D.恐

E.惊

【答案】A

（6~7题共用备选答案）

A.气上

B.气下

C.气收

D.气消

E.气乱

6.过度寒冷可导致的是

【答案】C

7.过度受惊可导致的是

【答案】E

（8~9题共用备选答案）

A.怒则气上

B.悲则气消

C.喜则气缓

D.思则气结

E.恐则气下

8.患者因受精神刺激突发二便失禁，遗精。其病机是

【答案】E

9.患者因受精神刺激而气逆喘息，面红目赤，呕血，昏厥卒倒。其病机是

【答案】A

第四节 饮食失宜

1.《素问·五藏生成篇》说：多食甘，则

A.肉胝而唇揭

B.骨痛而发落

C.筋急而爪枯

D.脉凝泣而变色

E.皮槁而毛拔

【答案】B

【解析】《素问·五藏生成篇》说："多食咸则脉凝泣而变色；多食苦则皮槁而毛拔；多食辛则筋急而爪枯；多食酸则肉胝而唇揭；多食甘则骨痛而发落，此五味之所伤也。"

2.《素问·五藏生成篇》说：多食辛，则

A.肉胝而唇揭

B.骨痛而发落

C.筋急而爪枯

D.脉凝泣而变色

E.皮槁而毛拔

【答案】C

3.《素问·五藏生成篇》说：多食苦，则

A.肉胝而唇揭

B.骨痛而发落

C.筋急而爪枯

D.脉凝泣而变色

E.皮槁而毛拔

【答案】E

4.饮食五味失宜，引起"脉凝泣而变色"的是

A.多食咸

B.多食酸

C.多食苦

D.多食甘

E.多食辛

【答案】A

5.饮食五味失宜，引起"肉胝而唇揭"的是

A.多食咸

B.多食酸

C.多食苦

D.多食甘

E.多食辛

【答案】B

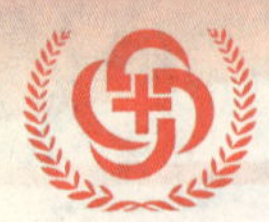

6.偏食辛温燥热饮食,则可导致

A.肝经湿热

B.心肝火旺

C.肠胃积热

D.肺胃热盛

E.肺胃津伤

【答案】C

6.偏食生冷寒凉饮食,则耗伤

A.心肾阳气

B.肺胃阳气

C.脾胃阳气

D.肺肾阳气

E.脾肾阳气

【答案】C

第五节　劳逸失度

1.房劳过度,则损伤

A.气　B.血

C.津　D.液

E.精

【答案】E

2.劳神过度,临床多见的症状是

A.腰酸腿软,精神萎靡

B.气少力衰,神疲消瘦

C.心悸、失眠、纳呆、腹胀、便溏

D.动则心悸,气喘汗出

E.以上均非

【答案】C

【解析】劳神过度:长期用脑过度,思虑劳神而积劳成疾,易耗伤心血,损伤脾气而出现心悸、失眠、纳呆,腹胀便溏的症状。

3.依据《素问·宣明五气篇》理论,久站易伤及的是

A.骨　B.血

C.肉　D.精

E.筋

【答案】A

【解析】《素问·宣明五气篇》:"五劳所伤:久视伤血,久卧伤气,久坐伤肉,久立伤骨,久行伤筋。是谓五劳所伤。"

4.依据《素问·宣明五气篇》理论,久视易伤及的是

A.骨　B.血

C.肉　D.气

E.筋

【答案】B

5.依据《素问·宣明五气篇》理论,久坐易伤及的是

A.骨

B.血

C.肉

D.气

E.筋

【答案】C

6.依据《素问·宣明五气篇》理论,久行易伤及的是

A.骨

B.血

C.肉

D.气

E.筋

【答案】E

7.患者,男,40岁。腰膝酸软,眩晕耳鸣,精神萎靡,性机能减退,并有遗精、早泄。其病因是

A.劳力过度

B.房劳过度

C.劳神过度

D.思虑过度

E.安逸过度

【答案】B

【解析】患者有腰膝酸软,眩晕耳鸣是属于肾阴虚的症状,并见精神萎靡,性机能减退,并有遗精、早泄的现象说明是房劳过度而造成的。

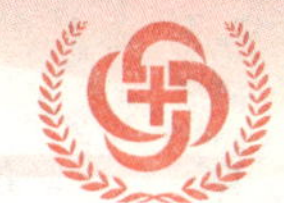

第六节　痰饮

1.与痰饮形成关系不密切的脏腑是

A.肾　　B.三焦

C.脾　　D.心

E.肺

【答案】D

2.痰饮的致病特点是

A.阻滞气血运行

B.易于蒙蔽神明

C.致病广泛,变幻多端

D.影响水液代谢

E.以上都是

【答案】E

3.痰饮痹阻心脉证,可见的症状是

A.恶心呕吐

B.胸闷气喘

C.肢体麻木

D.胸闷心痛

E.胸胁胀满

【答案】D

4.痰饮流注于经络,则可见

A.恶心呕吐

B.胸闷心痛

C.胸闷气喘

D.胸胁胀痛

E.肢体麻木

【答案】E

5.痰饮停胃,则可见

A.恶心呕吐

B.胸闷心痛

C.胸闷气喘

D.胸胁胀痛

E.肢体麻木

【答案】A

第七节　瘀血

1.瘀血所致出血的特点是

A.出血量多

B.出血不畅

C.出血夹有血块

D.出血伴有疼痛

E.出血量少

【答案】C

2.关于瘀血的病证特点,哪种说法不够准确

A.刺痛

B.胀痛

C.出血

D.瘀斑

E.痞块

【答案】B

【解析】瘀血致病的症状特点:疼痛、肿块、出血、舌紫黯、瘀点、瘀斑。

3.以下哪项不属瘀血致痛的特点

A.刺痛

B.痛处固定

C.疼痛喜按

D.疼痛拒按

E.疼痛夜间加重

【答案】C

4.结石的致病特点是

A.扰乱神明,影响心神

B.形成肿块,固定不移

C.致病广泛,变化多端

D.阻滞气机,损伤脉络

E.多发疼痛,刺痛不移

【答案】D

第十三章　发病

第一节　发病的基本原理

1.“正气存内，邪不可干”的意义是

A.邪气是发病的重要条件

B.邪气伤人，正气必然受损

C.正气充足，与邪抗争，驱邪外出

D.正气旺盛，邪气难以入侵

E.以上都不是

【答案】D

2.疾病的发生是

A.邪正相搏

B.邪气盛

C.正胜邪负

D.邪胜正负

E.邪气不盛，正气也不虚

【答案】D

【解析】疾病的发生和变化虽错综复杂，但概括起来，不外乎是邪气作用于机体的损害与正气抗损害之间的矛盾斗争过程。

3.发病的重要条件是

A.正气不足

B.邪气

C.心气虚

D.肾气虚

E 正气过胜

【答案】B

4.疾病发生的内在根据是

A.正气不足

B.邪气

C.心气虚

D.肾气虚

E.正气过胜

【答案】A

第二节　影响发病的主要因素

1.体质因素与发病的关系主要体现在

A.决定病情的轻重

B.决定病变的部位

C.决定对某些病邪的易感受性

D.决定邪正盛衰变化

E.以上都不是

【答案】C

2.外感风寒化热，与下列哪种因素密切相关

A.居住环境

B.气候特点

C.饮食不节

D.体质因素

E.以上都不是

【答案】D

第三节　发病类型

1.下列各项，称为“合病”的是

A.伤寒病初起不从阳经传入，直接邪入三阴者

B.伤寒病按六经的顺序相传者

C.伤寒病不经过传变，两经或三经同时出现病证者

D.伤寒病按隔一经或两经以上相传者

E.伤寒病一经病证未罢，又见他经病证者

【答案】C

2.肝胆疾病日久不愈，引发癥积或结石，其发病类型是

A.感邪即发

B.徐发

C.伏而后发

D.继发

E.合病

【答案】D

3.“冬伤于寒，春必病温”，其发病类型是

A.感邪即发

B.徐发

C.伏而后发

D.继发

E.合病

【答案】C

4.感邪后某一部分病证未了，又出现另一部位病证的发病类型是

A.感邪即发

B.徐发

C.并病

D.继发

E.合病

【答案】C

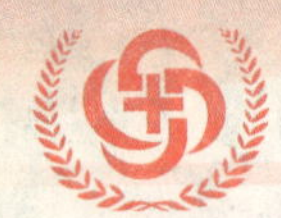

第十四章　病机

第一节　邪正盛衰

1.导致病证虚实的主要机制是

A.气血的盛衰变化

B.气机升降出入的失调

C.阴精与阳气的偏盛偏衰

D.正气与邪气的消长盛衰

E.脏腑功能活动的盛衰变化

【答案】D

【解析】虚实基本病机:《素问·通评虚实论》“邪气盛则实,精气夺则虚”,指出虚实两种不同病理状态的实质。

2.“大实有羸状”的病机是

A.邪气亢盛,正气衰败

B.脏腑气血虚极

C.实邪结聚,阻滞经络,气血不能外达

D.邪热炽盛,煎熬津液,阴精大伤

E.疾病初期,正邪交争过于激烈

【答案】C

3.导致“至虚有盛候”的病机主要是

A.正气不足,抗病能力减退,邪气亢盛

B.脏腑气血虚极,运化无力,外现实象

C.阴精和阳气衰竭,外邪侵袭

D.脏腑功能减退,饮食积聚

E.内生五邪之病理反应

【答案】B

【解析】真虚假实:是指病机的本质为“虚”,但表现出“实”的临床假象。一般是由于正气虚弱,脏腑经络之气不足,推动、激发功能减退所致。真虚假实证又称为“至虚有盛候”。

4 外感病汗出热退身凉者,表示

A.表邪入里

B.阳气衰少

C.汗出亡阳

D.真热假寒

E.邪去正安

【答案】E

5.患者久病,纳食减少,疲乏无力,腹部胀满,但时有缓减,腹痛而喜按,舌胖嫩而苔润,脉细弱而无力。其病机是

A.真实假虚

B.真实病证

C.真虚假实

D.真虚病证

E.虚中夹实证

【答案】C

【解析】久病患者,纳食减少,疲乏无力属于虚证,但是腹部胀满表现为实证。但时有缓减,腹痛而喜按,舌胖嫩而苔润,脉细弱而无力。总体来说属于虚证,可以判断为真虚假实。

6 患者风寒感冒,恶寒发热,伴有形寒肢冷,面白声微等阳虚之象。其病证属于

A.虚证

B.实证

C.虚实夹杂

D.虚实转化

E.虚实真假

【答案】A

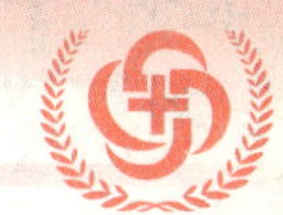

第二节 阴阳失调

1.阴阳失调中,阳气亢逆以哪脏为根本

A.肝

B.脾

C.心

D.肾

E.肺

【答案】A

2 久病畏寒主要与下列哪种因素有关

A.风寒袭表

B.寒邪内侵

C.感受风邪

D.风湿外袭

E.阳气虚衰

【答案】E

【解析】阳盛格阴,又称格阴,为邪热内盛,深伏于里,阳气被遏,郁闭于内,不能外达于肢体而格阴于外,临床表现为四肢厥冷、脉象沉伏等假寒之象,又称真热假寒。

3.以阴阳失调来阐释真寒假热或真热假寒,其病机是

A.阴阳偏盛

B.阳偏衰

C.阴阳格拒

D.阴阳互损

E.阴阳离决

【答案】C

4 危重患者,突然头额冷汗大出,四肢厥冷,属于

A.亡阴

B.亡阳

C.阳虚

D.阴虚

E.以上均非

【答案】B

5.患者,男,40 岁。素有高血压病史,现症见眩晕耳鸣,面红头胀,腰膝酸软,失眠多梦,时有遗精或性欲亢进,舌红,脉沉弦细。其病机是

A.阴虚内热

B.阴损及阳

C.阴虚阳亢

D.阳损及阴

E.阴虚火旺

【答案】C

6.患者年高体衰,病属虚寒,久已卧床不起。今日晨起突然面色泛红,烦热不宁,语言增多,并觉口渴,舌淡,脉大而无根。其病机是

A.阴盛格阳

B.阳虚阴盛

C.阳损及阴

D.阳气亡失

E.阴阳离决

【答案】A

(7~8 题共用备选答案)

A.实热

B.实寒

C.虚热

D.虚寒

E.真寒假热

7.阳偏衰所形成的病理变化是

【答案】D

8.阳偏盛所形成的病理变化是

【答案】A

第三节 精、气、血失常

1.危重患者,今早出现大汗,大小便失禁属于气什么病理变化

A.气虚

B.气滞

C.气逆

D.气闭

E.气脱

【答案】E

【解析】津液与气血关系失调包括:津停气阻、气随液脱、津枯血燥、津亏血瘀、血瘀水停。

2.气逆最常见的脏腑是

A.肺、胃、肾

B.心、胃、肝

C.肝、胃、肾

D.肺、胃、肝

E.肝、肺、肾

【答案】D

3.气滞血瘀多与哪一脏的功能失调有关

A.肝

B.心

C.脾

D.肺

E.肾

【答案】A

4.患者,男,56岁。因情急恼怒而突发头痛而胀,继则昏厥仆倒,呕血,不省人事,肢体强痉,舌红苔黄,脉弦。其病机是

A.气逆

B.气郁

C.气脱

D.气陷

E.气结

【答案】A

【解析】气逆最常见于肺、胃和肝等脏腑。在肺,则肺失肃降,肺气上逆,发为咳逆上气。在胃,则胃失和降,胃气上逆,发为恶心、呕吐、嗳气、呃逆。在肝,则肝气上逆,发为头痛头胀、面红目赤、易怒等症。由于肝为刚脏,主动主升,而又为藏血之脏,因此在肝气上逆时,甚则可导致血随气逆,或为咯血、吐血,乃至壅遏清窍而致昏厥。

第四节 津液代谢失常

1.不属于津液与气血关系失调的是

A.津停气阻

B.气随液脱

C.津枯血燥

D.津液不足

E.津亏血瘀

【答案】D

2.津液化燥多发生的脏腑是

A.肺、肝、肾

B.肺、胃、小肠

C.脾、胃、小肠

D.肺、胃、大肠

E.肝、肾、大肠

【答案】D

第五节 内生"五邪"

1.血虚风动的病因是

A.生血不足或失血过多

B.邪犯少阳

C.平素血压较高

D.热病后期,阴津亏损

E.水不涵木,浮阳不潜

【答案】A

2.邪热炽盛,煎灼津液,伤及营血,燔灼肝经,可以形成

A.风气内动

B.寒从中生

C.湿浊内生

D.津伤化燥

E.火热内生

【答案】A

3 脾失健运引起的是

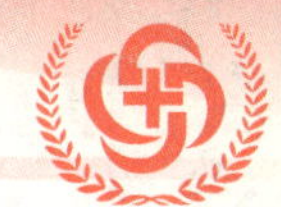

A.内寒
B.内湿
C.内风
D.内燥
E.内火
【答案】B

4.形成“寒从中生”的原因，主要是
A.心肾阳虚，温煦气化无力
B.肺肾阳虚，温煦气化失常
C.脾肾阳虚，温煦气化失司
D.肝肾阳虚，温煦气化失职
E.胃肾阳虚，温煦气化无力
【答案】C

【解析】内寒形成主要与脾肾阳气虚衰，尤其是肾阳虚衰有关。

5.下述选项不属于火热内生的是
A.邪郁化火
B.阴虚火旺
C.五志过极化火
D.阳气过盛化火
E.暑邪侵犯
【答案】E

【解析】火热内生病机包括：①阳气过盛化火。②邪郁化火。③五志过极化火。④阴虚火旺。

第六节　疾病传变

（略）

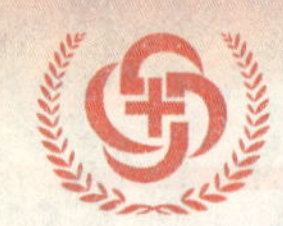

第十五章　防治原则

第一节　预防

1.先安未受邪气之地属于

A.治病求本

B.急则治标

C.未病先防

D.既病防变

E.因时制宜

【答案】D

2."见肝之病,知肝传脾,当先实脾"的治疗原则属于

A.治病求本

B.扶正祛邪

C.未病先防

D.既病防变

E.调整阴阳

【答案】D

第二节　治则

1."壮水之主,以制阳光"的治法,最适于治疗的是

A.阴盛则寒之证

B.阴虚则热之证

C.阴盛伤阳之证

D.阴损及阳之证

E.阳损及阴之证

【答案】B

2.属于正治的是

A.热因热用

B.以通治通

C.热者寒之

D.用热远热

E.以补开塞

【答案】C

3 阴邪盛而导致的寒实证,其治疗方法是

A.虚者补之

B.寒者热之

C.热者寒之

D.阴病治阳

E.阳病治阴

【答案】B

【解析】"寒者热之"是指寒性病证出现寒象,用温热方药来治疗,即以热药治寒证。

4.少年慎补,老年慎泻,属于

A.因人制宜

B.因时制宜

C.因病制宜

D.因地制宜

E.因证制宜

【答案】A

5.正虚邪实而不耐攻伐的患者,一般采用

A.扶正为主

B.驱邪为主

C.先扶正后驱邪

D.扶正与祛邪兼用

E.先祛邪后扶正

【答案】C

6"通因通用"适用于治疗的病证是

A.实证

B.虚证

C.虚实错杂证

D.真虚假实证

E.真实假虚证

【答案】E

【解析】通因通用是用通利的药物治疗具有实性通泻症状的病证之法，所以对应的是真实假虚证。

7.“阴中求阳”适用于

A.阴虚则热

B.阳虚则寒

C.阴胜则寒

D.阳胜则热

E.阴阳两虚

【答案】B

8.阳中求阴的适应证是

A.阴虚

B.阳虚

C.阴盛

D.阳盛

E.阴阳两虚

【答案】A

（9～10题共用备选答案）

A.热因热用

B.寒因寒用

C.通因通用

D.塞因塞用

E.寒者热之

9.适用于热结旁流的治则是

【答案】C

10.适用于真寒假热的治则是

【答案】A

（11～12题共用备选答案）

A.扶正

B.祛邪

C.扶正与祛邪兼用

D.先祛邪后扶正

E.先扶正后祛邪

11.瘀血所致的崩漏，若正气不耐攻伐，治疗时可选用的治疗原则是

【答案】C

12.虫积虽久，正气尚能耐攻，治疗时应选用的治疗原则是

【答案】D

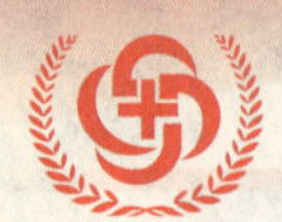

第十六章 养生与寿夭

第一节 养生

1.“春夏养阳，秋冬养阴”是属于哪一种养生原则

A.顺应自然

B.形神兼养

C.调养脾胃

D.护肾保精

E.因人而异

【答案】A

2.《素问·上古天真论》提到女子“筋骨坚，发长极，身体盛壮”的年龄是

A.二七

B.四七

C.五七

D.六七

E.三七

【答案】B

【解析】《素问·上古天真论》以女子七七、男子八八之数论述了人体生长发育到衰老的过程：“女子七岁，肾气盛，齿更发长；二七而天癸至，任脉通，太冲脉盛，月事以时下，故有子；三七肾气平均，故真牙生而长极；四七筋骨坚，发长极，身体盛壮。……七七任脉虚，太冲脉衰少，天癸竭，地道不通，故形坏而无子也。丈夫八岁肾气实，发长齿更；二八肾气盛，天癸至，精气溢泻，阴阳和，故能有子。……八八，则齿发去。”

第二节 生命的寿夭

（略）

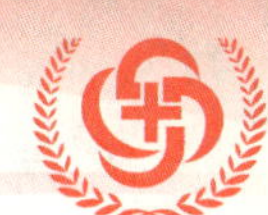

第二篇　中医诊断学

刷分题库

抢分直播

配套名师精讲课程

第一章　绪论

1.下列哪项不属于中医诊断的基本原理
A.以常衡变
B.司外揣内
C.见微知著
D.辨证论治
E.以上均是
【答案】D
【解析】中医诊断的基本原理：司外揣内、见微知著、以常衡变。
2.中医诊断的基本原则是
A.整体审察，四诊合参，病证结合，动静统一
B.辨证求因，审因论治，脉证合参，四诊合参
C.证候真假，证候错杂，四诊合参，病证结合
D.证候转化，病证结合，辨证求因，四诊合参
E.司外揣内，见微知著，以常衡变，整体审查
【答案】A

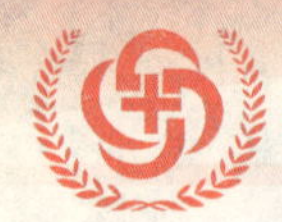

第二章　望诊

第一节　望神

1.假神的病机是
A.气血不足,精神亏损
B.机体阴阳严重失调
C.脏腑虚衰,功能低下
D.精气衰竭,虚阳外越
E.阴盛于内,格阳于外
【答案】D
【解析】假神,是垂危患者出现精神暂时"好转"的假象。说明正气将脱,精气衰竭已极,阴不敛阳,以致虚阳外越,阴阳即将离决,属病危,多为临终表现。

2.失神的患者突然颧赤如妆、语言不休,此属
A.神乱
B.无神
C.假神
D.有神
E.少神
【答案】C

3.下列各项属痫病表现的是
A.精神痴呆,喃喃自语
B.突然昏倒,口吐涎沫
C.疯狂怒骂,打人毁物
D.精神不振,健忘嗜睡
E.烦躁不安,神昏谵语
【答案】B

4.下列除哪项外,都是得神的表现
A.语言清晰
B.目暗睛迷
C.反应灵敏
D.呼吸平稳
E.肌肉不削
【答案】B

5.下列不属谵妄表现的是
A.意识大部分丧失
B.谵语
C.躁动不安
D.意识模糊
E.错觉
【答案】A
【解析】谵妄为热扰心神之实证,临床可见谵语、躁动不安、意识模糊、错觉等。

第二节　望面色

1.按《素问·刺热》面部分候法,候脾的部位是
A.额部
B.鼻部
C.左颊
D.右颊
E.颏部
【答案】B
【解析】《素问·刺热》分候法:以额部候心,鼻部候脾,左颊候肝,右颊候肺,颏部候肾。

2.下列除哪项外,都不属于黑色主病
A.夺气
B.脱血
C.虚证
D.火证
E.水饮
【答案】E

【解析】黑色主肾虚、水饮、瘀血、寒证、剧痛。

3.下列不属于面色青主病的是

A.寒证

B.惊风

C.湿证

D.气滞

E.血瘀

【答案】C

【解析】青色主寒证、气滞、血瘀、疼痛和惊风。

4.在五色病中，黄色主

A.寒证

B.热证

C.惊风

D.湿证

E.水饮

【答案】D

【解析】黄色主虚证、湿证。

5.出现瘀血证时，面部颜色可见

A.青色、赤色

B.黑色、青色

C.黄色、黑色

D.赤色、白色

E.赤色、黑色

【答案】B

6.水湿内停时，面部颜色可见

A.青色、赤色

B.黑色、青色

C.黄色、黑色

D.赤色、白色

E.赤色、黑色

【答案】C

【解析】黑色主肾虚、水饮、瘀血、寒证、剧痛。黄色主虚证、湿证。

7.两颧潮红者多属于

A.邪热亢盛

B.虚阳上越

C.阴虚火旺

D.真寒假热

E.阳气暴脱

【答案】C

8.以下所列项目不属白色主病范围者为

A.夺气

B.脱血

C.虚证

D.寒证

E.水饮

【答案】E

9.体内有瘀血的患者常见的面色是

A.青黄

B.青紫

C.萎黄

D.晦暗

E.枯槁

【答案】B

10.脾气虚衰、湿邪内阻的常见面色是

A.黄而无华

B.面色淡黄

C.黄而虚浮

D.黄而鲜明

E.黄而晦暗

【答案】C

11.阳气暴脱患者的面色是

A.面白无华

B.面色淡白

C.面色苍白

D.面色青紫

E.面色青黑

【答案】C

【解析】白色的临床表现及意义：①面色淡白无华，主营血亏虚。②口唇面色白而无华，主失血证或血虚证。③白而虚浮多为阳气不足。④苍白为阴寒内盛之腹痛或阳气暴脱。

第三节 望形态

1.形盛气虚者的表现为
A.肥而食少
B.胖而能食
C.形瘦食多
D.形瘦食少
E.骨瘦如柴
【答案】A

2.患者但卧不能坐,坐则晕眩属
A.哮病
B.肺胀
C.夺气失血
D.痰饮停肺
E.气胸
【答案】C

第四节 望头面五官

1.小儿发结如穗,枯黄稀疏属于
A.先天不足
B.疳积
C.血热
D.肾精亏损
E.血虚
【答案】B
【解析】小儿发结如穗,枯黄无泽,伴见面黄肌瘦,多为疳积病。

2.颈肿眼突,急躁易怒者,称为
A.肺胀
B.瘿病
C.瘰疬
D.痄腮
E.发颐
【答案】B

3 脾肾两亏的目态是
A.戴眼反折
B.目睛微定
C.昏睡露睛
D.双睑下垂
E.横目斜视
【答案】D

4.患者双侧瞳孔散大是因
A.肝火上炎
B.颅脑外伤
C.颅内肿瘤
D.脏腑精气耗竭
E.脾虚清阳不升
【答案】B

5.瞳孔缩小可见于
A.青风内障
B.颅脑外伤
C.颅内肿瘤
D.川乌中毒
E.杏仁中毒
【答案】D

6.下列关于中医五轮学说对应正确的是
A.白睛属肾为气轮
B.黑珠属肝为风轮
C.两眦属心为肉轮
D.瞳仁属肺为水轮
E.眼胞属脾为血轮
【答案】B
【解析】目内眦及目外眦属心为血轮,黑珠属肝为风轮,白睛属肺为气轮,瞳仁属肾为水轮,眼胞属脾为肉轮。

7.黄疸病人易出现
A.眼胞赤烂
B.目眦红赤
C.白睛淡黄
D.全目赤肿
E.目窠微肿
【答案】C

8.牙龈红肿而痛者多属
A.肝火上炎
B.脾经有热
C.胃火上攻
D.胃阴虚火旺
E.肾阴虚火旺
【答案】C
【解析】牙龈红肿疼痛,多是胃火亢盛。
9.牙齿干燥如枯骨,属于
A.肾阴枯涸
B.阳明热盛
C.胃阴不足
D.燥邪犯肺
E.肝肾阴虚
【答案】A
10.唇边生疮,红肿疼痛是因
A.燥热津伤
B.阴虚火旺
C.心脾积热
D.胃火亢盛
E.以上都不是
【答案】C
11.唇色樱桃红属于
A.胃气充足
B.煤气中毒
C.热盛
D.血瘀
E.寒凝血脉
【答案】B
12.口腔肌膜灰白色小溃疡,周围红晕,局部灼痛者称为
A.口疮
B.口糜
C.鹅口疮
D.口撮
E.以上都不是
【答案】A
13.新生儿脐风,上下口唇紧聚称为
A.口噤
B.口撮
C.口㖞
D.口振
E.口动
【答案】B
14.重病眼窝深陷,视不见人属
A.吐泻伤津
B.气血两虚
C.阴阳竭绝
D.邪热炽盛
E.肝肾阴亏
【答案】C
15.咽喉溃烂处上覆白腐,形如白膜者,称为
A.乳蛾
B.喉痈
C.发颐
D.咽喉成脓
E.伪膜
【答案】E
16.痰热内闭的目态是
A.戴眼反折
B.目睛微定
C.昏睡露睛
D.双睑下垂
E.横目斜视
【答案】B
【解析】目睛微定又称目睛凝视,指病人两眼固定,不能转动,多属肝风内动之征,或见于脏腑精气耗竭,或痰热内闭证。

第五节 望躯体四肢

1.颈侧颌下肿块,累累如串珠者称为
A.瘿瘤
B.瘰疬
C.颈瘘

D.项痈
E.发颐
【答案】B
【解析】颈侧颌下，肿块如垒，累累如串珠，皮色不变，初觉疼痛，谓之瘰疬。

2.下列四肢动态异常中，因寒邪凝滞所致的临床表现是
A.四肢痿废
B.四肢抽搐
C.四肢拘急
D.手足颤动
E.手足蠕动
【答案】C
【解析】手足蠕动，指手足时时掣动，动作迟缓无力，如虫之蠕行。多因脾胃气虚，或阴血亏虚，筋脉失养所致。四肢拘急指手足筋肉拘紧挛急，屈伸不利者，多因寒邪凝滞，气血亏虚，筋脉失养所致。

第六节　望皮肤

1.疹的主要特点是
A.色深红或青紫
B.平铺于皮肤
C.抚之碍手
D.压之不褪色
E.点大成片
【答案】C
【解析】凡色红，点小如粟米，高出皮肤，抚之碍手，压之退色者，为疹。

2.疮疡红肿高大，根盘紧束，焮热疼痛者为
A.疽
B.痈
C.疔
D.疖
E.热气疮
【答案】B

3.椭圆形粉红色疱疹，浆液稀薄，皮薄易破，大小不等，分批出现者是
A.风疹
B.水痘
C.湿疹
D.白痦
E.瘾疹
【答案】B
【解析】水痘表现特征：粉红色斑丘疹，很快变成椭圆形小水疱，顶满无脐，晶莹明亮，浆液稀薄，皮薄易破，分批出现，大小不等，兼轻度恶寒发热。

4.白痦的出现是由于
A.湿郁汗出不彻
B.风热之毒阻于肺胃二经
C.风湿热邪留于肌肤
D.湿热火毒内蕴
E.营血虚而风邪中于经络
【答案】A

5.痈疮的病因是
A.外感火热毒邪
B.感受疫毒火毒
C.阴寒之邪凝聚
D.湿热火毒蕴结
E.气血亏虚
【答案】D

第七节　望排出物

1.热痰的特征是
A.色黄黏稠
B.白而清稀
C.清稀多泡沫
D.白滑而量多
E.少而黏稠

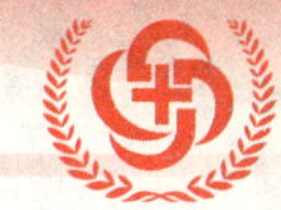

【答案】A

2.鼻渊患者，可见的症状是

A.鼻孔、咽喉干燥

B.鼻塞流浊涕

C.鼻流浊涕腥臭

D.鼻血鲜红

E.鼻塞流清涕

【答案】C

【解析】鼻渊者久流浊涕，质稠、量多、气腥臭。

3.大便清稀如水样者，多属

A.外感寒湿

B.脾气虚弱

C.肠道湿热

D.食滞胃肠

E.肝郁脾虚

【答案】A

4.肝胆湿热而致呕吐的呕吐物特点是

A.呕吐物清稀

B.呕吐物秽浊酸臭

C.伴暗红色血

D.伴食物残渣

E.呕吐黄绿苦水

【答案】E

第八节　望小儿指纹

1.小儿指纹达于风关是

A.邪气入络

B.邪气入经

C.邪入脏腑

D.病情凶险

E.外感初起

【答案】A

【解析】3岁以内小儿食指络脉风关以内，为邪在络；在气关，为邪在经；在命关，为邪入脏；透关射甲，即指纹一直延至指端爪甲者，预后不良，病情凶险。

2.小儿指纹色鲜红是

A.内热证

B.外感表证

C.风证、痛证

D.虚证

E.血络郁闭

【答案】B

3.小儿指纹浅淡不泽者属

A.表证

B.里证

C.虚证

D.实证

E.寒证

【答案】C

4.小儿指纹紫红属

A.外感表证

B.里实热证

C.痛证

D.血络郁闭

E.惊风

【答案】B

【解析】因里热炽盛，脉络扩张，气血壅滞，故见紫红。

5.小儿食指络脉显于命关为

A 邪气在骨髓

B 邪气深入脏腑

C 邪气入络

D 邪气入经

E 邪气在皮毛

【答案】B

6.小儿指纹浮露属

A.惊风

B.外感表证

C.实热证

D.虚热证

E.疳积证

【答案】B

【解析】浮现明显为病邪在表，病轻易治；沉隐不显，病邪在里，病重难治。

第二篇

中医诊断学

第三章　望舌

第一节　舌诊原理与方法

1.脏腑病变可反映于舌面,舌中间多反映哪一脏腑的病变

A.上焦心肺

B.中焦脾胃

C.下焦肾

D.三焦

E.肝胆

【答案】B

2.循喉咙,夹舌本的是

A.手少阴心经

B.手太阴肺经

C.足少阴肾经

D.足太阴脾经

E.足厥阴肝经

【答案】C

第二节　正常舌象

(略)

第三节　望舌质

1.舌绛少苔有裂纹,多见于

A.热邪内盛

B.气血两虚

C.阴虚火旺

D.瘀血内阻

E.脾虚湿侵

【答案】A

【解析】舌质绛提示热证,苔少提示热盛伤津,裂纹提示精血亏虚或阴津耗损。综上,可辨证为热邪内盛。

2.气血两虚证的舌象是

A.舌体淡瘦

B.舌淡齿痕

C.舌尖芒刺

D.舌暗瘀点

E.舌红裂纹

【答案】A

3.舌体小,有裂纹,舌鲜红少苔,其临床意义是

A.虚热证

B.湿热证

C.热极津伤

D.风热表证

E.寒邪入里化热

【答案】A

4.阴寒内盛,血行瘀滞的舌象表现是

A.舌淡红润泽

B.舌红绛少苔

C.舌绛紫而干

D.舌淡白光莹

E.舌淡紫湿润

【答案】E

5.舌红绛而光者,属

A.阴虚

B.气虚

C.血虚

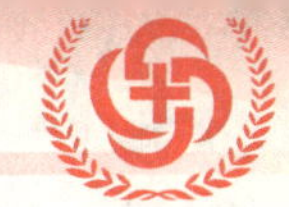

D.气阴两虚
E.水涸火炎
【答案】A
6.舌淡胖嫩而见苔滑润者,其主病为
A.湿热不化
B.气分有湿
C.内有食积
D.阳虚水停
E.阴虚夹湿
【答案】D
【解析】舌淡多为气血两虚、阳虚,舌胖嫩提示虚证,苔滑润提示水湿。
7.短缩舌与痿软舌的共同病机是
A.寒凝筋脉
B.痰浊内阻
C.风痰阻络
D.热入心包
E.气血俱虚
【答案】E
8.青紫舌的主病是
A.阳虚证
B.虚热证
C.寒凝证
D.瘀血证
E.气滞证
【答案】D
9.观察舌形不包括下列哪项
A.胖大
B.肿胀
C.短缩
D.舌疮
E.裂纹
【答案】C
10.舌体短缩,色青紫而湿润,是由于
A.气滞血瘀
B.痰浊内阻
C.寒凝筋脉
D.肾精不足
E.热盛动风
【答案】C
11.邪入营血证的舌象是
A.舌色淡红
B.舌质淡白
C.舌质绛红
D.舌质紫暗
E.舌起粗大红刺
【答案】C
【解析】舌色淡红为正常舌象;舌质淡白主气血两虚、阳虚;舌质红绛主热证,如邪热亢盛、热入营血等;舌质紫暗主气血运行不畅;舌起粗大红刺提示阳明热盛或血分热盛。
12.舌尖芒刺属于
A.肝胆火盛
B.心火亢盛
C.胃火炽盛
D.大肠热盛
E.膀胱湿热
【答案】B
13.气血瘀滞证的舌象是
A.舌色淡红
B.舌质淡白
C.舌质绛红
D.舌质紫暗
E.舌体粗大红刺
【答案】D
14.心脾有热多见
A.痿软舌
B.强硬舌
C.吐弄舌
D.短缩舌
E.胖嫩舌
【答案】C
【解析】痿软舌多见于伤阴或气血俱虚。强硬舌多见于热入心包或高热伤津或风痰阻络。吐弄舌属心脾有热。短缩舌为病情危重,可由寒凝筋脉气血俱虚或热盛伤津所致。胖嫩舌多属水湿内停痰湿上泛。
15.下列各项,属颤动舌临床意义的是
A.湿热蕴脾

B.肝阳化风
C.气血两虚
D.气滞血瘀
E.阳气虚弱
【答案】C

16.患者腹部痞胀，纳呆呕恶，肢体困重，身热起伏，汗出热不解，尿黄便溏。其舌象应是
A.舌红苔黄腻
B.舌红苔黄糙
C.舌绛苔少而干
D.舌绛苔少而润
E.舌红苔白而干
【答案】A

第四节　望舌苔

1.湿浊内蕴，阳气被遏，可形成
A.灰苔
B.黑苔
C.腐苔
D.腻苔
E.花剥苔
【答案】D
【解析】腻苔为湿浊兼津伤，或湿热内蕴，阳被湿遏，津不上承所致。

2.观察舌苔以辨别病邪深浅的主要依据是
A.舌苔的有无
B.苔色的黄白
C.舌苔的有根无根
D.舌苔的厚薄
E.舌苔的润燥
【答案】D

3.花剥苔主病为
A.脾气虚弱
B.胃阴不足
C.胃中热盛
D.胃气阴两虚
E.胃阴枯竭
【答案】D

4.腻苔的特征是
A.苔质颗粒疏松，揩之可去
B.苔质颗粒细腻致密，揩之不去
C.舌上出现饭粒样糜点
D.苔质颗粒不清垢浊胶结
E.苔质粗大而厚，揩之可去
【答案】B

5.外感秽浊之气，热毒内盛可见
A.白腻苔
B.黄腻苔
C.积粉苔
D.灰黑干燥苔
E.苔黑而滑
【答案】C

6.气营两燔的舌象为
A.绛舌黄润苔
B.红绛舌类干苔
C.绛舌黏腻苔
D.绛舌黄白苔
E.绛舌薄白苔
【答案】D

7.下列病证除哪项外均可见腻苔
A.湿热
B.痰饮
C.食积
D.阴虚
E.顽痰
【答案】D
【解析】腻苔多由湿浊内蕴，阳气被遏，湿浊痰饮停聚于舌面所致。

8.舌淡胖嫩而见黄滑润苔，其主病为
A.阳虚水湿不化
B.痰湿内停
C.内有食积
D.气滞血瘀
E.脾虚运化无权

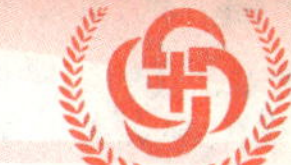

【答案】A

9.镜面舌的形成机制是

A.热甚伤津

B.水湿上泛

C.胃无生发之气

D.胃肠热甚

E.热入营血

【答案】C

第五节　舌象综合分析

1.下列哪项不属于观察苔质的内容

A.厚苔

B.燥苔

C.腐苔

D.黄苔

E.剥苔

【答案】D

2.舌苔由黄燥转为白润,提示

A.表邪入里

B.寒邪化热

C.邪退正复

D.热退津复

E.湿热留恋

【答案】D

3.舌苔由薄白转为白厚,提示

A.表邪入里

B.寒邪化热

C.邪退正复

D.热退津复

E.湿热留恋

【答案】A

第四章　闻诊

第一节　听声音

1.因虚而导致的音哑或失音,称为

A.子喑

B.金破不鸣

C.金实不鸣

D.少气

E.短气

【答案】B

2.下列哪项不属于闻诊内容

A.错语

B.呃逆

C.嗳气

D.咳嗽

E.耳鸣

【答案】E

3.除哪项外均是喘证的临床表现

A.呼吸困难

B.鼻翼扇动

C.张口抬肩

D.难以平卧

E.喉中痰鸣

【答案】E

4.语言謇涩,病因多属

A.热扰心神

B.痰火扰心

C.风痰阻络

D.心气不足

E.心阴大伤

【答案】C

【解析】临床中,出现语言謇涩者,多为中风之先兆或者中风后遗症,多由于风痰阻络导致。

5.热扰心神可见

A.谵语

B.呓语

C.独语

D.郑声

E.口吃

【答案】A

6.寒湿咳嗽的特点为

A.咳声紧闷

B.咳声清脆

C.咳声重浊

D.咳声低微

E.咳声如犬吠

【答案】C

7.咳声不扬者,多属

A.风热

B.寒湿

C.痰饮

D.燥热

E.肺热

【答案】E

8.恶心呕吐、呃逆嗳气等症频作。其病机是

A.痰浊上壅

B.肺气上逆

C.肝气上逆

D.胃气上逆

E.奔豚气逆

【答案】D

9.唐代以前所称的哕,是指

A.呃逆

B.嗳气

C.恶心

D.干呕

E.噫气

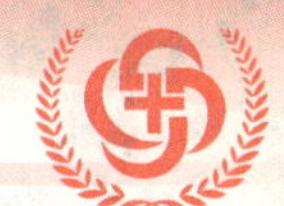

【答案】A

【解析】最早的医学著作《内经》中，无呃逆之名，其记载的哕即指呃逆。

10.心气大伤可见

A.谵语

B.呓语

C.独语

D.郑声

E.口吃

【答案】D

11.咳声如犬吠样，可见于

A.百日咳

B.白喉

C.感冒

D.肺痨

E.肺痿

【答案】B

【解析】咳声如犬吠，伴有声音嘶哑，吸气困难是肺肾阴虚，疫毒攻喉所致，多见于白喉。

12.久病、重病呃逆不止，声低气怯者属

A.胃气衰败

B.脾胃气虚

C.脾胃阳虚

D.寒邪客胃

E.热邪客胃

【答案】A

13.嗳气酸腐的原因为

A.龋齿

B.宿食不化

C.中焦湿热

D.脾胃虚弱

E.胃寒

【答案】B

第二节　嗅气味

1.胃热患者的口气多为

A.腥气

B.酸气

C.臭秽气

D.恶臭气

E.腐臭气

【答案】C

【解析】口气：①口气酸臭，伴食欲不振，脘腹胀满者为胃肠积滞；②口气臭秽者，多属胃热，亦见于口腔不洁；③口气腐臭或兼咳吐脓血者，多属内有溃腐脓疡；④口气臭秽难闻，牙龈腐烂者，为牙疳。

2.患者口气腐臭或吐脓血是因

A.牙疳

B.内有脓疡

C.胃热

D.口腔不洁

E.龋齿

【答案】B

3.病室中有烂苹果样气味者，多为

A.肾衰

B.瘟疫

C.癌症

D.消渴病

E.有机磷中毒

【答案】D

第五章　问诊

第一节　问诊内容

（略）

第二节　问寒热

1.下列除哪项外，均为阳明腑实证的临床表现

A.脉沉迟而实

B.日晡潮热

C.身热不扬

D.腹胀拒按

E.大便秘结

【答案】C

2.午后热甚，身热不扬者属

A.阴虚潮热

B.湿温潮热

C.小儿疰夏

D.阳明潮热

E.气虚发热

【答案】B

3.下列各项，属阳明潮热发热特点的是

A.低热，食后发作

B.夏季长期低热

C.热势较低，午后或夜间发生

D.身热不扬，午后热甚

E.热势较高，日晡为甚

【答案】E

（4~5题共用备选答案）

A.午后或入夜发热，伴见盗汗，颧红

B.恶寒发热，鼻塞流涕，舌红苔薄白

C.日晡潮热，大便干结

D.寒热往来，发无定时

E.午后热甚，身热不扬

4.外感发热的特点是

【答案】B

5.少阳发热的特点是

【答案】D

（6~7题共用备选答案）

A.恶寒重发热轻

B.发热重恶寒轻

C.发热轻而恶风

D.恶寒重发热重

E.恶寒轻发热轻

6.风寒表证的寒热特征是

【答案】A

7.伤风表证的寒热特征是

【答案】C

第三节　问汗

1.经常汗出不止，活动后更甚者为

A.盗汗

B.绝汗

C.自汗

D.大汗

E.战汗

【答案】C

【解析】自汗的临床表现：经常日间汗出

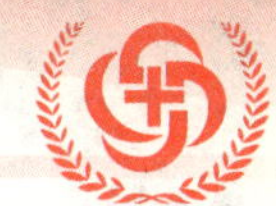

过多，活动后尤甚。

2.外感热病中，正邪相争。提示病变发展转折点的是

A.战汗

B.自汗

C.盗汗

D.冷汗

E.热汗

【答案】A

3.亡阳之汗的特点是

A.汗热而黏如油

B.汗热味淡不黏

C.汗冷味淡不黏

D.汗冷味淡而黏

E.以上都不是

【答案】C

4.自汗、盗汗并见，其病机是

A.精血亏虚

B.阴阳两虚

C.阳气不足

D.津液不足

E.以上均非

【答案】B

5.半身汗出多见于

A.中焦湿热

B.阳气虚损

C.阴虚火旺

D.中风截瘫

E.气阴两虚

【答案】D

【解析】多因风痰、痰瘀、风湿等阻滞经络，营卫不能周流，气血失和所致。

第四节　问疼痛

1.因气滞而引起的疼痛特点为

A.胀痛

B.刺痛

C.窜痛

D.隐痛

E.重痛

【答案】A

2.酸痛的常见原因是

A.火邪窜至经络

B.寒邪阻滞经络

C.湿浸肌肉关节

D.气血亏虚

E.阳气精血亏虚

【答案】C

3.有形实邪阻闭气机所致的疼痛，其疼痛性质是

A.胀痛

B.灼痛

C.冷痛

D.绞痛

E.隐痛

【答案】D

【解析】绞痛：痛剧如刀绞割，多因实邪阻闭气机或寒邪凝滞气机所致。

4.以下哪项表现可不见绞痛的症状

A.心脉痹阻的真心痛

B.结石阻滞胆管的上腹痛

C.结石阻滞于肾的腰痛

D.寒邪犯胃的胃脘痛

E.痰浊阻肺的胸痛

【答案】E

5.瘀血所致疼痛的特点是

A.胀痛

B.重痛

C.隐痛

D.走窜痛

E.刺痛

【答案】E

6.情志郁结不舒所致胸痛的特点是

A.胸背彻痛

B.胸痛喘促

C.胸痛咯血

D.胸痛走窜

E.胸部刺痛

【答案】D

第五节 问头身胸腹

1.下列各项,属肝阳上亢头晕的临床表现是

A.头晕胀痛

B.头晕昏沉

C.头晕眼花

D.头晕耳鸣

E.头晕欲仆

【答案】A

【解析】头晕:①头晕昏沉,兼见胸闷呕恶痰涎,为痰湿内阻所致;②头晕胀痛兼见面赤耳鸣,口苦咽干,为肝阳上亢所致;③头晕耳鸣、遗精健忘、腰膝酸软,为肾精虚所致;④头晕眼花,过劳或突然起立时加重,兼见面白舌淡、心悸失眠,为气血两虚所致。

2.胸闷、心悸气短者,多为

A.心气不足

B.肝阳上亢

C.气血亏虚

D.脾气亏虚

E.肾虚精亏

【答案】A

3.肢体麻木,眩晕欲仆者为

A.气血亏虚

B.肝风内动

C.肝阳上亢

D.血虚失养

E.瘀血阻络

【答案】B

第六节 问耳目

1.突发耳鸣,声大如潮,按之不减者属

A.肾精亏损

B.阴虚火旺

C.肝肾阴虚

D.肝胆火盛

E.肝血不足

【答案】D

【解析】耳鸣:即患者自觉耳内鸣响,如潮或蝉鸣,妨碍听觉,或单或双,或断或续。若暴鸣声大,按之更甚者属实证,多因肝胆火盛所致;若鸣声渐小,按之减轻者属虚证,多因肾虚精亏所致。

2.下列哪项不是目眩的常见原因

A.风热上袭

B.痰湿上蒙

C.肝火上炎

D.阴精不足

E.肝阳化风

【答案】A

【解析】目眩实证:为风火上扰或痰湿上蒙清窍,伴头痛、头胀、头重。目眩虚证:为中气下陷、清阳不升,或肝肾不足、精亏血虚,目窍失养,常伴神疲、头晕、耳鸣。

3.引起雀目的原因为

A.肾精不足

B.心血不足

C.脾虚

D.肝肾亏虚

E.肝经风热

【答案】D

第七节 问睡眠

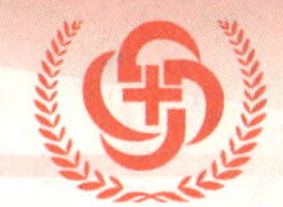

1.常见饭后嗜睡，其原因多为
A.脾气虚弱
B.湿邪困脾
C.心肾阳虚
D.邪闭心神
E.以上都不是
【答案】A
【解析】若饭后嗜睡，兼神疲倦怠，食少纳呆者，多由中气不足，脾失健运所致。

2.患者多眠，身体困重，脉缓。其病因是
A.气虚
B.阳虚
C.湿盛
D.瘀血
E.热盛
【答案】C

3.下列哪项是失眠，乏力，健忘，心悸的病因
A.心脾两虚
B.痰湿困脾
C.胆郁痰扰
D.食积胃脘
E.心肾不交
【答案】A

4.精神疲惫，神识朦胧，困倦嗜睡是因
A.心肾阳虚
B.痰湿困脾
C.脾虚不运
D.邪闭心神
E.营血亏虚
【答案】A
【解析】若患者精神极度疲惫，欲睡而未睡，似睡而非睡，肢冷脉微者，系心肾阳衰，阴寒内盛之故。

第八节　问饮食与口味

1.渴喜热饮而量不多，或水入即吐多为
A.湿热内蕴
B.痰饮内停
C.营分热盛
D.阴虚津亏
E.瘀血内阻
【答案】B
【解析】渴喜热饮，饮水不多，多为痰饮内停证或阳虚水津不布。

2.患者口渴多饮，舌红苔黄少津的病机是
A.热盛伤津
B.汗出过多
C.剧烈呕吐
D.泻下过度
E.湿热内阻
【答案】A

3.口干，但欲漱水不欲咽是因
A.营分热盛
B.湿热内蕴
C.阴虚津亏
D.痰饮内停
E.瘀血内停
【答案】E
【解析】口干，但欲漱水而不欲咽，兼舌紫暗或有瘀斑，为瘀血内停证。

4.纳呆少食，嗳腐恶食是因
A.湿邪困脾
B.脾胃气虚
C.食滞胃脘
D.肝胆湿热
E.脾胃阳虚
【答案】C

5.胆火上炎可见
A.口淡乏味
B.口甜而黏腻
C.口苦
D.口中泛酸
E.口中酸馊
【答案】C

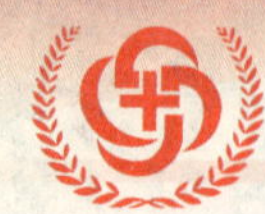

6.口中黏腻不爽,其临床意义是
A.胃火炽盛
B.湿热蕴脾
C.胆火上炎
D.心火上炎
E.脾胃气虚
【答案】B

7.消谷善饥的临床意义是
A.脾胃虚弱
B.湿热蕴脾
C.肝胆湿热
D.胃阴不足
E.胃强脾弱
【答案】E

8.下列哪项不会出现口渴多饮
A.热盛伤津
B.汗出过多
C.剧烈呕吐
D.泻下过度
E.湿热内阻
【答案】E

第九节　问二便

1.便黑如柏油,或便血紫暗者,为
A.远血
B.近血
C.痢疾
D.肛裂
E.痔疮
【答案】A

2.膀胱湿热证多见
A.小便混浊如米泔
B.小便清长
C.小便短赤淋沥涩痛
D.小便失禁
E.小便量少浮肿
【答案】C

3.尿后余沥不尽的病机是
A.肾精亏虚
B.肾阴亏虚
C.肾气不固
D.膀胱湿热
E.肾不纳气
【答案】C
【解析】余沥不尽:小便后仍有少许尿液点滴流出。多属肾气不固,膀胱失约,多见于老年人。

4.脾肾阳虚大便的特点是
A.泻下黄糜
B.完谷不化
C.泻下腐臭
D.溏结不调
E.便下脓血
【答案】B
【解析】完谷不化:粪便中含有较多未消化的食物。多由脾肾阳虚或伤食所致。

5.大便时干时稀的临床意义
A.脾气虚
B.脾阳虚
C.脾肾阳虚
D.肝郁脾虚
E.食滞胃肠
【答案】D

第十节　问经带

1.下列哪项不是月经先期的常见病因
A.阳气虚衰
B.脾气亏虚
C.冲任不固
D.阳盛血热
E.肝郁化热

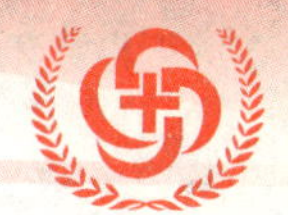

【答案】A

【解析】月经先期，多由气虚失摄，冲任不固，或热入冲任，血海不宁，或脾气亏虚、肝郁血热，阴虚火旺所致。

2.带下量多色白、清稀如涕者，多属

A.脾虚湿注

B.湿热下注

C.肝经郁热

D.冲任亏虚

E.肝肾阴虚

【答案】A

3 因血热引起的月经异常应除外

A.月经先期

B.色深红

C.质稠、量多

D.崩漏

E.经闭

【答案】E

4.妇女月经先期而来，量多色深红，质稠属

A.气虚不能摄血

B.肝气郁滞

C.血热内迫

D.寒凝血滞

E.瘀血阻滞

【答案】C

5.患者，女，46 岁。阴道出血，淋沥不断，腰膝酸软。此因

A.脾气亏虚

B.热伤冲任

C.肾阳虚

D.肾阴虚

E.瘀血阻滞

【答案】C

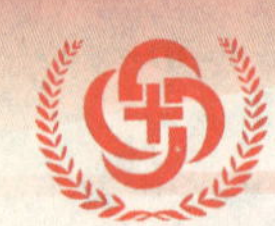

第六章　脉诊

第一节　脉诊概说

1.按寸口脉分候脏腑,左关脉可候

A.心与膻中

B.肾与小腹

C.脾与胃

D.肝、胆

E.肺与胸中

【答案】D

【解析】寸口分候脏腑:左寸候心,右寸候肺,包括胸以上及头部疾病;左关候肝胆,右关候脾胃,包括膈以下至脐以上部位的疾病;两尺候肾,包括脐以下至足部疾病。

2.诊脉时三指沿寸口脉长轴循行,诊察脉之长短,比较寸关尺脉象特点的方法是

A.循法

B.寻法

C.总按

D.举法

E.单按

【答案】A

第二节　正常脉象

1."有神"的脉象是指

A.不浮不沉

B.节律一致

C.不快不慢

D.和缓有力

E.尺部沉取应指有力

【答案】B

2.除哪项之外,均是脉象有胃气的特点

A.不浮不沉

B.不快不慢

C.柔和有力

D.从容和缓

E.节律一致

【答案】E

第三节　常见脉象的特征与临床意义

1.下列除哪项外,均有脉率快的特点

A.数

B.促

C.滑

D.疾

E.动

【答案】C

2.气滞血瘀可见

A.虚脉

B.革脉

C.长脉

D.动脉

E.涩脉

【答案】E

【解析】涩脉的临床意义:气滞血瘀,精伤血少。

3.弱脉与濡脉的共同特征是

A.沉而无力

B.浮而无力

C.脉来空虚无力

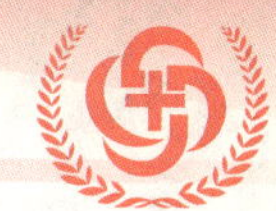

D.细而无力

E.迟而无力

【答案】D

【解析】弱脉的脉象特征:沉而细软。濡脉的脉象特征:浮而细软。

4.在脉象上濡脉与弱脉的主要区别是

A.节律

B.至数

C.脉力

D.脉位

E.流利度

【答案】D

5.代脉的特征是

A.脉来数而时有一止,止无定数

B.脉来缓而时有一止,止无定数

C.脉来一止,止有定数,良久方来

D.脉来急疾,一息七八至

E.脉形如豆,滑数有力

【答案】C

6.以下项目中属于浮脉所主病者为

A.虚阳浮越

B.痛证

C.脏气衰微

D.七情惊恐

E.宿食停滞

【答案】A

7.以下哪个脉象主病为痛

A.浮脉

B.数脉

C.缓脉

D.动脉

E.滑脉

【答案】D

8.下列除哪项外,均可见到滑脉

A.实热

B.气滞

C.痰饮

D.食滞

E.妊娠

【答案】B

【解析】滑脉临床主痰饮、食滞、实热等证,滑脉亦是青壮年的常脉、妇人的孕脉。气滞则以涩脉多见。

9.微脉的脉象特征为

A.沉细而软

B.浮细而软

C.举之无力,按之空虚

D.浮散无根,至数不齐

E.极细极软,似有似无

【答案】E

10.具备沉、实、大、弦、长形象特点的脉是

A.牢脉

B.紧脉

C.芤脉

D.伏脉

E.革脉

【答案】A

【解析】牢脉的脉象特征:沉按实大弦长,坚牢不移。

11.缓脉的主病为

A.水饮

B.痰证

C.湿证

D.食积

E.气滞

【答案】C

【解析】缓脉的临床意义:多见于湿病,脾胃虚弱,亦可见于正常人。

12.下列除哪项外,指下均有脉气紧张之感觉

A.弦

B.紧

C.长

D.革

E.牢

【答案】C

13.以下项目中,属于细脉的相似脉者为

A.微、弱、散脉

B.濡、弱、伏脉

C.微、濡、虚脉
D.虚、弱、微脉
E.微、弱、濡脉
【答案】E
14.邪盛病进时常见的脉象是
A.实
B.大
C.紧
D.滑
E.长
【答案】B
15.下列哪种脉象主虚证
A.滑
B.结
C.促
D.动
E.疾
【答案】E
【解析】疾脉的临床意义：多见于阳极阴竭，元气将脱。
16.结脉与代脉的主要区别在于
A.节律不同
B.至数不同
C.脉力不同
D.脉位不同
E.流利度不同
【答案】A
17.动脉的主病是
A.宿食
B.诸虚
C.痛证
D.血瘀
E.风证
【答案】C
18.哪项不属实脉类
A.结脉
B.滑脉
C.紧脉
D.长脉
E.弦脉
【答案】A
19.以下何脉不主虚证
A.细脉
B.数脉
C.濡脉
D.代脉
E.伏脉
【答案】E
【解析】伏脉常见于邪闭、厥病和痛极的病人。
20.哪项不属促脉的主病
A.瘕聚
B.阳盛
C.脏器衰败
D.食滞
E.痰饮
【答案】A
21.哪种脉象不主实证
A.革脉
B.滑脉
C.结脉
D.紧脉
E.弦脉
【答案】A
22.气滞血瘀的痛证可见
A.革脉
B.涩脉
C.疾脉
D.动脉
E.紧脉
【答案】B
23.突然大出血时多见
A.弦脉
B.紧脉
C.芤脉
D.沉脉
E.实脉
【答案】C
24.促脉的特征是
A.脉来数而时有一止，止无定数

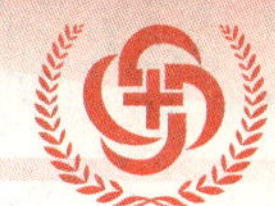

B.脉来缓而时有一止,止无定数
C.脉来一止,止有定数,良久方来
D.脉来急疾,一息七八至
E.脉形如豆,滑数有力
【答案】A
【解析】促脉的脉象特征:脉来数而时有一止,止无定数,良久复来。
25.以下项目中不属于代脉所主病者为
A.跌仆损伤
B.痛证
C.脏气衰微
D.七情惊恐
E.宿食停滞
【答案】E
26.以下哪个脉象主病为惊
A.结脉
B.代脉
C.迟脉
D.动脉
E.疾脉
【答案】D

第四节　相兼脉和真脏脉

1.阴虚有热的脉象为
A.沉细脉
B.洪数脉
C.濡数脉
D.细数脉
E.浮数脉
【答案】D
2.主阳虚而寒凝血瘀的脉象是
A.沉迟脉
B.沉弦脉
C.沉涩脉
D.弦紧脉
E.沉缓脉
【答案】C
3.少阳热证多见
A.洪数脉
B.浮数脉
C.滑数脉
D.濡数脉
E.弦数脉
【答案】E
4.阳明气分热盛多见
A.洪数脉
B.浮数脉
C.滑数脉
D.濡数脉
E.弦数脉
【答案】A
5.食积化热多见
A.洪数脉
B.浮数脉
C.滑数脉
D.濡数脉
E.弦数脉
【答案】C
6.解索脉的表现是
A.脉在筋肉之间,乍疏乍密,如解乱绳状
B.脉在筋肉间,连连数急,三五不调
C.脉在皮肤,头定而尾摇
D.脉在皮肤,如虾游水
E.脉在皮肤,浮数之极,至数不清
【答案】A
【解析】脉来乍疏乍密,如解乱绳状的为解索脉。
7.临床上出现虾游脉提示
A.三阳热极,阴液枯竭
B.三阴寒极,阳亡于外
C.神魂将去
D.胃气、营卫将绝
E.肾与命门元气将绝
【答案】C

8.真脏脉的别名应哪项除外
A.怪脉
B.斜飞脉
C.败脉
D.死脉
E.绝脉
【答案】B

第五节　诊小儿脉

（略）

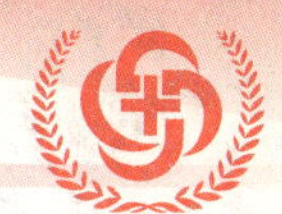

第七章　按诊

1.在按诊中,用指掌稍用力寻抚胸腹、腧穴等部位称为

A.触法

B.摸法

C.按法

D.直接叩击法

E.间接叩击法

【答案】B

【解析】摸法,是医生用指掌稍用力寻抚局部,如胸腹、腧穴、肿胀部位等,探明局部的感觉情况,如有无疼痛和肿物,肿胀部位的范围及肿胀程度等,以辨别病位及病性的虚实。

2.久病肌肤枯涩者属

A.气血两虚

B.津液不足

C.血虚不荣

D.瘀血内停

E.以上都不是

【答案】A

3.按肌肤甲错者属

A.血虚不荣

B.气血两虚

C.津液不足

D.湿热蕴结

E.阴虚不润

【答案】A

【解析】久病肌肤枯涩者,为气血两伤;肌肤甲错者,多为血虚失荣或瘀血所致。

4.按肌肤尚温,汗出如油,脉躁疾无力者是

A.实热证

B.亡阳证

C.亡阴证

D.阴虚证

E.气虚证

【答案】C

5.虚里是指

A.左乳下心尖搏动处

B.心下

C.胃脘

D.少腹

E.胁肋

【答案】A

6.前胸高起,按之气喘者为

A.肺胀

B.悬饮

C.支饮

D.痰饮

E.肺痈

【答案】A

7.左少腹作痛,按之累累有硬块者为

A.虫积

B.肠痈

C.肠中有宿粪

D.癥积

E.痞满

【答案】C

8.脘腹部按之手下饱满充实而有弹性,有压痛称为

A.虚满

B.实满

C.气鼓

D.水鼓

E.以上都不是

【答案】B

9.腹胀满,无压痛,叩之作空声,可见于

A.水鼓

B.气胀

C.痰饮

D.积聚

E.内痈

【答案】B

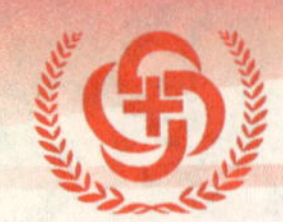

第八章 八纲辨证

第一节 概述

1.下列哪项不属于八纲辨证的内容

A.病性寒热

B.病变吉凶

C.邪正盛衰

D.病变类别

E.病变部位

【答案】B

【解析】八纲辨证:医生对通过四诊所获得的各种病情资料,运用八纲进行分析综合,从而辨别病变位置的深浅、病情性质的寒热、邪正斗争的盛衰和病证类别的阴阳,以作为辨证纲领的方法。

2.下列哪项不属于八纲辨证的内容

A.表里

B.寒热

C.虚实

D.气血

E.阴阳

【答案】D

第二节 表里

1.下列诸证除哪项外,均为里证的特点

A.但热不寒

B.但寒不热

C.寒热往来

D.苔黄

E.脉沉

【答案】C

2.下列对表证与里证鉴别的叙述,最恰当的是

A.表证多为新病,里证多为久病

B.表证病较轻浅,里证病较深重

C.表证寒热并见,里证寒热单见

D.表证起病较急,里证起病较缓

E.表证多为外感,里证皆属内伤

【答案】C

3.鉴别表证和里证的要点,下列哪一项最主要

A.脉浮或沉

B.舌苔白或黄

C.有无头身疼痛

D.有无恶寒发热

E.有无咳嗽咳痰

【答案】D

4.下列哪一项不是表寒证的临床表现

A.恶寒发热

B.头身疼痛

C.无汗

D.鼻塞流清涕

E.但寒不热

【答案】E

【解析】表寒证见恶寒重,发热轻,无汗,苔薄白润,脉浮紧,因外感寒邪卫阳受损所致。

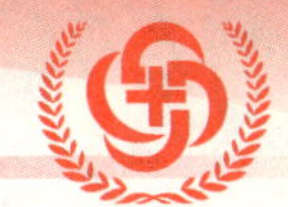

第三节　寒热

1.寒热在八纲辨证中用以辨别

A.病变的性质

B.病变趋势

C.病变部位

D.发病原因

E.邪正盛衰

【答案】A

2.下列哪项是热证的临床表现

A.恶寒发热

B.头身疼痛

C.鼻塞流清涕

D.无汗

E.舌苔薄黄

【答案】E

3.下列各项,一般不属寒证的症状是

A.面色白,大便稀溏

B.口淡不渴,小便清长

C.大便秘结,口臭咽干

D.苔白而润,舌淡胖大

E.脉象沉紧

【答案】C

4.下列各项,不属于寒证与热证鉴别要点的是

A.身热与身冷

B.面赤与面白

C.口渴与不渴

D.舌苔黄与白

E.头痛与不痛

【答案】E

第四节　虚实

1.以下哪项是实证的临床表现

A.五心烦热

B.舌嫩少苔

C.腹胀满不减

D.声低息微

E.怕冷喜加衣

【答案】C

【解析】实证的临床表现常见的有发热,腹胀痛拒按,胸闷烦躁,甚至神昏谵语,呼吸气粗,痰涎壅盛,大便秘结或下利,里急后重,小便不利或淋沥涩痛,舌质苍老,舌苔厚腻,脉实有力。

2.下列症状哪项是虚证的临床表现

A.腹痛拒按

B.大便秘结

C.小便不通

D.痰涎壅盛

E.五心烦热

【答案】E

【解析】虚证的临床表现常见的有面色白或萎黄、精神萎靡、身疲乏力、心悸气短、形寒肢冷、自汗、大便滑脱、小便失禁、舌淡胖嫩、脉虚沉迟,或五心烦热、消瘦颧红、口咽干燥、盗汗潮热、舌红少苔、脉虚细数。

3.下列关于实证和虚证的鉴别,错误的是

A.实证疼痛拒按,虚证疼痛喜按

B.实证多发热,虚证多恶寒

C.实证声高气粗,虚证声低息微

D.实证舌质老,虚证舌质嫩

E.实证脉有力,虚证脉无力

【答案】B

4.下列哪项是虚热证与实热证的鉴别要点

A.发热口干

B.盗汗颧红

C.大便干结

D.小便短赤

E.舌红而干

【答案】B

5.患者咳嗽反复发作5年,气短而喘,胸闷,吐痰量多白黏,神疲食少,舌淡胖,苔白腻,脉弱,属

A.虚证转实

B.实证转虚

C.虚实夹杂

D.表邪入里

E.表里同病

【答案】B

第五节 阴阳

1.下列哪项应归属于阳证

A.表虚热证

B.表实热证

C.里实寒证

D.表实寒证

E.里虚寒证

【答案】B

【解析】凡符合“阳”的一般属性(兴奋、躁动、亢进、明亮)的证候称为阳证,如表证、热证、实证。

2.危重患者,突然头额冷汗大出,四肢厥冷,属于

A.亡阴

B.亡阳

C.阳虚

D.阴虚

E.以上均非

【答案】B

3.下列哪项是阳虚证的表现

A.潮热

B.两颧潮红

C.自汗

D.口燥咽干

E.舌红少苔

【答案】C

4.下列各项,属阳虚证特征表现的是

A.少气懒言

B.小便短少

C.神疲乏力

D.舌质淡嫩

E.畏寒肢冷

【答案】E

第六节 八纲证候间的关系

1.外感表证中,表虚证与表实证鉴别的主要依据是

A.恶寒与发热

B.身痛与不痛

C.浊涕与清涕

D.有汗与无汗

E.以上都不是

【答案】D

2.下列哪项为里虚热证的表现

A.身发高热

B.两颧嫩红

C.口渴饮冷

D.热汗不止

E.脉象洪数

【答案】B

3.下列各项,属实热证的是

A.头颅过大

B.头颅过小

C.囟填

D.囟陷

E.解颅

【答案】C

4.真寒假热证产生的机理是

A.阴盛格阳

B.阳盛格阴
C.阴不敛阳
D.阳不敛阴
E.表热里寒
【答案】A
【解析】真寒假热，实际是阳虚阴盛而阳气浮越，故又称虚阳浮越证，古代亦有称阴盛格阳证、戴阳证者。

5.下列除哪项外，不是虚寒证的临床表现
A.畏寒喜暖
B.口淡不渴
C.脉沉而紧
D.小便清长
E.大便溏薄
【答案】C

6.患者，男，35岁。2日来发热微恶寒，口苦，胁痛，尿短黄，大便黏臭，舌红苔薄白，脉数。其证候是
A 表里俱热
B 表寒里热
C 真寒假热
D 真热假寒
E 表热里寒
【答案】B

7.患者发热恶热，口渴，烦躁，多汗，面色赤，舌绛而干，脉数有力。此属
A.表实热证
B.里实热证
C.阴虚证
D.暑伤津气证
E.亡阴证
【答案】B

8.某男，38岁。身热，面红，口渴，但饮水不多，下利清谷，舌淡苔白，脉浮大无力。临床诊断最可能是
A.实热证
B.真热假寒证
C.亡阳证
D.真寒假热证
E.虚热证
【答案】D

9.患者初为恶寒发热，头痛无汗，继而汗出口渴，不恶寒仅恶热。此为
A.表热证
B.表寒证
C.表里同病
D.里邪达表
E.表邪入里
【答案】E

10.患者身热不恶寒，反恶热，烦渴喜冷饮，神昏谵语，便秘溲赤，手足逆冷，舌红苔黄而干，脉沉数有力。其证候是
A.表寒里热
B.表热里寒
C.真热假寒
D.真寒假热
E.上热下寒
【答案】C
【解析】真热假寒的临床表现：四肢凉甚至厥冷，神识昏沉，面色紫暗，脉沉迟。身热，胸腹灼热，口鼻气灼，口臭息粗，口渴引饮，小便短黄，舌红苔黄而干，脉有力。

（11～12题共用备选答案）
A.表寒证
B.真寒假热证
C.虚寒证
D.实寒证
E.亡阳证
11.脘腹冷痛拒按，大便秘结多见于
【答案】D
12.脘腹冷痛喜按，大便溏软多见于
【答案】C

第九章　病因辨证

第一节　六淫辨证

1.突发口眼㖞斜，此属
A.风邪袭表证
B.肝阳化风证
C.热极生风证
D.阴虚动风证
E.风邪中络证
【答案】E

2.具有严格季节性的证候是
A.风淫证
B.寒淫证
C.湿淫证
D.暑淫证
E.燥淫证
【答案】D

3.新起恶寒，头身疼痛，无汗，鼻塞流涕，舌苔白，脉浮紧。证属
A.内寒证
B.里寒证
C.伤寒证
D.中寒证
E.虚寒证
【答案】C
【解析】伤寒证：寒邪袭表，郁闭肌肤，阳气失去温煦，故见恶寒、头身疼痛、无汗、苔白、脉浮紧等症。

4.腹痛肠鸣，呕吐泄泻可见于
A.风淫证候
B.寒淫证候
C.暑淫证候
D.湿淫证候
E.火淫证候
【答案】B

5.暑淫证候的表现是
A.头昏沉，嗜睡，胸脘痞闷
B.口渴饮水，口唇鼻咽干燥
C.发热，恶热汗出，气短神疲
D.突发皮肤瘙痒、丘疹，痞瘤
E.肠鸣腹泻，脘腹拘急冷痛
【答案】C

6.某男，37岁。恶热、汗出、口渴，心烦，疲乏，尿黄，舌红苔腻，脉虚数。临床诊断最可能是
A.风淫证
B.寒淫证
C.湿淫证
D.火淫证
E.暑淫证
【答案】E

7.某女，32岁。近日头胀痛，身重酸楚，舌苔白滑，脉濡。临床诊断最可能是
A.湿淫证
B.暑淫证
C.风寒证
D.风湿证
E.暑温证
【答案】A

8.患者恶风寒、微恶风、汗出，流清涕，喷嚏，咽喉痒痛，咳嗽，苔薄白，脉浮。临床诊断最可能是
A.寒淫证
B.湿淫证
C.火淫证
D.风淫证
E.暑淫证
【答案】D

9.患者李某，近日出现头重如裹，脘痞苔

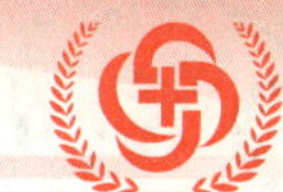

腻，肢体困重，属

A.热证

B.暑证

C.燥证

D.湿证

E.寒证

【答案】D

第二节　情志辨证

1.心神不安，精神涣散，举止失常属于

A.喜伤

B.怒伤

C.忧伤

D.悲伤

E.恐伤

【答案】A

【解析】喜证的临床表现：过喜则伤心而气缓，可见喜笑不休，心神不安，精神涣散，思想不集中，或语无伦次，举止失常，肢体疲软，脉缓。

2.精神萎靡，疲乏少气，面色惨淡属于

A.悲伤

B.怒伤

C.忧伤

D.思伤

E.恐伤

【答案】A

3.怒伤肝的主要临床表现是

A.语无伦次

B.精神涣散

C.呕血发狂

D.面色淡白

E.惊惕不安

【答案】C

第十章　气血津液辨证

第一节　气病辨证

1.下列哪项不是气虚证的表现

A.自汗

B.神倦乏力

C.头晕目眩

D.耳鸣如蝉

E.语声低微

【答案】D

2.与气逆证相关的脏腑是

A.肺脾胃

B.肺脾肝

C.肺胃肝

D.脾胃肝

E.肺脾肾

【答案】C

【解析】气逆证有3种,肺气上逆、胃气上逆、肝气上逆。

3.情志郁结不舒所致疼痛的特点是

A.冷痛

B.重痛

C.灼痛

D.走窜痛

E.刺痛

【答案】D

【解析】情志郁结不舒由肝郁气滞所造成,气滞造成疼痛的特点是善行走窜,故选D。

4.以下哪项不是气闭证的临床特点

A.突发势急

B.内脏绞痛

C.二便闭塞

D.汗出不止

E.呼吸气粗

【答案】D

5.气陷证可见的症状是

A.少气懒言,疲乏无力,自汗,舌淡,脉虚

B.气短疲乏,脘腹坠胀,舌淡,脉弱

C.胸胁胀闷窜痛,时轻时重,脉弦

D.面色淡白,口唇爪甲色淡,舌淡,脉细

E.刺痛拒按,固定不移,舌暗,脉涩

【答案】B

6.气滞证的特点是

A.头晕眼花

B.胀闷疼痛

C.嗳气恶心

D.腹部坠胀

E.手足发麻

【答案】B

7.患者神疲乏力,少气懒言,常自汗出,头晕目眩,舌淡苔白,脉虚无力。其证候是

A.气虚

B.气陷

C.气逆

D.气微

E.气滞

【答案】A

【解析】气虚证的临床表现:气短声低、少气懒言、精神疲惫、体倦乏力、头晕目眩、自汗,活动时诸症加剧,舌淡苔白,脉虚无力。

8.患者头晕目花,气少倦怠,腹部有坠胀感,脱肛,舌淡苔白,脉弱。其证候是

A.气滞

B.气虚

C.气陷

D.气结

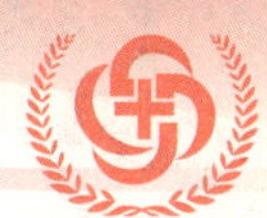

E.气逆

【答案】C

【解析】气陷证的临床表现:头晕眼花,气短疲乏,脘腹坠胀感,大便稀溏,形体消瘦,或见内脏下垂、脱肛、阴挺等。是以体弱而瘦,以气短、气坠、脏器下垂为主要表现。

9.患者,男,56岁。素患眩晕,因情急恼怒而突发头痛而胀,继则昏厥仆倒,呕血,不省人事,肢体强痉,舌红苔黄,脉弦。其病机是

A.气郁

B.气逆

C.气脱

D.气陷

E.气结

【答案】B

第二节 血病辨证

1.血瘀证可见的症状是

A.刺痛拒按,固定不移,舌暗,脉涩

B.气短疲乏,脘腹坠胀,舌淡,脉弱

C.胸胁胀闷窜痛,时轻时重,脉弦

D.面色淡白,口唇爪甲色淡,舌淡,脉细

E.少气懒言,疲乏无力,自汗,舌淡,脉虚

【答案】A

2.下列各项中,哪两脏可同有血虚的证候

A.心、脾

B.肝、脾

C.心、肺

D.心、肝

E.肝、肾

【答案】D

3.以下哪项不是血瘀证出血的特征

A.出血反复不止

B.大便黑如柏油

C.血色深红

D.夹有血块

E.皮下紫斑

【答案】C

4.下列各项,不属于血瘀证临床表现的是

A.出血紫暗

B.固定刺痛

C.面色黧黑

D.胸胁胀痛

E.脉象细涩

【答案】D

第三节 气血同病辨证

1.患者积块软而不坚,固定不移,胀与痛并存,舌苔薄,脉沉实。其证候是

A.气机阻滞

B.血瘀气结

C.气滞血阻

D.气滞湿阻

E.湿热蕴结

【答案】C

2.身倦乏力,少气,自汗,腹痛拒按,舌有紫斑。证属

A.气滞血瘀

B.气滞

C.血瘀

D.气虚血瘀

E.血瘀兼血虚

【答案】D

【解析】气虚血瘀证的临床表现:症见面色淡白或晦滞,身倦乏力,少气懒言,疼痛如刺,常见于胸胁部,痛处不移而拒按,舌淡暗或见瘀斑,脉象沉涩。

（3~4 题共用备选答案）

A.气滞血瘀

B.气不摄血

C.气随血脱

D.气血两虚

E.气血失和

3.肝病日久，两胁胀满疼痛，并见舌质瘀斑、瘀点。其病机是

【答案】A

【解析】气滞血瘀证的临床表现：症见胸胁胀闷，走窜疼痛，性情急躁，胁下痞块，刺痛、拒按；女性可见经闭或痛经，经色紫暗，夹有血块等；舌紫暗或见紫斑，脉涩。

4.患者晨起后突然呕血不止，面色苍白，四肢厥冷，脉微欲绝。其证型是

【答案】C

第四节 津液病辨证

1.痰湿内阻所致头晕的特征，是伴有

A.胀痛

B.刺痛

C.眼花

D.耳鸣

E.昏沉

【答案】E

2.脘腹痞胀，泛吐清水，肠鸣水声辘辘，舌苔白滑，脉弦。其证候是

A.痰证

B.饮证

C.湿证

D.阴水

E.阳水

【答案】B

3.咳喘不能平卧，咳吐清稀痰涎，苔白滑，脉弦。此属

A.痰停于肺

B.饮停于肺

C.饮停胃肠

D.饮停胸胁

E.痰浊中阻

【答案】B

4.以下哪项不属于痰停于皮下局部

A.瘿瘤

B.瘰疬

C.痰核

D.痄腮

E.乳癖

【答案】D

5.津液亏虚证最具特征的表现是

A.孔窍皮肤干燥

B.口渴水不多饮

C.大便时干时稀

D.小便淋沥涩痛

E.脉象细数

【答案】A

【解析】津液亏虚证的临床表现：症见口燥咽干，唇燥而裂，皮肤干枯无泽，小便短少，大便干结，舌红少津，脉细数。

6.胸胁肋间饱满，咳唾引痛。此属

A.饮留胃肠

B.饮停胸胁

C.饮溢四肢

D.饮停于肺

E.肝气郁结

【答案】B

7.大肠液亏证的主症是

A.口干咽燥

B.口臭头晕

C.便干难以排出

D.舌红苔白干

E.脉象细涩

【答案】C

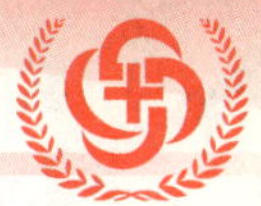

第十一章　脏腑辨证

第一节　心与小肠病辨证

1.心气虚、心阳虚、心血虚、心阴虚四证的共同临床表现是

A.心痛

B.心烦

C.失眠

D.健忘

E.心悸

【答案】E

2.痰蒙神窍证的表现应除外

A.神情痴呆

B.惊悸失眠

C.意识模糊

D.胸闷呕恶

E.举止失常

【答案】B

【解析】痰蒙神窍证的常见症状：神情抑郁，错乱，痴呆，昏迷，面色晦暗，胸闷呕恶。

3.口舌糜烂又见小便灼热涩痛者是

A.心火亢盛

B.膀胱湿热

C.胃热炽盛

D.肝火上炎

E.肠道湿热

【答案】A

【解析】心火亢盛轻证：发热、失眠、心烦、吐衄、舌赤生疮、尿赤涩灼痛。

4.下列各项，属于心阴虚证和心血虚证共有症状的是

A.心悸心烦

B.失眠多梦

C.口燥咽干

D.面色淡白

E.潮热盗汗

【答案】B

5.患者，女，55 岁。心悸、胸闷、气短，活动后加剧已 3 年。面色淡白，神疲乏力，语声低微，入夜不能安睡，舌淡苔白，脉弱。其证候是

A.心气虚证

B.心阳虚证

C.肺气虚证

D.心血虚证

E.肺阳虚证

【答案】A

6.患者心悸，心胸憋闷作痛，体胖，身重困倦，脉沉滑。证属

A.瘀阻心脉证

B.痰阻心脉证

C.寒凝心脉证

D.气滞心脉证

E.以上都不是

【答案】B

第二节　肺与大肠病辨证

1.风热犯肺证与肺热炽盛证最具区别的症状是

A.发热口渴

B.气喘

C.痰黄稠

D.咽喉肿痛

E.脉浮数

【答案】E

2.痰热壅肺证与肺热炽盛证的主要区别是

A.咳喘息粗

B.鼻翼扇动

C.喉中痰鸣

D.发热口渴

E.溲赤便秘

【答案】C

3.燥邪犯肺证与肺阴虚证的共同症状是

A.微恶风寒

B.无汗

C.潮热颧红

D.干咳少痰

E.舌红少苔

【答案】D

4.燥邪犯肺证,可见

A.咳嗽,咳痰稀白

B.咳嗽,痰多泡沫

C.咳喘,咯痰黄稠

D.咳嗽,痰少难咳

E.咳喘,痰多易咳

【答案】D

【解析】燥邪犯肺证是指外感燥邪,肺失宣降,以干咳少痰、鼻咽口舌干燥等为主要表现的证候。

5.风寒犯肺证与寒痰阻肺证最具区别的症状是

A.咳嗽

B.痰白

C.质稀

D.气喘

E.脉浮紧

【答案】E

6.患者咳嗽气粗,咳痰色黄,身热,口渴,汗出,恶风,舌尖红苔薄黄,脉浮数。其证候是

A.风寒束肺

B.风热犯肺

C.痰浊壅肺

D.肺气虚

E.肾气虚

【答案】B

第三节　脾与胃病辨证

1.饥不欲食可见于

A.胃火充盛

B.胃强脾弱

C.脾胃湿热

D.胃阴不足

E.肝胃蕴热

【答案】D

2.脾不统血证的表现应除外哪项

A.便血尿血

B.月经过多

C.崩漏下血

D.鼻衄紫斑

E.舌质紫暗

【答案】E

【解析】脾不统血证是指脾气虚弱,不能统摄血行,以各种慢性出血为主要表现的虚弱证候,故舌质淡。

3.胃阳虚证呕吐的特征是

A.干呕呃逆

B.呕吐酸馊食物

C.呕吐黄绿苦水

D.呕吐清水痰涎

E.泛吐清水夹食物

【答案】E

4.寒滞胃肠证、食滞胃肠证、胃肠气滞证的共同症状是

A.胃脘冷痛剧烈

B.脘腹胀痛走窜

C.胃脘疼痛痞胀

D.胃脘隐痛痞胀

E.胃脘疼痛喜按

【答案】C

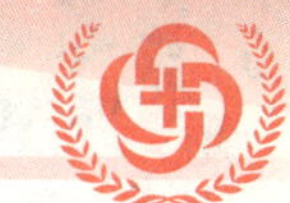

5.湿热蕴脾证与寒湿困脾证的鉴别要点是

A.食少纳呆

B.脘腹胀满

C.大便稀溏

D.面色发黄

E.舌淡脉弱

【答案】D

6.脾病的常见症状应除外哪项

A.腹痛

B.呕恶

C.便溏

D.出血

E.纳差

【答案】D

7.患者，女，36岁，已婚。面色萎黄，神疲乏力，气短懒言，食少便溏，月经淋漓不断，经血色淡，舌淡无苔，脉沉细无力。其病机是

A.脾不统血

B.脾肾阳虚

C.气血两虚

D.脾肺气虚

E.肝血不足

【答案】A

8.患者干呕呃逆，胃脘嘈杂，口干咽燥，舌红少苔。其证候是

A.食滞胃脘

B.胃阴虚

C.肝脾不调

D.肝胃不和

E.胃阳虚

【答案】B

【解析】胃阴虚的常见症状：胃脘嘈杂、灼痛，饥不欲食+阴虚内热证。

9.患者大便溏泻，稍进油腻之物则大便次数增多，饮食减少，脘腹胀闷不舒，面色萎黄，肢倦乏力，舌淡苔白，脉濡弱。其证候是

A.脾虚不运

B.脾胃不和

C.脾胃虚弱

D.脾胃阳虚

E.肾阳虚衰

【答案】C

10.患者身目发黄，黄色鲜明，腹部痞满，肢体困重，便溏尿黄，身热不扬，舌红苔黄腻，脉濡数。其证候是

A.肝胆湿热

B.大肠湿热

C.肝火上炎

D.湿热蕴脾

E.寒湿困脾

【答案】D

第四节　肝与胆病辨证

1.肝胆湿热可见

A.尿频尿急，尿道灼痛，尿黄短少

B.头痛目赤，急躁易怒，胁痛便秘

C.腹部痞闷，纳呆便溏，面目发黄

D.腹痛下痢，赤白黏冻，里急后重

E.阴囊湿疹，瘙痒难忍，小便短赤

【答案】E

2.纳少，厌食油腻，黄疸胁痛，身热不扬。证属

A.肝火炽盛

B.肝胃不和

C.肝胆湿热

D.肝脾不调

E.湿热蕴脾

【答案】C

3.症见阴部瘙痒，带下色黄臭秽，舌红苔黄腻，脉弦数。证属

A.肝郁气滞

B.肝火炽盛

C.胆郁痰扰

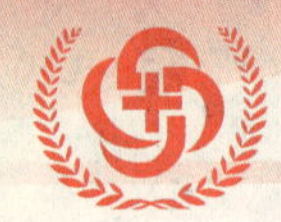

D.肝胆湿热

E.湿热蕴脾

【答案】D

4.肝火炽盛与肝阳上亢证的共同点中应除外下列哪项

A.头晕胀痛

B.面红目赤

C.急躁易怒

D.失眠多梦

E.胁肋灼痛

【答案】E

【解析】两证的共同表现有:头晕胀痛,面红目赤,口苦口干,急躁易怒,耳鸣,失眠。胁肋灼痛为火热证,属肝火炽盛的表现。

5.症见少腹冷痛,前阴坠胀疼痛,舌淡脉沉紧。此属

A.肝胃不和证

B.寒滞肝脉证

C.肾阳虚证

D.寒滞胃肠证

E.胃肠气滞证

【答案】B

6.下列肝胆病中,哪项不见眩晕证

A.肝血虚

B.肝阴虚

C.胆郁痰扰

D.肝阳上亢

E.肝气郁结

【答案】E

7.可见步履不稳,眩晕欲仆症状的是

A.肝火上炎

B.肝阳上亢

C.肝阴不足

D.肝气郁结

E.肝阳化风

【答案】E

【解析】肝阳化风的常见症状和舌脉:眩晕欲仆,头摇肢颤,手足麻木,步履不正,舌红苔白,脉弦有力。

8.头晕目眩,面白无华,视物模糊,舌淡脉细。证属

A.肝血虚证

B.心血虚证

C.心肝血虚证

D.心脾气血虚证

E.以上都不是

【答案】A

【解析】肝血虚证的常见症状及舌脉:视力减退、肢体麻木、爪甲不荣、月经量少、面白无华、头晕、舌淡、脉细。

9.以惊悸不宁,失眠多梦,烦躁不安,苔黄腻为辨证要点的是

A.心火亢盛证

B.心阴虚证

C.痰火扰神证

D.胆郁痰扰证

E.痰蒙心神证

【答案】D

10.患者,女,25 岁,已婚。月经周期或先或迟,经量或多或少,色暗有血块,经行不畅,乳房作胀,舌苔薄白,脉弦。其证型是

A.肝郁化热

B.肝郁气滞

C.肾虚

D.脾虚肝郁

E.肾虚肝郁

【答案】B

11.患者眩晕耳鸣,头目胀痛,面红目赤,急躁易怒,腰膝酸软,头重足轻,舌红,脉弦细数。其证候是

A.肝火上炎

B.肝阳上亢

C.肝阴不足

D.肝气郁结

E.肝阳化风

【答案】B

【解析】肝阳上亢的常见症状和舌脉:眩晕耳鸣,头目胀痛,面红目赤,急躁易怒,腰膝酸软,舌红少津,脉弦有力或弦细数。

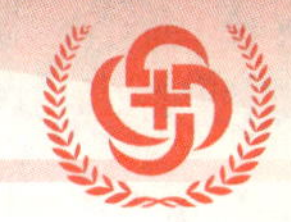

第五节　肾与膀胱病辨证

1.肾阳虚、肾阴虚、肾精不足、肾气不固证的共同表现是

A.腰膝酸软
B.眩晕耳鸣
C.梦遗失精
D.精神倦怠
E.浮肿少尿

【答案】A

2.对诊断肾阳虚证最有意义的临床表现是

A.小便频数,滑精早泄
B.大便稀薄,完谷不化
C.下肢水肿,凹陷不起
D.畏寒肢冷,精神萎靡
E.腰膝冷痛,精冷不育

【答案】E

3.女子带下清稀,胎动易滑,证属

A.中气下陷
B.肾阳虚损
C.肾气不固
D.肾精不足
E.肾不纳气

【答案】C

第六节　脏腑兼证辨证

1.肝火犯肺证与肝火炽盛证的主要不同点在于

A.胸胁灼痛
B.头胀头晕
C.面红目赤
D.痰中带血
E.急躁易怒

【答案】D

【解析】肝火犯肺的常见症状:肝火炽盛证(胸胁灼痛,急躁易怒)+肺失清肃证(咳嗽痰黄,或咯血)+实热证。

2.心悸失眠,头晕健忘,皮下出血,舌淡脉弱,宜诊为

A.心血虚证
B.脾不统血证
C.心脾气血虚证
D.气不摄血证
E.心气虚证

【答案】C

3.肝胃不和证与肝郁脾虚证的共同表现是

A.太息易怒
B.吞酸嘈杂
C.呃逆嗳气
D.腹痛欲泻
E.便溏不爽

【答案】A

4.症见咳嗽无力,喘息短气,呼多吸少。此属

A.肾气不固证
B.肺肾气虚证
C.肺肾阴虚证
D.肺气虚证
E.脾肺气虚证

【答案】B

【解析】肺肾气虚证以久病咳喘、呼多吸少、动则尤甚等为主要表现。

5.肝胃蕴热的口味是

A.口中泛酸
B.口中酸馊
C.口甜黏腻
D.口中味苦
E.口中味咸

【答案】A

6.大便中夹有不消化的食物,酸腐臭秽,其常见病因是

A.肝脾不调
B.寒湿内盛
C.大肠湿热
D.脾胃虚弱
E.食滞胃肠

【答案】E

7.下列哪项不属于不寐心肾不交证常伴有的症状

A.心烦心悸
B.多梦健忘
C.腰酸膝软
D.惊悸不宁
E.五心烦热

【答案】D

第七节　脏腑辨证各相关证候的鉴别

(1~2 题共用备选答案)

A.脾气虚
B.心肝血虚
C.寒湿困脾
D.肝郁脾虚
E.命门火衰

1.患者大便稀溏,纳差,腹胀,食后尤甚,舌淡白有齿痕。其证候是

【答案】A

2.患者清晨腹痛,痛即作泻,形寒肢冷,神疲,面色白,脉迟无力。其病证为

【答案】E

(3~4 题共用备选答案)

A.尿频尿急,尿道灼痛,尿黄短少
B.头痛目赤,急躁易怒,胁痛便秘
C.腹部痞闷,纳呆便溏,面目发黄
D.腹痛下痢,赤白黏冻,里急后重
E.阴囊湿疹,瘙痒难忍,小便短赤

3.肝胆火盛可见

【答案】B

4.湿热蕴脾可见

【答案】C

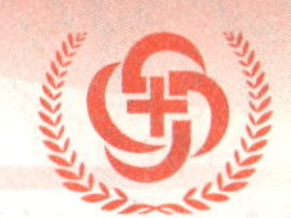

第十二章　六经辨证

第一节　太阳病证

1.太阳伤寒证可见

A.发热恶寒,无汗,脉浮紧

B.发热恶风,汗出,脉浮缓

C.小腹胀满,小便不利

D.小腹胀满,小便自利

E.腹痛拒按,大便秘结

【答案】A

【解析】太阳伤寒证的临床表现:恶寒,发热,头项强痛,身体疼痛,无汗,脉浮紧,或见气喘。

2.太阳中风证的脉象是

A.洪数

B.滑数

C.浮数

D.细弱

E.浮缓

【答案】E

第二节　阳明病证

1.身大热,大汗出,大渴引饮,舌苔黄,脉洪大。证属

A.太阳中风证

B.阳明病热证

C.少阳病证

D.少阴热化证

E.厥阴病证

【答案】B

【解析】阳明病热证的临床表现:身大热,不恶寒,反恶热,汗大出,大渴引饮,心烦躁扰,面赤,气粗,苔黄燥,脉洪大。

2.阳明病热证与实证的鉴别要点是

A.有无发热

B.有无汗出

C.有无神志改变

D.有无燥屎内结

E.有无舌苔黄燥

【答案】D

3.阳明潮热,可出现

A.身热不扬

B.高热不退

C.午后低热

D.日晡潮热

E.发热重,恶寒轻

【答案】D

4.下列除哪项外,均为阳明病实证的临床表现

A.脉沉迟而实

B.日晡潮热

C.身热不扬

D.腹胀拒按

E.大便秘结

【答案】C

【解析】阳明病实证的临床表现:日晡潮热,手足汗出,脐腹胀满疼痛,拒按,大便秘结,甚则神昏谵语,狂躁不得眠,舌苔黄厚干燥,或起芒刺,甚至苔焦黑燥裂,脉沉实或滑数。

第三节 少阳病证

1.口苦，咽干，寒热往来，胸胁苦满，脉弦。应诊为

A.太阳经证

B.太阳腑证

C.少阳病证

D.阳明经证

E.阳明腑证

【答案】C

【解析】少阳病证的临床表现：口苦，咽干，目眩，寒热往来，胸胁苦满，默默不欲饮食，心烦欲呕，脉弦。

2.口苦，咽干，寒热往来，胸胁苦满，脉弦。应用方剂为

A.小柴胡汤

B.大柴胡汤

C.柴胡加龙骨牡蛎汤

D.小承气汤

E.大承气汤

【答案】A

第四节 太阴病证

1.下列哪项不是太阴病证的临床表现

A.腹胀满

B.腹痛

C.不欲食

D.便秘

E.四肢欠温

【答案】D

【解析】太阴病证的临床表现：腹满而吐，食不下，大便泄泻，口不渴，时腹自痛，四肢欠温，脉沉缓或弱。

2.感冒患者，恶寒发热轻微，但以脘腹冷痛，呕吐，腹泻为主要症状，舌苔薄，脉紧。其病机是

A.寒邪伤及卫阳

B.寒邪伤及太阴

C.寒邪直中少阴

D.寒邪直中脾胃

E.寒邪伤及厥阴

【答案】D

3.患者一周来腹胀，时而隐隐作痛，不思饮食，泻下清稀，四肢欠温，舌淡苔白润，脉沉缓。证属

A.太阴病证

B.少阴病证

C.厥阴病证

D.少阳病证

E.阳明病证

【答案】A

第五节 少阴病证

1.少阴病的主要病理特征为

A.心气不足

B.阴血不足

C.心肾虚衰

D.脾肾阳虚

E.肺肾两虚

【答案】C

2.少阴病证的表现有

A.腹部胀满，不欲饮食

B.胸胁苦满，心烦喜呕

C.腹胀且痛，大便秘结

D.下利清谷，四肢厥冷

E.心中疼热，饥不欲食

【答案】D

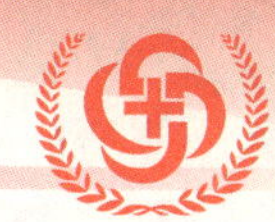

【解析】少阴寒化证的临床表现：无热恶寒，但欲寐，四肢厥冷，下利清谷，呕不能食，或食入即吐，或身热反不恶寒，甚至面赤，脉微细。

3.患者心烦不得卧，口燥咽干，舌尖红，脉细数。其诊断是

A.太阴病证

B.厥阴病证

C.少阳病证

D.少阴热化证

E.少阴寒化证

【答案】D

【解析】邪入少阴，从阳热化，热灼真阴，水不济火，心火独亢，侵扰心神，故心中烦热而不得卧；阴亏失润，则口燥咽干；阴虚而阳热亢盛，故舌尖红，脉细数。

第六节　厥阴病证

1.厥阴病证属于

A.表寒里热

B.表热里寒

C.上热下寒

D.上寒下热

E.寒热往来

【答案】C

2.下列各项不属于厥阴病证临床表现的是

A.心中痛热

B.食则吐蛔

C.气上撞心

D.口燥咽干

E.饥而不欲食

【答案】D

第七节　六经病证的传变

1.合病是指

A.一经之病治不彻底，又见他经证候

B.互为表里经相传

C.这一经的证候转变为另一经的证候

D.两经或三经同时发病

E.隔一经或隔二经相传

【答案】D

【解析】合病：伤寒病不经过传变，两经或三经同时出现的病证，称为“合病”。如太阳阳明合病、太阳太阴合病等。

2.病邪初起不从阳经传入，而径中阴经者，称为

A.表里传

B.越经传

C.循经传

D.逆传

E.直中

【答案】E

第十三章　卫气营血辨证

第一节　卫分证

1.卫分证的临床表现应除外

A.发热微恶寒

B.头痛

C.咽喉肿痛

D.舌绛

E.脉浮数

【答案】D

【解析】卫分证的临床表现:发热,微恶风寒,少汗,头痛,全身不适,口微渴,舌边尖红,苔薄黄,脉浮数,或有咳嗽、咽喉肿痛。

2.风热犯卫证的代表方剂是

A.银翘散

B.桑杏汤

C.麻杏石甘汤

D.桑菊饮

E.栀子豉汤

【答案】A

第二节　气分证

1.下列各项,不属气分证的临床表现的是

A.心烦懊恼

B.便秘尿赤

C.胁痛口苦

D.谵语狂乱

E.身热夜甚

【答案】E

2.下列各项不属于气分证病位的是

A.肺

B.胸膈

C.肝肾

D.胃

E.胆

【答案】C

第三节　营分证

1.营分证的临床表现应除外

A.身热夜甚

B.四肢抽搐

C.神昏谵语

D.口不甚渴

E.斑疹隐隐

【答案】B

【解析】营分证的临床表现:身热夜甚,口不甚渴或不渴,心烦不寐,甚或神昏谵语,斑疹隐隐,舌质红绛无苔,脉细数。

2.温病辨证论治中身热夜甚,心烦躁扰,斑疹隐隐,舌红绛无苔,脉细数者,宜选择的方剂是

A.栀子豉汤

B.导赤承气汤

C.清营汤

D.清宫汤

E.犀角地黄汤

【答案】C

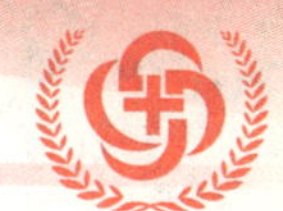

第四节　血分证

1.血分证的临床表现应除外

A.身热夜甚

B.斑疹隐隐

C.吐血便血

D.角弓反张

E.舌质深绛

【答案】B

【解析】血分证的临床表现：身热夜甚，躁扰不宁，甚或神昏谵语，斑疹显露、色紫黑，吐血、衄血、便血、尿血，舌质深绛，脉细数；或见抽搐，颈项强直，角弓反张，目睛上视，牙关紧闭，脉弦数；或见手足蠕动、瘛疭等；或见持续低热，暮热早凉，五心烦热，神疲欲寐，耳聋，形瘦，脉虚细。

2.患者手足蠕动，瘛疭，舌深绛，脉虚细。属于

A.血分证

B.营分证

C.厥阴病证

D.少阴病证

E.气分证

【答案】A

3.患者发热10日，现持续低热，五心烦热，神疲欲寐，形瘦口干，耳聋，脉虚细。证属

A.气分证

B.营分证

C.血分证

D.气营两燔证

E.卫分证

【答案】C

第五节　卫气营血证的传变

（略）

第十四章　三焦辨证

第一节　上焦病证

1.下列哪项不属于上焦病证

A.汗出　　B.咳嗽

C.口渴　　D.耳聋

E.头痛

【答案】D

【解析】上焦病证：指温热之邪侵袭手太阴肺和手厥阴心包，以发热汗出、咳嗽气喘、口渴头痛，或谵语神昏等为主要表现的证候。

2.上焦病证的病位在

A.肺与大肠

B.肝胆脾胃

C.肺与心包

D.脾与胃

E.肝与肾

【答案】C

第二节　中焦病证

1.下列哪项不属于中焦病证

A.舌焦　　B.便秘

C.脉沉实有力　　D.口渴

E.抽搐

【答案】E

【解析】中焦病证：指温热之邪侵袭中焦脾胃，邪从燥化和邪从湿化，以发热口渴、唇裂舌焦、腹满便秘、脉沉实有力，或身热不扬、呕恶脘痞、便溏等为主要表现的证候。

2.阳明热炽证的代表方剂是

A.白虎汤

B.王氏连朴饮

C.调胃承气汤

D.枳实导滞汤

E.三仁汤

【答案】A

第三节　下焦病证

1.手足蠕动，瘛疭，舌绛少苔，脉虚证属

A.下焦病证　　B.营分证

C.中焦病证　　D.少阳病证

E.厥阴病证

【答案】A

2.患者低热持续不退，手足心热甚于手足背，神惫萎顿，消瘦无力，口燥咽干，耳聋，舌绛不鲜干枯而萎，脉虚，其临床意义是

A.虚风内动证

B.肾阴虚证

C.肾气虚证

D.肾精耗损证

E.肾阳虚证

【答案】D

第四节　三焦病证的传变

（略）

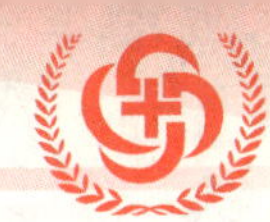

第三篇　中药学

刷分题库

抢分直播

第一章　中药的性能

配套名师精讲课程

第一节　四气

1.下列哪项不是温热性能所表示的作用

A.温里

B.开窍

C.补火

D.温经

E.回阳

【答案】B

【解析】温热药：分别具有温里散寒、暖肝散结、补火助阳、温阳利水、温经通络、引火归原、回阳救逆等作用。

2.所谓平性药物主要指的是

A.寒、热之性不甚明显的药物

B.作用比较缓和的药物

C.升浮、沉降作用趋向不明显的药物

D.性味甘淡的药物

E.寒热界限不很明显、药性平和、作用较缓和的一类药。

【答案】E

（3~4题共用备选答案）

A.凉血

B.利湿

C.理气

D.温里

E.安蛔

3.寒凉性药物具有的作用是

【答案】A

4.温热性药物具有的作用是

【答案】D

第二节　五味

1.甘味药物可用于痛证，其作用是

A.温中止痛

B.活血止痛

C.缓急止痛

D.祛风止痛

E.行气止痛

【答案】C

【解析】甘：有补益、和中、调和药性和缓急止痛的作用。

2.咸味药物所示的作用是

A.活血

B.利水

C.收敛
D.燥湿
E.软坚
【答案】E
3.酸味药物的作用是
A.燥湿坚阴
B.补益和中
C.淡渗利小便
D.软坚散结
E.收敛固涩
【答案】E
4.寒凝血瘀,月经不调,少腹冷痛,当选用下列何种性味的药物
A.辛、凉
B.苦、温
C.辛、温
D.苦、寒
E.咸、寒
【答案】C
(5~8 共用备选答案)
A.淡味
B.苦味
C.酸味
D.咸味
E.辛味
5.能行气活血的药物是
【答案】E
6.能降火坚阴的药物是
【答案】B
7.能利水渗湿的药物是
【答案】A
8.能软坚散结的药物是
【答案】D
(9~12 共用备选答案)
A.能散
B.能涩
C.能利
D.能软
E.能泄
9.酸味的作用
【答案】B
10.辛味的作用
【答案】A
11.咸味的作用
【答案】D
12.苦味的作用
【答案】E

第三节 升降浮沉

1.下列哪项属于药性升浮药物的功效
A.止咳平喘
B.渗湿利尿
C.息风潜阳
D.祛风散寒
E.清热泻下
【答案】D
【解析】凡发表、透疹、升阳、涌吐、开窍等药物具有升浮作用。
2.下列哪一组性味的药物,作用趋向升浮
A.甘、辛、凉
B.辛、苦、热
C.辛、甘、温
D.甘、淡、寒
E.酸、咸、热
【答案】C
【解析】性温、热,味辛、甘的多为升浮药,如麻黄、升麻、黄芪等药。

第四节 归经

1.归经的理论基础是
A.阴阳学说

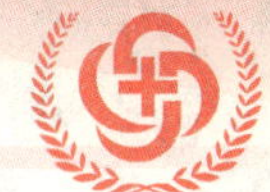

B.五行学说
C.运气学说
D.整体观念
E.脏腑经络理论
【答案】E
【解析】归经理论的形成：是以脏腑经络为基础，以药物所治疗的具体病证为依据，通过长期实践验证总结出来的用药理论。

2.蝉蜕的归经是
A 肺、肝
B 肺、脾
C 肝、脾
D 肺、肾
E 肝、肾
【答案】A

3.鳖甲的主要归经是
A.肺、脾
B.心、肺
C.脾、肾
D.肺、肝
E.肝、肾
【答案】E

第五节　毒性

（略）

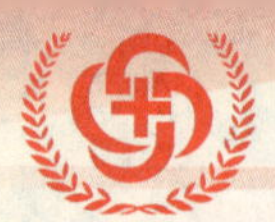

第二章 中药的作用

第一节 中药作用的基本原理

1.中药的作用包括

A.药物的治疗作用和不良作用

B.药物的副作用

C.药物的治疗作用

D.药物的不良反应

E.以上均不是

【答案】A

【解析】中药的作用包括治疗作用和不良作用(不良反应),中药的治疗作用又称为中药的功效,中药的不良作用包括副作用和毒性反应。

2.关于副作用说法不正确的是

A.是指药物用量过多时产生的不适反应

B.一般较轻微

C.停药后可消失

D.与治疗需求无关

E.对机体危害不大

【答案】A

第二节 中药的功效

(略)

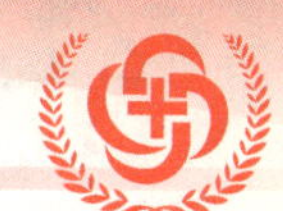

第三章　中药的配伍

第一节　中药配伍的意义

（略）

第二节　中药配伍的内容

1.人参配莱菔子在药物七情配伍关系中属

A.相使

B.相畏

C.相杀

D.相反

E.相恶

【答案】E

【解析】相恶：是指两药合用，一种药物能破坏另一种药物的功效。如人参恶莱菔子，即莱菔子能削弱人参的补气作用。

2.大黄与芒硝合用以增强峻下热结作用，属于哪种配伍关系

A.相畏

B.相杀

C.相须

D.相使

E.相恶

【答案】D

3.七情配伍中，具有降低药物功效的配伍是

A.相须

B.相使

C.相杀

D.相畏

E.相恶

【答案】E

【解析】相恶：是指两药合用，一种药物能破坏另一种药物的功效。

4.中药配伍中的相畏指的是

A.治疗目的相同的药物配伍应用

B.性能功效相类似的药物配合应用，可以增强原有疗效的配伍

C.一种药物的毒副作用，能被另一种药物消除或降低的配伍

D.一种药物能使另一种药物功效降低或丧失的配伍

E.以上都不是

【答案】C

5.中药配伍中的相杀指的是

A.一种药物和另一种药有某些相同功效的配伍

B.一种药物能减轻或消除另一种药物的毒性或副作用的配伍

C.两种性能或功效相似药物的配伍

D.一种药物能使另一种药物的功效降低或消失的配伍

E.以上均不是

【答案】B

6.使用化痰药治疗癫痫惊厥者，最常配伍的药物是

A.清热、消食药

B.平肝息风、安神药

C.安神、理气药

D.安神、泻下药

E.补虚、消食药

【答案】B

（7~8题共用备选答案）

A.生南星配生姜
B.黄芪配茯苓
C.石膏配知母
D.黄芩配生姜
E.以上都不是

7.属相使配伍关系的药物组合是

【答案】B

8.属相畏配伍关系的药物组合是

【答案】A

（9～10题共用备选答案）

A.黄芪配茯苓
B.石膏配知母
C.半夏配生姜
D.人参配莱菔子
E.乌头配贝母

9.属相须配伍关系的药物组合是

【答案】B

10.属相畏配伍关系的药物组合是

【答案】C

（11～12题共用备选答案）

A.相反
B.相恶
C.相须
D.相使
E.相杀

11.全蝎与蜈蚣同用，其配伍关系是

【答案】C

12.甘草与芫花同用，其配伍关系是

【答案】A

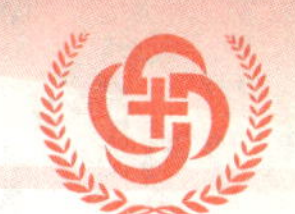

第四章　中药的用药禁忌

第一节　配伍禁忌

1.与乌头具有相反关系的药物是
A.白及
B.天南星
C.大戟
D.甘草
E.瓜蒌
【答案】E

2.下列各组药物中不属于配伍禁忌的是
A.川贝母与川乌
B.藜芦与赤芍
C.肉桂与赤石脂
D.水银与砒霜
E.硫黄与厚朴
【答案】E

3.与草乌不是相反关系的药物是
A.赤芍
B.川贝
C.天花粉
D.全瓜蒌
E.半夏
【答案】A

4."十九畏"中,人参"畏"的药物是
A.三棱
B.朴硝
C.赤石脂
D.五灵脂
E.密陀僧
【答案】D

第二节　证候禁忌

(略)

第三节　妊娠用药禁忌

1.孕妇应慎用的药物是
A.金银花
B.连翘
C.肉桂
D.鱼腥草
E.蒲公英
【答案】C
【解析】孕妇慎用药:多指通经去瘀、行气、破滞及辛热滑利之品,如桃仁、红花、牛膝、大黄、枳实、附子、肉桂、干姜、木通、冬葵子、瞿麦等。

2.不属于孕妇禁用的药物是
A.牵牛子
B.巴豆
C.水蛭
D.莪术
E.桃仁
【答案】E

第四节　服药饮食禁忌

(略)

第五章　中药的剂量与用法

第一节　剂量

（略）

第二节　中药的用法

1.胶类药物及黏性大而易溶的药物，入煎剂的用法是

A.先煎

B.后下

C.包煎

D.另煎

E.溶化

【答案】E

2.宜饭后服用的药物是

A.功能峻下逐水者

B.对胃有刺激性者，作为消食者

C.用于驱虫者

D.用于安神者

E.以上均不是

【答案】B

3.宜饭前服用的药物是

A.矿物类药品

B.对胃有刺激性的药物

C.用于驱虫的药物

D.用于安神的药物

E.以上均不是

【答案】C

4.驱虫药的服用时间是

A.饭前服

B.空腹服

C.饭后服

D.定时服

E.睡前服

【答案】B

（5~6 题共用备选答案）

A.驱虫药

B.泻下药

C.滋补药

D.安神药

E.健胃药

5.宜在睡前服的药物是

【答案】D

6.宜在饭后服的药物是

【答案】E

（7~8 题共用备选答案）

A.先煎

B.另煎

C.后下

D.作散剂冲服

E.包煎

7.蒲黄入汤剂时应

【答案】E

8.青黛入汤剂时应

【答案】D

【解析】蒲黄是带有绒毛的一种药物，易刺激咽喉，入汤剂宜包煎。青黛不易溶于水，一般作散剂冲服，或入丸剂服用。

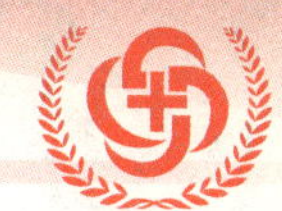

第六章　解表药

第一节　概述

（略）

第二节　发散风寒药

1.桂枝治“胸痹疼痛”是因为具有以下哪种功效

A.温通经络

B.温经散寒

C.温经通脉

D.温通血脉

E.行气化痰

【答案】C

2.风寒表证兼脾胃气滞者，当选用的药物是

A.生姜

B.厚朴

C.砂仁

D.紫苏

E.香薷

【答案】D

【解析】紫苏的应用：风寒感冒。风寒表证兼气滞胸闷者尤为适宜。

3.下列药物中，能燥湿止带的药物是

A.防风

B.白芷

C.羌活

D.苍耳子

E.藁本

【答案】B

4.有“呕家圣药”之称的药物是

A.香薷

B.麻黄

C.升麻

D.生姜

E.竹茹

【答案】D

【解析】生姜的应用：脾胃虚寒、呕吐。为“呕家圣药”。

5.既能发汗解表，又能利水消肿的药物是

A.麻黄、荆芥

B.香薷、紫苏

C.麻黄、浮萍

D.紫苏、生姜

E.荆芥、防风

【答案】C

6.既能治风寒头痛、又能治疗鼻渊的药物是

A.细辛

B.麻黄

C.荆芥

D.藿香

E.薄荷

【答案】A

7.具有祛风胜湿止痛功效的药物组合是

A.防风、荆芥、白芷

B.藁本、紫苏、防风

C.防风、羌活、藁本

D.白芷、紫苏、桂枝

E.麻黄、香薷、桂枝

【答案】C

8.功能祛风散寒止痛，善治巅顶头痛的

药物是

A.白芷

B.藁本

C.细辛

D.吴茱萸

E.苍耳子

【答案】B

【解析】藁本的功效:祛风散寒,除湿止痛;应用:风寒感冒,巅顶头痛。

9.羌活的主治病证是

A.太阳头疼

B.阳明头疼

C.少阳头疼

D.厥阴头疼

E.少阴头疼

【答案】A

10.白芷的主治病证是

A.太阳头疼

B.阳明头疼

C.少阳头疼

D.厥阴头疼

E.少阴头疼

【答案】B

11.误服生半夏中毒,能解半夏毒的药物是

A.甘草

B.绿豆

C.黄连

D.银花

E.生姜

【答案】E

12.既可用治外感风寒,又可用于外感风热的药物是

A.麻黄

B.防风

C.桂枝

D.紫苏

E.羌活

【答案】B

13.荆芥的主要归经是

A.肺、肝

B.肺、脾

C.肺、心

D.肺、肾

E.肺、膀胱

【答案】A

(14~15 题共用备选答案)

A.紫苏

B.荆芥

C.香薷

D.麻黄

E.生姜

14.用于止血,宜炒炭用的药物是

【答案】B

15.用于平喘,宜蜜炙用的药物是

【答案】D

【解析】紫苏的功效是发汗解表、行气宽中;荆芥的攻效是发表散寒、透疹消疮、炒炭止血;香薷的功效是发汗解表、化湿和中、利水消肿;麻黄的功效是发汗解表、宣肺平喘、利水消肿;生姜的功效是发汗解表、温中止呕温肺止咳。

第三节　发散风热药

1.薄荷、牛蒡子除均可疏散风热外,还具有的功效是

A.利咽透疹

B.宣肺祛痰

C.明目退翳

D.息风止痉

E.疏肝理气

【答案】A

2.治疗风热郁闭,咽喉肿痛,大便秘结者,应首选的药物是

A.薄荷

B.蝉蜕

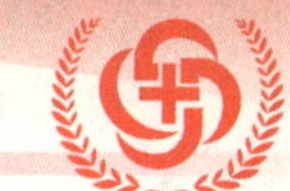

C.菊花
D.蔓荆子
E.牛蒡子

【答案】E

【解析】牛蒡子的功效:疏散风热,宣肺祛痰,利咽透疹,解毒散肿。

3.患者外感风热,发热,微恶寒,头痛,咽喉肿痛,兼胸闷胁肋胀痛。应首选的药物是
A.升麻
B.薄荷
C.葛根
D.蝉蜕
E.牛蒡子

【答案】B

4.患者,男,50岁。自觉两目模糊,视物不清,伴有头痛,眩晕,舌红少苔,脉细弦。治疗应首选的药物是
A.升麻
B.葛根
C.薄荷
D.柴胡
E.菊花

【答案】E

5.柴胡和葛根共有的功效是
A.升阳
B.疏肝
C.解毒
D.生津
E.透疹

【答案】A

6.治疗胸阳不振,血脉受寒之胸痹胸痛首选的药物是
A.麻黄
B.桂枝
C.细辛
D.生姜
E.白芷

【答案】B

(7~9题共用备选答案)
A.疏肝
B.止痉
C.升阳
D.解毒
E.清肺

7.蝉蜕除疏散风热外,还有的功效是

【答案】B

8.薄荷除疏散风热外,还有的功效是

【答案】A

9.桑叶除疏散风热外,还有的功效是

【答案】E

(10~12题共用备选答案)
A.通阳利水
B.清肝明目
C.行气宽中
D.温肺化饮
E.祛风胜湿

10.紫苏的功效是

【答案】C

11.菊花的功效是

【答案】B

12.羌活的功效是

【答案】E

(13~14题共用备选答案)
A.息风止痉
B.平肝明目
C.解毒散肿
D.升阳止泻
E.凉血止血

13.蝉蜕的功效是

【答案】A

14.牛蒡子的功效是

【答案】C

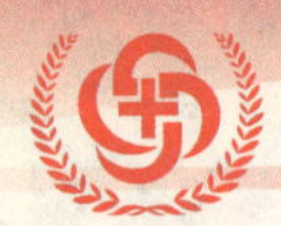

第七章　清热药

第一节　概述

（略）

第二节　清热泻火药

1.芦根、淡竹叶的共同功效，除清热除烦外，还有的功效是

A.利尿

B.止呕

C.生津

D.排脓

E.凉血

【答案】A

2.治疗热病伤津，烦热口渴，呕逆时作，舌燥少津者，应首选的药物是

A.石膏

B.知母

C.芦根

D.天花粉

E.栀子

【答案】C

【解析】芦根的功效：清热泻火，生津止渴，除烦，止呕，利尿。

3.石膏与知母的共同功效是

A.清热泻火

B.滋阴生津

C.润燥滑肠

D.消肿止痛

E.利尿消肿

【答案】A

4.肺热壅盛，喘促气急，治疗宜与平喘药配伍的是

A.栀子

B.芦根

C.石膏

D.夏枯草

E.淡竹叶

【答案】C

【解析】石膏的应用：肺热喘咳证。善清肺热，常与麻黄等同用，如麻杏石甘汤。

5.治疗脾虚便溏尤应慎用的药物是

A.石膏

B.芦根

C.知母

D.天花粉

E.淡竹叶

【答案】C

【解析】知母的使用注意：脾虚便溏不宜使用。

6.功能泻火除烦，善于清泻三焦火邪的药物是

A.栀子

B.决明子

C.金银花

D.夏枯草

E.芦根

【答案】A

7.下列具有清热生津，止呕，除烦功效的药物是

A.大青叶

B.鱼腥草

C.夏枯草

D.蒲公英

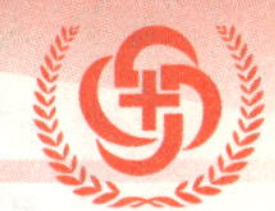

E.芦根

【答案】E

8.芦根不具有的功效是

A.利尿

B.排脓

C.止呕

D.凉血止血

E.清热生津

【答案】D

9.射干不具有的功效是

A.清热

B.解毒

C.祛痰

D.利尿

E.利咽

【答案】D

(10~11题共用备选答案)

A.清热

B.凉血

C.散瘀血

D.退虚热

E.清肝火

10.赤芍不具有的功效是

【答案】D

11.牡丹皮不具有的功效是

【答案】E

(12~13题共用备选答案)

A.石膏

B.知母

C.栀子

D.天花粉

E.夏枯草

12.治疗肝胆火热上攻之黄疸,目赤肿痛,应选用的药物是

【答案】C

13.治疗痰火郁结,瘰疬痰核,应选用的药物是

【答案】E

(14~15题共用备选答案)

A.石膏

B.知母

C.芦根

D.天花粉

E.夏枯草

14.治疗肺热喘咳,宜选用的药物是

【答案】A

15.治疗肺热咳嗽,肺痈吐脓,宜选用的药物是

【答案】C

第三节　清热燥湿药

1.善去中焦湿热、泻心胃火毒的药物是

A.黄连

B.栀子

C.黄芩

D.龙胆草

E.黄柏

【答案】A

2.善于清肺热的药物是

A.夏枯草

B.龙胆草

C.黄柏

D.黄芩

E.黄连

【答案】D

【解析】黄芩的功效是清热燥湿、泻火解毒、凉血止血、除热安胎,尤善于清上焦湿热,清肺火;夏枯草是清肝火、散郁结;龙胆草清热燥湿、泻肝胆火;黄柏清热燥湿、泻火解毒、退热除蒸、长于清泻下焦湿热;黄连清热燥湿、泻火解毒、善于清泻中焦湿火郁结。

3.治疗阴虚发热,骨蒸盗汗,宜首选的药物是

A.栀子

B.石膏

C.黄柏

D.黄连

E.玄参

【答案】C

4.胃火炽盛,消谷善饥,烦渴多饮者,治疗宜选用的药物是

A.黄柏

B.栀子

C.黄连

D.黄芩

E.苦参

【答案】C

【解析】黄连的性能:苦,寒。归心、脾、胃、胆、大肠经。应用:消渴证。

5.黄芩具有而黄柏不具有的功效是

A.燥湿

B.泻火

C.解毒

D.清肺热

E.退虚热

【答案】D

5.患者,男,53岁。平素喜饮白酒,今日牙龈红肿作痛,伴口苦心烦,舌质暗红,脉沉数有力。用药应首选的是

A.黄连

B.黄芩

C.黄柏

D.丹参

E.知母

【答案】A

6.患者,男,18岁。手足心热,夜眠多梦,时有遗精,舌质红,脉细数,首选的药物是

A.黄芩、黄连

B.黄连、黄柏

C.黄芩、黄柏

D.白果、莲子

E.黄柏、知母

【答案】E

第四节 清热解毒药

1.下列清热解毒药中,兼有止血功效的药物是

A.穿心莲

B.秦皮

C.白鲜皮

D.熊胆

E.马齿苋

【答案】E

【解析】马齿苋的功效:清热解毒,凉血止血,止痢。

2.具有凉血、燥湿功效的药物是

A.蒲公英

B.紫花地丁

C.鱼腥草

D.穿心莲

E.青黛

【答案】D

【解析】穿心莲的功效:清热解毒,凉血,消肿,燥湿。

3.贯众具有的功效是

A.止血

B.止泻

C.止呕

D.止咳

E.止痒

【答案】A

【解析】贯众的功效:清热解毒,凉血止血,杀虫。

4.治疗大头瘟毒,头面红肿,咽喉不利,宜首选的药物是

A.穿心莲

B.板蓝根

C.金银花

D.山豆根

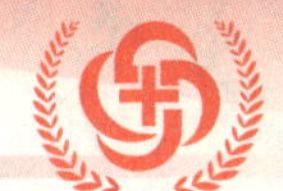

E.蒲公英

【答案】B

【解析】板蓝根的应用:①外感发热,温病初起,咽喉肿痛。②温毒发斑,痄腮,丹毒,痈肿疮毒。

5.治疗咽喉红肿疼痛,兼有肺热咳嗽痰多者,应首选的药物是

A.射干

B.鱼腥草

C.马勃

D.板蓝根

E.山豆根

【答案】A

【解析】射干的应用:①咽喉肿痛。清热解毒,利咽清肿,为治咽喉肿痛常用之品。②痰盛咳喘。

6.既能治疗热毒疮疡,又能治疗风热外感的药物是

A.黄连

B.蒲公英

C.牛黄

D.桑叶

E.金银花

【答案】E

【解析】金银花的应用:①痈肿疔疮。②外感风热,温病初起。③热毒血痢。

7.患者,女,30岁。产后5天,右侧乳房红肿胀痛,触摸到硬块,大便如常,小便色黄。治疗应首选的药物是

A.大青叶

B.蒲公英

C.淡竹叶

D.栀子

E.知母

【答案】B

【解析】蒲公英的应用:①痈肿疔毒,乳痈、内痈。为清热解毒,消痈散结之佳品,为治乳痈要药。②热淋涩痛,湿热黄疸。③肝火上炎、目赤肿痛。

8.被誉为"疮家圣药"的药物是

A.连翘

B.白头翁

C.土茯苓

D.蒲公英

E.板蓝根

【答案】A

【解析】连翘的应用:痈肿疮毒、瘰疬痰核。有"疮家圣药"之称。

第五节 清热凉血药

1.具有清热,解毒,养阴功效的药物是

A.玄参

B.赤芍

C.紫草

D.生地黄

E.牡丹皮

【答案】A

【解析】玄参的功效:清热凉血,泻火解毒,滋阴。

2.治疗血热妄行,应首选的药物是

A.生地黄

B.玄参

C.牡丹皮

D.赤芍

E.羚羊角

【答案】A

3.牡丹皮与赤芍功效的不同点是

A.清血热

B.退虚热

C.凉血消斑

D.活血散瘀

E.消痈肿

【答案】B

【解析】牡丹皮的应用:①温毒发斑、血热吐衄。②温病伤阴,阴虚发热,夜热早凉,无汗骨蒸。为治无汗骨蒸要药。③血滞痛

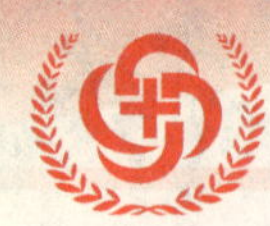

经,经闭,跌打伤痛。④疮痈肿毒。赤芍的应用:⑤温毒发斑,血热吐衄。⑥目赤肿痛,痈肿疮疡。⑦肝郁胁痛,痛经经闭,癥瘕腹痛,跌打损伤。

4.生地黄、玄参的共同功效,除清热凉血外,还有的功效是

A.止血

B.解毒

C.养阴

D.利尿

E.化瘀

【答案】C

5.玄参的功效是

A.清热、凉血、生津

B.泻火、解毒、止血

C.清热、活血、滋阴

D.清热、解毒、养阴

E.凉血、定惊、消痈

【答案】D

6.具有养阴生津功效的药物是

A.生地黄

B.牡丹皮

C.赤芍

D.紫草

E.金银花

【答案】A

【解析】生地的功效:清热凉血,养阴生津。

7.治疗痛经经闭,癥瘕腹痛,应首选的药物是

A.生地黄

B.玄参

C.牡丹皮

D.赤芍

E.羚羊角

【答案】D

第六节 清虚热药

1.黄连与胡黄连功效共同点是

A.退虚热

B.除疳热

C.清湿热

D.清心火

E.祛风湿

【答案】C

2.地骨皮所治的病证是

A.胃火牙痛

B.疮疡不敛

C.骨蒸潮热

D.胃热呕吐

E.壮热烦渴

【答案】C

3.既善清虚热,又可清泻肺热的药物是

A.黄芩

B.地骨皮

C.穿心莲

D.石膏

E.鱼腥草

【答案】B

4.胡黄连除能清湿热外,还具有的功用是

A.清泄肺热

B.清热凉血

C.泻肝火

D.除疳热

E.清心热

【答案】D

5.具有退虚热,凉血,解暑功效的药物是

A.地骨皮

B.青蒿

C.白薇

D.银柴胡

E.胡黄连

【答案】B

(6~7题共用备选答案)

A.黄连

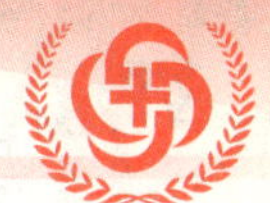

B.黄芩
C.黄柏
D.苦参
E.土茯苓

6.善治胃火牙痛的药物是
【答案】A

7.善治梅毒的药物是
【答案】E

(8~9 题共用备选答案)
A.凉血，养阴
B.凉血，截疟
C.凉血，止痢
D.凉血，透疹
E.凉血，清肝

8.青黛的功效是
【答案】E

9.生地黄的功效是
【答案】A

(10~11 题共用备选答案)
A.肺、胃、肾经
B.肺、脾、肾经
C.心、脾、肾经
D.心、肝、肾经
E.心、肝、脾经

10.知母的主要归经是
【答案】A

11.龟甲的主要归经是
【答案】D

第八章 泻下药

第一节 概述

（略）

第二节 攻下药

1.具有泻下、软坚、清热作用的药物是

A.大黄

B.番泻叶

C.芒硝

D.芦荟

E.郁李仁

【答案】C

【解析】芒硝的功效：泻下攻积，润燥软坚，清热消肿。

2.单味泡服，小剂量缓泻、大剂量攻下，用治热结便秘，习惯性便秘及老年便秘的药物是

A.郁李仁

B.火麻仁

C.番泻叶

D.芒硝

E.芦荟

【答案】C

3.治疗温热病热结便秘，高热不退，甚则神昏谵语者，宜选用的药物是

A.火麻仁、郁李仁

B.石膏、知母

C.麝香、冰片

D.大黄、芒硝

E.黄柏、黄连

【答案】D

4.具有泻下，清肝，杀虫功效的药物是

A.番泻叶

B.大黄

C.芒硝

D.甘遂

E.芦荟

【答案】E

【解析】芦荟的功效：泻下通便，清肝，杀虫。

5.大黄的性味是

A.苦寒

B.甘寒

C.酸寒

D.咸寒

E.苦咸寒

【答案】A

【解析】大黄苦寒，归脾、胃、大肠、肝、心经。

6.大黄和虎杖均具有的功效是

A.活血，通便，解毒，止咳

B.活血，利湿，解毒，止痛

C.活血，通便，利湿，止血

D.活血，止痛，止痉，解毒

E.活血，解毒，通便，退黄

【答案】E

7.大黄炭多用于治疗的病证是

A.湿热泻痢

B.水火烫伤

C.出血证

D.湿热黄疸

E.瘀血经闭

【答案】C

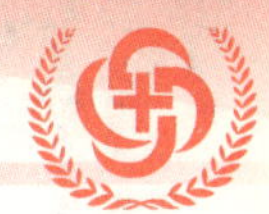

【解析】大黄可泻下攻积、清热泻火、止血、解毒、活血祛瘀。其有止血的功能，故能治出血。

8.患者，男，20岁。口舌生疮，面赤口渴，心烦失眠，舌红脉数。宜选用的药物是

A.大黄配甘草

B.大黄配黄连

C.大黄配附子

D.黄连配竹茹

E.黄连配吴茱萸

【答案】B

9.患者，男，32岁。腹痛，开始于上腹部或绕脐周，随后转移至右下腹天枢穴附近，呈现持续隐痛，轻度阵发性加剧，有轻度发热、恶心、胃纳不香、大便干结、小便微黄，苔白厚腻，脉弦滑。宜选用的药物是

A.芒硝

B.滑石

C.青黛

D.朱砂

E.石膏

【答案】A

第三节　润下药

1.火麻仁具有的功效是

A.活血祛瘀

B.清肝泻火

C.润肠通便

D.软坚散结

E.凉血解毒

【答案】C

【解析】火麻仁的功效：润肠通便。

2.既能润肠通便，又能利水消肿的药物是

A.知母

B.杏仁

C.决明子

D.郁李仁

E.火麻仁

【答案】D

3.患者，男，60岁。腹胀，大便干结，小便清长，舌淡苔白，脉涩。宜选用的药物是

A.砂仁

B.火麻仁

C.杏仁

D.桃仁

E.薏苡仁

【答案】B

第四节　峻下逐水药

1.既能逐水退肿，又能祛痰利咽、外用蚀疮的药物是

A.京大戟

B.甘遂

C.商陆

D.巴豆

E.芫花

【答案】D

【解析】巴豆的功效：峻下冷积，逐水退肿，祛痰利咽，外用蚀疮。

2.具有消肿散结功效的药物是

A.芫花

B.巴豆

C.甘遂

D.牵牛子

E.芦荟

【答案】C

3.既能泻下逐水，又能去积杀虫的药物是

A.槟榔

B.甘遂

C.使君子

D.牵牛子

E.京大戟

【答案】D

【解析】牵牛子的功效：泻下逐水，去积杀虫。

4.既能泻水逐饮，又能消肿散结，可用于治疗水肿，胸胁停饮及痰火凝聚的瘰疬痰核的药物是

A.商陆

B.甘遂

C.芫花

D.京大戟

E.千金子

【答案】D

5.下列各组药物均具有泻水逐饮、消肿散结功效的药物是

A.商陆、芫花

B.甘遂、大戟

C.千金子、巴豆

D.番泻叶、大黄

E.芦荟、芒硝

【答案】B

【解析】甘遂的功效：泻水逐饮，消肿散结。大戟的功效：泻水逐饮，消肿散结。

6.治疗脾阳不足，冷积便秘者，宜选用的药物配伍组对是

A.芒硝—干姜

B.芒硝—巴豆

C.大黄—附子

D.大黄—芒硝

E.巴豆—吴茱萸

【答案】C

7.巴豆内服剂量是

A.0.3～0.6 g

B.0.7～0.9 g

C.0.1～0.3 g

D.0.01～0.03 g

E.5～10 g

【答案】C

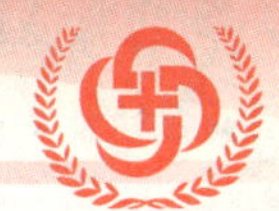

第九章　祛风湿药

第一节　概述

（略）

第二节　祛风寒湿药

1.治筋脉拘挛、吐泻转筋者，首选的药物是

A.威灵仙

B.黄连

C.半夏

D.木瓜

E.防己

【答案】D

【解析】木瓜的应用：①风湿痹证。为治风湿痹痛、筋脉拘急之要药，如木瓜煎。②脚气水肿。本品祛湿舒筋，为治脚气水肿的常用药。③吐泻转筋。

2.下列哪项不是威灵仙的功效

A.祛风湿

B.通经络

C.治骨鲠

D.止痛

E.强筋骨

【答案】E

【解析】威灵仙的功效：祛风湿，通络止痛，治骨鲠。

3.下列药物中通经络、祛风湿、治骨鲠咽喉等作用较强者，首选的药物是

A.防己

B.独活

C.桂枝

D.桑枝

E.威灵仙

【答案】E

4.独活具有的功效是

A.活血

B.行气

C.化痰

D.泻下

E.解表

【答案】E

【解析】独活的功效：祛风湿，止痛，解表。

5.既能祛风湿，又能强腰膝的药物是

A.威灵仙

B.防己

C.狗脊

D.独活

E.木瓜

【答案】C

6.木瓜具有的功效是

A.活血通经

B.舒筋活络

C.行气化湿

D.温里散寒

E.软坚散结

【答案】B

7.尤善治风湿痹证之下部寒湿的药物是

A.威灵仙

B.乌梢蛇

C.伸筋草

D.海风藤

E.独活

【答案】E

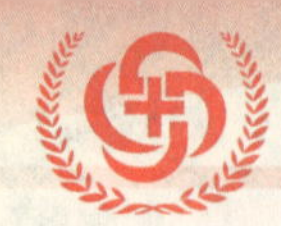

第三节 祛风湿热药

1.治湿热痹痛，当首选的药物是

A.防己

B.秦艽

C.桑枝

D.木瓜

E.蚕砂

【答案】A

【解析】防己的应用：风湿痹证。尤治湿热痹，也治风寒湿痹。

2.秦艽除能祛风湿外，还有的功效是

A.补肝肾

B.消水肿

C.清虚热

D.治骨鲠

E.强筋骨

【答案】C

【解析】秦艽的功效：祛风湿，通络止痛，退虚热，清湿热。

3.既能祛风湿退虚热，又能利胆退黄的药物是

A.木瓜

B.五加皮

C.秦艽

D.防己

E.狗脊

【答案】C

4.豨莶草的功效是

A.祛风湿，利关节

B.祛风湿，止痛

C.祛风湿，清虚热

D.祛风湿，清湿热

E.祛风湿，通经络

【答案】A

5.豨莶草治风湿痹痛兼高血压病的患者常配伍的药物是

A.臭梧桐

B.独活

C.威灵仙

D.羌活

E.松节

【答案】A

（6~7题共用备选答案）

A.化湿和胃

B.凉血消肿

C.活血止痛

D.利水消肿

E.清退虚热

6.防己具有的功效是

【答案】D

7.络石藤具有的功效是

【答案】B

【解析】络石藤的功效：祛风通络，凉血消肿。

第四节 祛风湿强筋骨药

1.治疗风湿痹证，腰膝酸痛，下肢痿软无力，遇劳更甚者，应首选的药物是

A.防己

B.秦艽

C.五加皮

D.豨莶草

E.蕲蛇

【答案】C

【解析】防己祛风湿、止痛、利水消肿；秦艽的功效祛风湿、止痹痛、退虚热、清湿热；五加皮祛风湿、强筋骨、利尿；豨莶草祛风湿、通经活络、清热解毒；蕲蛇祛风通络、定惊止痉。

2.肾虚胎动不安者，首选的药物是

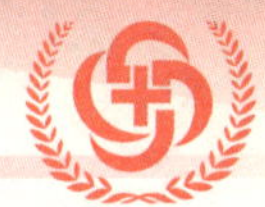

A.白术

B.当归

C.五加皮

D.桑寄生

E.砂仁

【答案】D

【解析】桑寄生的功效:祛风湿,补肝肾,强筋骨,安胎。

3.桑寄生与五加皮都具有的功效是

A.祛风湿、舒筋络

B.祛风湿、安胎元

C.祛风湿、强筋骨

D.祛风湿、补肝肾

E.祛风湿、通经络

【答案】C

4.桑寄生、五加皮除均可祛风湿外,还具有的功效是

A.清热安胎

B.利尿消肿

C.定惊止痉

D.温通经络

E.补肝肾,强筋骨

【答案】E

(5~6 题共用备选答案)

A.补肾、接骨、活血

B.祛风湿、强筋骨、利尿

C.补肝肾、强筋骨、止血、安胎、通利血脉

D.补肝肾、祛风湿、强筋骨、养血、安胎

E.祛风湿、降血压

5.桑寄生的功效是

【答案】D

6.五加皮的功效是

【答案】B

(7~10 题共用备选答案)

A.羌活

B.独活

C.木瓜

D.防己

E.五加皮

7.善于治疗上肢风寒湿痹的药物是

【答案】A

8.善于治疗下肢风寒湿痹的药物是

【答案】B

9.善于治疗筋急项强不可转侧的药物

【答案】C

10.善于治疗风湿热痹的药物是

【答案】D

(11~14 题共用备选答案)

A.威灵仙

B.秦艽

C.桑寄生

D.蕲蛇

E.木瓜

11.具有祛风湿、治骨鲠功效的药物是

【答案】A

12.具有祛风湿、退虚热功效的药物是

【答案】B

13.具有祛风湿、息风定惊功效的药物是

【答案】D

14.具有祛风湿、和胃化湿功效的药物是

【答案】E

第十章　化湿药

第一节　概述

（略）

第二节　具体药物

1.芳香化湿药入汤剂的煎法宜

A.先煎

B.烊化

C.另煎

D.不宜久煎

E.包煎

【答案】D

2.砂仁具有的功效是

A.温肝

B.暖肾

C.温肺

D.温中

E.回阳

【答案】D

【解析】砂仁的功效：化湿行气，温中止泻，安胎。

3.用治外有风寒表证内兼湿阻中焦证，宜选用的药物是

A.藿香

B.白豆蔻

C.五加皮

D.砂仁

E.茯苓

【答案】A

4.用治湿阻气滞之脘腹胀闷，腹痛及咳喘多痰，宜选用的药物是

A.佩兰

B.砂仁

C.厚朴

D.藿香

E.白豆蔻

【答案】C

【解析】厚朴的功效：燥湿消痰，下气除满。应用：①湿阻中焦，脘腹胀满。为消除胀满要药。②食积气滞，腹胀便秘。③痰饮喘咳。

5.用治外感暑湿内伤生冷之寒热吐泻病证，常选用的药物是

A.青蒿

B.砂仁

C.厚朴

D.藿香

E.苍术

【答案】D

6.既能化湿行气，又能温中止呕的药物是

A.藿香

B.佩兰

C.白豆蔻

D.厚朴

E.苍术

【答案】C

【解析】白豆蔻的功效：化湿行气，温中止呕。

7.白豆蔻、肉豆蔻的共同功效是

A.温中行气

B.涩肠止泻

C.化湿行气

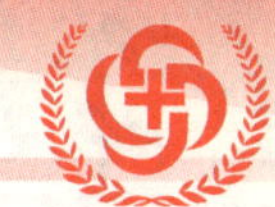

D.温中止呕

E.温肾助阳

【答案】A

8.治疗夜盲,眼目昏涩的药物是

A.草果

B.苍术

C.厚朴

D.佩兰

E.草豆蔻

【答案】B

9.具有燥湿健脾,祛风湿,发汗,明目功效的药物是

A.苍术

B.厚朴

C.藿香

D.佩兰

E.砂仁

【答案】A

10.佩兰的功效是

A.止咳

B.止呕

C.行气

D.祛瘀

E.解暑

【答案】E

11.患者,男,36岁。今日疲劳,昨日下午淋雨,晚上出现怕冷,发热,头痛,恶心,呕吐,腹泻,舌质淡,苔白腻,脉濡滑。应首选的药物是

A.麻黄

B.桂枝

C.紫苏

D.薄荷

E.藿香

【答案】E

12.患者,女,34岁。怀孕2个月,近日突然"见红",伴有恶心、呕吐、脘腹胀满,不思饮食,舌淡苔白,脉滑。应首选的药物是

A.清热安胎药

B.补气安胎药

C.养血安胎药

D.理气安胎药

E.益肾安胎药

【答案】D

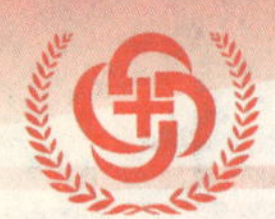

第十一章　利水渗湿药

第一节　概述

（略）

第二节　利水消肿药

1.治痰饮所致的眩晕，常选用的药物是

A.薏苡仁、猪苓

B.茯苓、厚朴

C.滑石、半夏

D.车前子、陈皮

E.泽泻、白术

【答案】E

2.茯苓与薏苡仁除能利水渗湿外，还具有的功效是

A.清肺

B.排脓

C.除痹

D.安神

E.健脾

【答案】E

【解析】茯苓、薏苡仁的相同点：利水消肿，渗湿健脾，治水湿内停诸证及脾虚证。

3.泽泻具有的功效是

A.泄热

B.清肝

C.健脾

D.清肺

E.解暑

【答案】A

【解析】泽泻的功效：利水渗湿，泄热。

4.利水渗湿作用较强，治疗水湿停滞所致小便不利，水肿，泄泻，宜首选的药物是

A.石韦

B.滑石

C.萆薢

D.木通

E.猪苓

【答案】E

【解析】猪苓的功效：水肿、小便不利、泄泻。

5.冬瓜皮的最佳适应证是

A.热性水肿

B.阴虚水肿

C.脾虚水肿

D.寒性水肿

E.阳虚水肿

【答案】A

6.薏苡仁具有的功效是

A.通便

B.清肝

C.清胃

D.解暑

E.除痹

【答案】E

7.治疗脾虚湿盛的水肿，宜选用的药物是

A.泽泻

B.猪苓

C.车前子

D.滑石

E.薏苡仁

【答案】E

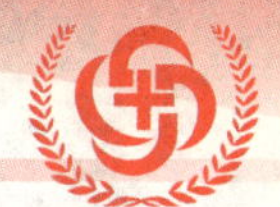

第三节　利尿通淋药

1.常用来治皮肤湿疮瘙痒的利水渗湿药物是

A.萆薢

B.苦参

C.白鲜皮

D.地肤子

E.蛇床子

【答案】D

【解析】地肤子的功效:利尿通淋,清热利湿,止痒。

2.治疗膏淋的要药是

A.滑石

B.石韦

C.萹蓄

D.萆薢

E.泽漆

【答案】D

【解析】萆薢的功效:利湿去浊,祛风除痹。

3.利水通淋而兼有活血通经作用的药物是

A.灯心草

B.石韦

C.金钱草

D.萹蓄

E.瞿麦

【答案】E

4.石韦除能利水通淋外,还有的功效是

A.止咳

B.止泻

C.止痒

D.止吐

E.止痛

【答案】A

【解析】石韦的功效:利尿通淋,清肺止咳,凉血止血。

5.治疗淋证的常用药物是

A.茵陈蒿

B.地肤子

C.海金沙

D.薏苡仁

E.猪苓

【答案】C

【解析】海金沙的功效:利尿通淋,止痛。

6.内服能通淋解暑,外用能清热收湿的药物是

A.滑石

B.车前子

C.枯矾

D.木通

E.石膏

【答案】A

【解析】滑石的功效:利水通淋,清解暑热,收湿敛疮。

7.具有清肝明目功效的药物是

A.车前子

B.滑石

C.石韦

D.地肤子

E.木通

【答案】A

第四节　利湿退黄药

1.具有清热利湿功效的药物是

A.丹参

B.牛膝

C.苏木

D.姜黄

E.虎杖

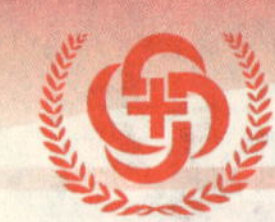

【答案】E

【解析】虎杖功效:利湿退黄,清热解毒,散瘀止痛,化痰止咳,泄热通便。

2.金钱草具有的功效是

A.清肺润燥

B.清肺化痰

C.泄热通便

D.解毒消肿

E.清热解暑

【答案】D

(3~4题共用备选答案)

A.泽泻

B.滑石

C.茵陈

D.萆薢

E.地肤子

3.具有利湿去浊,祛风除痹功效的药物是

【答案】D

4.具有利湿退黄,解毒疗疮功效的药物是

【答案】C

(5~6题共用备选答案)

A.茵陈

B.萆薢

C.虎杖

D.地肤子

E.金钱草

5.具有利湿退黄,解毒消肿功效的药物是

【答案】E

6.具有利湿退黄,散瘀止痛功效的药物是

【答案】C

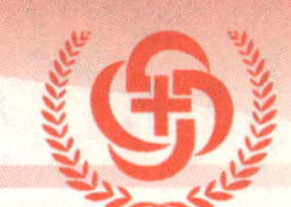

第十二章　温里药

第一节　概述

（略）

第二节　具体药物

1.小茴香善于治疗以下哪种病证

A.亡阳厥逆

B.厥阴头痛

C.寒饮咳喘

D.虚阳上浮

E.寒疝腹痛

【答案】E

【解析】小茴香的应用:①寒疝腹痛,睾丸偏坠疼痛,少腹冷痛,痛经。②中焦虚寒气滞证。

2.治疗气血虚寒,痈肿脓成不溃,或溃后久不收口,肾阳不足,畏寒肢冷,阳痿,尿频,应首选的药物是

A.吴茱萸

B.小茴香

C.干姜

D.肉桂

E.丁香

【答案】D

3.患者呕吐吞酸,嗳气频繁,胸胁闷痛,脉弦。治疗应选用的药物是

A.干姜

B.高良姜

C.吴茱萸

D.丁香

E.小茴香

【答案】C

4.治疗下元虚冷,虚阳上浮,应首选的药物是

A.附子

B.干姜

C.肉桂

D.吴茱萸

E.茴香

【答案】C

5.患者,女,65 岁。心悸、胸闷、水肿十余年,近日病情加重,全身冷汗淋漓,神志时清时昏,面色苍白,手足冰凉,舌质淡胖,脉细微无力,应急用人参配伍的药物是

A.白术

B.党参

C.附子

D.黄芪

E.甘草

【答案】C

(6~7 题共用备选答案)

A.丁香

B.细辛

C.花椒

D.小茴香

E.高良姜

6.治疗睾丸偏坠胀痛,应选用的药物是

【答案】D

7.治疗阳痿之肾阳不足证,应选用的药物是

【答案】A

【解析】丁香的功效:温中降逆,散寒止痛,温肾助阳。丁香的应用:①胃寒呕逆。②脘腹冷痛。③阳痿、宫冷。

第十三章 理气药

第一节 概述

（略）

第二节 具体药物

1.具有行气调中止痛功效的药物是

A.柿蒂

B.木香

C.香附

D.乌药

E.薤白

【答案】C

2.既能疏肝破气，又能散结消滞的药物是

A.橘皮

B.青皮

C.枳实

D.沉香

E.香附

【答案】B

3.下列各项，不属青皮主治病证的是

A.胸胁胀痛

B.乳房胀痛

C.食积腹痛

D.疝气疼痛

E.呕吐呃逆

【答案】E

【解析】青皮的应用：①肝郁气滞证。②气滞脘腹疼痛。③食积腹痛。④癥瘕积聚、久疟痞块。

4.佛手的作用是

A.理气、和胃、化湿、止呕

B.行气、调中、燥湿、化痰

C.疏肝、理气、和中、化痰

D.疏肝、破气、散结、消滞

E.疏肝、理气、调经、止痛

【答案】C

【解析】佛手的功效：疏肝解郁，理气和中，燥湿化痰。

5.枳实的功效是

A.疏肝理气、和中化痰

B.破气散结、疏肝行滞

C.理气和中、燥湿化痰

D.破气消积、化痰除痞

E.通阳散结、行气导滞

【答案】D

6.薤白的功效是

A.温阳

B.壮阳

C.回阳

D.通阳

E.升阳

【答案】D

【解析】薤白的功效：通阳散结，行气导滞。

7.下列哪种药物可治疗虫积腹痛

A.乌药

B.青木香

C.香附

D.川楝子

E.青皮

【答案】D

8.青皮用于癥瘕积聚是因其能

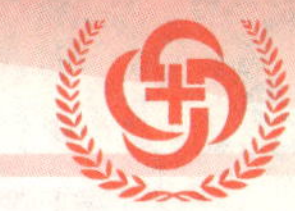

A.活血化瘀

B.破血逐瘀

C.破气散结

D.软坚消癥

E.行气活血

【答案】C

9.香附调经,适用的病证是

A.气血虚亏月经不调

B.气滞血瘀月经不调

C.寒凝血滞月经不调

D.肝气郁结月经不调

E.以上都不适用

【答案】D

10.具有理气调经止痛功效的药物是

A.柿蒂

B.木香

C.香附

D.乌药

E.薤白

【答案】C

【解析】香附的功效:疏肝解郁,调经止痛,理气调中。

11.具有行气止痛,温肾纳气功效的药物是

A.香附

B.青皮

C.沉香

D.木香

E.佛手

【答案】C

【解析】沉香的功效:行气止痛,温中止呕,纳气平喘。

12.患者胁肋胀痛,常因情志变动而痛有增减,胸闷不舒,嗳气吞酸,饮食减少,舌红苔薄黄,脉弦数。治疗应选用的药物是

A.川楝子

B.陈皮

C.木香

D.佛手

E.枳实

【答案】D

13.患者,男,50岁。素体肥胖,胸闷憋气,时感胸痛,甚则胸痛彻背,舌质紫暗,苔薄腻,脉弦滑。治疗应首选的药物是

A.青皮

B.乌药

C.薤白

D.木香

E.香附

【答案】C

(14~15题共用备选答案)

A.寒湿痹痛

B.胸痹心痛

C.热毒血痢

D.寒饮咳喘

E.寒疝腹痛

14.吴茱萸的主治病证是

【答案】E

15.薤白的主治病证是

【答案】B

第十四章　消食药

第一节　概述

（略）

第二节　具体药物

1.既能消食化积，又能降气化痰的药物是

A.山楂

B.神曲

C.莱菔子

D.麦芽

E.谷芽

【答案】C

【解析】莱菔子的功效：消食除胀，降气化痰。

2.麦芽除能消食和中外，还具有的功效是

A.化痰

B.行气

C.通乳

D.回乳

E.温中

【答案】D

【解析】麦芽的功效：消食健胃，回乳消胀，疏肝解郁。

3.下列除哪项外，均是鸡内金的主治病证

A.小儿疳积

B.食积不化

C.虫积腹痛

D.遗精遗尿

E.砂石淋证

【答案】C

【解析】鸡内金的应用：①饮食积滞，小儿疳积。消食化积较强，健运脾胃。②肾虚遗精、遗尿。③砂石淋证，胆结石。

4.下列药中消食作用最强的是

A.麦芽

B.山楂

C.神曲

D.鸡内金

E.谷芽

【答案】D

5.消化油腻肉食积滞的要药是

A.山楂

B.麦芽

C.莱菔子

D.鸡内金

E.厚朴

【答案】A

6.患者痰壅气逆，咳嗽喘逆，痰多胸闷，食少难消，舌苔白腻，脉滑。治疗宜选用的药物是

A.山楂

B.莱菔子

C.神曲

D.鸡内金

E.麦芽

【答案】B

7.患者，女，28岁。产后30天，乳房胀痛，乳漏不止，要求回乳。应选用的药物是

A.炒山楂

B.炒稻芽

C.炒神曲

D.炒槟榔

E.炒麦芽

【答案】E

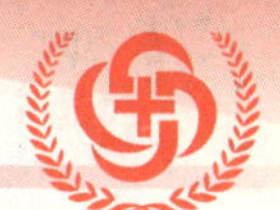

第十五章 驱虫药

第一节 概述

（略）

第二节 具体药物

1.具有杀虫消积作用的药物是

A.使君子

B.南瓜子

C.槟榔

D.雷丸

E.芜荑

【答案】A

【解析】使君子的功效：杀虫消积。

2.下列哪项不是槟榔的治疗作用

A.食积腹胀

B.风湿痹痛

C.泻痢后重

D.脚气肿痛

E.肠道寄生虫病

【答案】B

【解析】槟榔的应用：①肠道寄生虫病。②食积气滞，泻痢后重。③水肿，脚气肿痛。④疟疾。

3.下列各项，不属于槟榔功效的是

A.消积

B.行气

C.利水

D.截疟

E.止血

【答案】E

4.既能杀虫消积，又能行气利水的药物是

A.使君子

B.苦楝皮

C.川楝子

D.槟榔

E.大腹皮

【答案】D

【解析】槟榔的功效：杀虫消积，行气，利水，截疟。

（5~6题共用备选答案）

A.蛔虫

B.绦虫

C.蛲虫

D.钩虫

E.姜片虫

5.使君子主要驱虫的是

【答案】A

6.槟榔主要驱虫的是

【答案】B

（7~8题共用备选答案）

A.本品有一定毒性，不宜持续和过量服用

B.脾虚便溏者不宜服用

C.大量服用能引起呃逆、眩晕、呕吐等反应

D.与热茶同服可致呃逆、腹泻

E.本品与乌头相反

7.使用苦楝皮时应注意

【答案】A

8.使用槟榔时应注意

【答案】B

第十六章　止血药

第一节　概述

（略）

第二节　凉血止血药

1.白茅根具有的功效是
A.解毒敛疮
B.消肿生肌
C.清热利尿
D.祛痰止咳
E.活血祛瘀
【答案】C
【解析】白茅根的功效：凉血止血、清热利尿、清肺胃热。

2.小蓟具有的功效是
A.解毒消痈
B.收湿敛疮
C.消肿排脓
D.化腐生肌
E.燥湿止痒
【答案】A
【解析】小蓟的功效：凉血止血、散瘀解毒消痈。善治尿血、血淋。

3.具有散瘀消痈功效的药物是
A.大蓟
B.地榆
C.槐花
D.白茅根
E.侧柏叶
【答案】A
【解析】大蓟的功效：凉血止血，散瘀解毒消痈。偏于吐衄、崩漏、外伤出血等。

4.既能凉血止血，又能祛痰止咳的药物是
A.大蓟
B.紫草
C.侧柏叶
D.槐花
E.三七
【答案】C
【解析】侧柏叶的功效：凉血止血，化痰止咳，生发乌发。

5.常用于尿血及热毒疮痈的药物是
A.白茅根
B.板蓝根
C.小蓟
D.仙鹤草
E.茜草
【答案】C
【解析】小蓟的应用：①血热出血证。善治尿血、血淋。②热毒痈肿。

6.药性寒凉而涩，能解毒敛疮的止血药是
A.大蓟
B.小蓟
C.地榆
D.槐花
E.白茅根
【答案】C
【解析】地榆的性能：苦、酸、涩，微寒。功效：凉血止血，解毒敛疮。

7.既能解毒消痈，又能凉血止血的药物是

A.侧柏叶、茜草
B.艾叶、炮姜
C.三七、蒲黄
D.紫草、赤芍
E.大蓟、小蓟
【答案】E

第三节 化瘀止血药

1.具有止血而不留瘀,化瘀而不伤正之特点的药物是
A.白及
B.三七
C.茜草
D.五灵脂
E.蒲黄
【答案】B
【解析】三七的应用:出血证。功善止血,又能化瘀生新,疗效卓著,有止血而不留瘀,化瘀而不伤正之特点。对人体内外各种出血,无论有无瘀滞,均可应用。

2.对于血热所致的各种出血证兼有瘀滞者,多选用的药物是
A.三七、白及
B.蒲黄、茜草
C.花蕊石、侧柏叶
D.血余炭、槐花
E.地榆、藕节
【答案】B
【解析】茜草的功效:凉血化瘀止血,通经。蒲黄的功效:止血,化瘀,利尿。

3.既能化瘀止血,又能利尿通淋的药物是
A.三七
B.蒲黄
C.茜草
D.白及
E.白茅根
【答案】B

4.三七、茜草、蒲黄的共同功效是
A.凉血止血
B.收敛止血
C.化瘀止血
D.温经止血
E.补气摄血
【答案】C

5.患者胸部刺痛,固定不移,入夜更甚,时或心悸不宁,舌质紫暗,脉沉涩。治疗宜选用的药物是
A.艾叶
B.白及
C.三七
D.槐花
E.小蓟
【答案】C

第四节 收敛止血药

1.肺胃出血当选用的药物是
A.大蓟
B.仙鹤草
C.白及
D.白茅根
E.槐花
【答案】C
【解析】白及的应用:出血证。味涩质黏,为收敛止血之要药,可治体内外诸出血证。临床尤多用于肺、胃出血证。

2.具有止痢功效的药物是
A.白及
B.仙鹤草
C.棕榈炭
D.血余炭
E.炮姜

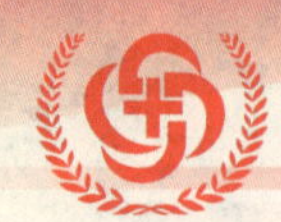

【答案】B

【解析】仙鹤草的功效：收敛止血，止痢，截疟，补虚。

第五节　温经止血药

1.治疗下焦虚寒、腹中冷痛、经血持续半月未止者，宜选用的药物是

A.地榆

B.茜草

C.艾叶

D.干姜

E.槐花

【答案】C

【解析】艾叶的功效：温经止血，散寒调经，安胎。

（2~3 题共用备选答案）

A.侧柏叶

B.仙鹤草

C.白及

D.三七

E.炮姜

2.具有温经止血功效的药物是

【答案】E

3.只有凉血止血功效的药物是

【答案】A

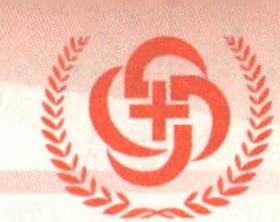

第十七章　活血化瘀药

第一节　概述

（略）

第二节　活血止痛药

1.既能活血祛瘀以调经，又能行气开郁而止痛的药物是

A.三七

B.川芎

C.茜草

D.鸡血藤

E.桃仁

【答案】B

2.入汤剂宜包煎的药物是

A.自然铜

B.苏木

C.血竭

D.虎杖

E.五灵脂

【答案】E

【解析】五灵脂的用法：煎服，宜包煎。

3.具有活血止痛，行气解郁，凉血清心功效的药物是

A.川芎

B.丹参

C.元胡

D.姜黄

E.郁金

【答案】E

【解析】郁金的功效：活血止痛，行气解郁，清心凉血，利胆退黄。

4.郁金不但具有活血止痛，行气解郁之功，还具有的功效是

A.利水通淋、清心除烦

B.通经络、止痹痛

C.强筋健骨

D.凉血清心、利胆退黄

E.消肿排脓

【答案】D

5.既能活血止痛，又能化瘀止血的药物是

A.五灵脂

B.鸡血藤

C.川芎

D.四季青

E.益母草

【答案】A

【解析】五灵脂的功效：活血止痛，化瘀止血。

第三节　活血调经药

1.下列药物中，不具有行气，止痛功效的药物是

A.川芎

B.郁金

C.丹参

D.三棱

E.姜黄

【答案】C

【解析】丹参的功效:活血调经,祛瘀止痛,凉血消痈,除烦安神。

2.既能活血,又能补血,且有舒筋活络之功的药物是

A.川芎

B.龙眼肉

C.鸡血藤

D.女贞子

E.血竭

【答案】C

3.功效活血调经,利水消肿,清热解毒的药物是

A.艾叶

B.五灵脂

C.郁金

D.益母草

E.没药

【答案】D

【解析】益母草的功效:活血调经,利尿消肿,清热解毒。

4.治疗产后瘀滞腹痛,伴身面浮肿、小便不利者,当选用的药物是

A.当归、泽泻

B.赤芍、红花

C.桃仁、王不留行

D.益母草、泽兰

E.牛膝、刘寄奴

【答案】D

5.既能用于血滞经闭,又能用于肺痈、肠痈及肠燥便秘的药物是

A.芒硝

B.芦根

C.玄参

D.桃仁

E.瓜蒌仁

【答案】D

【解析】桃仁的应用:①瘀血阻滞诸证。②肺痈、肠痈。③肠燥便秘。④咳嗽气喘。

6.患者腰痛以酸软为主,喜按喜揉,腿膝无力,遇劳更甚,卧则减轻。治疗应选用的药物是

A.牛膝

B.桃仁

C.红花

D.郁金

E.鸡血藤

【答案】A

7.患者经期小腹胀痛拒按,胸胁乳房胀痛,经行不畅,月经色紫暗、有块,舌质紫暗,脉弦。治疗应选用的药物是

A.肉桂

B.艾叶

C.牡丹皮

D.川芎

E.青皮

【答案】D

8.患者外感风邪,头痛较甚,伴恶寒发热,目眩鼻塞,舌苔薄白,脉浮。治疗宜选用的药物是

A.川芎

B.丹参

C.郁金

D.牛膝

E.益母草

【答案】A

9.桃仁与红花共同的功效是

A.活血祛瘀

B.化瘀止血

C.利尿消肿

D.润肠通便

E.止咳平喘

【答案】A

第四节 活血疗伤药

1.具有破血续伤、补肾强骨的药物是

A.牛膝

B.杜仲
C.土鳖虫
D.骨碎补
E.自然铜
【答案】D
2.跌扑骨折、瘀阻肿痛等症,最适宜的药物是
A.泽兰
B.五灵脂
C.自然铜
D.鸡血藤
E.丹参
【答案】C
【解析】自然铜的功效:散瘀止痛,接骨疗伤。

第五节　破血消癥药

1.三棱与莪术的共同作用是
A.破血行气,利水消肿
B.活血消痈,通络止痛
C.破血行气,消积止痛
D.活血调经,凉血安神
E.活血祛瘀,生肌敛疮
【答案】C
(2~3 题共用备选答案)
A.活血行气,祛风止痛
B.活血行气,清心凉血
C.活血调经,除烦安神
D.活血通经,清热解毒
E.活血通经,祛瘀止痛
2.郁金具有的功效是
【答案】B
3.红花具有的功效是
【答案】E

第十八章　化痰止咳平喘药

第一节　概述

（略）

第二节　温化寒痰药

1.外敷有发泡作用，皮肤过敏者忌用的药物是

A.半夏

B.天南星

C.白附子

D.白芥子

E.皂荚

【答案】D

【解析】白芥子的用法：煎服，3~6 g。外用适量，研末调敷，或发泡用。白芥子的使用注意：皮肤黏膜有刺激，易致发泡，过敏体质禁用。

2.半夏、天南星均具有的功效是

A.祛风止痉

B.消痞散结

C.降逆止呕

D.燥湿化痰

E.利气通络

【答案】D

3.药性微温，善降肺胃之气而消痰止咳的药物是

A.半夏

B.旋覆花

C.陈皮

D.砂仁

E.枳实

【答案】B

【解析】旋覆花的功效：降气化痰，降逆止呕。

4.治疗痰壅气逆，咳喘痰多，胸闷食少，甚则不能平卧者，宜选用的药物是

A.紫苏子、白芥子、莱菔子

B.紫菀、款冬花、川贝母

C.桑叶、贝母、北沙参

D.杏仁、麻黄、甘草

E.麻黄、石膏、杏仁

【答案】A

第三节　清化热痰药

1.桔梗与贝母都能够治疗的病证是

A.肠痈

B.乳痈

C.疮痈

D.肺痈

E.瘰疬

【答案】D

2.被誉为“诸药之舟楫”，能载药上行的药物是

A.桔梗

B.柴胡

C.升麻

D.白前

E.葛根

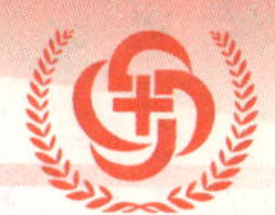

【答案】A

3.具有清肺化痰，软坚散结功效的止咳药物是

A.海藻

B.海蛤壳

C.海螵蛸

D.胖大海

E.昆布

【答案】B

【解析】海蛤壳的功效：清肺化痰，软坚散结。

4.用治肺虚久咳、痰少咽燥之证，宜选的药物是

A.浙贝母

B.川贝母

C.陈皮

D.黄芩

E.半夏

【答案】B

【解析】川贝母的应用：虚劳咳嗽、肺热燥咳。尤治内伤久咳、燥痰、热痰证。为治热痰，燥痰咳嗽之常用药。

5.既能清热化痰，又能除烦止呕的药物是

A.生姜

B.陈皮

C.竹茹

D.贝母

E.旋覆花

【答案】C

【解析】竹茹的功效：清热化痰，除烦止呕，凉血止血。

6.治疗风热咳嗽、痰热咳嗽均适宜的药物组合是

A.前胡、浙贝母

B.瓜蒌、天竺黄

C.竹茹、桔梗

D.白前、荆芥

E.旋覆花、半夏

【答案】A

第四节　止咳平喘药

1.百部的主要功效是

A.化痰

B.止咳

C.平喘

D.清肺

E.泻肺

【答案】B

【解析】百部的功效：润肺止咳，杀虫灭虱。

2.阴虚咳喘，大便溏泄者忌用的止咳平喘药物是

A.益智仁

B.薏苡仁

C.苦杏仁

D.火麻仁

E.酸枣仁

【答案】C

（3~4 题共用备选答案）

A.旋覆花

B.款冬花

C.紫菀

D.白芥子

E.苦杏仁

3.有小毒，婴幼儿应慎用的药物是

【答案】E

【解析】苦杏仁的使用注意：阴虚咳喘、大便溏泄者忌用；有小毒，用量宜小，小儿慎用。

4.性温燥，阴虚燥咳者不宜选用的药物是

【答案】D

【解析】白芥子的使用注意：①肺虚久咳、阴虚火旺者忌用。②消化道溃疡、出血、皮肤过敏者忌用。③皮肤黏膜有刺激，易致发泡，过敏体质禁用。

第三篇

中药学

第十九章 安神药

第一节 概述

（略）

第二节 重镇安神药

1.有镇心安神，聪耳明目作用的药物是

A.珍珠

B.磁石

C.牡蛎

D.石决明

E.蝉衣

【答案】B

【解析】磁石的功效：镇惊安神，平肝潜阳，聪耳明目，纳气定喘。

2.具有镇静安神，平肝潜阳，收敛固涩功效的药物是

A.菊花

B.夏枯草

C.龙骨

D.朱砂

E.石决明

【答案】C

【解析】龙骨的功效：镇惊安神，平肝潜阳，收敛固涩。

3.具有定惊安神，活血散瘀，利尿通淋作用的药物是

A.朱砂

B.磁石

C.龙骨

D.牡蛎

E.琥珀

【答案】E

【解析】琥珀的功效：镇惊安神，活血散瘀，利尿通淋。

第三节 养心安神药

1.治疗血不养心引起的虚烦、不眠、惊悸怔忡之证，宜选用的药物是

A.酸枣仁、柏子仁

B.石菖蒲、远志

C.合欢皮、龙骨

D.朱砂、磁石

E.珍珠母、琥珀

【答案】A

2.既可安神，又可祛痰的药物是

A.柏子仁

B.酸枣仁

C.远志

D.连翘

E.琥珀

【答案】C

【解析】远志的功效：宁心安神，祛痰开窍，消散痈肿。

3.患者，女，36岁。面色萎黄，头晕眼花，心悸失眠，舌淡少苔，脉细弱。治疗应首选的药物是

A.酸枣仁

B.合欢皮

C.磁石

D.远志

E.朱砂

【答案】A

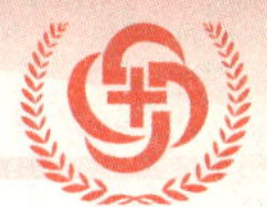

第二十章 平肝息风药

第一节 概述

（略）

第二节 平抑肝阳药

1.石决明、决明子的共同功效是
A.润肠通便
B.清肝明目
C.息风止痉
D.止咳平喘
E.降气化痰
【答案】B
【解析】石决明、决明子的相同点：清肝明目，治肝热目赤、翳障、目疾均用。

2.具有平肝疏肝，祛风明目功效的是
A.珍珠母
B.代赭石
C.刺蒺藜
D.钩藤
E.牡蛎
【答案】C

3.龙骨与牡蛎的共同功效是
A.平肝息风
B.平肝潜阳
C.软坚散结
D.清肝明目
E.补肾健骨
【答案】B

4.代赭石除具有平肝潜阳作用外，还有的功效是
A.收敛固涩
B.镇惊安神
C.清肝明目
D.降逆止呕
E.坠痰平喘
【答案】D
【解析】代赭石的应用：①肝阳上亢，头晕目眩。②呕吐、呃逆、噫气。本品为重镇降逆之要药。尤善降胃气而止呕、止呃、止噫。

5.治疗阴虚阳亢所致的烦躁不安，心悸失眠，头晕目眩，耳鸣者，应首选的药物是
A.决明子
B.地龙
C.钩藤
D.牡蛎
E.酸枣仁
【答案】D

6.石决明具有的功效是
A.补阳
B.通阳
C.升阳
D.潜阳
E.助阳
【答案】D

第三节 息风止痉药

1.治疗热病高热，热极动风，惊痫抽搐的首选药物是

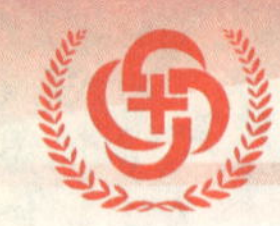

A.知母

B.黄连

C.羚羊角

D.龙骨

E.牡蛎

【答案】C

【解析】羚羊角的应用:①肝风内动,惊痫抽搐。善清肝热,息肝风,镇惊解痉。为治惊痫抽搐之要药,尤宜于热极生风所致者。②肝阳上亢,头晕目眩。③肝火上炎,目赤头痛。④温热病壮热神昏,热毒发斑。

2.不入汤剂,只入丸散剂的药物是

A.马勃

B.蝉衣

C.石膏

D.牛黄

E.天花粉

【答案】D

【解析】牛黄的用法用量:入丸、散剂,每次 0.15~0.35 g。外用适量,研末敷患处。

3.下列哪组药物均具有清热解毒,息风止痉的功效

A.桑叶、薄荷

B.柴胡、葛根

C.牛黄、羚羊角

D.荆芥、防风

E.紫花地丁、野菊花

【答案】C

4.治疗眩晕、头痛之要药的是

A.羚羊角

B.天麻

C.钩藤

D.地龙

E.蜈蚣

【答案】B

【解析】天麻的应用:①肝风内动,惊痫抽搐。味甘质润,药性和平,治各种肝风内动,惊痫抽搐,不论寒热虚实皆可。②眩晕,头痛。为治眩晕头痛之要药。③肢体麻木,手足不遂,风湿痹痛。

5.既能清热息风,又能平喘,通络利尿的药物是

A.地龙

B.全蝎

C.蜈蚣

D.钩藤

E.僵蚕

【答案】A

【解析】地龙的功效:清热息风,通络,平喘,利尿。

6.用治顽固性头痛,宜选的药物是

A.荆芥、薄荷

B.天麻、钩藤

C.全蝎、蜈蚣

D.麝香、冰片

E.石决明、决明子

【答案】C

【解析】全蝎的应用:痉挛抽搐;疮疡肿毒,瘰疬结核;风湿顽痹;顽固性偏正头痛。蜈蚣的应用:痉挛抽搐;疮疡肿毒,瘰疬结核;风湿顽痹;顽固性头痛。

7.全蝎、蜈蚣不具有的功效是

A.息风

B.攻毒

C.散结

D.化痰

E.通络

【答案】D

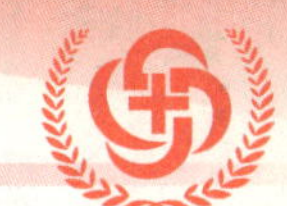

第二十一章　开窍药

第一节　概述

（略）

第二节　具体药物

1.治疗热闭神昏，常与麝香配伍相须使用的药物是

A.苏合香

B.石膏

C.大黄

D.冰片

E.石菖蒲

【答案】D

【解析】冰片的功效：开窍醒神，清热止痛。

2.治疗寒闭神昏，首选的药物是

A.苏合香

B.远志

C.大黄

D.冰片

E.石菖蒲

【答案】A

3.石菖蒲、远志的共同功效是

A.开窍宁神

B.化湿和胃

C.养心安神

D.祛痰止咳

E.消痈散肿

【答案】A

4.治疗噤口痢，虚实皆可选用的药物是

A.白头翁

B.鸦胆子

C.秦皮

D.石菖蒲

E.赤石脂

【答案】D

【解析】石菖蒲的主治：①痰蒙清窍，神志昏迷。②湿阻中焦，脘腹痞满，胀闷疼痛。③噤口痢。④健忘，失眠，耳鸣，耳聋。⑤声音嘶哑、痈疽疮疡、风湿痹痛、跌打伤痛等证。

5.热闭、寒闭神昏，均可选用的药物是

A.石菖蒲

B.麝香

C.牛黄

D.羚羊角

E.苏合香

【答案】B

【解析】麝香的应用：闭证神昏。麝香辛温，气极香，走窜之性甚烈，有很强的开窍通闭、辟秽化浊作用，为醒神回苏之要药。可用于各种原因所致之闭证神昏，无论寒闭、热闭，用之皆效。

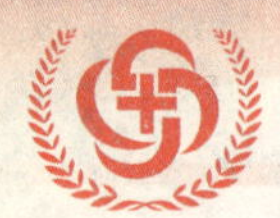

第二十二章　补虚药

第一节　概述

（略）

第二节　补气药

1.治疗大失血、大吐泻所致体虚欲脱、脉微欲绝之证，宜首选的药物是

A.西洋参

B.太子参

C.人参

D.党参

E.黄芪

【答案】C

【解析】人参的功效：大补元气，补脾益肺，生津，安神增智。

2.山药具有的功效是

A.补肾固精

B.养血安神

C.补气升阳

D.益卫固表

E.补脾祛湿

【答案】A

【解析】山药的功效：益气养阴，补脾肺肾，固精止带。

3.甘草具有的功效是

A.补气燥湿

B.益气养阴

C.生津养血

D.托毒生肌

E.祛痰止咳

【答案】E

【解析】甘草的功效：补脾益气，祛痰止咳，缓急止痛，清热解毒，调和诸药。

第三节　补阳药

1.在使用注意方面，小量开始，缓缓增加，以免阳升风动、头晕目赤的药物是

A.冬虫夏草

B.石斛

C.鳖甲

D.白术

E.鹿茸

【答案】E

【解析】鹿茸的使用注意：内服宜从小量开始，缓缓增加，不可骤用大量，以免阳升风动、头晕目赤，或伤阴动血。发热忌服。

2.杜仲具有的功效是

A.补肝肾，强筋骨，安胎

B.补阳益阴，固精安胎

C.补肾壮阳，温脾止泻

D.补肝肾，行血脉，强筋骨

E.祛风湿，强筋骨，明目

【答案】A

3.补骨脂具有的功效是

A.补气健脾

B.温脾止泻

C.祛风除湿

D.固表止汗

E.益气生津

【答案】B

【解析】补骨脂的功效：补肾助阳，固精缩尿，温脾止泻，纳气平喘。

第四节　补血药

1.白芍具有的功效是
A.补益精血，润肠通便
B.补血养阴，润肺止咳
C.平抑肝阳，柔肝止痛
D.养阴润肺，益胃生津
E.滋阴潜阳，清心除烦
【答案】C
【解析】白芍的功效：养血敛阴，柔肝止痛，平抑肝阳。

2.生首乌具有的功效是
A.补血，润肺止咳
B.滋阴，补益心脾
C.解毒，润肠通便
D.养血，益胃生津
E.敛阴，补血益精
【答案】C

（3~4 题共用备选答案）
A.阿胶
B.白芍
C.当归
D.熟地黄
E.何首乌
3.治疗血瘀证，应选用的药物是
【答案】C
4.治疗出血证，应选用的药物是
【答案】A

第五节　补阴药

1.龟甲、鳖甲共同具有的功效是
A.养血补心
B.软坚散结
C.益肾健骨
D.滋阴潜阳
E.清肺化痰
【答案】D
【解析】龟甲、鳖甲的相同点：滋阴清热，潜阳息风，相须为用，治阴虚发热、阴虚阳亢、阴虚风动等证。入汤剂先煎。

（2~3 题共用备选答案）
A.西洋参
B.大枣
C.麦冬
D.山药
E.女贞子
2.具有滋补肝肾功效的药物是
【答案】E
3.具有养血安神功效的药物是
【答案】B

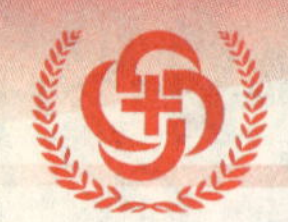

第二十三章　收涩药

第一节　概述

（略）

第二节　固表止汗药

1.浮小麦具有的功效是

A.收敛止血

B.益气止汗

C.涩精止带

D.涩肠敛汗

E.止血止汗

【答案】B

【解析】浮小麦的功效：固表止汗，益气，除热。

2.浮小麦和麻黄根具有的共同功效

A.止泻

B.止咳

C.止血

D.止汗

E.止遗

【答案】D

第三节　敛肺涩肠药

1.治疗蛔虫引起蛔厥腹痛呕吐，肺虚久咳者，宜首选的药物是

A.槟榔

B.花椒

C.乌梅

D.使君子

E.苦楝皮

【答案】C

【解析】乌梅的应用：①肺虚久咳。②久泻久痢。③蛔厥腹痛，呕吐。④虚热消渴。

2.具有敛肺涩肠，开音利咽功效的药物是

A.芡实

B.椿皮

C.诃子

D.乌梅

E.莲子

【答案】C

【解析】诃子的功效：涩肠止泻，敛肺止咳，利咽开音。

3.五倍子和五味子的共同功效是

A.清肺降火

B.益气生津

C.宁心安神

D.敛肺止汗

E.理气止痛

【答案】D

4.都具有涩肠止泻作用的药物是

A.五味子、桑螵蛸

B.肉豆蔻、麻黄根

C.莲子、覆盆子

D.乌梅、肉豆蔻

E.罂粟壳、乌贼骨

【答案】D

5.可温中行气，涩肠止泻的药物是

A.肉豆蔻

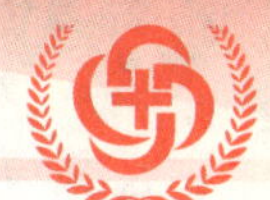

B.豆蔻
C.草豆蔻
D.砂仁
E.佩兰

【答案】A

【解析】肉豆蔻的功效:涩肠止泻,温中行气。

第四节　固精缩尿止带药

1.桑螵蛸与海螵蛸共同的功效是
A.固表止汗
B.固精止遗
C.益脾止泻
D.敛肺止咳
E.止血止带

【答案】B

2.莲子与芡实的共同功效是
A.固崩止带
B.养心安神
C.固表止汗
D.敛肺止咳
E.益肾固精

【答案】E

3.既能涩肠止泻,收敛止带,止血,又能清热燥湿的药物是
A.石榴皮
B.莲子
C.赤石脂
D.椿皮
E.黄连

【答案】D

【解析】椿皮的功效:清热燥湿,收敛止带,止泻,止血。

(4~5 题共用备选答案)
A.山萸肉
B.五倍子
C.莲子
D.诃子
E.金樱子

4.具有补脾止泻,养心安神功效的药物是

【答案】C

5.具有益肾固精,养心安神功效的药物是

【答案】C

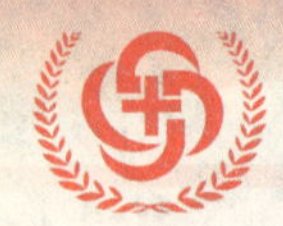

第二十四章　攻毒杀虫止痒药

第一节　概述

（略）

第二节　具体药物

1.火煅后会分解为砒霜的药物是

A.硫黄

B.雄黄

C.铅丹

D.白矾

E.朱砂

【答案】B

【解析】雄黄的使用注意：内服宜慎，不可久服。外用不宜大面积涂擦及长期持续使用。孕妇禁用。忌火煅，煅后有剧毒。

2.主治肾虚阳痿及虚寒便秘的药物是

A.巴戟天

B.硫黄

C.雄黄

D.蛇床子

E.马钱子

【答案】B

【解析】硫黄的功效：外用解毒杀虫止痒，内服补火助阳通便。

3.下列除哪项外都是白矾的功效

A.解毒杀虫

B.燥湿止痒

C.息风止痉

D.止泻止血

E.清热消痰

【答案】C

4.内服能止血、止泻的药物是

A.白矾

B.雄黄

C.降香

D.蜂房

E.硫黄

【答案】A

5.蟾酥的功效是

A.解毒消肿，祛腐生肌

B.拔毒祛腐，止痛开窍

C.攻毒蚀疮，消肿生肌

D.解毒止痛，开窍醒神

E.消肿生肌，止痛开窍

【答案】D

【解析】蟾酥的功效：解毒止痛，开窍醒神。

6.具有攻毒杀虫，祛风止痛功效的药物是

A.樟脑

B.蟾蜍

C.白矾

D.雄黄

E.蜂房

【答案】E

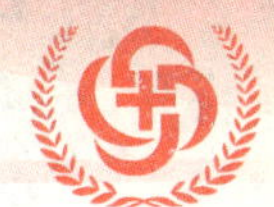

第二十五章　拔毒化腐生肌药

第一节　概述

（略）

第二节　具体药物

1.砒石内服可用于治疗

A.祛痰平喘

B.攻毒杀虫

C.蚀疮去腐

D.收湿止痒

E.清热解毒

【答案】A

【解析】砒石的功效：外用攻毒杀虫，蚀疮去腐；内服祛痰平喘，截疟。

2.升药的功效是

A.清热解毒

B.杀虫止痒

C.拔毒去腐

D.敛疮生肌

E.消肿散结

【答案】C

3.具有明目去翳，收湿止痒敛疮功效的药物是

A.硼砂

B.明矾

C.炉甘石

D.芒硝

E.铅丹

【答案】C

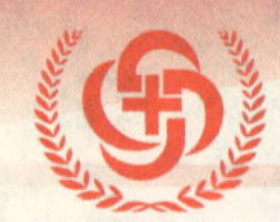

第四篇 方剂学

刷分题库

抢分直播

配套名师精讲课程

第一章 总论

第一节 方剂与治法

1.下列病证中，不宜使用“下法”治疗的是

A.宿食

B.结痰

C.积水

D.蓄血

E.痞块

【答案】E

【解析】下法：通过泻下、荡涤、攻逐等方法，使停留于胃肠的宿食、燥屎、冷积、瘀血、结痰、停水等从下窍而出，以祛邪除病的一类治法。有寒下、温下、润下、逐水、攻补兼施之别。

2.下列各项中，不属于“和法”范畴的是

A.透达膜原

B.舒肝和胃

C.分消上下

D.调和营卫

E.消食和胃

【答案】E

【解析】和法：通过和解或调和的方法，使半表半里之邪，或脏腑、阴阳、表里失和之证得以解除的一类治法。其中主要有和解少阳、透达膜原、调和肝脾、疏肝和胃、分消上下、调和肠胃等。

3.下列各项中，不属于“消法”范畴的是

A.消导食积

B.通导大便

C.消痞化积

D.消痰利水

E.消疮散痈

【答案】B

4.下列各项中，不属于“八法”内容的是

A.汗法、吐法

B.下法、清法

C.宣法、通法

D.清法、补法

E.和法、温法

【答案】C

【解析】常用治法概括为汗、吐、下、和、温、清、消、补八法。

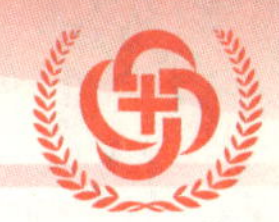

第二节　方剂的组成与变化

1.方剂中起引经或调和作用的药物是

A.君药

B.臣药

C.佐药

D.使药

E.以上都不是

【答案】D

【解析】使药的两种意义：①引经药，即能引方中诸药至病所的药物。②调和药，具有调和方中诸药作用的药物。

2.下列哪项属于佐助药的范围

A.针对重要的兼病或兼证起主要治疗作用的药物

B.直接治疗次要兼证的药物

C.具有调和方中诸药作用的药物

D.病重邪甚时，用与君药性味相反而又在治疗中起相成作用，以防止药病格拒

E.引领方向药物至直达病所的药物

【答案】B

3.下列哪项属于反佐药的范围

A.用以消除或减弱君、臣药的毒性，或制约君、臣药峻烈之性的药物

B.用以引领方中诸药至特定病所的药物

C.辅助君药加强对主病或主证的治疗作用的药物

D.病重邪甚时，为防止拒药，配用的与君药性质相反而又能在治疗中起相成作用的药物

E.针对主要兼病或兼证起主要治疗作用的药物

【答案】D

4.从方剂组成变化而论，桂枝汤与小建中汤之间的变化属于

A.药味加减

B.药量增减

C.剂型更换

D.药味加减与药量增减变化的联合运用

E.药味加减与剂型更换变化的联合运用

【答案】D

（5~6题共用备选答案）

A.具有调和方中诸药作用的药物

B.引方中诸药至特定病所的药物

C.针对主病或主证起主要治疗作用的药物

D.针对兼病或兼证起主要治疗作用的药物

E.直接治疗次要兼证的药物

5.上述各项，君药指的是

【答案】C

6.上述各项，臣药指的是

【答案】D

第三节　剂型

1.病证较重或病情不稳定的患者宜选用的剂型是

A.丸剂

B.散剂

C.汤剂

D.针剂

E.丹剂

【答案】C

2.散剂的特点中不包括的是

A.节省药材

B.吸收缓慢

C.不易变质

D.制作简便

E.便于携带

【答案】B

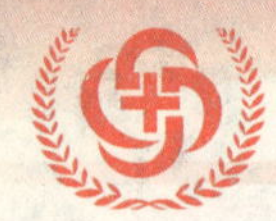

第二章 解表剂

第一节 概述

1.解表剂适用于下列除哪项以外的病证

A.外感风寒

B.麻疹初起

C.风温初起

D.麻疹已透

E.水肿而有表证

【答案】D

2.解表剂不适用于下列何证

A.外感风热表证

B.外感风寒表证

C.疮疡初起

D.水肿初起

E.麻疹已透

【答案】E

【解析】解表剂适应于表证及病势有外出趋向的病证。如麻疹初起或发而不透；疮疡、痢疾、疟疾初起；麻疹已透不宜。

第二节 辛温解表

1.麻黄汤的功用是

A.发汗解表，宣肺平喘

B.解表祛湿

C.宣肺解表

D.发汗解表，散寒祛湿

E.解肌发表，调和营卫

【答案】A

【解析】麻黄汤的功用：发汗解表，宣肺平喘。

2.桂枝汤中体现“散收配伍”，能调和营卫的药物组合是

A.桂枝与大枣

B.芍药与生姜

C.芍药与甘草

D.桂枝与芍药

E.桂枝与生姜

【答案】D

3.桂枝汤的功用是

A.发汗解表，泻肺平喘

B.解肌发表，调和营卫

C.温经散寒，养血通脉

D.温通心阳，平冲降逆

E.调和气血，缓急止痛

【答案】B

4.桂枝汤的药物组成是

A.桂枝、芍药、大枣、生姜、甘草

B.桂枝、芍药、杏仁、甘草、人参

C.桂枝、芍药、生姜、大枣、杏仁

D.桂枝、芍药、麻黄、生姜、甘草

E.桂枝、芍药、生姜、大枣、人参

【答案】A

【解析】桂枝汤的组成药物：桂枝、芍药、生姜、大枣、炙甘草。

5.桂枝汤中桂枝与芍药的用药比例是

A.2∶1

B.1∶1

C.1∶2

D.3∶1

E.1∶3

【答案】B

6.小青龙汤中体现“散中寓收”的药物是

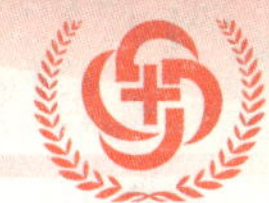

A.麻黄、桂枝
B.干姜、细辛
C.半夏、五味子
D.芍药、甘草
E.芍药、五味子
【答案】E

7.小青龙汤的组成药物中含有
A.黄连
B.杏仁
C.细辛
D.熟地黄
E.石膏
【答案】C
【解析】小青龙汤的组成药物：麻黄、芍药、细辛、干姜、炙甘草、桂枝、半夏、五味子。

8.九味羌活汤的组成药物中含有
A.白芍药
B.山茱萸
C.生地黄
D.麦门冬
E.枸杞子
【答案】C

9.九味羌活汤的功用是
A.散风除湿，宣痹止痛
B.疏风通络，散寒除湿
C.发汗祛湿，兼清里热
D.疏风清热，宣痹止痛
E.发汗解表，祛风胜湿
【答案】C

10.患者咳逆喘满不得卧，气短气急，咳痰白稀，呈泡沫状，胸部膨满，口干不欲饮，周身酸楚，恶寒，面色青暗，舌体暗淡，苔白滑，脉浮紧。治疗应选用的方剂是
A.小青龙汤
B.越婢加半夏汤
C.麻黄汤
D.麻杏石甘汤
E.定喘汤
【答案】A
【解析】小青龙汤的主治证候：外寒里饮证。恶寒发热，无汗，喘咳，痰多而稀，或痰饮咳喘，不得平卧，或身体疼重，头面四肢浮肿，舌苔白滑，脉浮。

11.症见恶寒发热，无汗，头痛项强，肢体酸楚疼痛，口苦微渴，舌苔白，脉浮。治疗应首选的方剂是
A.麻黄汤
B.九味羌活汤
C.败毒散
D.桂枝汤
E.小青龙汤
【答案】B
【解析】九味羌活汤的主治证候：外感风寒湿邪，内有蕴热证。恶寒发热，肌表无汗，头痛项强，肢体酸楚疼痛，口苦微渴，舌苔白或微黄，脉浮。

12.症见恶寒发热，头痛身痛，无汗而喘，舌苔薄白，脉浮紧。治疗应首选的方剂是
A.麻黄汤
B.小柴胡汤
C.止嗽散
D.小青龙汤
E.九味羌活汤
【答案】A

13.止嗽散的功用是
A.疏表宣肺
B.泻肺清热
C.宣肺止咳
D.疏风散邪
E.理气化痰
【答案】C
【解析】止嗽散的功用：宣肺利气，疏风止咳。

第三节　辛凉解表

1.银翘散的功用是

A.辛凉宣泄,清肺平喘

B.疏风清热,宣肺止咳

C.辛凉透表,清热解毒

D.疏风解毒,清肺泄热

E.疏散风热,清肝明目

【答案】C

【解析】银翘散的功用:辛凉透表,清热解毒。

2.桑菊饮的功用是

A.辛凉宣泄,清肺平喘

B.疏风清热,宣肺止咳

C.辛凉透表,清热解毒

D.疏风解毒,清肺泄热

E.疏散风热,清肝明目

【答案】B

【解析】桑菊饮的功用:疏风清热,宣肺止咳。

3.桑菊饮与银翘散二方均含有的药物是

A.银花、连翘

B.薄荷、连翘

C.桑叶、菊花

D.桑叶、竹叶

E.薄荷、菊花

【答案】B

4.具有辛凉透表,清肺平喘功用的方剂是

A.黄连解毒汤

B.银翘散

C.麻杏甘石汤

D.败毒散

E.清营汤

【答案】C

5.银翘散中具有疏散风热、清利头目,且可解毒利咽配伍意义的药物组合是

A.薄荷、牛蒡子

B.荆芥穗、淡豆豉

C.银花、连翘

D.芦根、生甘草

E.芦根、竹叶

【答案】A

6.麻黄杏仁甘草石膏汤中用量最重的药物是

A.麻黄

B.石膏

C.杏仁

D.甘草

E.以上都不是

【答案】B

7.辨证要点为发热,微恶寒,咽痛,口渴,脉浮数的方剂是

A.桑菊饮

B.桑杏汤

C.柴葛解肌汤

D.银翘散

E.普济消毒饮

【答案】D

【解析】银翘散的主治证候:温病初起。发热,微恶风寒,头痛口渴,咳嗽咽痛,舌尖红,苔薄白或薄黄,脉浮数。

8.患者但咳,身热不甚,口微渴,脉浮数。治疗应首选的方剂是

A.银翘散

B.麻杏甘石汤

C.杏苏散

D.桑菊饮

E.止嗽散

【答案】D

【解析】桑菊饮的主治证候:风温初起,表热轻证。但咳,身热不甚,口微渴,脉浮数。

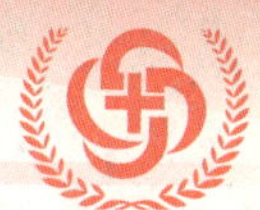

第四节　扶正解表

1.败毒散的功用是

A.益气解表，散风祛湿

B.发汗解表，调和营卫

C.祛风除湿止痛

D.散寒解表

E.温经散寒解表

【答案】A

【解析】败毒散的功用：散寒祛湿，益气解表。

2.败毒散的组成，不含有的药物是

A.柴胡、前胡

B.羌活、独活

C.桔梗、枳壳

D.人参、甘草

E.当归、芍药

【答案】E

3.参苏饮的功用是

A.发汗解表，散风祛湿

B.发汗解表，调和营卫

C.益气解表，理气化痰

D.散寒解表，宣肺平喘

E.温经散寒，益气解表

【答案】C

4.患者，男，50岁。昨日起憎寒壮热，头项强痛，肢体酸痛，无汗，鼻塞声重，咳嗽有痰，胸膈痞闷。舌淡苔白，脉浮而按之无力。治宜选用

A.参苏饮

B.败毒散

C.柴葛解肌汤

D.再造散

E.普济消毒饮

【答案】B

【解析】憎寒壮热就是恶寒发热，是外感风寒的表现；头项强痛，肢体酸痛则是外感寒湿的表现；鼻塞声重，咳嗽有痰，胸膈痞闷表示风寒袭肺，肺气不宣。脉浮而按之无力，是虚证，但阳虚、阴虚等征象不显，是气虚的征象。综合上述分析，是气虚外感风寒湿。

5.败毒散配伍人参的意义是

A.大补元气

B.复脉固脱

C.生津

D.安神增智

E.扶正祛邪

【答案】E

【解析】败毒散中人参为佐助药，可助正鼓邪外出，散中有补而不伤正。

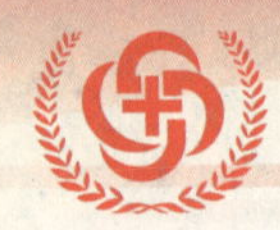

第三章 泻下剂

第一节 概述

1.下列除哪项外均是泻下剂的作用

A.通便

B.泻热

C.攻积

D.逐水

E.发汗

【答案】E

2.下列除哪项外均是泻下剂的适用范围

A.热结便秘

B.冷积便秘

C.燥屎内结证

D.痰饮

E.积水所致里实证

【答案】D

【解析】泻下剂主要应用于因热结、冷积、燥屎、积水等所致的里实证。

第二节 寒下

1.下列除哪项外,均是大承气汤主治证可能见到的临床表现

A.腹痛便秘

B.小便频数

C.潮热谵语

D.手足濈然汗出

E.下利清水

【答案】B

【解析】大承气汤的主治证候:①阳明腑实证。大便不通,频转矢气,脘腹痞满,腹痛拒按,按之则硬,甚至潮热谵语,手足濈然汗出,舌苔黄燥起刺,或焦黑燥裂,脉沉实。②热结旁流证。下利清水,脐腹疼痛,按之坚硬有块,口舌干燥,脉滑实。③热厥、痉病、发狂等由里热实证所致者。

2.大承气汤的功用是

A.峻下热结

B.通里攻下

C.轻下热结

D.泻热逐水

E.缓下热结

【答案】A

3.患者下利清水,色纯清,其气臭秽,脐腹疼痛,按之坚硬有块,口舌干燥,脉滑数。辨证为热结旁流,宜选用的方剂是

A.济川煎

B.温脾汤

C.麻子仁丸

D.大承气汤

E.十枣汤

【答案】D

4.大黄在大黄牡丹汤中的配伍意义是

A.清热泻火,导热下行

B.清泻瘀热,分利二便

C.荡涤胃肠,泄热泻结

D.泻热除湿,通肠逐瘀

E.通肠泻热,以下代清

【答案】D

【解析】大黄牡丹汤可荡涤肠间湿热蕴结之毒,其意在泻肠中湿热,祛肠之瘀血。

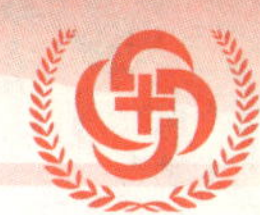

第三节　温下

1.温脾汤的功用是
A.攻下冷积，温补脾肾
B.荡涤肠胃，温补肾阳
C.攻下冷积，温补脾阳
D.攻下冷积，温肾暖胃
E.攻下冷积，温脾暖胃
【答案】C

2.温脾汤的辨证要点是
A.腹痛便秘，手足不温，苔白，脉沉弦
B.腹痛便秘，手足不温，苔白腻，脉弦紧
C.腹痛拒按，便秘，舌燥苔黄，脉沉有力
D.腹痛便秘，手足厥冷，苔白，脉沉紧
E.腹痛便秘，苔黄，脉实有力
【答案】A
【解析】温脾汤的主治证候：阳虚寒积证。腹痛便秘，脐下绞结，绕脐不止，手足不温，苔白不渴，脉沉弦而迟。

3.温脾汤的组成是由附子、干姜、甘草加下列哪组药物组成的
A.人参、大黄、白术
B.人参、大黄、当归
C.人参、大黄、芒硝、当归
D.人参、大黄、枳实
E.人参、芒硝、厚朴
【答案】C

4.患者腹痛便秘，脐下绞结，绕脐不止，手足不温，苔白不渴，脉沉弦而迟。治疗宜选用的方剂是
A.理中丸
B.枳实导滞丸
C.小建中汤
D.温脾汤
E.大承气汤
【答案】D

第四节　润下

1.具有润肠泄热，行气通便功用的方剂是
A.大承气汤
B.济川煎
C.大黄牡丹汤
D.麻子仁丸
E.十枣汤
【答案】D

2.以大便秘结，小便频数，舌苔微黄为辨证要点的方剂是
A.八正散
B.济川煎
C.麻子仁丸
D.温脾汤
E.大承气汤
【答案】C
【解析】麻子仁丸的主治证候：肠胃燥热，脾约便秘证。大便干结，小便频数。

3.治疗脾约证的方剂是
A.济川煎
B.逍遥散
C.麻子仁丸
D.四逆汤
E.润肠丸
【答案】C

4.下列方剂均属泻下剂，其中不用大黄的方剂是
A.大黄牡丹汤
B.温脾汤
C.济川煎
D.大承气汤
E.麻子仁丸
【答案】C
【解析】济川煎的组成药物：当归、牛膝、

第四篇　方剂学

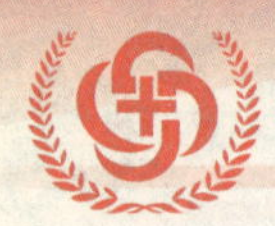

肉苁蓉、泽泻、升麻、枳壳。

5.济川煎中配伍当归的意义是

A.补血活血

B.补血润燥

C.补血调经

D.补血益肝

E.引血归经

【答案】B

6.某患者,男,70岁,大便秘结,小便清长,腰膝酸软,头目眩晕,舌淡苔白,脉沉迟。治疗宜选用

A.黄龙汤

B.济川煎

C.温脾汤

D.麻子仁丸

E.大黄附子汤

【答案】B

【解析】济川煎属润下剂。其功用为温肾益精、润肠通便。主治老年肾虚。症见大便秘结,小便清长,腰膝酸软,头目眩晕。

第五节 逐水

1.十枣汤的药物组成是

A.大戟、大枣、甘遂、芫花

B.巴豆、大枣、芫花、大戟

C.大黄、大枣、甘遂、大戟

D.牵牛、大枣、甘遂、巴豆

E.牵牛、大枣、芫花、大戟

【答案】A

【解析】十枣汤的组成药物:芫花、甘遂、大戟、大枣。

2.十枣汤的最佳服用时间是

A.饭后服

B.饭前服

C.睡前服

D.不拘时服

E.清晨空腹服

【答案】E

【解析】十枣汤的用法要点:清晨空腹服用,从小量开始,以免量大下多伤正。若服后下少,次日加量。

3.治疗悬饮咳唾胸胁引痛,心下痞硬,干呕短气,脉沉弦者,应首选的方剂是

A.五苓散

B.五皮饮

C.实脾散

D.真武汤

E.十枣汤

【答案】E

第六节 攻补兼施

1.治疗阳明腑实,气血不足证的方剂是

A.黄龙汤

B.大承气汤

C.补中益气汤

D.苏子降气汤

E.旋覆代赭汤

【答案】A

【解析】黄龙汤主治证候:阳明腑实,气血不足证。自利清水,色纯青,或大便秘结,脘腹胀满,腹痛拒按,身热口渴,神疲少气,谵语,甚则循衣摸床,撮空理线,神昏肢厥,舌苔焦黄或焦黑,脉虚。

2.黄龙汤的组成不包含下列哪一项

A.大黄、芒硝

B.枳实、厚朴

C.人参、当归

D.甘草、桔梗

E.熟地、芍药

【答案】E

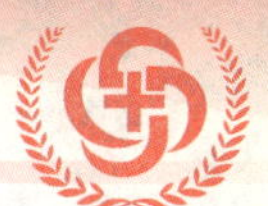

第四章　和解剂

第一节　概述

1.下列关于和解剂的适用范围不正确的说法是

A.用于少阳半表半里证

B.肝脾功能失调证

C.上下寒热互结证

D.肠胃失调证

E.气血瘀阻证

【答案】E

【解析】和解剂的适用范围：邪在少阳、肝脾不和、肠胃不和等病证。

2.下列除哪项外均是和解剂

A.小柴胡汤

B.四逆散

C.逍遥散

D.柴胡疏肝散

E.半夏泻心汤

【答案】D

第二节　和解少阳

1.小柴胡汤中"和解少阳"的主要药物是

A.柴胡与半夏

B.黄芩与人参

C.半夏与生姜

D.柴胡与黄芩

E.黄芩与半夏

【答案】D

2.下列除哪项外均是小柴胡汤的组成药物

A.黄芩

B.半夏

C.党参

D.甘草

E.生姜

【答案】C

3.下列除哪项外均是蒿芩清胆汤的组成药物

A.猪苓、枳实

B.青蒿、黄芩

C.陈皮、碧玉散

D.枳壳、赤茯苓

E.竹茹、半夏

【答案】A

【解析】蒿芩清胆汤的组成药物：青蒿、黄芩、竹茹、半夏、赤茯苓、枳壳、陈皮、碧玉散(滑石、甘草、青黛)。

4.患者往来寒热，胸胁苦满，默默不欲饮食，心烦喜呕，口苦，咽干，目眩，苔薄白，脉弦。治疗应首选的方剂是

A.蒿芩清胆汤

B.小柴胡汤

C.逍遥散

D.半夏泻心汤

E.大柴胡汤

【答案】B

5.患者寒热如疟，寒轻热重，口苦膈闷，吐酸苦水，或呕黄涎而黏，舌红苔白腻，脉弦滑数。治疗应首选的方剂是

A.小柴胡汤

B.大柴胡汤

C.半夏泻心汤

D.蒿芩清胆汤

E.逍遥散

【答案】D

【解析】蒿芩清胆汤的主治证候:少阳湿热证。寒热如疟,寒轻热重,口苦膈闷,吐酸苦水,或呕黄涎而黏,甚则干呕呃逆,胸胁胀疼,小便黄少,舌红苔白腻,间现杂色,脉数而右滑左弦者。

第三节 调和肝脾

1.四逆散的功用是

A.透邪解郁

B.透邪解郁,疏肝理脾

C.补脾泻肝

D.疏肝解郁,健脾和胃

E.行气和血

【答案】B

【解析】四逆散的功用:透邪解郁,疏肝理脾。

2.逍遥散的组成中不含有的药物是

A.白芍

B.薄荷

C.柴胡

D.枳壳

E.当归

【答案】D

【解析】逍遥散的组成药物:柴胡、当归、白芍、白术、茯苓、炙甘草、烧生姜、薄荷。

3.逍遥散中生姜的用法是

A.鲜生姜

B.生姜汁

C.烧生姜

D.生姜皮

E.炮姜

【答案】C

4.下列除哪项外均属于逍遥散的配伍意义

A.柴胡疏肝解郁

B.白术、茯苓、甘草益气健脾

C.薄荷疏散郁遏之气

D.生姜汁降逆止呕

E.当归养血和血,白芍养血柔肝

【答案】D

5.下列哪项不属于痛泻要方的组成

A.陈皮

B.黄连

C.防风

D.白芍

E.白术

【答案】B

【解析】痛泻要方的组成药物:白术、白芍、陈皮、防风。

6.防风在痛泻要方中的作用是

A.散肝舒脾

B.祛风散寒解表

C.祛风御风并使固表不留邪

D.透解热毒

E.升散脾中伏火

【答案】A

7.药物组成中不含半夏、黄芩的方剂是

A.蒿芩清胆汤

B.大柴胡汤

C.痛泻要方

D.半夏泻心汤

E.小柴胡汤

【答案】C

8.薄荷在逍遥散中的主要作用是

A.疏散肺经风热

B.疏散肝经郁热

C.疏散头面风热

D.辛凉透表散邪

E.辛凉解表疏肝

【答案】B

9.患者,女,29岁。数月来两胁隐痛,口燥咽干,精神不振,不思饮食,月经后期,乳房作胀,脉弦而虚。治疗应首选的方剂是

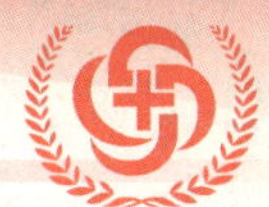

A.一贯煎
B.越鞠丸
C.保和丸
D.四物汤
E.逍遥散
【答案】E
10.手足不温，腹痛，泄利下重，脉弦者，治宜选用的方剂是
A.健脾丸
B.保和丸
C.四逆散
D.痛泻要方
E.葛根黄芩黄连汤
【答案】C

第四节　调和肠胃

1.半夏泻心汤的功用是
A.寒热平调、辛开苦降
B.寒热平调、散结除痞
C.寒热平调、降逆消痞
D.寒热平调、补气和中
E.寒热平调、和胃消痞
【答案】B
【解析】半夏泻心汤的功用：寒热平调，消痞散结。
2.体现寒热并用、辛开苦降、补泻兼施配伍特点的方剂是
A.半夏泻心汤
B.生姜泻心汤
C.甘草泻心汤
D.健脾丸
E.枳实消痞丸
【答案】A
3.半夏泻心汤与小柴胡汤两方组成中均含有的药物是
A.人参、黄芩、半夏、干姜、甘草
B.人参、生姜、半夏、甘草、大枣
C.柴胡、黄芩、人参、甘草、生姜
D.半夏、黄芩、人参、甘草、大枣
E.半夏、黄连、黄芩、甘草、大枣
【答案】D
4.体现半夏泻心汤“辛开苦降”中“苦降”作用的药物是
A.半夏、黄芩
B.黄连、黄芩
C.人参、干姜
D.黄连、人参
E.黄芩、甘草
【答案】B

第五章　清热剂

第一节　概述

（略）

第二节　清气分热

1.白虎汤的主治证候不包括下列哪项

A.烦渴引饮

B.恶寒发热

C.壮热面赤

D.脉洪大有力

E.汗出恶热

【答案】B

【解析】白虎汤的主治证候：气分热盛证。壮热面赤，烦渴引饮，汗出恶热，脉洪大有力。

2.白虎汤主治证候是

A.阳明气分热盛证

B.暑病余热未清，气津两伤证

C.温热病热入营血证

D.肺热咳喘证

E.三焦火毒证

【答案】A

3.下列除哪项外均是白虎汤的组成药物

A.生石膏

B.知母

C.甘草

D.大黄

E.粳米

【答案】D

【解析】白虎汤的组成药物：石膏、知母、炙甘草、粳米。

4.下列哪味药是小青龙汤和竹叶石膏汤共同的组成药物

A.人参

B.五味子

C.麦门冬

D.半夏

E.竹叶

【答案】D

5.竹叶石膏汤中含有的药物是

A.半夏、麦冬、甘草

B.竹叶、石膏、党参

C.石膏、人参、知母

D.竹叶、麦冬、生地

E.甘草、生地、石膏

【答案】A

6.患者壮热面赤，汗出恶热，烦渴引饮，脉洪大有力。治疗应首选的方剂是

A.黄连解毒汤

B.竹叶石膏汤

C.白虎汤

D.麻黄杏仁甘草石膏汤

E.大承气汤

【答案】C

第三节　清营凉血

1.清营汤的功用是

A.泻火养阴，凉血散瘀

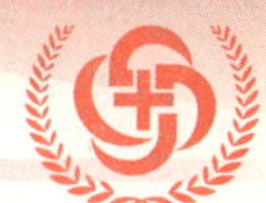

B.益气养阴,宁心安神

C.清热凉血,养阴生津

D.清营解毒,透热养阴

E.泻火解毒,凉血止血

【答案】D

2.清营汤主治身热的特点是

A.午后身热

B.身热夜甚

C.身热烦扰

D.入暮发热

E.夜热早凉

【答案】B

3.配伍特点是凉血与活血散瘀并用的方剂是

A.清营汤

B.犀角地黄汤

C.小蓟饮子

D.十灰散

E.桃核承气汤

【答案】B

【解析】犀角地黄汤的功用:清热解毒,凉血散瘀。

4.具有透热转气作用的药物是

A.水牛角

B.丹参、黄连

C.麦冬、玄参

D.金银花、连翘

E.生气黄

【答案】D

【解析】清营汤中具有透热转气的药物是金银花、连翘、竹叶。

5.下列除哪项外均是犀角地黄汤的组成药物

A.犀角

B.地黄

C.芍药

D.牡丹皮

E.生姜

【答案】E

6.温病辨证论治中,身热夜甚,心烦躁扰,斑疹隐隐,舌红绛而干,脉细数者,宜选用的方剂是

A.栀子豉汤

B.导赤承气汤

C.清营汤

D.清宫汤

E.犀角地黄汤

【答案】C

7.体现叶天士"入血就恐耗血动血,直须凉血散血"的方剂是

A.清营汤

B.芍药汤

C.白虎汤

D.黄连解毒汤

E.犀角地黄汤

【答案】E

8.有清血分之热作用的方剂是

A.清骨散

B.知柏地黄丸

C.犀角地黄汤

D.黄连解毒汤

E.五味消毒饮

【答案】C

第四节　清热解毒

1.主治三焦火毒证的代表方剂是

A.普济消毒饮

B.龙胆泻肝汤

C.半夏泻心汤

D.仙方活命饮

E.黄连解毒汤

【答案】E

【解析】黄连解毒汤的主治证候:三焦火毒证。大热烦躁,口燥咽干,错语不眠;或热病吐血、衄血,或热甚发斑,或身热下利,或

湿热黄疸;或外科痈疡疔毒。小便黄赤,舌红苔黄,脉数有力。

2.功用为清热解毒,消肿溃坚,活血止痛的方剂是

A.黄连解毒汤
B.普济消毒饮
C.逍遥散
D.仙方活命饮
E.清胃散

【答案】D

3.患者疮疡肿毒初起,红肿焮痛,身热凛寒,苔白,脉数有力。宜选用的方剂是

A.仙方活命饮
B.五味消毒饮
C.黄连解毒汤
D.四妙勇安汤
E.透脓散

【答案】A

【解析】仙方活命饮的主治证候:阳证痈疡肿毒初起。红肿焮痛,或身热凛寒,苔薄白或黄,脉数有力。

4.普济消毒饮中配用升麻、柴胡的目的是

A.疏散风热,引药上行
B.疏肝解郁
C.清肝胆实火
D.升举清阳
E.透疹解毒

【答案】A

5.普济消毒饮具有疏风散邪,清热解毒之功,主治的证候是

A.阳明气分热盛
B.邪热传营
C.一切实热火毒,三焦热盛之证
D.瘟疫热毒,充斥内外,气血两燔
E.大头瘟

【答案】E

6.凉膈散的组成中含有

A.小承气汤
B.大承气汤
C.调胃承气汤
D.泻心汤
E.增液汤

【答案】C

7.凉膈散的君药是

A.大黄
B.芒硝
C.山栀
D.黄芩
E.连翘

【答案】E

8.下列哪项的药物组成含有白芷

A.黄连解毒汤
B.普济消毒饮
C.仙方活命饮
D.凉膈散
E.龙胆泻肝汤

【答案】C

9.凉膈散中用量最重的药物是

A.大黄
B.芒硝
C.山栀
D.黄芩
E.连翘

【答案】E

10.凉隔散中配用黄芩的目的是

A.清肺热
B.清热燥湿
C.清胸膈郁热
D.清少阳经热
E.清中焦之热

【答案】C

【解析】凉膈散的配伍意义:黄芩清胸膈郁热;山栀子通泻三焦,引火下行。

11.能体现“以泻代清”用意的方剂是

A.普济消毒饮
B.黄连解毒汤
C.凉膈散
D.导赤散
E.龙胆泻肝汤

【答案】C

12.组成药物中含有连翘的方剂是

A.温胆汤

B.清骨散

C.温脾汤

D.清胃散

E.凉膈散

【答案】E

13.下列方剂组成药物中,不含有栀子的是

A.茵陈蒿汤

B.八正散

C.凉膈散

D.龙胆泻肝汤

E.仙方活命饮

【答案】E

(14~15题共用备选答案)

A.气分热盛证

B.热入营分证

C.热入血分证

D.三焦火毒证

E.上中二焦热盛证

14.凉膈散的主治证候是

【答案】E

15.黄连解毒汤的主治证候是

【答案】D

第五节　清脏腑热

1.清胃散的功用是

A.消胃滋阴

B.清胃安中

C.清胃解毒

D.清胃止呕

E.清胃凉血

【答案】E

【解析】清胃散的功用:清胃凉血。

2.泻白散的功用是

A.清肺化痰,平喘止咳

B.清肺泻热,平喘止咳

C.清热解毒,泻肺止咳

D.宣肺化痰,止咳平喘

E.降肺化痰,止咳定端

【答案】B

3.龙胆泻肝汤与蒿芩清胆汤中均含有的药物是

A.半夏

B.木通

C.黄芩

D.栀子

E.泽泻

【答案】C

4.龙胆泻肝汤药物组成中不含有的药物是

A.半夏

B.木通

C.黄芩

D.栀子

E.泽泻

【答案】A

5.治疗心经与小肠有热之证的方剂是

A.导赤散

B.黄连解毒汤

C.泻白散

D.朱砂安神丸

E.左金丸

【答案】A

6.泻白散主治证候

A.外寒里饮证

B.肺热喘咳证

C.风邪犯肺证

D.温病初起

E.外感风邪、邪热壅肺

【答案】B

7.白头翁汤主治证候

A.湿热痢

B.寒湿痢

C.阴虚痢

D.热毒痢

E.噤口痢

【答案】D

【解析】白头翁汤的主治证候：热毒痢疾。腹痛，里急后重，肛门灼热，泻下脓血，赤多白少，渴欲饮水，舌红苔黄，脉弦数。

8.组成药物中含有官桂的方剂是

A.乌梅丸

B.桂枝汤

C.猪苓汤

D.麻黄汤

E.芍药汤

【答案】E

【解析】芍药汤的组成药物：芍药、当归、黄连、黄芩、槟榔、木香、甘草、大黄、官桂。

9.组成药物中含有牛膝的方剂是

A.芍药汤

B.龙胆泻肝汤

C.清营汤

D.导赤散

E.玉女煎

【答案】E

10.具有清热燥湿，调气和血功用的方剂是

A.犀角地黄汤

B.芍药汤

C.白头翁汤

D.当归补血汤

E.八珍汤

【答案】B

【解析】芍药汤的功用：清热燥湿，调和气血。

11.体现"行血则便脓自愈，调气则后重自除"用意的方剂是

A.白头翁汤

B.芍药汤

C.黄连解毒汤

D.小蓟饮子

E.十灰散

【答案】B

12.芍药汤与白头翁汤的组成中均含有的药物是

A.黄芩

B.黄连

C.黄柏

D.大黄

E.秦皮

【答案】B

13.气喘咳嗽，皮肤蒸热，日晡尤甚，舌红苔黄，脉细数，治疗应首选的方剂是

A.桑菊饮

B.泻白散

C.桑杏汤

D.清燥救肺汤

E.百合固金汤

【答案】B

14.泻白散中含有的药物是

A.青皮

B.地骨皮

C.牡丹皮

D.橘皮

E.梨皮

【答案】B

15.玉女煎主治证候的病机要点是

A.血燥气郁

B.脾胃伏火

C.胃有积热

D.阴虚胃热

E.肝胃不和

【答案】D

【解析】玉女煎主治证的病机为"少阴不足，阳明有余"，即胃热与阴虚俱在。

16.组成药物中不含黄连的方剂是

A.枳实导滞丸

B.普济消毒饮

C.龙胆泻肝汤

D.芍药汤

E.清营汤

【答案】C

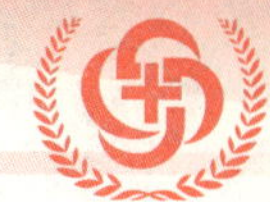

（17~18 题共用备选答案）

A.玉女煎

B.导赤散

C.六一散

D.黄连解毒汤

E.竹叶石膏汤

17.心胸烦热，口渴面赤，口舌生疮者，治疗应选用的方剂是

【答案】B

18.小便短赤，溲时热涩刺痛者，治疗应选用的方剂是

【答案】B

第六节　清虚热

1.青蒿鳖甲汤主治证候的热型是

A.骨蒸潮热

B.夜热早凉

C.日晡潮热

D.身热夜甚

E.皮肤蒸热

【答案】B

2.下列除哪项外均是当归六黄汤的组成

A.生地黄

B.熟地黄

C.黄柏

D.黄芪

E.黄精

【答案】E

3.患者，女，50 岁。发热盗汗，面赤心烦，口干唇燥，便结溲黄，舌红，脉数。治疗应首选的方剂是

A.大补阴丸

B.六味地黄丸

C.当归六黄汤

D.清骨散

E.牡蛎散

【答案】C

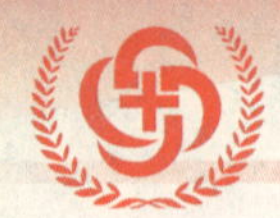

第六章　祛暑剂

第一节　概述

（略）

第二节　祛暑解表

1.香薷散的功用是
A.散寒解表，化湿和中
B.解表散寒，理气和中
C.祛暑解表，化湿和中
D.祛湿化浊，理气宽中
E.祛暑解表，清热化湿
【答案】C
【解析】香薷散的功用：祛暑解表，化湿和中。

2.香薷散的组成中含有的药物是
A.藿香
B.泽兰
C.荆芥
D.扁豆
E.桂枝
【答案】D

第三节　祛暑利湿

1.六一散的功用是
A.清暑除烦
B.清暑化湿
C.清暑利湿
D.清暑生津
E.祛暑清热
【答案】C

2.六一散中的甘草、滑石的比例是
A.1∶6
B.1∶5
C.6∶1
D.2∶1
E.1∶3
【答案】A

第四节　祛暑益气

1.功用为清暑益气，养阴生津的方剂是
A.白虎加人参汤
B.清暑益气汤
C.生脉散
D.麦门冬汤
E.养阴清肺汤
【答案】B

2.清暑益气汤的君药物是
A.西洋参
B.石斛
C.麦冬
D.西瓜翠衣和西洋参
E.竹叶
【答案】D

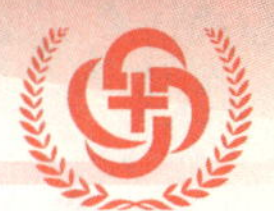

第七章　温里剂

第一节　概述

1.下列关于温里剂说法错误的是

A.具有温里助阳的作用

B.具有散寒通脉的作用

C.治疗里寒证

D.多由辛温燥热之品组成

E.可用于外感风寒表证

【答案】E

2.下列各项除哪项外均为温里剂

A.理中丸

B.补中益气汤

C.四逆汤

D.阳和汤

E.当归四逆汤

【答案】B

第二节　温中祛寒

1.理中丸除温中补虚外，还具有的功用是

A.和中缓急

B.降逆止呕

C.降逆止痛

D.养血通脉

E.补气健脾

【答案】E

2.下列各项，不属于理中丸主治范围的是

A.阳虚失血

B.脾胃虚寒之腹痛

C.中焦虚寒之小儿慢惊风

D.脾胃气陷

E.脾胃虚寒之胸痹

【答案】D

3.不宜使用吴茱萸汤治疗的病证是

A.胃中虚寒，食谷欲呕

B.肝寒上逆，干呕头痛

C.胃脘胀痛，嗳腐吞酸

D.中焦虚寒，膈满脘痛

E.颠顶头痛，畏寒肢凉

【答案】C

【解析】吴茱萸汤的主治证候：肝胃虚寒，浊阴上逆证。食后泛泛欲呕，或呕吐酸水，或干呕，或吐清涎冷沫，胸满脘痛，颠顶头痛，畏寒肢凉，甚则伴手足逆冷，大便泄泻，烦躁不宁，舌淡苔白滑，脉沉弦或迟。

4.小建中汤中配伍芍药的意义是

A.益阴养血，柔肝缓急

B.养阴复脉，柔肝缓急

C.益气养阴，缓急止痛

D.益气养血，复脉定悸

E.养阴补血，活血通脉

【答案】A

【解析】小建中汤所主虚劳里急腹痛之证，虽以中焦阳气虚寒为主，实则五脏俱虚，气血阴阳俱不足。方中配伍芍药益阴养血，意在与饴糖、炙甘草相配，酸甘化阴，柔肝滋脾，和里缓急而止腹痛。其余各项，或涉阴血，或涉缓急止痛，但都与小建中汤主证、病机及方药配伍不尽吻合，故均非正确。

5.既能温中补虚，和里缓急，又可以调和阴阳，柔肝理脾的方剂是

A.理中丸

B.小建中汤

C.逍遥散

D.一贯煎

E.柴胡疏肝散

【答案】B

6.桂枝汤、小建中汤、当归四逆汤中相同的药物是

A.桂枝、芍药、甘草、生姜

B.桂枝、芍药、甘草、大枣

C.桂枝、芍药、生姜、大枣

D.芍药、甘草、生姜、大枣

E.桂枝、甘草、生姜、大枣

【答案】B

7.下列哪项不是小建中汤的组成药物

A.芍药

B.桂枝

C.炙甘草

D.黄芪

E.生姜

【答案】D

【解析】小建中汤的组成药物:芍药、桂枝、炙甘草、生姜、大枣、胶饴。

8.吴茱萸汤中吴茱萸的作用是

A.温胃暖肝,降逆止呕

B.温中补虚,和胃止呕

C.疏肝解郁,和胃止呕

D.温肾暖肝,降逆止呕

E.温中补虚,疏肝解郁

【答案】A

9.患者脘腹绵绵作痛,喜温喜按,呕吐便溏,脘痞食少,畏寒肢冷,口不渴,舌淡苔白润,脉沉细。治宜选用的方剂是

A.小建中汤

B.吴茱萸汤

C.参苓白术散

D.补中益气汤

E.理中丸

【答案】E

【解析】理中丸的主治证候:脾胃虚寒证。脘腹绵绵作痛,喜温喜按,呕吐,大便稀溏,脘痞食少,畏寒肢冷,口不渴,舌淡苔白润,脉沉细或沉迟无力。

10.患者,男,58岁。食后泛泛欲呕,胸满脘痛,颠顶头痛,畏寒肢凉,伴手足逆冷,大便泄泻,烦躁不宁,舌淡苔白,脉沉弦。治疗应选用的方剂是

A.大建中汤

B.小建中汤

C.厚朴温中汤

D.吴茱萸汤

E.理中丸

【答案】D

(11~12题共用备选答案)

A.温中补虚,理气健脾

B.温中补虚,和里缓急

C.温中补虚,降逆止痛

D.温中补虚,降逆止呕

E.温中补虚,散寒止痛

11.大建中汤的功用是

【答案】C

12.吴茱萸汤的功用是

【答案】D

第三节　回阳救逆

1.四逆汤的组成药物

A.人参、干姜、炙甘草

B.人参、生附子、炙甘草

C.人参、肉桂、炙甘草

D.生附子、干姜、炙甘草

E.生附子、肉桂、炙甘草

【答案】D

【解析】四逆汤的组成药物:生附子、干姜、炙甘草。

2.治疗心肾阳虚寒厥证的代表方剂是

A.四逆汤

B.四逆散

C.真武汤
D.当归四逆汤
E.理中丸
【答案】A

第四节　温经散寒

1.当归四逆汤的组成中含有的药物是
A.当归、通草
B.当归、红花
C.川芎、熟地
D.熟地、桂枝
E.桂枝、川芎
【答案】A
【解析】当归四逆汤的组成药物：当归、桂枝、芍药、细辛、炙甘草、通草、大枣。

2.下列方剂组成药物中，不含有附子的方剂是
A.实脾散
B.真武汤
C.乌梅丸
D.温脾汤
E.阳和汤
【答案】E

3.主治阴疽的方剂是
A.大黄牡丹汤
B.苇茎汤
C.阳和汤
D.半夏厚朴汤
E.仙方活命饮
【答案】C

第八章 表里双解剂

第一节 概述

（略）

第二节 解表清里

1.葛根黄芩黄连汤的功用是

A.清热燥湿，调气和血

B.清胃凉血

C.解表清里

D.解表化湿，理气和中

E.宣畅气机，清利湿热

【答案】C

2.葛根黄芩黄连汤的主治证候不包括

A.身热下利

B.胸脘烦热

C.口干作渴，喘而汗出

D.舌红苔黄，脉数或促

E.往来寒热

【答案】E

【解析】葛根黄芩黄连汤的主治证候：协热下利。身热下利，胸脘烦热，口干作渴，喘而汗出，舌红苔黄，脉数或促。

第三节 解表攻里

1.大柴胡汤主治的病证

A.风热壅盛，表里俱实

B.外感表邪，化热入里

C.少阳病

D.少阳阳明合病

E.肝脾不和证

【答案】D

【解析】大柴胡汤的主治证候：少阳阳明合病。往来寒热，胸胁苦满，呕不止，郁郁微烦，心下满痛或心下痞硬，大便不解，舌苔黄，脉弦数有力。

2.下列除哪项外，均是防风通圣散主治病证的临床表现

A.憎寒壮热

B.头目眩晕

C.目赤睛痛

D.大便秘结

E.郁郁微烦

【答案】E

【解析】防风通圣散的主治证候：风热壅盛，表里俱实证。憎寒壮热，头目眩晕，目赤睛痛，口苦口干，咽喉不利，胸膈痞闷，咳呕喘满，涕唾黏稠，大便秘结，小便赤涩，舌苔黄腻，脉数有力。亦可用治疮疡肿毒，肠风痔漏，丹斑瘾疹等。

3.防风通圣散的功用是

A 解表散寒，清理消积

B.解肌散邪，清热止利

C.疏风清热、宣肺止咳

D.辛凉疏表，清肺平喘

E.疏风解表，泻热通便

【答案】E

4.大柴胡汤重用生姜，是由于症见

A.郁郁微烦

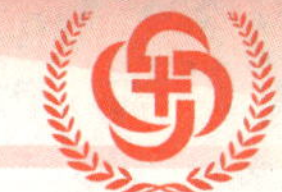

B.呕不止

C.心下痞鞕

D.往来寒热

E.胸胁苦满

【答案】B

【解析】大柴胡汤重用生姜，合半夏，以缓解呕不止的临床症状。

（5~6 题共用备选答案）

A.内泻热结

B.活血祛瘀

C.和解清热

D.泻火除湿

E.缓急止痛

5.大柴胡汤中配伍大黄的主要意义是

【答案】A

6.大柴胡汤中配伍芍药的主要意义是

【答案】E

第九章　补益剂

第一节　概述

1.下列关于补益剂说法不正确的是

A.具有补养人体气血阴阳的作用

B.主治各种虚证

C.以补益药为主组成

D.不需辨别虚实真假

E.对虚证不受补的患者,应先调理脾胃

【答案】D

2.补益剂的应用注意事项包括

A.辨清病证的虚实真假

B.注意脾胃功能。补益药性多滋腻,容易壅中滞气,故在补益剂中适当配伍理气醒脾之品,以资运化,使之补而不滞

C.补益剂用药,多味厚滋腻之品,煎药时宜文火久煎,以使药力尽出

D.补益剂多以空腹或饭前服用为佳,有利于药物的吸收

E.以上都是

【答案】E

第二节　补气

1.具有益气生津、敛阴止汗功用的方剂是

A.生脉散

B.清暑益气汤

C.六一散

D.竹叶石膏汤

E.白虎汤

【答案】A

【解析】生脉散的功用:益气生津,敛阴止汗。

2.参苓白术散的主治病证

A.阳虚水泛证

B.脾胃气虚证

C.脾虚湿盛证

D.肺肾气虚证

E.寒湿困脾证

【答案】C

【解析】参苓白术散的主治证候:脾虚湿盛证。饮食不化,胸脘痞闷,肠鸣泄泻,四肢乏力,形体消瘦,面色萎黄,舌淡苔白腻,脉虚缓。

3.参苓白术散中除人参、茯苓、白术、甘草和桔梗外,尚有的药物是

A.黄芪、当归、陈皮、升麻、柴胡

B.莲子肉、薏苡仁、砂仁、白扁豆、山药

C.黄芪、当归、陈皮、白扁豆、山药

D.莲子肉、薏苡仁、砂仁、当归、陈皮

E.黄芪、当归、砂仁、白扁豆、山药

【答案】B

4.参苓白术散中具有芳香醒脾之功的药物是

A.桔梗

B.砂仁

C.木香

D.佩兰

E.厚朴

【答案】B

5.升麻、柴胡在补中益气汤中的配伍意义是

A.升举下陷清阳

B.解表和胃

C.解表和营

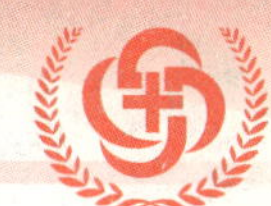

D.疏肝解郁

E.调和肝脾

【答案】A

【解析】补中益气汤的配伍意义：轻清升散，协助诸益气药以升提下陷之中气。

6.补中益气汤中用量最大的药物是

A.人参

B.升麻

C.甘草

D.黄芪

E.白术

【答案】D

7.下列除哪项外，均是补中益气汤主治病证中的临床表现

A.胸脘闷胀

B.发热汗出

C.渴喜热饮

D.体倦肢软

E.脉洪而虚

【答案】A

8.四君子汤证的病机是

A.脾肾阳虚，水湿内停

B.脾胃虚弱，湿自内生

C.脾胃气虚，运化乏力

D.脾胃气虚，饮食停滞

E.脾胃虚弱，中气下陷

【答案】C

9.何方中配伍桔梗引经入肺

A.补中益气汤

B.参苓白术散

C.归脾汤

D.炙甘草汤

E.银翘散

【答案】B

10.玉屏风散的主治病证是

A.表虚自汗证

B.气阴两虚证

C.心脾两虚证

D.脾虚气陷证

E.脾虚夹湿证

【答案】A

【解析】玉屏风散的主治证候：表虚自汗。汗出恶风，面色萎白，舌淡苔薄白，脉浮虚。亦治虚人腠理不固，易感风邪。

11.玉屏风散的功用有

A.固表

B.涩肠

C.止遗

D.固冲

E.补肾

【答案】A

12.患者，男，60岁。呛咳少痰，气短自汗，口干舌燥，苔薄少津，脉虚数，证属久咳肺虚，气阴两伤。治疗应首选的方剂是

A.天王补心丹

B.四物汤

C.酸枣仁汤

D.生脉散

E.朱砂安神丸

【答案】D

13.下列各项，不属于补中益气汤组成的药物是

A.黄芪

B.当归

C.柴胡

D.白术

E.茯苓

【答案】E

第三节　补血

1.当归补血汤主治证候中可见的临床表现是

A.寒热往来

B.夜热早凉

C.身热不扬

D.憎寒壮热

E.肌热面赤

【答案】E

【解析】当归补血汤的主治证候：血虚阳浮发热证。肌热面红，烦渴欲饮，脉洪大而虚，重按无力；亦治妇人经期、产后血虚发热头痛；或疮疡溃后，久不愈合者。

2.当归补血汤中黄芪和当归用量比例是

A.2∶1

B.3∶1

C.4∶1

D.5∶1

E.6∶1

【答案】D

3.归脾汤中包含的基础方是

A.生脉散

B.四物汤

C.酸枣仁汤

D.当归补血汤

E.增液汤

【答案】D

4.归脾汤除益气健脾、补血外，还具有的功用是

A.养心

B.渗湿

C.温胃

D.益阴

E.温阳

【答案】A

5.患者，女，38岁。月经来潮，量多、色淡，肌热面赤，烦渴欲饮，脉洪大而虚。治疗应选用的方剂是

A.归脾汤

B.四物汤

C.当归补血汤

D.温经汤

E.黄土汤

【答案】C

（6~7题共用备选答案）

A.四物汤

B.归脾汤

C.炙甘草汤

D.补中益气汤

E.当归补血汤

6.以"补血而不滞血，行血而不伤血"为配伍特点的方剂是

【答案】A

7.以"心脾同治，重在补脾"为配伍特点的方剂是

【答案】B

第四节　气血双补

1.炙甘草汤的组成中含有的药物是

A.阿胶、麦冬、麻仁

B.桃仁、干姜、当归

C.阿胶、麦冬、白芍

D.黄芪、天冬、薏苡仁

E.熟地、当归、白芍

【答案】A

2.具有益气滋阴，通阳复脉功用的方剂是

A.生脉散

B.炙甘草汤

C.补中益气汤

D.归脾汤

E.天王补心丹

【答案】B

3.炙甘草汤中桂枝、生姜并用的意义主要是

A.温阳化气

B.解表散寒

C.温中祛寒

D.通阳复脉

E.温中通阳

【答案】D

【解析】炙甘草汤的配伍意义：桂枝、生

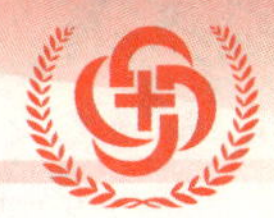

姜辛行温通,温心阳,通血脉,使气血流畅以助脉气续接,并防诸厚味滋补之品滋腻太过。

4.患者面色萎黄,头晕眼花,四肢倦怠,气短少言,心悸不安,食欲减退,舌淡苔白,脉细弱。治疗应首选的方剂是

A.四物汤

B.归脾汤

C.当归补血汤

D.四君子汤

E.八珍汤

【答案】E

【解析】八珍汤的主治证候:气血两虚证。面色苍白或萎黄,头晕目眩,四肢倦怠,气短懒言,心悸怔忡,饮食减少,舌淡苔薄白,脉细弱或虚大无力。

5.患者,男,20岁。心悸不安,体弱气短,虚烦眠差,咽干口燥,舌淡少苔,脉结代。治疗应选用的方剂是

A.天王补心丹

B.炙甘草汤

C.归脾汤

D.生脉散

E.朱砂安神丸

【答案】B

第五节　补阴

1.一贯煎的功用是

A.补气养阴

B.补肾益阴

C.滋阴降火

D.补气生津

E.滋阴疏肝

【答案】E

【解析】一贯煎的功用:滋阴疏肝。

2.属于六味地黄丸中"三补"的药物是

A.熟地、山萸肉、丹皮

B.熟地、山药、泽泻

C.熟地、山萸肉、山药

D.茯苓、泽泻、丹皮

E.山药、山萸肉、丹皮

【答案】C

3.体现"壮水之主以制阳光"治疗用意的方剂是

A.六味地黄丸

B.左归丸

C.杞菊地黄丸

D.一贯煎

E.炙甘草汤

【答案】A

【解析】六味地黄丸的配伍意义:体现"壮水之主,以制阳光"的配伍思想。

4.百合固金汤的主治病证是

A.肝肾两虚,虚火上炎证

B.肺肾阴虚,虚火上炎证

C.心肾阴虚,虚火上炎证

D.肺胃阴虚,虚火上炎证

E.心肺阴虚,虚火上炎证

【答案】B

【解析】百合固金汤的主治证候:肺肾阴亏,虚火上炎证。咳嗽气喘,痰中带血,咽喉燥痛,头晕目眩,午后潮热,舌红少苔,脉细数。

5.大补阴丸中既能填精补阴,又能制约黄柏苦燥的药物是

A.熟地黄

B.龟板

C.知母

D.猪脊髓

E.山萸肉

【答案】D

6.下列各项,不属于六味地黄丸主治证临床表现的是

A.腰膝酸软,盗汗遗精

B.小便不利或反多

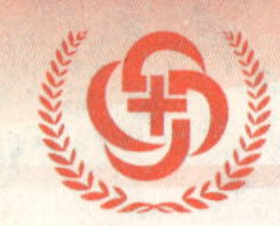

C.骨蒸潮热,手足心热
D.耳鸣耳聋,头晕目眩
E.舌红少苔,脉沉细数
【答案】B

7.大补阴丸的组成中含有的药物是
A.黄精
B.黄芩
C.黄连
D.黄柏
E.黄芪
【答案】D

8.左归丸在补阴之品中配伍补阳药的意义是
A.培本清源
B.温补元阳
C.阴中求阳
D.阳中求阴
E.壮水济火
【答案】D

9.治疗肝肾阴虚,肝气郁滞证的方剂是
A.暖肝煎
B.逍遥散
C.六味地黄丸
D.四逆散
E.一贯煎
【答案】E

第六节　补阳

1.肾气丸中配伍少量桂枝、附子的主要用意是
A.温肾暖脾,以助阳气
B.温肾助阳,散寒通脉
C.温补肾阳,少火生气
D.温补脾阳,化气行水
E.补阳益精,温肾纳气
【答案】C

2.右归丸的功用是
A.温补肾阳,滋肾填精
B.温补肾阳,填精益髓
C.补益肝肾
D.补肾填精,健脾和胃
E.滋阴补肾
【答案】B

3.患者,女,46岁。口渴,小便频数,下半身常有冷感,腰痛脚软,舌淡胖苔薄白,脉沉弦。治疗应选用的方剂是
A.清燥救肺汤
B.麦门冬汤
C.玉液汤
D.肾气丸
E.左归丸
【答案】D

第七节　阴阳双补

1.下列哪项不是地黄饮子的组成药物
A.熟地
B.巴戟天
C.黄芪
D.附子
E.远志
【答案】C

2.下列哪项不是地黄饮子所治喑痱证的临床表现
A.舌强不能言
B.足废不能用
C.口干不欲饮
D.脉沉细弱
E.高热不退
【答案】E
【解析】地黄饮子的主治证候:下元虚衰,痰浊上泛之喑痱证。舌强不能言,足废不能用,口干不欲饮,足冷面赤,脉沉细弱。

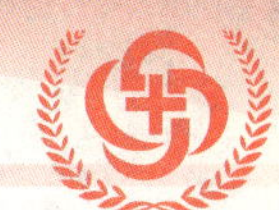

第十章　固涩剂

第一节　概述

（略）

第二节　固表止汗

1.玉屏风散与牡蛎散相同的功用是

A.固表

B.涩肠

C.止遗

D.固冲

E.补肾

【答案】A

2.患者身常汗出，夜卧尤甚，久而不止心悸惊惕，短气烦倦。治疗应首选的方剂是

A.牡蛎散

B.归脾汤

C.补中益气汤

D.四物汤

E.黄土汤

【答案】A

第三节　敛肺止咳

1.九仙散的组成药物中含有

A.乌药、生枳壳

B.知母、密蒙花

C.人参、桑白皮

D.山药、五倍子

E.诃子、炙黄芪

【答案】C

2.九仙散的主治证候

A.久咳肺虚证

B.上实下虚喘咳证

C.风寒外束，痰热内蕴证

D.肝经气滞寒凝证

E.肝气郁滞证

【答案】A

【解析】九仙散主治久咳肺虚证；苏子降气汤主治上实下虚喘咳证；定喘汤主治风寒外束，痰热内蕴证；天台乌药散主治肝经气滞寒凝证；柴胡疏肝散主治肝气郁滞证。

第四节　涩肠固脱

1.真人养脏汤的组成药物中不含有

A.人参、甘草

B.当归、白术

C.木香、诃子

D.阿胶、桔梗

E.罂粟壳

【答案】D

【解析】真人养脏汤的组成药物：诃子、罂粟壳、人参、白术、炙甘草、木香、当归、白芍药、肉豆蔻、肉桂。

2.肉桂在真人养脏汤中的作用是

A.温肾暖脾

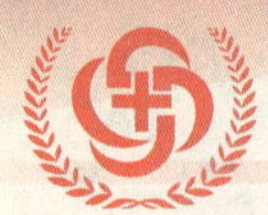

B.温肾纳气

C.温通经脉

D.温阳化气

E.温经散寒

【答案】A

3.四神丸与真人养脏汤的组成药物中均含有的药物是

A.诃子

B.肉桂

C.补骨脂

D.人参

E.肉豆蔻

【答案】E

4.患者症见泄泻,多在黎明之前,腹部作痛,肠鸣即泻,泻后则安,不思饮食,食不消化,形寒肢冷,腰膝酸软,舌淡苔白,脉沉迟无力。治疗应首选的方剂是

A.四神丸

B.参苓白术散

C.桃花汤

D.真人养脏汤

E.金匮肾气丸

【答案】A

第五节 涩精止遗

1.桑螵蛸散的功用是

A.调补心肾,涩精止遗

B.温补心肾,填精止遗

C.补益心脾,涩精止遗

D.补肾涩精

E.补心涩精

【答案】A

2.桑螵蛸散服用方法

A.白酒

B.荆芥汤

C.米汤

D.人参汤

E.以上都不是

【答案】D

第六节 固崩止带

1.主治肾虚湿热带下的首选方剂是

A.二妙散

B.易黄汤

C.完带汤

D.参苓白术散

E.龙胆泻肝汤

【答案】B

2.固冲汤除固冲摄血外,还具有的功用是

A.补肾涩精

B.补气健脾

C.补气生血

D.温补脾肾

E.温经止痛

【答案】B

3.血崩或月经过多,色淡质稀,心悸气短,腰膝酸软,舌质淡,舌苔薄白,脉微弱。治疗应首选的方剂是

A.桂枝汤

B.牡蛎散

C.固冲汤

D.当归六黄汤

E.补中益气汤

【答案】C

【解析】固冲汤的主治证候:脾肾亏虚,冲脉不固证。猝然血崩或月经过多,或漏下不止,色淡质稀,头晕肢冷,心悸气短,神疲乏力,腰膝酸软,舌淡,脉微弱。

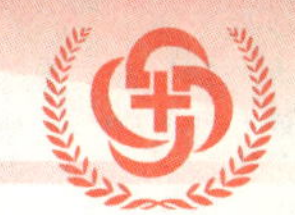

第十一章　安神剂

第一节　概述

（略）

第二节　重镇安神

1.朱砂安神丸的组成药物中不含有的药物是

A.朱砂

B.黄连

C.茯神

D.当归

E.生地黄

【答案】C

【解析】朱砂安神丸的组成药物：朱砂、黄连、生地黄、当归、炙甘草。

2.朱砂安神丸组成中含有的药物是

A.栀子

B.黄连

C.石膏

D.竹叶

E.知母

【答案】B

3.朱砂安神丸中泻火除烦的药物是

A.栀子

B.黄连

C.石膏

D.竹叶

E.知母

【答案】B

4.患者症见因失恋后心神烦乱，失眠多梦，怔忡惊悸，舌红脉细而数。治疗应首选的方剂是

A.朱砂安神丸

B.导赤散

C.归脾汤

D.天王补心丹

E.酸枣仁汤

【答案】A

第三节　滋养安神

1.对天王补心丹的组成药物“三参”描述正确的是

A.人参、玄参、丹参

B.党参、元参、沙参

C.洋参、丹参、党参

D.人参、洋参、玄参

E.太子参、沙参、玄参

【答案】A

2.天王补心丹主治证候中可见

A.高热

B.烦躁

C.虚烦

D.便溏

E.口渴

【答案】C

【解析】天王补心丹的主治证候：阴虚血少，神志不安证。心悸怔忡，虚烦失眠，神疲健忘，或梦遗，手足心热，口舌生疮，大便干

结，舌红少苔，脉细数。

3.酸枣仁汤中养肝血、安心神的药物是

A.知母

B.川芎

C.茯苓

D.甘草

E.酸枣仁

【答案】E

4.酸枣仁汤中用于宁心安神的药物是

A.远志

B.茯苓

C.琥珀

D.石菖蒲

E.茯神木

【答案】B

5.天王补心丹与朱砂安神丸组成中均含有的药物有

A.酸枣仁

B.炙甘草

C.玄参

D.黄连

E.生地黄

【答案】D

6.天王补心丹中敛心气而安神的药物是

A.丹参、五味子

B.茯苓、五味子

C.远志、五味子

D.人参、五味子

E.酸枣仁、五味子

【答案】E

7.酸枣仁汤组成中含有的药物

A.龙眼肉、远志

B.川芎、柏子仁

C.茯苓、朱砂

D.知母、川芎

E.甘草、石菖蒲

【答案】D

8.症见心悸怔忡，虚烦失眠，神疲健忘，手足心热，口舌生疮，大便干结，舌红少苔，脉细数。治宜选用的方剂是

A.酸枣仁汤

B.朱砂安神丸

C.温胆汤

D.归脾汤

E.天王补心丹

【答案】E

9.患者盗汗心悸，头目眩晕，虚烦不眠，咽干口燥，脉弦而细。治疗应首选的方剂是

A.牡蛎散

B.四物汤

C.归脾汤

D.酸枣仁汤

E.天王补心丹

【答案】D

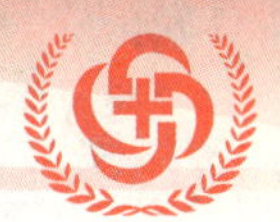

第十二章　开窍剂

第一节　概述

（略）

第二节　凉开

1.安宫牛黄丸的功用是
A.清热解毒,开窍醒神
B.清热泻火,开窍安神
C.清心解毒,开窍安神
D.清热开窍,息风止痉
E.以上都不是
【答案】A

2.具有清热开窍,息风止痉功用的方剂是
A.安宫牛黄丸
B.紫雪
C.至宝丹
D.苏合香丸
E.羚角钩藤汤
【答案】B
【解析】紫雪的功用:清热开窍,息风止痉。

3.具有化浊开窍,清热解毒功用的方剂是
A.安宫牛黄丸
B.紫雪散
C.至宝丹
D.苏合香丸
E.羚角钩藤汤
【答案】C

4.下列哪项不属于安宫牛黄丸的辨证要点
A.高热烦躁
B.神昏谵语
C.斑疹吐衄
D.舌红或绛
E.脉数
【答案】C
【解析】安宫牛黄丸的主治证候:邪热内陷心包证。高热烦躁,神昏谵语,舌謇肢厥,舌红或绛,脉数有力。亦治中风昏迷,小儿惊厥属邪热内闭者。

第三节　温开

1.苏合香丸的主治病证是
A.胸痹属中焦虚寒者
B.寒闭证
C.热闭证
D.痰热内闭心包证
E.暑秽
【答案】B
【解析】苏合香丸的主治证候:寒闭证。突然昏倒,牙关紧闭,不省人事,苔白,脉迟。亦治寒凝气滞,心腹卒痛,及痰厥等。

2.下列各项,不属于苏合香丸主治证候的是
A.心腹卒痛
B.高热烦躁
C.牙关紧闭
D.苔白
E.脉迟
【答案】B

第十三章 理气剂

第一节 概述

（略）

第二节 行气

1.越鞠丸中行气解郁，以治气郁的主要药物是

A.川芎

B.苍术

C.香附

D.栀子

E.神曲

【答案】C

2.主治梅核气的常用方剂是

A.苏子降气汤

B.枳实薤白桂枝汤

C.越鞠丸

D.半夏厚朴汤

E.旋覆代赭汤

【答案】D

3.越鞠丸所治的"六郁"证不包括

A.湿郁

B.火郁

C.寒郁

D.痰郁

E.食郁

【答案】C

【解析】越鞠丸的主治证候：（气、血、痰、火、湿、食）六郁证。胸膈痞闷，脘腹胀痛，嗳腐吞酸，恶心呕吐，饮食不消。

4.天台乌药散的主治不包括

A.肝经气滞寒凝证

B.小肠疝气

C.少腹控引睾丸而痛

D.少腹疼痛

E.脘腹胀满或疼痛

【答案】E

【解析】天台乌药散的主治证候：肝经气滞寒凝证。小肠疝气，少腹控引睾丸而痛，偏坠肿胀，或少腹疼痛，苔白，脉弦。

（5~6题共用备选答案）

A.寒湿气滞证

B.小肠疝气

C.胸痹

D.肝气郁滞证

E.郁证

5.柴胡疏肝散的适应证

【答案】D

6.瓜蒌薤白白酒汤的适应证

【答案】C

（7~8题共用备选答案）

A.越鞠丸

B.半夏厚朴汤

C.厚朴温中汤

D.旋覆代赭汤

E.天台乌药散

7.具有行气解郁清热功用的方剂是

【答案】A

8.具有暖肝行气止痛功用的方剂是

【答案】E

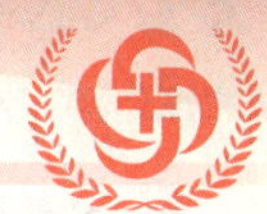

第三节　降气

1.旋覆代赭汤中用量最重的药物是
A.旋覆花
B.代赭石
C.甘草
D.半夏
E.生姜
【答案】E
【解析】旋覆代赭汤的配伍意义：旋覆花、代赭石用量比例为 3∶1；生姜用量最重为五两。

2.具有降逆化痰，益气和胃功用的方剂是
A.苏子降气汤
B.半夏泻心汤
C.旋覆代赭汤
D.二陈汤
E.小青龙汤
【答案】C
【解析】旋覆代赭汤的功用：降逆化痰，益气和胃。

3.苏子降气汤中配伍当归和肉桂的意义是
A.温肾纳气
B.养血补肝
C.温补下虚
D.祛痰止咳
E.温肾祛寒
【答案】C

4.白果在定喘汤中的作用是
A.散寒平喘
B.敛肺定喘
C.清泻肺热
D.止咳化痰
E.降气平喘
【答案】B

5.旋覆花、代赭石在旋覆代赭汤中的配伍意义是
A.温胃化痰止呕
B.平冲降逆止呕
C.祛痰降逆和胃
D.镇冲逆除噫气
E.化痰消食和胃
【答案】D

6.定喘汤组成中含有的药物是
A.苏叶、半夏、杏仁
B.苏子、半夏、甘草
C.苏叶、半夏、生姜
D.苏子、厚朴、杏仁
E.苏子、前胡、半夏
【答案】B

第十四章　理血剂

第一节　概述

（略）

第二节　活血祛瘀

1.组成药物中含有炮姜、川芎的方剂是
A.生化汤
B.温经汤
C.血府逐瘀汤
D.通窍活血汤
E.身痛逐瘀汤
【答案】A

2.补阳还五汤中重用黄芪的意义是
A.益气升阳
B.大补脾肺之气，以资生血之源
C.益气固表
D.大补脾胃之气，使气旺以促血行
E.益气托毒外出
【答案】D
【解析】补阳还五汤的配伍意义：生黄芪大补脾胃之气以资化源，意在气旺则血行，瘀去则络通。

3.生化汤药物组成中用量最大的药物是
A.当归
B.川芎
C.桃仁
D.赤芍
E.甘草
【答案】A

4.下列哪项是温经汤的组成药物
A.干姜、吴茱萸
B.人参、肉桂
C.川芎、丹参
D.半夏、陈皮
E.当归、芍药
【答案】E

5.下列哪项是补阳还五汤主治证候的临床表现
A.小便不利
B.小便频数
C.大便秘结
D.大便溏薄
E.二便不利
【答案】B

6.具有逐瘀泻热功用的方剂是
A.复元活血汤
B.血府逐瘀汤
C.生化汤
D.补阳还五汤
E.桃核承气汤
【答案】E
【解析】桃核承气汤的功用：逐瘀泄热。

7.下列药物组成中，含有地龙的方剂是
A.血府逐瘀汤
B.补阳还五汤
C.桃核承气汤
D.温经汤
E.复元活血汤
【答案】B

8.温经汤的组成不含有下列哪组药物
A.人参、桂枝、甘草
B.阿胶、麦冬、生姜
C.当归、川芎、芍药

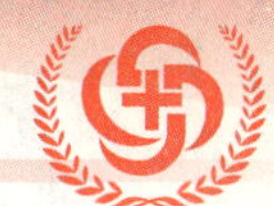

D.半夏、吴茱萸、牡丹皮

E.熟地黄、桃仁、红花

【答案】E

9.组成药物中含有桂枝、吴茱萸的方剂是

A.生化汤

B.温经汤

C.血府逐瘀汤

D.复元活血汤

E.补阳还五汤

【答案】B

(10~11 题共用备选答案)

A.冲任虚寒,瘀血阻滞证

B.痰阻胞宫证

C.产后血虚寒凝,瘀血阻滞证

D.气滞血瘀证

E.寒凝气滞、脉络痹阻证

10.温经汤的主治证候是

【答案】A

11.生化汤的主治证候是

【答案】C

(12~13 题共用备选答案)

A.川芎、赤芍、当归、桃仁、红花、柴胡

B.川芎、赤芍、当归尾、桃仁、红花、黄芪

C.川芎、赤芍、当归、桃仁、红花、穿山甲

D.川芎、赤芍、当归、桃仁、红花、瓜蒌根

E.川芎、赤芍、当归、桃仁、红花、大黄

12.血府逐瘀汤的组成中含有的药物是

【答案】A

13.补阳还五汤的组成中含有的药物是

【答案】B

(14~15 题共用备选答案)

A.温经汤

B.血府逐瘀汤

C.复元活血汤

D.补阳还五汤

E.桃核承气汤

14.主治胸中瘀血证的方剂是

【答案】B

15.主治冲任虚寒,瘀血阻滞证的方剂是

【答案】A

(16~17 题共用备选答案)

A.温经汤

B.生化汤

C.失笑散

D.补阳还五汤

E.桂枝茯苓丸

16.具有活血祛瘀,散结止痛功用的方剂是

【答案】C

17.具有活血化瘀,消散癥块功用的方剂是

【答案】E

第三节 止血

1.咳血方主治证候的病机是

A.肝火犯肺,灼伤肺络

B.脾阳不足,统血失常

C.阴虚火旺,损伤肺络

D.血热妄行,损伤肺络

E.心脾两虚,气不摄血

【答案】A

2.咳血方与小蓟饮子中均含有的药物是

A.山栀子

B.青黛

C.炙甘草

D.生地黄

E.滑石

【答案】A

3.下列除哪项外,均是槐花散的组成药物

A.槐花

B.柏叶

C.荆芥穗

D.当归

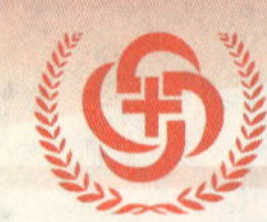

E.枳壳

【答案】D

4.黄土汤的功用是

A.温阳健脾,补气摄血

B.补气养血,收涩止血

C.温阳健脾,益气止血

D.温阳健脾,养血止血

E.温中散寒,养血和血

【答案】D

5.患者咳嗽痰稠带血,咯吐不爽,心烦易怒,胸胁刺痛,颊赤,便秘,舌红苔黄,脉弦数。治疗应首选的方剂是

A.十灰散

B.泻白散

C.咳血方

D.贝母瓜蒌散

E.养阴清肺汤

【答案】C

6.患者症见大便前出血,有时便后出血,大便中带血,血色鲜红或晦暗。治疗应首选的方剂是

A.黄土汤

B.小蓟饮子

C.槐花散

D.十灰散

E.四生丸

【答案】C

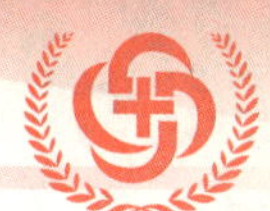

第十五章　治风剂

第一节　概述

（略）

第二节　疏散外风

1.川芎茶调散中偏于治太阳经头痛的药物是

A.防风

B.细辛

C.白芷

D.川芎

E.羌活

【答案】E

2.川芎茶调散中善治阳明经头痛的药物是

A.川芎

B.羌活

C.白芷

D.细辛

E.薄荷

【答案】C

3.消风散的组成中含有的药物是

A.防风、羌活

B.荆芥、白芷

C.防风、细辛

D.白芍、木通

E.知母、石膏

【答案】E

4.牵正散的药物组成是

A.荆芥、防风、附子

B.全蝎、蜈蚣、地龙

C.蜈蚣、天麻、地龙

D.蝉蜕、苍术、牛蒡子

E.白附子、白僵蚕、全蝎

【答案】E

【解析】牵正散的组成药物：白附子、白僵蚕、全蝎、热酒。

5.具有祛风除湿，化痰通络，活血止痛功用的方剂是

A.小活络丹

B.独活寄生汤

C.大秦艽汤

D.牵正散

E.川芎茶调散

【答案】A

6.患者右侧头痛，恶寒发热，目眩鼻塞，舌苔薄白，脉浮。治疗应选用的方剂是

A.天麻钩藤饮

B.九味羌活汤

C.川芎茶调散

D.败毒散

E.防风通圣散

【答案】C

7.患者皮肤疹出色红，遍身斑点，全身瘙痒，抓破后渗出血水，舌苔白而微黄，脉浮数有力。治疗应首选的方剂是

A.清营汤

B.犀角地黄汤

C.防风通圣散

D.甘露消毒丹

E.消风散

【答案】E

8.患者头痛，或偏或正，或巅顶作痛，目

眩鼻塞，或微恶风发热，舌苔薄白，脉浮。治疗宜首选的方剂是

A.桂枝汤

B.麻黄汤

C.天麻钩藤饮

D.九味羌活汤

E.川芎茶调散

【答案】E

第三节　平息内风

1.下列除哪项外，均是羚角钩藤汤的组成药物

A.桑叶、川贝

B.生地、钩藤

C.茯神、白芍

D.甘草、竹茹

E.茯苓、赤芍

【答案】E

2.具有镇肝息风，滋阴潜阳作用的方剂是

A.镇肝息风汤

B.天麻钩藤饮

C.龙胆泻肝汤

D.补阳还五汤

E.羚角钩膝汤

【答案】A

【解析】镇肝息风汤的功用：镇肝息风，滋阴潜阳。

3.具有平肝息风，清热活血，补益肝肾功用的方剂是

A.镇肝息风汤

B.六味地黄丸

C.天麻钩藤饮

D.羚角钩藤汤

E.犀角地黄汤

【答案】C

【解析】天麻钩藤饮的功用：平肝息风，清热活血，补益肝肾。

4.镇肝息风汤的君药是

A.怀牛膝

B.生赭石

C.生龟板

D.生牡蛎

E.白芍

【答案】A

5.大定风珠的功用是

A.滋阴息风

B.平肝息风

C.滋阴潜阳

D.祛风止痉

E.清热息风

【答案】A

【解析】大定风珠的功用：滋阴息风。

6.羚角钩藤汤的功用是

A.镇肝息风，滋阴潜阳

B.平肝息风，补益肝肾

C.滋阴息风，养心安神

D.凉肝息风，增液舒筋

E.凉血解毒，清热息风

【答案】D

7.患者症见高热不退，烦闷躁扰，手足抽搐，发为惊厥，舌绛而干，脉弦数。治疗应首选的方剂是

A.羚角钩藤汤

B.清营汤

C.镇肝息风汤

D.至宝丹

E.天麻钩藤饮

【答案】A

8.症见头目眩晕，目胀耳鸣，脑部热痛，面色如醉，心中烦热，肢体渐觉不利，口眼㖞斜，脉弦长有力。治疗宜首选的方剂是

A.镇肝息风汤

B.天麻钩藤饮

C.补阳还五汤

D.牵正散

E.龙胆泻肝汤

【答案】A

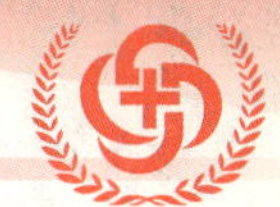

第十六章　治燥剂

第一节　概述

（略）

第二节　轻宣外燥

1.清燥救肺汤组方中体现“培土生金”的药味是

A.桑叶

B.石膏

C.杏仁

D.阿胶

E.甘草

【答案】E

2.桑杏汤的主治证候中有

A.咽喉肿痛

B.痰稠色黄

C.干咳无痰

D.气喘短气

E.咳嗽痰稀

【答案】C

【解析】桑杏汤的主治证候：外感温燥证。身热不甚，口渴，咽干鼻燥，干咳无痰或痰少而黏，舌红，苔薄白而干，脉浮数而右脉大者。

3.杏苏散的主治证候中有

A.痰少而黏

B.咳嗽痰稀

C.气逆而喘

D.咳嗽声嘶

E.痰中带血

【答案】B

4.清燥救肺汤与桑杏汤方中共有的药物是

A.杏仁、桑叶

B.桔梗、枳壳

C.沙参、麦冬

D.杏仁、桔梗

E.杏仁、枇杷叶

【答案】A

5.患者身热头痛，干咳无痰，气逆而喘，鼻燥咽干，心烦口渴，舌干少苔，脉虚大而数。治疗应首选的方剂是

A.杏苏散

B.清燥救肺汤

C.百合固金汤

D.桑杏汤

E.麦门冬汤

【答案】B

（6~7题共用备选答案）

A.桑杏汤

B.杏苏散

C.养阴清肺汤

D.百合固金汤

E.清燥救肺汤

6.治疗外感温燥证，应首选的方剂是

【答案】A

7.治疗温燥伤肺证，应首选的方剂是

【答案】E

第三节　滋阴润燥

1.麦门冬汤中配伍粳米、大枣、甘草的意义有

A.佐金平木

B.培土生金

C.扶土抑木

D.滋水涵木

E.益火补土

【答案】B

2.玉液汤中含有的药物是

A.沙参

B.人参

C.玄参

D.石斛

E.天花粉

【答案】E

3.增液汤主治津亏便秘,用量宜

A.轻用

B.重用

C.适中

D.视病情而定

E.可轻、可重

【答案】B

【解析】增液汤旨在增水行舟,非属攻下,欲使其通便,必须重用。

4.患者症见温热病,咽干口燥,大便秘结,下后二三日,又复便秘,脉沉无力。治疗应首选的方剂是

A.济川煎

B.增液汤

C.麻子仁丸

D.调胃承气汤

E.增液承气汤

【答案】B

【解析】增液汤的主治证候:阳明温病,津亏便秘证。大便秘结,口渴,舌干红,脉细数或沉而无力。

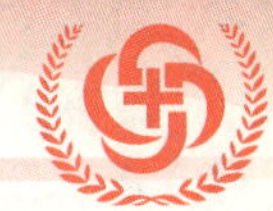

第十七章　祛湿剂

第一节　概述

（略）

第二节　燥湿和胃

1.平胃散主治证候的病机是

A.湿滞脾胃

B.湿热中阻

C.外寒内湿

D.脾虚失运

E.湿热下注

【答案】A

【解析】平胃散的主治证候：湿滞脾胃证。脘腹胀满，不思饮食，口淡无味，恶心呕吐，嗳气吞酸，肢体沉重，怠惰嗜卧，常多自利，舌苔白腻而厚，脉缓。

2.下列除哪项外均是平胃散的组成药物

A.苍术、厚朴

B.陈皮、甘草

C.苍术、陈皮

D.甘草、茯苓

E.甘草、厚朴

【答案】D

3.藿香正气散主治证的病机是

A.外感风寒，内伤湿滞

B.脾虚食停，生湿化热

C.脾虚停湿，郁而化热

D.外感风寒，内有痰饮

E.外感暑热，内有郁滞

【答案】A

4.平胃散与藿香正气散共有的药物是

A.白术、茯苓、甘草

B.陈皮、厚朴、甘草

C.苍术、厚朴、甘草

D.苍术、白术、甘草

E.厚朴、陈皮、藿香

【答案】B

4.【解析】平胃散由苍术、厚朴、陈皮、甘草组成；藿香正气散由藿香、大腹皮、紫苏、茯苓、半夏、白术、陈皮、厚朴、桔梗、甘草组成。两方共有的药物是陈皮、厚朴、甘草。

第三节　清热祛湿

1.下列哪项不是八正散的主治证候

A.脉弦细而濡

B.尿频尿急

C.溺时涩痛，淋沥不畅

D.口燥咽干

E.小腹急满

【答案】A

【解析】八正散的主治证候：湿热淋证。尿频尿急，溺时涩痛，淋沥不畅，尿色混赤，甚则癃闭不通，小腹急满，口燥咽干，舌苔黄腻，脉滑数。

2.三仁汤中的“三仁”指的药物是

A.杏仁、桃仁、郁李仁

B.火麻仁、杏仁、桃仁

C.杏仁、豆蔻仁、薏苡仁

D.桃仁、冬瓜仁、薏苡仁

E.松子仁、柏子仁、胡麻仁

【答案】C

3.八正散与甘露消毒丹组成中均含有的药物是

A.木通、小蓟

B.生地黄、滑石

C.栀子、大黄

D.竹叶、生地黄

E.木通、滑石

【答案】E

4.能宣畅气机,清利湿热的方剂是

A.五苓散

B.三仁汤

C.八正散

D.平胃散

E.二陈汤

【答案】B

【解析】三仁汤的功用:宣畅气机,清利湿热。

5.治疗湿热黄疸的常用方是

A.茵陈四逆汤

B.甘露消毒丹

C.茵陈蒿汤

D.当归拈痛汤

E.导赤散

【答案】C

6.组成药物中含有菖蒲、半夏的方剂是

A.三仁汤

B.九仙散

C.连朴饮

D.桑螵蛸散

E.甘露消毒丹

【答案】C

第四节　利水渗湿

1.五苓散、猪苓汤组成中均含有的药物是

A.桂枝

B.阿胶

C.滑石

D.白术

E.泽泻

【答案】E

2.组成药物中不含有甘草的方剂是

A.蒿芩清胆汤

B.小蓟饮子

C.猪苓汤

D.桂苓甘露散

E.八正散

【答案】C

3.患者小便不利,发热,口渴欲饮,心烦不寐,证属水热互结;治疗应首选的方剂是

A.五苓散

B.猪苓汤

C.小蓟饮子

D.八正散

E.导赤散

【答案】B

【解析】猪苓汤的主治证候:水热互结证。小便不利,发热,口渴欲饮,或心烦不寐,或兼有咳嗽、呕恶、下利,舌红苔白或微黄,脉细数。又治血淋,小便涩痛,点滴难出,小腹满痛者。

(4~5题共用备选答案)

A.猪苓汤

B.五苓散

C.防己黄芪汤

D.实脾散

E.真武汤

4.患者小便涩痛,时或尿中带血,发热,口渴欲饮,心烦不寐。治疗应首选的方剂是

【答案】A

5.患者头痛发热,烦渴欲饮,水入即吐,小便不利,舌苔白,脉浮。治疗应首选的方剂是

【答案】B

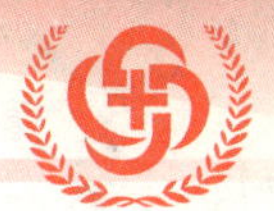

第五节　温化寒湿

1.实脾散与真武汤共有的药物是

A.附子、干姜、茯苓、白术

B.附子、干姜、茯苓、甘草

C.附子、生姜、白芍、白术

D.附子、木姜、茯苓、甘草

E.附子、生姜、茯苓、白术

【答案】E

【解析】真武汤的组成药物：茯苓、芍药、白术、生姜、炮附子。实脾散的组成药物：厚朴、木香、草果仁、大腹子、炮附子、炮干姜、生姜、茯苓、白术、木瓜、炙甘草、大枣。

2.苓桂术甘汤中的君药是

A.茯苓

B.桂枝

C.茯苓、桂枝

D.甘草

E.白术

【答案】A

3.患者症见面浮肢肿，腰以下尤甚，按之凹陷，腰痛酸重，尿量减少，四肢厥冷，畏寒神疲、面色灰滞，舌淡苔白，脉沉细。治疗应首选的方剂是

A.五皮饮

B.真武汤

C.实脾散

D.防己黄芪汤

E.五苓散

【答案】B

4.患者，男，25岁。心悸反复发作2年余，现见眩晕，胸脘痞满、形寒肢冷，小便短少，下肢浮肿，口渴不欲饮，恶心且吐痰清稀，舌苔白滑，脉弦滑。治疗应首选的方剂是

A.五皮饮

B.炙甘草汤

C.防己黄芪汤

D.苓桂术甘汤

E.三仁汤

【答案】D

第六节　祛湿化浊

1.白术与苍术并用的方剂是

A.健脾丸

B.完带汤

C.参苓白术散

D.藿香正气散

E.九味羌活汤

【答案】B

【解析】完带汤的组成药物：白术、山药、人参、苍术、车前子、白芍、柴胡、黑荆芥、陈皮、甘草。

2.萆薢分清饮的功用是

A.温肾助阳，渗湿止泻

B.温肾助阳，行气利水

C.温肾利湿，分清化浊

D.温补脾肾，利水消肿

E.温暖下元，壮阳缩尿

【答案】C

3.完带汤的功用是

A.补脾疏肝，化湿止带

B.利湿化浊，清热解毒

C.清热化湿，理气和中

D.利湿化浊，利水通淋

E.宣畅气机，清利湿热

【答案】A

第四篇

方剂学

第七节　祛风胜湿

1.具有祛风湿,止痹痛益肝肾,补气血功用的方剂是

A.九味羌活汤

B.独活寄生汤

C.羌活胜湿汤

D.三仁汤

E.真武汤

【答案】B

【解析】九味羌活汤的功用是发汗祛湿,兼清里热;独活寄生汤的功用是祛风湿,止痹痛,益肝肾,补气血;羌活胜湿汤的功用是祛风,胜湿,止痛;三仁汤的功用是宣畅气机,清利湿热。真武汤温阳利水。

2.独活寄生汤的组成中不含有下列哪组药物

A.独活、杜仲

B.牛膝、细辛

C.茯苓、肉桂

D.防风、羌活

E.当归、芍药

【答案】D

【解析】独活寄生汤的组成药物:独活、桑寄生、防风、细辛、秦艽、川芎、杜仲、牛膝、肉桂心、人参、茯苓、甘草、当归、芍药、干地黄。

3.羌活胜湿汤与九味羌活汤的组成药物中均含有的是

A.防风、川芎

B.黄芩、川芎

C.羌活、藁本

D.羌活、独活

E.羌活、蔓荆子

【答案】A

4.患者肩背痛不可回顾,头痛身重,腰脊疼痛,舌苔白,脉浮。治疗应选用的方剂是

A.独活寄生汤

B.三仁汤

C.小青龙汤

D.羌活胜湿汤

E.麻黄汤

【答案】D

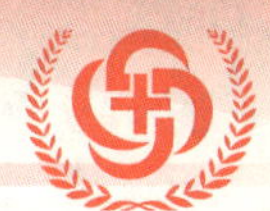

第十八章 祛痰剂

第一节 概述

（略）

第二节 燥湿化痰

1.温胆汤组成中含有的药物是
A.瓜蒌、杏仁
B.贝母、瓜蒌
C.枳实、竹茹
D.白术、天麻
E.干姜、细辛
【答案】C
2.二陈汤中不含有的药物是
A.茯苓
B.乌梅
C.半夏
D.白术
E.生姜
【答案】D
3.温胆汤主治证候的病机是
A.火热犯肺，灼津为痰
B.邪热内陷，痰热结胸
C.脾湿生痰，风痰上扰
D.脾失健运，湿聚成痰
E.胆胃不和，痰浊内扰
【答案】E
4.二陈汤的功用是
A.燥湿化痰，理气和中
B.理气化痰，和胃利胆
C.清热化痰，理气止咳
D.润肺清热，理气化痰
E.温肺化痰，降气消食
【答案】A
【解析】二陈汤的功用是燥湿化痰，理气和中；温胆汤的功用是理气化痰，和胃利胆；清气化痰丸的功用是清热化痰，理气止咳；贝母瓜蒌散的功用是润肺清热，理气化痰；三子养亲汤的功用是温肺化痰，降气消食。

第三节 清热化痰

1.清气化痰丸的功用是
A.清热化痰，宽胸散结
B.清热化痰，理气止咳
C.和解少阳，清热化痰
D.理气化痰，和胃利胆
E.荡涤实热，攻逐顽痰
【答案】B
【解析】清气化痰丸的功用：清热化痰，理气止咳。
2.小陷胸汤的主治证候是
A.痰白而稀
B.干咳无痰
C.咳痰黄稠
D.痰中带血
E.咳嗽痰多
【答案】C
【解析】小陷胸汤的主治证候：痰热互结证。胸脘痞闷，按之则痛，或心胸闷痛，或咳

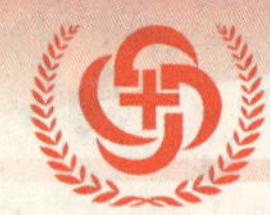

痰黄稠，舌红苔黄腻，脉滑数。

3.症见胸脘痞闷，按之则痛，或咳痰黄稠，舌苔黄腻，脉滑数者。治宜选用

A.小陷胸汤

B.清气化痰丸

C.二陈汤

D.温胆汤

E.贝母瓜蒌散

【答案】A

【解析】胸脘痞闷，按之则痛，或咳痰黄稠，舌苔黄腻，脉滑数者，属于痰热互结证，宜选用小陷胸汤。清气化痰丸主治痰热咳嗽；二陈汤主治湿痰证；温胆汤主治胆郁痰扰证；贝母瓜蒌散主治燥痰咳嗽。

第四节　润燥化痰

1.贝母瓜蒌散的主治证候是

A.湿痰咳嗽

B.燥痰咳嗽

C.热痰咳嗽

D.寒痰咳嗽

E.风痰咳嗽

【答案】B

2.患者咳嗽，痰稠而黏，咯痰不爽，咽喉干燥。治疗应首选的方剂是

A.止嗽散

B.杏苏散

C.二陈汤

D.贝母瓜蒌散

E.麦门冬汤

【答案】D

【解析】贝母瓜蒌散的主治证候：燥痰咳嗽。咳嗽呛急，咯痰不爽，涩而难出，咽喉干燥哽痛，苔白而干。

第五节　温化寒痰

1.苓甘五味姜辛汤的功用是

A.化痰息风

B.温肺化饮

C.利水消痰

D.燥湿化痰

E.润肺化痰

【答案】B

2.苓甘五味姜辛汤组成中含有的是哪一类姜

A.生姜

B.炮姜

C.干姜

D.高良姜

E.烧生姜

【答案】C

第六节　化痰息风

1.半夏白术天麻汤的组成药物不包括

A.半夏、白术、天麻

B.茯苓

C.橘红

D.钩藤

E.甘草

【答案】D

2.半夏白术天麻汤中的君药物是

A.半夏、白术

B.天麻、茯苓

C.白术、天麻

D.半夏、天麻

E.橘红、半夏

【答案】D

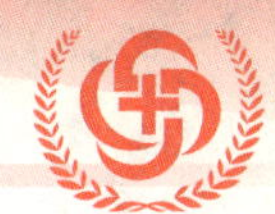

第十九章　消食剂

第一节　概述

（略）

第二节　消食化滞

1.治疗一切食积的通用方是
A.木香槟榔丸
B.保和丸
C.枳实导滞丸
D.枳实消痞丸
E.健脾丸
【答案】B
2.枳实导滞丸的组成药物不包括
A.枳实、大黄
B.黄芩、黄连
C.白术、神曲
D.茯苓、泽泻
E.木香、槟榔
【答案】E
3.枳实导滞丸的主治证候是
A.食滞胃脘证
B.湿热食积证
C.酒积伤脾证
D.脾虚气滞，寒热互结证
E.脾虚食积证
【答案】B
【解析】枳实导滞丸的主治证候：湿热食积证。脘腹胀痛，下痢泄泻，或大便秘结，小便短赤，舌苔黄腻，脉沉有力。
4.患者脘腹痞满胀痛，嗳腐吞酸，泄泻，舌苔厚腻，脉沉实。治疗应选用的方剂是
A.木香槟榔丸
B.保和丸
C.四君子汤
D.参苓白术散
E.健脾丸
【答案】B

第三节　健脾消食

1.保和丸和健脾丸中相同的药物是
A.半夏、肉豆蔻
B.连翘、黄连
C.神曲、山楂
D.山楂、麦芽
E.木香、砂仁
【答案】C
2.患者脾胃虚弱，饮食内停，食少难消，脘腹痞闷，大便溏薄，舌苔腻微黄，脉虚弱。治疗应首选的方剂是
A.枳术丸
B.健脾丸
C.保和丸
D.六君子汤
E.参苓白术散
【答案】B
【解析】健脾丸的主治证候：脾虚食积证。食少难消，脘腹痞闷，大便溏薄，倦怠乏力，苔腻微黄，脉虚弱。

第二十章　驱虫剂

1.乌梅丸可应用的证候是

A.久咳

B.久痢

C.久疟

D.久瘀

E.久痹

【答案】B

【解析】乌梅丸的主治证候:脏寒蛔厥证。脘腹阵痛,烦闷呕吐,时发时止,得食则吐,甚则吐蛔,手足厥冷;或久泻久痢。

2.寒热错杂,正气虚弱的久泻久痢,宜选用

A.芍药汤

B.葛根芩连汤

C.败毒散

D.乌梅丸

E.四神丸

【答案】D

【解析】芍药汤主治湿热壅滞肠道之湿热痢疾;败毒散主治气虚,外感风寒湿表证葛根芩连汤主治协热下利;四神丸主治命门火衰之五更泄泻或久泄;乌梅丸主治寒热错杂,正气虚弱的久泻久利。

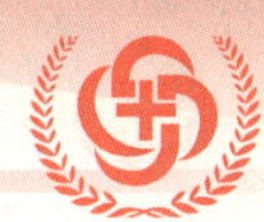

第五篇　中医内科学

刷分题库

抢分直播

第一章　肺系病证

第一节　感冒

配套名师精讲课程

1.感冒的病机主要在于

A.肺气失宣

B.卫表失和

C.肺气上逆

D.肺气失肃

E.卫表不固

【答案】B

【解析】感冒的病位在肺卫;基本病机为六淫入侵,卫表不和,肺气失宣。因病邪在外、在表,故尤以卫表不和为主。

2.治疗气虚感冒,宜选用的方剂是

A.银翘散

B.参苏饮

C.新加香薷饮

D.加减葳蕤汤

E.葱豉桔梗汤

【答案】B

3.下列哪一项不是时行感冒的特征

A.传染性大

B.病情较重

C.不限季节

D.易于流行

E.容易传变

【答案】C

【解析】时行感冒病情较重,发病急,全身症状显著,可以发生传变,化热入里,继发或合并它病,具有广泛的传染、流行性。感冒的诊断要点:四季皆可发病,而以冬、春两季为多。

4.治疗阴虚感冒,宜选用的方剂是

A.参苏饮

B.加减葳蕤汤

C.再造散

D.右归丸

E.麻黄附子细辛汤

【答案】B

5.暑湿感冒,肢体酸重或疼痛,心烦口渴者,治疗应选用的方剂是

A.新加香薷饮

B.黄连香薷饮

C.藿朴夏苓饮

D.三物香薷饮

E.藿香正气散

【答案】A

【解析】暑湿感冒,以身热,微恶风,汗少,肢体酸重或疼痛,头昏重胀痛,咳嗽痰

黏，鼻流浊涕，心烦口渴等为主症，代表方剂是新加香薷饮加减。

6.下列哪一项不是风寒感冒和风热感冒的辨证依据

A.恶寒、发热的轻重

B.渴与不渴

C.舌苔黄与白

D.脉浮与不浮

E.咽喉红肿疼痛与否

【答案】D

7.感冒的治疗原则是

A.辛温发汗

B.辛凉清解

C.清暑解表

D.解表达邪

E.调和营卫

【答案】D

8.患者，男，45 岁。病起 5 日，恶寒发热，鼻塞流涕，少汗身痛，咳嗽气急，痰稠色黄，咽痛声哑，苔薄黄，舌尖红，脉浮数。其证候是

A.风寒束表证

B.风热犯表证

C.暑湿伤表证

D.气虚感冒

E.阴虚感冒

【答案】B

【解析】恶寒发热，鼻塞流涕，痰稠色黄，咽痛声哑，苔薄黄，舌尖红，脉浮数都是风热犯表之象。

9.患者，男，64 岁。近一月来寒热持续不解，恶寒较甚，发热无汗，身楚倦怠，咳嗽，咯痰无力，舌淡苔白，脉浮无力。治疗应首选的方剂是

A.新加香薷饮

B.葱白七味饮

C.参苏饮

D.再造散

E.加减葳蕤汤

【答案】C

10.患者，女，23 岁。身热恶风，汗出不畅，咳嗽，咯吐黄黏痰，咽喉肿痛，口渴，舌苔微黄，脉浮数。治疗应首选的方剂是

A.荆防达表汤

B.香薷饮

C.加减葳蕤汤

D.银翘散

E.止嗽散

【答案】D

【解析】身热恶风，汗出不畅，咯吐黄黏痰，咽喉肿痛，口渴，舌苔微黄，脉浮数是风热感冒之象，治疗选择银翘散。

11.患者，男，87 岁。平素体弱消瘦，近日外感，出现身热，微恶风，少汗，头晕，心烦，口干咽痛，舌红少苔，脉细数。其证候是

A.风寒感冒

B.风热感冒

C.阴虚感冒

D.暑湿感冒

E.气虚感冒

【答案】C

12.患者，女，23 岁。身热，微恶风，汗少，肢体酸重，头昏重胀痛，咳嗽痰黏，鼻流浊涕，心烦，口渴，舌苔薄黄而腻，脉濡数。治疗应首选的方剂是

A.银翘散

B.桑菊饮

C.新加香薷饮

D.桑白皮汤

E.藿香正气散

【答案】C

【解析】从上述病历资料来分析，暑湿伤表，表卫不和，故身热，微恶风，汗少。阻滞气机则肢体酸重，头昏重胀痛。犯肺则咳嗽痰黏，鼻流浊涕。暑热内扰则心烦，口渴，舌苔薄黄而腻，脉濡数。治宜首选清暑祛湿解表的新加香薷饮。

13.患者，男，35 岁。恶寒重，发热轻，无汗，头痛，肢体疼痛，鼻塞声重，时流清涕，喉痒，舌苔薄白而润，脉浮。其治法是

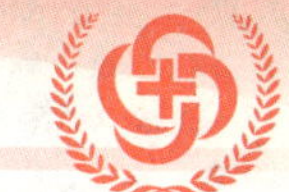

A.益气解表
B.辛温解表
C.调和营卫
D.散寒止痛
E.发汗解肌
【答案】B

14.患者，男，43岁。身热，微恶风，汗少，头昏重胀而痛，心烦口渴，胸闷恶心，小便短赤，舌苔薄黄腻，脉濡数。此患者应诊断为
A.风寒感冒
B.风热感冒
C.暑湿感冒
D.时行感冒
E.体虚感冒
【答案】C

（15～16题共用备选答案）
A.益气解表
B.滋阴解表
C.清暑祛湿解表
D.辛凉解表
E.辛温解表

15.气虚感冒的治法是
【答案】A

16.阴虚感冒的治法是
【答案】B

第二节　咳嗽

1.外感咳嗽的病位主要在
A.脾
B.心
C.肺
D.肾
E.肝
【答案】C

2.外感咳嗽与内伤咳嗽的鉴别，下列哪项无意义
A.病程的长短
B.起病的缓急
C.咳嗽的多少
D.疾病的新久
E.属实属虚
【答案】C

3.治疗咳嗽肺阴亏耗证，宜首选的方剂是
A.沙参麦冬汤
B.桑杏汤
C.香苏散
D.清金化痰汤
E.桑菊饮
【答案】A

4.治疗咳嗽痰热郁肺证，宜首选的方剂是
A.桑菊饮
B.二陈平胃散合三子养亲汤
C.止嗽散
D.清金化痰汤
E.沙参麦冬汤
【答案】D
【解析】咳嗽痰热郁肺证的治法是清热肃肺，豁痰止咳，代表方剂是清金化痰汤加减。

5.咳嗽的基本病机是
A.风寒袭肺，肺气失宣
B.风热犯肺，肺失清肃
C.痰热壅肺，肺失肃降
D.肝郁化火，上逆侮肺
E.邪犯于肺，肺气上逆
【答案】E

6.治疗内伤咳嗽之肝火犯肺证，宜选用的方剂是
A.清金化痰汤
B.龙胆泻肝汤
C.黛蛤散合加减泻白散
D.桑菊饮
E.桑杏汤

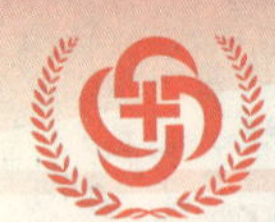

【答案】C

【解析】咳嗽肝火犯肺的咳嗽治宜清肺泄肝，顺气降火，代表方是黛蛤散合加减泻白散加减。

7.患者，男，32岁。咳嗽气粗，咯大量白色黏痰，胸胁胀满而痛，面赤身热，口干欲饮，舌苔黄厚腻，舌质红，脉数。治疗应首选的方剂是

A.桑杏汤

B.桑菊饮

C.清金化痰汤

D.竹叶石膏汤

E.黛蛤散

【答案】C

8.患者，女，70岁。形体肥胖，嗜食肥甘，咳嗽反复，咳声重浊，痰多稠厚，胸闷纳呆，身重肢倦，苔白腻。其治法是

A.健脾燥湿，化痰止咳

B.清热化痰肃肺

C.清肝泻火

D.滋阴清热，调脾止咳

E.补肺益气，止咳化痰

【答案】A

9.患者，男，54岁。咳嗽气粗，痰多色黄，面赤身热，口干欲饮，舌红苔黄，脉滑数。其证候是

A.痰热郁肺

B.肺阴亏耗

C.风燥伤肺

D.风热犯肺

E.风寒袭肺

【答案】A

10.患者，女，56岁。干咳，少痰色白，声哑，口咽干燥，神疲形瘦，舌红少苔，脉细数。其治法是

A.清肺润燥，化痰止咳

B.疏风清肺，润燥止咳

C.滋阴润肺，止咳化痰

D.养阴清肺，化痰止咳

E.清热化痰，平肝降火

【答案】C

【解析】患者干咳少痰，声哑，口咽干燥，神疲，形瘦，舌红少苔，脉细数，是肺阴亏耗证，治法宜滋阴润肺，化痰止咳。

11.患者，男，18岁。咳嗽，咯黄稠痰，咳时汗出口渴身热，恶风肢楚，舌苔薄黄，脉浮数。其治法是

A.疏风散寒，宣肺止咳

B.健脾燥湿，化痰止咳

C.清肺化痰，肃肺降气

D.疏风清热，宣肺化痰

E.疏风清热，润燥止咳

【答案】D

12.患者，男，32岁。咳嗽气粗，咯大量白黏痰，胸胁胀满而痛，面赤身热，口干欲饮，舌苔薄黄腻，舌质红，脉数。其治法是

A.清肺平肝降火

B.清热化痰肃肺

C.疏风清热肃肺

D.健脾燥湿化痰

E.温化痰湿宣肺

【答案】B

13.患者，女，47岁。反复咳嗽7年，咳声重浊，痰色白，量多质稠，胸闷，脘痞，食少，体倦，苔白腻脉滑。治疗应首选的方剂是

A.二陈平胃散

B.导痰汤

C.大青龙汤

D.麻杏石甘汤

E.清金化痰汤

【答案】A

【解析】患者反复咳嗽7年，咳声重浊，痰色白量多质稠，见有胸闷，脘痞，体倦，苔白腻脉滑，是痰湿蕴肺证，治疗用二陈平胃散合三子养亲汤加减。

（14～15题共用备选答案）

A.疏风清肺，润燥止咳

B.疏风散寒，宣肺止咳

C.清肝泻肺，化痰止咳

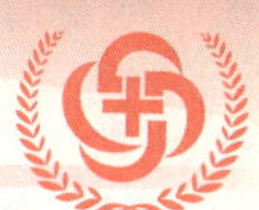

D.清热肃肺,化痰止咳

E.滋阴润肺,化痰止咳

14.咳嗽声重,气急,咽痒,咳痰稀薄色白,常伴鼻塞,流清涕,头痛,肢体酸楚,或见恶寒发热,无汗等表证,舌苔薄白,脉浮或浮紧。其治法是

【答案】B

15.喉痒干咳,无痰或痰少而黏连成丝,咳痰不爽,咽喉干痛,唇鼻干燥,口干,常伴鼻塞,头痛,微寒,身热,苔薄黄或薄白,脉浮。其治法是

【答案】A

(16~18题共用备选答案)

A.痰中带血、质浊、有腥臭味

B.痰多、色黄、质稠

C.痰黏腻或稠厚

D.脓血相兼浊痰、有腥臭味

E.痰少、质黏、夹有血丝

16.咳嗽肺阴亏耗证,其痰的特点是

【答案】E

17.咳嗽痰热郁肺证,其痰的特点是

【答案】B

18.咳嗽痰湿蕴肺证,其痰的特点是

【答案】C

第三节　哮病

1.哮证发作期的主要病机是

A.外邪侵袭,肺失宣降

B.肺失宣肃,肺气上逆

C.痰气搏结,气道被阻

D.邪袭于肺,肺气不利

E.肺脏虚弱,气失所主

【答案】C

【解析】发作期"伏痰"遇诱因引触,痰随气升,气因痰阻,痰气搏结,壅塞气道,故痰鸣如吼,气息喘促。故发作期的病机主要是痰气搏结,气道被阻,其他选项也是一些病因,但非病机。

2.哮病的宿根是

A.寒

B.热

C.痰

D.气

E.火

【答案】C

【解析】津液凝聚成痰,伏藏于肺,是哮病的"夙根"。

3.哮证的治疗原则是

A.祛邪化痰

B.扶正固本

C.发时治标,平时治本

D.补肾化痰

E.化痰平喘

【答案】C

4.冷哮咳痰的特点是

A.臭脓痰

B.痰稠黄胶黏

C.痰稀薄多沫,咯吐不爽

D.痰如白沫或黏稠难出

E.痰黄白相兼

【答案】C

【解析】冷哮证喉中哮鸣如水鸡声,痰少咯吐不爽,色白而多泡沫。

5.治疗哮病之冷哮证,宜首选的方剂是

A.甘姜苓术汤

B.华盖散

C.射干麻黄汤

D.二陈平胃汤

E.半夏厚朴汤

【答案】C

【解析】哮病内外皆寒属于冷哮证,治法为宣肺散寒,化痰平喘,常用方剂为射干麻黄汤或小青龙汤加减。

6.哮病缓解期表现为肺脾气虚证候者,宜选用的方剂是

A.左归饮

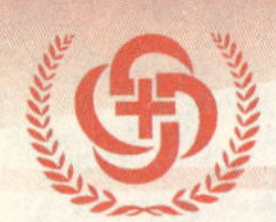

B.六君子汤

C.六味地黄丸

D.补中益气汤

E.金匮肾气丸

【答案】B

7.哮病缓解期表现为肺肾两虚证候者，宜选用的方剂是

A.生脉地黄汤合金水六君煎

B.补中益气汤

C.玉屏风散

D.金匮肾气丸

E.生脉散

【答案】A

8.哮病发作时以邪实为主，辨证时当分清

A.气血

B.虚实

C.阴阳

D.表里

E.寒热

【答案】E

9.患者呼吸气促，喉中哮鸣有声，胸闷如窒，口不渴，形寒肢冷，面色晦暗，舌苔白滑，脉弦紧。治疗应首选的方剂是

A.二陈汤

B.麻黄汤

C.定喘汤

D.射干麻黄汤

E.平喘固本汤

【答案】D

【解析】患者喉中哮鸣有声，胸闷如窒，口不渴，形寒肢冷，诊断为冷哮证，治法：宣肺散寒，化痰平喘。代表方：射干麻黄汤或小青龙汤加减。

10.患者，男，21岁。反复发作气急痰鸣10年余，半小时前因外出感寒后，又出现喉中痰鸣如吼，喘而气粗息涌，咳痰色黄，黏浊稠厚，咯吐不利，口苦，口渴喜饮，汗出，身热，舌苔黄腻，质红，脉滑数。其诊断是

A.哮病发作期寒包热哮证

B.喘证表寒肺热证

C.哮病发作期热哮证

D.哮病发作期风痰哮证

E.喘证痰热郁肺证

【答案】C

11.患者，女，47岁。反复咳嗽7年，咳声重浊，痰色白量多质稠，胸闷，脘痞，食少，体倦，苔白腻脉滑。病情平稳后，其治疗方剂是

A.补中益气汤

B.参苓白术散

C.枳术丸

D.玉屏风散

E.六君子汤

【答案】E

（12~13题共用备选答案）

A.射干麻黄汤

B.定喘汤

C.小青龙汤加石膏汤

D.三子养亲汤

E.平喘固本汤

12.治疗风痰哮证，应首选的方剂是

【答案】D

13.治疗寒包热哮证，应首选的方剂是

【答案】C

（14~15题共用备选答案）

A.温肺散寒，化痰平喘

B.清热宣肺，化痰定喘

C.祛风涤痰，降气平喘

D.补肺纳肾，降气化痰

E.健脾益气，补土生金

14.哮病冷哮证的治法宜选用

【答案】A

15.哮病热哮证的治法宜选用

【答案】B

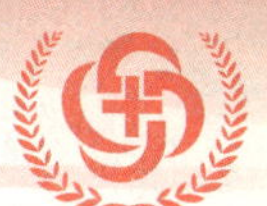

第四节　喘证

1.喘证的主要临床特征是

A.呼吸急促,喉间水鸡声

B.气短息促,胸胁胀痛,咳喘,转侧疼痛加剧

C.咳吐浊唾涎沫,咳声不扬,气急喘促

D.咳嗽气急,咳吐脓痰,其味腥臭,壮热汗出

E.呼吸急促,甚至张口抬肩,鼻翼扇动

【答案】E

2.下列哪项不是实喘的表现

A.呼吸深长

B.吸入为快

C.气粗声高

D.痰鸣咳嗽

E.脉数有力

【答案】B

【解析】实喘者呼吸深长有余,呼出为快,气粗声高,伴有痰鸣咳嗽,脉数有力,病势多急;虚喘呼吸短促难续,深吸为快,气怯声低,少有痰鸣咳嗽,脉象微弱或浮大中空,病势徐缓,时轻时重,遇劳则甚。

3.虚喘主责何脏

A.心、肺

B.脾、肺

C.肺、肾

D.肝、肾

E.心、肾

【答案】C

4.喘证持续不已的病位在

A.心

B.肺

C.脾

D.肾

E.肝

【答案】A

5.下列哪项不符合痰热郁肺的特征

A.喘促气涌

B.痰白稀薄

C.胸中烦闷

D.身热有汗

E.渴喜冷饮

【答案】B

6.治疗喘证之风寒壅肺证,应首选的方剂是

A.射干麻黄汤

B.麻黄汤合华盖散

C.麻杏石甘汤

D.小青龙汤

E.以上均不是

【答案】B

7.正虚喘脱证的病机为

A.心气欲竭,脾肾阳衰

B.心气欲竭,肺肾阳衰

C.肾气欲竭,心肺阳衰

D.肺气欲竭,肝肾阳衰

E.肺气欲竭,心肾阳衰

【答案】E

8.喘脱危象,宜急服

A.回阳急救汤

B.苏子降气汤

C.参附汤送服黑锡丹

D.控涎丹

E.紫金丹

【答案】C

9.治疗喘证之痰热郁肺证,应首选的方剂是

A.桑白皮汤

B.麻杏石甘汤

C.苏子降气汤

D.三子养亲汤

E.泻白散

【答案】A

【解析】痰热郁肺宜清热化痰,喘证宜降气平喘,桑白皮汤既可清泻肺热,又可降气

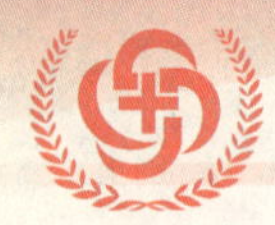

化痰。

10.患者，男，70岁。喘促气短，声低气怯，咳声低弱，咳痰稀白，自汗畏风，舌淡红，苔薄白，脉弱无力。其治疗应首选的方剂是

A.三子养亲汤合二陈汤

B.生脉散合补肺汤

C.七味都气丸合生脉散

D.参蛤散合金匮肾气丸

E.苏子降气汤合二陈汤

【答案】B

【解析】虚喘之肺气虚耗证，治宜益气补肺，用生脉散合补肺汤。痰浊阻肺用三子养亲汤合二陈汤。肾阴虚用七味都气丸合生脉散。肾气虚用参蛤散合金匮肾气丸。上实下虚用苏子降气汤合二陈汤。

11.患者喘促日久，动则喘甚，呼多吸少，气不得续，汗出肢冷，跗肿，面青唇紫，舌淡苔白，脉沉弱。其治疗应首选的方剂是

A.平喘固本汤合补肺汤

B.金匮肾气丸合参蛤散

C.参附汤合黑锡丹

D.生脉散合补肺汤

E.生脉地黄汤合金水六君煎

【答案】B

12.患者，男，28岁。喘逆上气，息粗鼻扇，咳而不爽，痰吐稠黏，形寒身热，身痛无汗，口渴，苔薄黄，舌质红，脉浮数。其治疗应首选的方剂是

A.麻黄汤

B.小青龙汤

C.麻杏石甘汤

D.桑白皮汤

E.三子养亲汤

【答案】C

13.患者，女，63岁。久喘之人，出现喘促短气，气怯声低，喉有鼾声，咳声低弱，痰吐稀薄，自汗畏风，舌淡脉弱。其治法是

A.补肺益气

B.益气养阴

C.补脾益肺

D.益气健脾

E.益气固表

【答案】A

（14~15题共用备选答案）

A.解表清里，化痰平喘

B.清热化痰，宣肺平喘

C.开郁降气平喘

D.扶阳固脱，镇摄肾气

E.补肾纳气，宣肺平喘

14.喘证之肺气郁痹证的治法宜选用

【答案】C

15.喘证之正虚喘脱证的治法宜选用

【答案】D

【解析】喘证之肺气郁痹证的治法宜开郁降气平喘；正虚喘脱证的治法宜扶阳固脱，镇摄肾气。

（16~17题共用备选答案）

A.风寒壅肺证

B.表寒肺热证

C.痰热郁肺证

D.痰浊阻肺证

E.肺气郁闭证

16.喘息咳逆，呼吸急促，胸部胀闷，痰多稀薄而带泡沫，色白质黏，常有头痛，恶寒，或有发热，口不渴，无汗，苔薄白而滑，脉浮紧。其证候是

【答案】A

17.喘而胸满闷塞，甚则胸盈仰息，咳嗽，痰多黏腻色白，咯吐不利，兼有呕恶，食少，口黏不渴，舌苔白腻，脉象滑或濡。其证候是

【答案】D

第五节　肺痈

1.肺痈成痈化脓的病理基础，主要在于

A.痰热壅盛

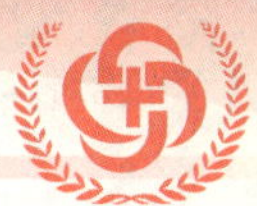

B.热伤血脉

C.血脉瘀滞

D.热壅血瘀

E.气滞血瘀

【答案】D

2.肺痈的诊断要点是

A.咳嗽

B.胸痛

C.发热口干

D.咯吐腥臭脓痰

E.脉滑数

【答案】D

【解析】发病多急，常突然寒战高热，咳嗽胸痛，咯吐黏浊痰，经旬日左右，咯吐大量腥臭脓痰，或脓血相兼，身热遂降，症情好转，经数周逐渐恢复。

3.肺痈的治疗原则是

A.清热解毒，活血通络

B.清热解毒，化瘀排脓

C.清热解毒，肃肺化痰

D.清热解毒，凉血止血

E.清热解毒，宣肺平喘

【答案】B

【解析】肺痈以祛邪为原则，采用清热解毒、化瘀排脓的治法，脓未成应着重清肺消痈，脓已成需排脓解毒。

4.治疗肺痈溃脓期，宜首选的方剂是

A.银翘散

B.千金苇茎汤

C.如金解毒散

D.加味桔梗汤

E.黄连解毒汤

【答案】D

【解析】肺痈溃脓期需排脓解毒，方用加味桔梗汤加减。

5.肺痈溃脓期的主要特征有

A.咳吐大量脓痰

B.痰如米粥或痰血相兼

C.胸中烦满而痛

D.舌苔黄腻，舌质红

E.以上都是

【答案】E

6.下列各项，不属于肺痈逆证表现的是

A.脉象缓滑

B.气喘鼻扇

C.爪甲青紫带弯

D.音嘎无力

E.饮食少进

【答案】A

【解析】肺痈溃脓期是病情顺与逆的转折点，其关键在于脓液能否通畅排出。凡脓得畅泄，脓血稀而渐少，臭味转淡，胸胁痛渐减，坐卧如常，身热随脓泄而降，溃后精神渐振，食欲增加，脉象渐静，病势为顺证；脓血排泄不畅，臭味如败卵，腥臭异常，气喘鼻扇，胸痛不减，坐卧不安，声音嘎哑，身热不退，饮食少进，身热不退，颧红，爪甲青紫带弯，精神疲乏，脉短涩或弦急，病势为逆证。

7.肺痈溃脓期的最佳治法是

A.清热解毒，凉血止血

B.清热解毒，化瘀消痈

C.清热解毒，宣肺化痰

D.辛凉解表，清肺化痰

E.清热解毒，排脓消痈

【答案】E

8.肺痈初期的治法是

A.疏风散热，清肺化痰

B.清热解毒，化瘀消痈

C.清热养阴，益气补肺

D.清肺解毒，化瘀消痈

E.清热解毒，排脓消痈

【答案】A

9.治疗肺痈初期宜选用方剂是

A.千金苇茎汤

B.如金解毒散

C.银翘散

D.加味桔梗汤

E.沙参清肺汤

【答案】C

10.肺痈恢复期的病机是

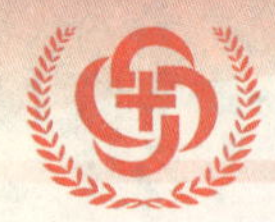

A.痰热与瘀血壅阻肺络，肉腐血败

B.热壅血瘀，蕴酿成痈

C.风热犯表，内郁于肺

D.邪去正虚，阴伤气耗

E.痰热阻肺，肺气上逆

【答案】D

11.患者，男，28岁。发热恶寒，咳嗽，咯白黏痰，痰量由少渐多，胸痛剧烈，呼吸不利，苔薄黄，脉浮滑数。此证诊为

A.风热咳嗽

B.痰热咳嗽

C.肺痈成痈期

D.肺痈初期

E.肺痈恢复期

【答案】D

12.患者，男，32岁。素日嗜酒，外出着凉后，始见时时振寒，发热，继而壮热汗出，烦躁不宁，咳嗽气急，咳吐腥臭浊痰、胸满作痛，口干苦，便秘，舌红，苔黄腻，脉滑数。治疗应首选的方剂是

A.沙参清肺汤或桔梗杏仁

B.千金苇茎汤合如金解毒散

C.桑白皮汤

D.加味泻白散

E.济生桔梗汤合加味桔梗汤

【答案】B

13.肺痈患者，咳吐大量脓血痰，气味腥臭异常，舌红，苔黄腻，脉滑数。其病期是

A.初期

B.成痈期

C.溃脓期

D.恢复期

E.慢性期

【答案】C

【解析】肺痈分初期、成脓期、溃脓期、恢复期。溃脓期的特点是咳吐大量脓血痰，气味腥臭异常。

第六节　肺痨

1.下列关于肺痨的临床特征描述错误的是

A.具有传染性

B.咳嗽、咯血

C.潮热、盗汗

D.身体逐渐消瘦

E.与情志变化有关

【答案】E

【解析】肺痨是具有传染性的慢性虚弱疾患。临床以咳嗽、咯血、潮热、盗汗及身体逐渐消瘦为主要临床特征。

2.治疗阴阳两虚型肺痨，应首选的方剂是

A.百合固金汤

B.月华丸

C.补天大造丸

D.保真汤

E.生脉散

【答案】C

3.肺痨的病位在

A.肝

B.心

C.脾

D.肺

E.肾

【答案】D

【解析】肺痨的主要病机及转化：肺痨的病位在肺，病理性质主要在阴虚，并可导致气阴两虚，甚则阴损及阳。

4.肺痨的病理性质主要是

A.阴虚

B.痰浊

C.血瘀

D.湿热

E.暑湿

【答案】A

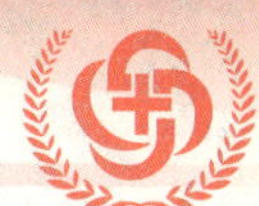

5.肺痨的治疗原则是
A.滋阴润肺、止咳平喘
B.补虚培元、治痨杀虫
C.补肾润肺、养阴清热
D.滋阴温阳、抗痨杀虫
E.甘温除热、抗痨平喘
【答案】B

6.肺痨的外在致病因素是
A.燥邪
B.痨虫
C.痰浊
D.瘀血
E.水饮
【答案】B

7.患者，男，58岁。咯少量黏痰，胸部闷痛隐隐，午后自觉手足心热，口干咽燥，疲倦乏力，舌红少苔，脉细数。应选用的方剂是
A.沙参麦冬饮
B.月华丸
C.三子养亲汤
D.养阴清肺汤
E.大补阴丸
【答案】B

8.患者，女，30岁。咯血反复发作一个月，血色鲜红，咳呛气急，痰少质黏色黄，午后潮热，五心烦热，盗汗，口干多饮，颧红，消瘦，舌红绛少津，苔薄黄，脉细数。应选用的方剂是
A.百合固金汤合秦艽鳖甲散
B.月华丸
C.保真汤
D.补天大造丸
E.补肺汤
【答案】A
【解析】综合上述病历辨证为肺痨之虚火灼肺证，治法：滋阴降火。代表方：百合固金汤合秦艽鳖甲散加减。

9.患者咳嗽无力，气短声低，咳痰清稀色白，形体虚弱，形寒畏冷，自汗，喘息气短，面浮肢肿，饮食少进，大便溏薄，颧红，舌淡胖有齿痕，脉细弱而数。应选用的方剂是
A.百合固金汤
B.补肺阿胶汤
C.保真汤
D.月华丸
E.人参养荣丸
【答案】C

第七节　肺胀

1.肺胀的基本病机是
A.肺气郁闭，不能敛降
B.肺气胀满，不能敛降
C.肺失宣肃，肺气上逆
D.肺肾两虚，肾不纳气
E.肺脾气虚，转输失常
【答案】B
【解析】肺胀的基本病机为久病肺虚，或外邪侵袭，而致痰饮瘀血，结于肺间，肺气胀满，不能敛降。

2.肺胀发病的主要病理因素是
A.气滞、血瘀、水饮
B.气滞、水饮、痰浊
C.痰浊、水饮、血瘀
D.痰浊、寒邪、血瘀
E.风邪、痰浊、水饮
【答案】C
【解析】肺胀的病理因素主要为痰浊、水饮与血瘀互为影响。

3.肺胀之痰浊壅肺证的治法是
A.化痰降气，健脾益肺
B.宣肺化痰，止咳定喘
C.宣肺定喘，健脾益气
D.健脾化痰，宣肺定喘
E.健脾化痰，补土生金
【答案】A

4.肺胀之阳虚水泛证的治法是

A.化痰降气,健脾益肺

B.宣肺化痰,止咳定喘

C.温肾健脾,化饮利水

D.补肺纳肾,降气平喘

E.健脾化痰,补土生金

【答案】C

5.患者,女,58岁。心悸,喘咳,咯痰清稀,面浮,下肢浮肿,甚则一身悉肿,腹部胀满有水,脘痞,纳差,尿少,怕冷,面唇青紫,苔白滑,舌胖质黯,脉沉细。治疗选用的方剂是

A.苏子降气汤

B.三子养亲汤

C.越婢加半夏汤

D.真武汤合五苓散

E.平喘固本汤合补肺汤

【答案】D

【解析】咯痰清稀,怕冷,面唇青紫,是阳虚之象,面浮,下肢浮肿,甚则一身悉肿,腹部胀满有水,是阳虚水泛证,治宜温肾健脾,化饮利水,方用真武汤合五苓散加减。

6.肺胀患者,咳逆喘息气粗,胸满,烦躁,目胀睛突,痰黄黏稠难咯,微恶寒,有汗不多,口渴欲饮,溲赤,便干,舌边尖红,苔黄腻,脉数。治疗选用的方剂是

A.越婢加半夏汤

B.真武汤合五苓散

C.平喘固本汤合补肺汤

D.苏子降气汤

E.三子养亲汤

【答案】A

7.患者,女,70岁。久患肺病,反复发作,本次旧疾又发,呼吸浅短难续,咳声低怯,胸满短气,张口抬肩,倚息不能平卧,咳嗽,痰白如泡沫,咯吐不利,舌淡暗,脉沉细无力。诊断为肺胀,其证候是

A.痰瘀阻肺

B.肺肾气虚

C.外寒内饮

D.脾肾阳衰

E.心肾阳衰

【答案】B

【解析】肺肾气虚的特点是久病反复,呼吸浅短难续,张口抬肩,倚息不能平卧,咳声低怯,咯吐不利,需与阳虚相鉴别,本证无明显的阳虚水盛浮肿、畏寒肢冷之象。

8.肺胀患者,咳嗽,痰白,胸闷,心慌,形寒汗出,腰膝酸软,尿有余沥,舌淡,脉沉细数无力。治疗选用的方剂是

A.越婢加半夏汤

B.真武汤加五苓散

C.实脾饮

D.苏子降气汤

E.平喘固本汤合补肺汤

【答案】E

第八节 肺痿

1.肺痿的病位在肺,但与哪些脏腑的关系最为密切

A.肝、脾、肾

B.心、肝、肾

C.脾、胃、肝

D.脾、胃、肾

E.肝、胃、肾

【答案】D

【解析】肺痿的病位在肺,但与脾、胃、肾等脏密切相关。

2.治疗肺痿之上热下寒证,宜选用的方剂是

A.麻黄升麻汤

B.甘草干姜汤

C.清燥救肺汤

D.七味都气丸

E.麦门冬汤

【答案】A

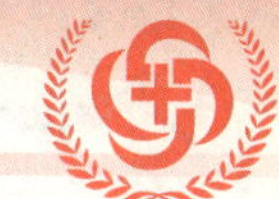

3.患者症见咳吐浊唾涎沫，其质较黏稠，咳痰带血，口渴咽干，午后潮热，皮毛干枯，舌红而干，脉虚数。治疗代表方剂是

A.麦门冬汤合清燥救肺汤加减

B.甘草干姜汤或生姜甘草汤加减

C.平喘固本汤合补肺汤加减

D.麻黄升麻汤加减

E.七味都气丸合柴胡疏肝散加减

【答案】A

【解析】肺痿之虚热证的主症：咳吐浊唾涎沫，其质较黏稠，或咳痰带血，咳声不扬，甚则音哑，气息喘促，口渴咽干，午后潮热，皮毛干枯，舌红而干，脉虚数。治宜滋阴清热，润肺生津，方用麦门冬汤合清燥救肺汤加减。

（4~5 题共用备选答案）

A.滋阴清热，润肺生津

B.温肺益气

C.寒热平调，清温并用

D.养阴清肺，清热化痰

E.补肺益肾，固本补虚

4.肺痿之虚热证的治法是

【答案】A

5.肺痿之虚寒证的治法是

【答案】B

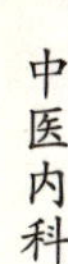

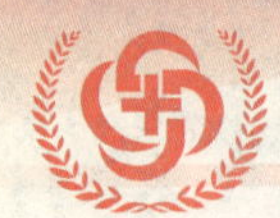

第二章 心系病证

第一节 心悸

1.关于惊悸和怔忡叙述不正确的是

A.怔忡每由内因引起,惊悸常由外因而成

B.惊悸日久可发展为怔忡

C.怔忡常自觉心中惕惕,病来虽渐,但全身情况较差

D.怔忡患者,又易受外惊所扰,使动悸加重

E.惊悸以虚证为多,发则悸跃不能自控

【答案】E

【解析】惊悸与怔忡的鉴别:惊悸发病,多由情绪因素诱发,多为阵发性,病来虽速,病情较轻,实证居多,病势轻浅,可自行缓解,不发时如常人。怔忡多由久病体虚,心脏受损所致,无精神等因素亦可发生,常持续心悸,心中惕惕,不能自控,活动后加重,多属于虚证,或虚中夹实,病来虽渐,病情较重,不发时亦可兼见脏腑虚损症状。惊悸日久不愈,亦可形成怔忡。

2.心悸之心阳不振证的主症特点是

A.心悸不宁,善惊易恐

B.心悸气短,倦怠乏力

C.心悸不安,面白肢冷

D.心悸气急,胸闷痞满

E.心悸时作,胸闷烦躁

【答案】C

3.心悸之阴虚火旺证的主症特点是

A.心悸遇劳而发

B.心悸心烦少寐

C.心悸胸闷痞满

D.心悸头晕目眩

E.心悸胸闷气短

【答案】B

4.心悸之心虚胆怯证的治法为

A.镇惊定志,养心安神

B.补血养心,益气安神

C.滋阴清火,养心安神

D.温补心阳,安神定悸

E.振奋心阳,宁心安神

【答案】A

【解析】心悸心虚胆怯证表现为心悸不宁,善惊易恐,坐卧不安,不寐多梦而易惊醒,恶闻声响,治宜镇惊定志,养心安神。

5.心悸之心血不足证的治法为

A.镇惊定志,养心安神

B.补血养心,益气安神

C.滋阴清火,养心安神

D.温补心阳,安神定悸

E.振奋心阳,宁心安神

【答案】B

6.治疗心悸之痰火扰心证,宜首选的方剂是

A.安神定志丸

B.归脾汤

C.天王补心丹合朱砂安神丸

D.桂枝甘草龙骨牡蛎汤合参附汤

E.黄连温胆汤

【答案】E

7.治疗心悸之心血不足证,宜首选的方剂是

A.安神定志丸

B.归脾汤

C.天王补心丹合朱砂安神丸

D.桂枝甘草龙骨牡蛎汤合参附汤

E.黄连温胆汤

【答案】B

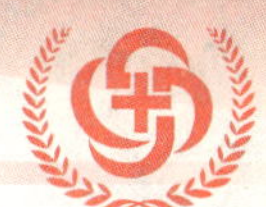

【解析】归脾汤气血双补，可以起到补血养心，益气安神的作用，可以治疗心悸心血不足证。

8.治疗心悸之水饮凌心证，宜首选的方剂是

A.葶苈大枣泻肺汤

B.五皮饮

C.天王补心丹合朱砂安神丸

D.桂枝甘草龙骨牡蛎汤合参附汤

E.苓桂术甘汤

【答案】E

9.患者，男，57 岁。形体肥胖，一周来心悸善惊，烦躁痰多，食少泛恶，舌苔黄腻，脉象滑数。其证候是

A.水饮凌心

B.痰火扰心

C.心阳不振

D.阴虚火旺

E.心胆虚怯

【答案】B

【解析】患者形体肥胖，痰多，食少泛恶，是有痰湿为患，又有烦躁、舌苔黄腻，为有火热之象，故为痰火扰心证。

10.患者，男，70 岁。两日来心中悸动不安，头眩，畏寒肢冷，下肢浮肿，渴不欲饮，恶心吐涎，舌质淡胖苔水滑，脉弦。其治法是

A.健脾化湿，安神定悸

B.温补心阳，安神定悸

C.补血养心，益气安神

D.振奋心阳，化气行水

E.清热化痰，以安心神

【答案】D

11.患者，男，61 岁。去年曾患有“急性广泛前壁心肌梗死”，近日心悸不安，胸闷气短，四肢发凉，面色苍白，舌淡苔白，脉象沉弱。其治法是

A.温阳行水

B.补血养心

C.滋阴补肾

D.温补心阳

E.健脾益气

【答案】D

【解析】患者四肢发凉，面色苍白，舌淡苔白，脉象沉弱，是心阳不振证，治宜温补心阳，安神定悸。

12.患者，女，38 岁。心悸气短，头晕目眩，失眠健忘，面色不华，舌质淡，脉细。治疗应选用的方剂是

A.附子理中汤

B.右归丸

C.左归丸

D.丹参饮

E.归脾汤

【答案】E

13.患者，女，35 岁。心烦不寐，入睡困难，心悸多梦，伴头晕耳鸣，腰膝酸软，潮热盗汗，五心烦热，咽干少津，月经不调，舌红少苔，脉细数。应辨证为

A.心肾不交

B.心胆气虚

C.心脾两虚

D.肝火扰心

E.痰热扰心

【答案】A

（14～15 题共用备选答案）

A.安神定志丸

B.黄连温胆汤

C.天王补心丹合朱砂安神丸

D.桂枝甘草龙骨牡蛎汤合参附汤

E.归脾汤

14.治疗心悸之心虚胆怯证，宜首选的方剂是

【答案】A

15.治疗心悸之心阳不振证，宜首选的方剂是

【答案】D

（16～17 题共用备选答案）

A.天王补心丹合朱砂安神丸

B.桂枝甘草龙骨牡蛎汤合参附汤

C.真武汤

D.黄连温胆汤

E.桃仁红花煎合桂枝甘草龙骨牡蛎汤

16.治疗心悸之阴虚火旺证，宜首选的方剂是

【答案】A

17.治疗心悸之瘀阻心脉证，宜首选的方剂是

【答案】E

第二节 胸痹

1.胸痹的主要病机是

A.胸阳不振

B.气滞血瘀

C.心脉痹阻

D.气虚血瘀

E.痰浊闭阻

【答案】C

2.下列哪项不是胸痹标实的病机

A.血瘀

B.痰浊

C.寒凝

D.风水

E.气滞

【答案】D

3.痰浊壅塞型胸痹心痛的主症，下列哪项是错误的

A.胸闷重而心痛轻

B.肥胖体沉

C.痰多气短

D.遇阴雨天易发或加重

E.痛有定处，如刺如绞

【答案】E

4.治疗寒凝心脉所致的胸痹，宜选用的方剂是

A.枳实薤白桂枝汤合当归四逆汤

B.柴胡疏肝散

C.冠心苏合丸

D.血府逐瘀汤

E.天王补心丹

【答案】A

5.患者胸闷重而心痛，痰多气短，肢体沉重，形体肥胖，体倦乏力，纳呆便溏，舌体胖大，苔白滑，脉滑，其治法是

A.温补阳气，振奋心阳

B.疏肝理气，活血通络

C.通阳泄浊，豁痰宣痹

D.辛温散寒，宣通心阳

E.益气养阴，活血通脉

【答案】C

【解析】胸闷重而心痛，痰多气短，肢体沉重，形体肥胖，诊断为胸痹之痰浊闭阻证，其治法是通阳泄浊，豁痰宣痹。

6.患者，男，70岁。左胸闷痛4年，近来伴气短喘促，咳嗽，痰多黏腻色白，苔白腻，脉滑。最佳治疗方剂是

A.瓜蒌薤白半夏汤

B.枳实薤白桂枝汤

C.半夏白术天麻汤

D.血府逐瘀汤

E.柴胡疏肝散

【答案】A

7.患者，女，56岁。有“冠心病”病史半年，昨日与邻居发生口角后即自觉心痛阵作，痛无定处，脘腹胀闷，嗳气较舒，苔白，脉细弦。治疗应选用的方剂是

A.柴胡疏肝散

B.血府逐瘀汤

C.当归四逆散

D.甘麦大枣汤

E.瓜蒌薤白半夏汤

【答案】A

8.患者，男，72岁。胸闷痛反复发作3年，近日加重，现胸闷如窒，气短喘促，肢体沉重，头晕沉如裹，咯白痰，苔腻，脉沉滑。其证候是

A.寒凝心脉

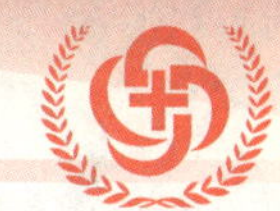

B.痰浊闭阻

C.气滞心胸

D.痰热中阻

E.心脾两虚

【答案】B

【解析】患者胸闷如窒，气短喘促，肢体沉重，头晕沉如裹，咯白痰，苔腻，脉沉滑，是痰浊闭阻之象。

9.患者，男，75 岁。心悸而痛，胸闷气短，动则更甚，自汗，面色㿠白，神倦怯寒，四肢欠温，舌质淡胖，边有齿痕，苔白腻，脉沉细而迟。其证候是

A.气阴两虚

B.阴寒凝滞

C.痰浊闭阻

D.心阳欲脱

E.心肾阳虚

【答案】E

（10～11 题共用备选答案）

A.心胸绞痛，得寒加重

B.痛有定处，如刺如绞

C.痛无定处，时欲太息

D.心胸灼痛，时作时止

E.心悸祛寒，四肢不温

10.心血瘀阻型胸痹的特点是

【答案】B

11.气滞心胸型胸痹的特点是

【答案】C

（12～13 题共用备选答案）

A.疏肝理气，活血通络

B.滋阴清火，养心和络

C.温经散寒，活血通痹

D.补养心气，鼓动心脉

E.补益阳气，温振心阳

12.患者心胸疼痛时作，或见憋闷，心悸怔忡，五心烦热，腰酸膝软，舌红少津，苔薄，脉细数。其治法是

【答案】B

【解析】患者心胸疼痛时作，伴有五心烦热，腰酸膝软，舌红少津，是心肾阴虚之证，治疗需滋阴清火，养心和络。

13.患者心胸满闷不适，隐痛阵发，痛无定处，时欲叹息，遇情志不遂时诱发或加重，嗳气则舒，苔薄腻，脉细弦。其治法是

【答案】A

【解析】患者心胸满闷不适，痛无定处，时欲叹息，遇情志不遂时诱发或加重，是肝郁气滞之象，治宜疏肝理气，活血通络。

第三节　真心痛

1.患者，男，63 岁。胸痛剧烈，痛无休止，胸闷气短，心悸不宁，形寒肢冷，气短喘促，脉沉微。治疗应选用的方剂是

A.血府逐瘀汤

B.四逆汤合人参汤

C.瓜蒌薤白白酒汤

D.当归四逆汤

E.桂枝汤合参附汤

【答案】D

【解析】患者胸痛剧烈，身寒肢冷，脉沉微，是寒凝心脉证，治疗需温补心阳，散寒通脉，用当归四逆汤加味。

2.患者，女，25 岁。心胸刺痛，胸部闷窒，动则加重，舌体胖大，边有齿痕，舌质黯淡，有瘀点瘀斑，舌苔薄白，脉弦细无力。治疗应选用的方剂是

A.保元汤合血府逐瘀汤

B.少腹逐瘀汤

C.四逆汤合人参汤

D.保真汤合四逆汤

E.桂附地黄丸

【答案】A

第四节　不寐

1.下列除哪项外均为不寐的病因

A.情志失常

B.饮食不节

C.外邪侵袭

D.素体虚弱

E.思虑过度

【答案】C

2.不寐的基本病机主要是

A.肝郁化火，阳盛阴衰

B.阴盛阳衰，阴阳失交

C.心神失养，心肾不交

D.心胆气虚，阴阳失交

E.心脾两虚，阳不入阴

【答案】B

【解析】不寐的基本病机：不寐的病位主要在心，与肝脾肾有关。基本病机为阳盛阴衰，阴阳失交。

3.治疗不寐之痰热扰心证，宜选用的方剂是

A.黄连阿胶汤

B.礞石滚痰丸

C.半夏秫米汤

D.朱砂安神丸

E.黄连温胆汤

【答案】E

【解析】不寐之痰热扰心证，治疗要清化痰热，和中安神，代表方是黄连温胆汤加减。

4.产后虚烦不寐，体瘦面白或老人夜寐早醒而无虚烦证，治疗应选用的方剂是

A.黄连阿胶汤

B.半夏秫米汤

C.归脾汤

D.安神定志丸

E.六味地黄丸

【答案】C

【解析】产后虚烦不寐，体瘦面白或老人夜寐早醒均属于心脾气血两虚之象，治疗要补益心脾，补养气血，用归脾汤加减。

5.患者，女，30岁。症见入寐困难1个月，多梦，胸闷胁胀，急躁易怒，伴头昏头胀，口干口苦，小便短赤，舌红苔黄，脉弦数。治疗应选用的方剂是

A.泻心汤

B.滋水清肝饮

C.礞石滚痰丸

D.当归龙荟丸

E.龙胆泻肝汤

【答案】E

6.患者，女，46岁。近半年来精神紧张，经常失眠，伴心烦，心悸不安，头晕，耳鸣，健忘，腰膝酸软，五心烦热，口干咽燥，手足心热，舌质红，脉细数。其证候是

A.心胆气虚

B.心肾不交

C.肝火扰心

D.心火偏亢

E.痰热扰心

【答案】B

【解析】患者心烦，心悸不安，头晕，耳鸣，健忘，口干咽燥，手足心热，舌质红，脉细数，是心肾阴虚，心肾不交之证。

7.患者，女，17岁。晚上经常难以入眠，或多梦易醒，伴心悸健忘，四肢倦怠，饮食乏味，面色少华，舌质淡，脉细弱。其证候是

A.心胆气虚

B.心脾两虚

C.阴虚火旺

D.忧郁伤神

E.痰气郁结

【答案】B

8.患者，男，60岁。因失眠多梦2周就诊。现夜难入眠，头重如裹，胸脘满闷，心烦口苦，头晕目眩，痰多质黏，大便不爽，舌红苔黄腻，脉滑。其治法是

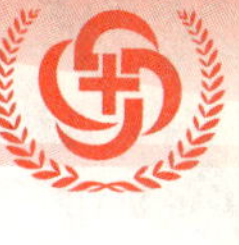

A.疏肝泻热，佐以安神
B.补养心脾，以生气血
C.化痰清热，和中安神
D.化痰理气，宁心安神
E.滋阴降火，养心安神

【答案】C

【解析】患者头重如裹，胸脘满闷，头晕目眩，痰多质黏，大便不爽，再加心烦口苦，舌红苔黄腻，是痰热互结，内扰心神之象，治宜化痰清热，和中安神。

（9~10题共用备选答案）

A.安神定志丸
B.半夏秫米汤
C.龙胆泻肝汤
D.保和丸
E.天王补心丸

9.虚烦不寐，触事易惊，终日惕惕，胆怯心悸，舌淡，脉弦细。治疗应选用的方剂是

【答案】A

10.不寐多梦，甚则彻夜不眠，急躁易怒，目赤耳鸣，口干而苦，便秘溲赤，舌红苔黄，脉弦数。治疗应选用的方剂是

【答案】C

第三章 脑系病证

第一节 头痛

1.阳明经头痛的部位是
A.在前额部,连及目系
B.在前额部及眉棱骨处
C.在头之两侧,并连及耳部
D.在巅顶部位,或连于目系
E.多在头后部,下连于项
【答案】B
【解析】头为诸阳之会,手足三阳经循头面,厥阴经亦上会于巅顶,由于受邪之脏腑经络不同,头痛之部位亦不同。大抵太阳头痛,在头后部,下连于项;阳明头痛,在前额部及眉棱骨等处;少阳头痛,在头之两侧,并连及于耳;厥阴头痛则在巅顶部位,或连目系。

2.厥阴经头痛的部位是
A.头后部及两侧
B.枕部及项部
C.前额部及眉棱处
D.头两侧及耳部
E.巅顶或连于目系
【答案】E

3.内伤头痛的主要病位在
A.肝、脾、胃
B.肝、心、脾
C.肝、脾、肾
D.心、肝、肾
E.胆、肝、脾
【答案】C
【解析】外感头痛多为外邪壅滞经络,络脉不通,头窍被扰而致。内伤头痛多与肝、脾、肾三脏的功能失调有关。

4.患者,女,38 岁。头痛如裹,身体困重酸楚,恶寒而身热不扬,舌苔白滑,脉濡。治疗应首选的方剂是
A.羌活胜湿汤
B.独活寄生汤
C.加味香薷饮
D.加味二妙散
E.藿朴夏苓汤
【答案】A

5.患者头痛而晕,心悸不宁,神疲乏力,面色无华,舌淡苔薄白,脉细弱。治疗应首选的方剂是
A.半夏白术天麻汤
B.加味四物汤
C.大定风珠
D.大补元煎
E.六君子汤
【答案】B

6.患者,女,50 岁。头痛昏蒙,胸脘满闷,呕吐痰涎,舌苔白腻,脉弦滑。治疗应首选的方剂是
A.羌活胜湿汤
B.半夏白术天麻汤
C.川芎茶调散
D.半夏厚朴汤
E.苓桂术甘汤
【答案】B
【解析】患者头痛昏蒙,胸脘满闷,呕吐痰涎,舌苔白腻,是痰浊蒙蔽清窍所引起的头痛,治疗要用半夏白术天麻汤健脾燥湿,化痰降逆。

7.患者,男,45 岁。头痛经久不愈,痛处固定不移,刺痛,舌质紫黯,脉涩。治疗应首选的方剂是
A.川芎茶调散

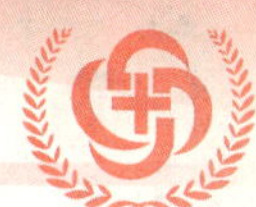

B.芎芷石膏汤
C.龙胆泻肝汤
D.通窍活血汤
E.天麻钩藤饮
【答案】D

8.患者，女，21岁。近日气候骤冷，调摄不慎，出现恶风畏寒，头痛时作，痛连项背，遇风尤剧，不渴，苔薄白，脉浮。其证候是
A.风湿头痛
B.风寒头痛
C.风热头痛
D.肝阳头痛
E.痰浊头痛
【答案】B

9.头痛患者，疼痛日久，其痛如锥刺，固定不移，舌质紫黯，脉细涩。其证候是
A.肝阳
B.痰浊
C.血虚
D.肾虚
E.瘀血
【答案】E

10.头痛且空，眩晕耳鸣，寐少梦多，神疲乏力，舌红苔少，脉细弱。其证候是
A.血虚头痛
B.阴虚头痛
C.肾虚头痛
D.气虚头痛
E.肝阳头痛
【答案】C

11.患者，男，35岁。头痛连及项背，恶风畏寒，口不渴，舌苔薄白，脉浮紧。治疗应首选的方剂是
A.瓜蒌桂枝汤
B.川芎茶调散
C.葛根汤
D.防风汤
E.增液汤
【答案】B
【解析】头痛连及项背，恶风畏寒，口不渴，舌苔薄白，脉浮紧，辨证为风寒头痛，治宜疏风散寒，用川芎茶调散。

12.患者，男，18岁。近日天气炎热，起居不慎，而出现头痛而胀，甚则头痛如裂，发热恶风，面红目赤，口渴欲饮，便秘溲黄，舌质红，苔黄，脉浮数。治疗宜选用的方剂是
A.川芎茶调散
B.芎芷石膏汤
C.羌活胜湿汤
D.天麻钩藤饮
E.银翘散
【答案】B

（13~14题共用备选答案）
A.黄芩、蔓荆子
B.柴胡、川芎
C.吴茱萸、藁本
D.葛根、白芷
E.羌活、蔓荆子
13.太阳经的引经药为
【答案】E
14.阳明经的引经药为
【答案】D

第二节　眩晕

1.与眩晕发病关系密切的脏腑是
A.肺、脾、肾
B.心、肝、肾
C.肺、心、肾
D.肝、脾、肾
E.胃、肝、脾
【答案】D

2.眩晕的病机，除哪项以外皆是
A.肝阳上亢
B.气血亏虚
C.肾精不足
D.痰浊中阻

E.外邪阻窍

【答案】E

3.治疗眩晕之痰浊中阻证，宜选用的方剂是

A.天麻钩藤饮

B.半夏白术天麻汤

C.镇肝息风汤

D.补阳还五汤

E.地黄饮子

【答案】B

【解析】治疗眩晕之痰浊中阻证，当化痰祛湿，健脾和胃，方用半夏白术天麻汤加减。

4.下列哪项不是眩晕之肝阳上亢证的主症特点

A.头痛

B.面赤

C.急躁

D.肢麻

E.乏力

【答案】E

5.治疗气血亏虚型眩晕，宜选用的方剂是

A.炙甘草汤

B.归脾汤

C.加味四物汤

D.当归补血汤

E.人参养荣汤

【答案】B

6.患者，男，50岁。眩晕欲仆，头摇而痛，项强肢颤，腰膝酸软，舌红苔薄白，脉弦有力。其病机是

A.肝阳上亢

B.肝肾阴虚

C.肝郁化火

D.阴虚风动

E.肝血不足

【答案】A

7.患者眩晕，动则加剧，劳则即发，面色淡白，唇甲不华，心悸少寐，神疲懒言，饮食减少，舌质淡，脉细弱。其治法是

A.健脾益气，益肾温中

B.温补脾肾，通络宁心

C.健脾益肾，活血化瘀

D.补益肝肾，化瘀通络

E.补养气血，调养心脾

【答案】E

【解析】患者眩晕，动则加剧，劳则即发，神疲懒言，是一派气虚之象；面色淡白，唇甲不华，心悸少寐，是血虚之象；饮食减少，舌质淡，脉细弱，提示脾运化不足，治宜补养气血，调养心脾。

8.患者眩晕耳鸣，头胀痛，每因烦劳或恼怒而增剧，急躁易怒，少寐多梦，舌红苔黄，脉弦数。治疗应首选的方剂是

A.柴胡疏肝散

B.当归芍药散

C.天麻钩藤饮

D.丹栀逍遥散

E.黄连温胆汤

【答案】C

【解析】患者眩晕耳鸣，头胀痛，每因烦劳或恼怒而增剧，急躁易怒，是肝阳上亢引起的眩晕，治宜平肝潜阳，清火息风，方用天麻钩藤饮加减。

9.患者，男，56岁。眩晕而见精神萎靡，少寐多梦，健忘，腰膝酸软，遗精耳鸣，五心烦热，舌质红，脉弦细数。治疗应首选的方剂是

A.天麻钩藤饮

B.归脾汤

C.左归丸

D.右归丸

E.八味肾气丸

【答案】C

10.患者，男，50岁。眩晕，头重如蒙，胸闷恶心，食少多寐，舌苔白腻，脉滑。治疗应首选的方剂是

A.黄连温胆汤

B.天麻钩藤饮

C.黄连上清丸

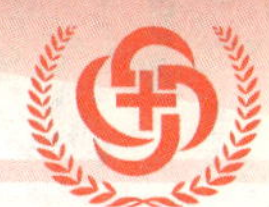

D.半夏白术天麻汤

E.半夏厚朴汤

【答案】D

11.患者眩晕，精神萎靡，健忘多梦，腰膝酸软，四肢不温，形寒怯冷，舌质淡，脉沉细无力。治疗应首选的方剂是

A.左归丸

B.右归丸

C.大定风珠

D.大补元煎

E.附子理中丸

【答案】B

12.患者眩晕头痛头胀，心烦口苦，渴不多饮，舌红苔黄腻，脉滑数。其证属于

A.痰浊中阻

B.肝阳上亢

C.瘀血阻窍

D.痰郁化火

E.阴虚阳亢

【答案】D

第三节　中风

1.中风的病理因素是

A.风火痰瘀

B.气血逆乱

C.心肝火旺

D.肝阳上亢

E.肝肾阴虚

【答案】A

2.下列除哪项外，均是中风脱证的特点

A.突然昏仆，不省人事

B.目合口张，手撒肢冷

C.大汗淋漓，二便自遗

D.肢体强痉

E.鼻鼾息微

【答案】D

【解析】中风之脱证的主症：突然昏仆，不省人事，目合口张，鼻鼾息微，手撒肢冷，汗多，大小便自遗，肢体软。

3.下列哪项不属于辨别阳闭、阴闭二证的主要根据

A.颜面潮红与面白唇暗

B.躁动不安与静而不烦

C.舌苔白腻与舌苔黄腻

D.脉沉滑缓与脉弦滑数

E.肢体软瘫与肢体强痉

【答案】E

4.中风病与口僻的鉴别要点是

A.有无口眼㖞斜

B.有无言语不清

C.有无口角流涎

D.有无肢体瘫痪

E.有无脉弦滑数

【答案】D

【解析】口僻：俗称吊线风，主要症状是口眼㖞斜，口僻之口眼㖞斜，常伴耳后疼痛，而无半身不遂或神志障碍等表现，多因正气不足，风邪入于脉络，气血痹阻所致，不同年龄均可罹患。

5.中风病的中经络与中脏腑的主要区别在于

A.有无后遗症

B.有无神志改变

C.有无肢体瘫痪

D.有无口眼㖞斜

E.有无语言不利

【答案】B

6.患者平素头晕头痛，耳鸣目眩，突然口眼㖞斜，舌强语謇，舌质红苔黄，脉弦。其证属于

A.中经络之风痰入络

B.中经络之风阳上扰

C.中经络之阴虚风动

D.风痰瘀阻

E.痰浊瘀闭

【答案】B

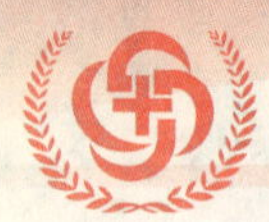

【解析】平素头晕头痛,耳鸣目眩,少寐多梦,突然发生口眼㖞斜,舌强语謇,或手足重滞,甚则半身不遂等症。舌质红苔黄,脉弦细数,肝火偏旺,阳亢化风,横窜络脉是中经络之风阳上扰证。

7.治疗中风中脏腑之痰浊瘀闭证,宜选用的方剂是

A.局方至宝丹

B.参附汤

C.涤痰汤

D.镇肝息风汤

E.补阳还五汤

【答案】C

8.治疗中风恢复期之气虚络瘀证,宜选用的方剂是

A.天麻钩藤饮

B.半夏白术天麻汤

C.镇肝息风汤

D.补阳还五汤

E.局方至宝丹

【答案】D

【解析】中风后遗症半身不遂,气虚络瘀证,治宜益气养血,化瘀通络,方用补阳还五汤加减。

9.治疗中风恢复期之风痰瘀阻证,宜选用的方剂是

A.局方至宝丹

B.血府逐瘀汤

C.镇肝息风汤

D.地黄饮子

E.解语丹

【答案】E

10.治疗中风中经络之风阳上亢证,宜选用的方剂是

A.补阳还五汤

B.血府逐瘀汤

C.天麻钩藤饮

D.地黄饮子

E.牵正散

【答案】C

11.治疗中风中经络之阴虚风动证,宜选用的方剂是

A.大秦艽汤

B.补阳还五汤

C.镇肝息风汤

D.真方白丸子

E.地黄饮子

【答案】C

12.治疗中风中脏腑之痰热腑实证,宜选用的方剂是

A.真方白丸子

B.涤痰汤

C.桃仁承气汤

D.补阳还五汤

E.牵正散

【答案】C

13.治疗中风中脏腑之痰火瘀闭证,宜选用的方剂是

A.清金化痰汤

B.涤痰汤

C.桃仁承气汤

D.羚角钩藤汤

E.地黄饮子

【答案】D

14.患者平时头痛耳鸣,腰酸,突然发生口眼歪斜,语言不利,口角流涎,手足抽搐,半身不遂,舌质红,苔腻,脉弦细数。其证候是

A.阴虚风动证

B.风阳上扰证

C.风痰入络证

D.痰浊瘀闭证

E.痰火瘀闭证

【答案】A

【解析】平时头痛耳鸣,腰酸,突然发生口眼歪斜,舌质红,苔腻,脉弦细数,肝肾阴虚,风阳内动,风痰瘀阻经络,诊断为中风中经络之阴虚风动证。

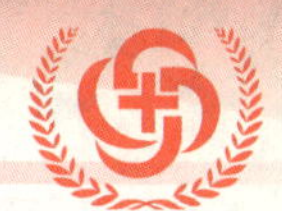

第四节 癫狂

1.下列各项，与癫狂发病无关的病因病机是

A.阴阳失调

B.情志抑郁

C.痰气上扰

D.禀赋不足

E.外感风寒

【答案】E

2.下列关于癫证、狂证病机的叙述中，正确的是

A.癫为痰火上扰，神明失主

B.狂为痰气郁结，蒙蔽神机

C.狂证为痰气郁而化火，可转化为癫证

D.癫证日久，郁火宣泄而痰气留结，又可转化狂证

E.阴阳失调，神机逆乱是病机的关键

【答案】E

3.治疗痰气郁结之癫证，宜选用的方剂是

A.癫狂梦醒汤

B.二阴煎合琥珀养心丹

C.逍遥散合顺气导痰汤

D.柴胡疏肝散

E.生铁落饮

【答案】C

【解析】癫证之痰气郁结证，肝气郁滞，脾失健运，痰郁气结，蒙蔽神窍。治法：理气解郁，化痰醒神。代表方：逍遥散合顺气导痰汤加减。

4.治疗狂证之火盛伤阴证的治法是

A.活血化瘀，涤痰镇静

B.安神定志，祛痰降火

C.降火豁痰，安神宁心

D.镇心涤痰，泻肝清火

E.育阴潜阳，交通心肾

【答案】E

5.患者，女，40 岁。精神抑郁，表情淡漠，神志痴呆，语无伦次，不思饮食，舌苔腻，脉弦滑。其治法是

A.疏肝理气，活血化瘀

B.清肝泻火，解郁和胃

C.理气解郁，化痰开窍

D.理气活血，宁心定志

E.顺气化痰，清肝泄热

【答案】C

（6~7 题共用备选答案）

A.癫证

B.狂证

C.痫证

D.痉证

E.中风

6.患者喧扰不宁，躁妄打骂，动而多怒。其诊断是

【答案】B

7.患者沉默痴呆，语无伦次，静而多喜。其诊断是

【答案】A

（8~9 题共用备选答案）

A.生铁落饮

B.当归龙荟丸

C.柴胡疏肝散

D.丹栀逍遥散

E.养心汤合越鞠丸

8.狂证属于痰火扰神证，治疗应首选的方剂是

【答案】A

9.癫证属于心脾两虚证，治疗应首选的方剂是

【答案】E

第五节　痫病

1.痫病发病主要责之于
A.肝
B.心
C.脾
D.肺
E.肾
【答案】B
2.痫病的常见病因不包括
A.先天遗传
B.七情失调
C.饮食失节
D.脑部外伤
E.外感寒邪
【答案】E
3.治疗痫病之风痰闭阻证的代表方为
A.天麻钩藤饮
B.滚痰丸
C.顺气导痰汤
D.定痫丸
E.二陈汤
【答案】D
4.治疗痫病之瘀阻脑络证的代表方为
A.天麻钩藤饮
B.血府逐瘀汤
C.复元活血汤
D.少腹逐瘀汤
E.通窍活血汤
【答案】E
5.治疗痫病之痰火扰神证的代表方为
A.六君子汤合归脾汤
B.血府逐瘀汤
C.龙胆泻肝汤合涤痰汤
D.少腹逐瘀汤
E.左归丸合天王补心丹
【答案】C
6.治疗痫病之瘀阻脑络证的治法为
A.理气化痰,活血化瘀
B.行气解郁,化瘀通络
C.活血化瘀,息风通络
D.活血化瘀,开窍醒神
E.理气化痰,醒脑通窍
【答案】C
7.患者,女,28岁。平日情绪急躁,心烦失眠,口苦而干,便秘,突发昏仆抽搐,尖叫吐涎,牙关紧闭,舌红苔黄腻,脉弦滑数。治疗应选用的方剂是
A.定痫丸
B.六君子汤
C.大补元煎
D.甘麦大枣汤
E.龙胆泻肝汤合涤痰汤
【答案】E
8.患者,男,16岁。煤气中毒1月后,突发昏仆,肢体抽搐,口吐涎沫,约5分钟后神志转清,自述疲乏,舌苔白腻,脉象弦滑。此时的中医诊断为
A.厥证
B.痫病
C.中风
D.痉证
E.郁证
【答案】B
【解析】痫病是一种发作性神志异常的病证。临床以突然意识丧失,发则仆倒,不省人事,强直抽搐,口吐涎沫,双目上视或口中怪叫为特征。移时苏醒,一如常人。
9.患者,男,33岁。有痫病病史近10年。平素性急易怒,心烦失眠,夜梦纷纭,发则昏不知人,四肢抽动,喉中痰鸣,口吐涎沫,舌红,苔黄腻,脉弦滑数。应辨证为
A.风痰闭阻
B.心火扰动
C.痰火扰神
D.气逆痰阻

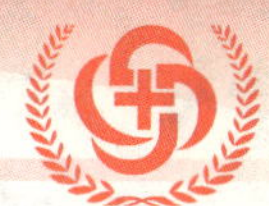

E.湿热阻滞

【答案】C

10.患者,女,40 岁。有痫病病史 16 年。近 1 年来,痫病发作日益频繁,自觉发作后神疲乏力,平素头晕目眩,心悸,失眠多梦,面色苍白,体瘦纳呆,大便溏薄,舌苔腻,脉沉而弱。该病例中医治法当为

A.补益气血,健脾宁心

B.补益心肾,健脾化痰

C.健脾补肾,健脑宁神

D.平肝健脾,补肾宁神

E.平肝息风,健脾补肾

【答案】A

第六节　痴呆

1.脾肾两虚型痴呆的治法是

A.补肾健脾,益气生精

B.健脾化浊,豁痰开窍

C.活血化瘀,开窍醒脑

D.补肾益髓,填精养神

E.益气养血,清心宣窍

【答案】A

2.治疗痴呆之脾肾两虚证,宜首选的方剂是

A.还少丹

B.通窍活血汤

C.涤痰汤

D.转呆丹

E.导痰汤

【答案】A

3.患者,男,58 岁。神志痴呆,表情淡漠,举止失常,面色晦滞,胸闷泛恶,舌苔白腻,脉滑。其病机是

A.痰浊蒙窍

B.痰火扰心

C.心血瘀阻

D.肾精亏虚

E.心脾两虚

【答案】A

【解析】患者神志痴呆,胸闷泛恶,舌苔白腻,脉滑,为痰湿之表现。痰浊上蒙,清窍被阻,其病机是痰浊蒙窍。

4.患者,男,75 岁。表情迟钝,言语不利,善忘,易惊恐,伴肌肤甲错,口干不欲饮,双目晦暗,舌质暗,有瘀点瘀斑,脉细涩。其治法是

A.补肾健脾,益气生精

B.豁痰开窍,健脾化浊

C.活血化瘀,开窍醒脑

D.补肾益髓,填精养神

E.疏肝理气,理气活血

【答案】C

5.患者,男,70 岁。表情呆钝,智力衰退,哭笑无常,喃喃自语,伴不思饮食,脘腹胀痛,痞满不适,口多涎沫,头重如裹,舌质淡,苔白腻,脉滑。治疗方药是

A.七福饮

B.还少丹

C.涤痰汤

D.通窍活血汤

E.六味地黄丸

【答案】C

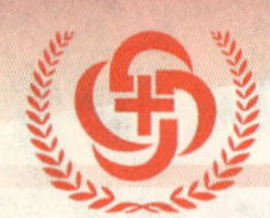

第四章　脾胃病证

第一节　胃痛

1.胃的主要病变脏腑在胃，又与下列哪些脏腑关系最密切

A.肝、肾

B.肝、脾

C.胆、肾

D.脾、肾

E.心、肺

【答案】B

【解析】肝与胃是木土乘克的关系。脾与胃同居中焦，一脏一腑，互为表里，共主升降，故脾病多涉于胃，胃病亦可及于脾。

2.胃痛之湿热中阻证的特点是

A.隐痛

B.灼痛

C.胀痛

D.暴痛

E.刺痛

【答案】B

3.胃痛之瘀血停胃证的疼痛特点是

A.隐痛

B.灼痛

C.胀痛

D.暴痛

E.刺痛

【答案】E

【解析】胃痛初病在气，久病在血。在气者，有气滞、气虚之分，气滞者，多为胀痛，气虚者多为隐痛，在血者，痛如针刺，且痛有定处。

4.胃痛之胃阴亏耗证的治法是

A.滋养阴血，润燥生津

B.养阴益胃，调中消痞

C.养阴益胃，和中止痛

D.滋养胃阴，降逆止呕

E.温中健脾，和胃止痛

【答案】C

5.外邪犯胃的胃痛最为常见的病邪是

A.风邪

B.暑邪

C.寒邪

D.湿邪

E.热邪

【答案】C

6.胃痛发病的关键病机是

A.气虚

B.气怯

C.气陷

D.气滞

E.气逆

【答案】D

【解析】胃痛的基本病机为胃气阻滞，胃失和降，不通则痛。故发病的关键病机是气滞。

7.下列哪一项不是胃阴亏耗型胃痛的主症特点

A.胃痛隐隐

B.口燥咽干

C.口不渴

D.舌红少苔

E.脉弦细

【答案】C

【解析】胃阴亏耗证的主症：胃脘隐隐灼痛，似饥而不欲食，口燥咽干，五心烦热，消瘦乏力，口渴思饮，大便干结，舌红少津，脉细数。

8.患者，男，35 岁。近 3 天因恼怒后出

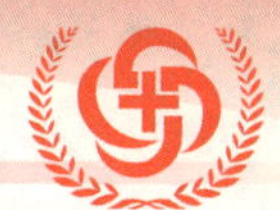

现胃脘胀痛，攻窜不定，嗳气频作，大便不畅，舌苔薄白，脉弦。此辨证属于

A.肝气犯胃

B.瘀血停胃

C.湿热中阻

D.饮食伤胃

E.寒邪客胃

【答案】A

9.患者，男，30岁。因饮酒饱食后，出现胃脘胀满疼痛，嗳腐吞酸，大便不通，舌苔厚腻，脉滑。治法宜用

A.疏肝理气，清热泻火

B.疏肝理气，理气活血

C.消食导滞，和胃止痛

D.疏散风寒，消食导滞

E.以上都不是

【答案】C

10.患者，女，53岁。胃脘疼痛日久，疼痛有定处而拒按，食后痛甚，舌质紫暗，脉涩。此时应辨证为

A.肝气犯胃

B.湿热中阻

C.瘀血停胃

D.饮食伤胃

E.脾胃虚寒

【答案】C

(11~12题共用备选答案)

A.健脾化湿

B.温中健脾

C.温中补肾

D.散寒止痛

E.散寒除湿

11.胃痛暴作，畏寒喜暖，脘腹得温则痛减，口不渴，喜热饮，舌苔薄白，脉弦紧。其治法是

【答案】D

12.胃痛隐隐，喜温喜按，空腹痛甚，得食痛减，泛吐清水，神疲乏力，大便溏薄，舌淡苔白，脉迟缓。其治法是

【答案】B

(13~14题共用备选答案)

A.柴胡疏肝散

B.清中汤

C.四君子汤

D.保和丸

E.黄芪建中汤

13.治疗肝气犯胃型胃痛

【答案】A

14.治疗湿热中阻型胃痛

【答案】B

(15~16题共用备选答案)

A.寒邪客胃证

B.饮食伤胃证

C.肝气犯胃证

D.湿热中阻证

E.瘀血停胃证

15.胃脘胀痛，痛连两胁，遇烦恼则痛作或痛甚，嗳气、矢气则痛舒，胸闷嗳气，喜长叹息，大便不畅，舌苔多薄白，脉弦。其证属于

【答案】C

【解析】胃痛之肝气犯胃证的主症：胃脘胀痛，痛连两胁，遇烦恼则痛作或痛甚，嗳气、矢气则痛舒，胸闷嗳气，喜长叹息，大便不畅，舌苔薄白，脉弦。

16.胃痛暴作，恶寒喜暖，得温痛减，遇寒加重，口淡不渴，或喜热饮，舌淡苔薄白，脉弦紧。其证属于

【答案】A

【解析】胃痛之寒邪客胃证的主症：胃痛暴作，恶寒喜暖，得温痛减，遇寒加重，口淡不渴，或喜热饮，舌淡苔薄白，脉弦紧。

第二节　痞满

1.与痞满密切相关的脏腑包括

A.胃、心、脾

B.胃、脾、大肠

C.肝、脾、胃

D.肺、脾、肾

E.脾、胃、肾

【答案】C

【解析】痞满的基本病位在胃,与肝、脾的关系密切。

2.痞满的基本病机为

A.三焦气化不利,脾胃升降失职

B.中焦气机不利,脾胃升降失职

C.肝气郁结,横逆犯脾

D.肝脾不和,运化无力

E.脾胃气虚,胃阴不足

【答案】B

3.痞满之饮食内停证的代表方是

A.补中益气汤

B.保和丸

C.归脾汤

D.香砂六君子汤

E.益胃汤

【答案】B

4.脾胃虚弱,痞满反复发作者,治法是

A.清热化湿,和胃消痞

B.理气宽胸,补泻并用

C.疏肝解郁,和胃消痞

D.补气健脾,升清降浊

E.和胃降气,消痞开结

【答案】D

5.下列哪一项不是痞满的特点

A.自觉心下痞塞

B.胸膈胀满

C.触之无形,按之柔软

D.触之有形

E.压之无痛

【答案】D

【解析】痞满是以自觉心下痞塞,胸膈胀满,触之无形,按之柔软,压之无痛为主要症状的病证。按部位痞满可分为胸痞、心下痞等;心下痞即胃脘部。

6.患者,女,50岁。反复腹胀1个月,现脘腹满闷,时轻时重,喜温喜按,纳呆便溏,神疲乏力,少气懒言,语声低微,舌质淡,苔薄白,脉细弱。治疗宜选用的方剂是

A.保和丸

B.益胃汤

C.二陈平胃汤

D.越鞠丸

E.补中益气汤

【答案】E

7.患者脘腹痞塞不舒,胸膈满闷,头晕目眩,身重困倦,呕恶纳呆,口淡不渴,苔白厚腻,脉沉滑。治疗宜选用的方剂是

A.保和丸

B.泻心汤

C.二陈平胃汤

D.越鞠丸

E.补中益气汤

【答案】C

【解析】患者脘腹痞塞不舒,胸膈满闷,头晕目眩,身重困倦,呕恶纳呆,痰浊阻滞,脾失健运,气机不和,辨证为痰湿中阻证,治法为:除湿化痰,理气和中。代表方:二陈平胃汤加减。

8.患者脘腹痞闷,胸胁胀痛,心烦易怒,善太息,呕恶嗳气,大便不爽,舌质淡红,苔薄白,脉弦。治疗的方剂是

A.益胃汤

B.保和丸

C.泻心汤合左金丸

D.柴胡疏肝散

E.平胃散合逍遥丸

【答案】D

(9~10题共用备选答案)

A.连朴饮

B.保和丸

C.柴胡疏肝散

D.二陈平胃散

E.香砂六君子汤

9.治疗痞满之饮食内停证,宜选用的方剂是

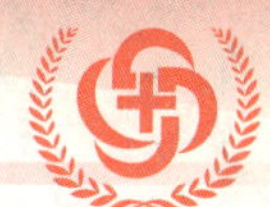

【答案】B

10.治疗痞满之肝胃不和证,宜选用的方剂是

【答案】C

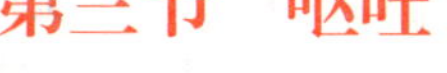

第三节 呕吐

1.下列哪项不是痰饮内阻证呕吐的特征

A.呕吐清水痰涎

B.脘闷不食

C.头眩心悸

D.胸胁疼痛

E.脉滑

【答案】D

2.呕吐的治疗原则是

A.健脾化湿

B.温养脾胃

C.补中益气

D.养阴和胃

E.和胃降逆

【答案】E

【解析】呕吐的基本病机为胃失和降,胃气上逆。治疗原则为和胃降逆。

3.呕吐吞酸,嗳气频繁,胸胁胀满,舌边红,苔薄腻,脉弦。治法宜用

A.消食化滞,和胃降逆

B.温中化饮,和胃降逆

C.疏肝理气,和胃止呕

D.温养脾胃,降逆止呕

E.清肝泻火,和胃止呕

【答案】C

4.治疗脾胃气虚型呕吐的最佳方剂为

A.小半夏加茯苓汤

B.理中汤

C.旋覆代赭汤

D.香砂六君子汤

E.平胃散

【答案】D

5.患者,女,35岁。昨晚不慎受凉,突然出现呕吐,吐胃内容物及清水,伴有恶寒发热,头身疼痛,无汗,口不渴,胸脘满闷,舌苔白腻,脉濡缓。应诊断为

A.呕吐脾胃虚寒证

B.呕吐饮食停滞证

C.呕吐痰饮内停证

D.呕吐外邪犯胃证

E.呕吐肝气犯胃证

【答案】D

6.患者,男,52岁。患胃疾多年,呕吐反复发作,时作干呕,口燥咽干,似饥而不欲食,舌红苔少,脉细数。治法是

A.舒肝和胃,降逆止呕

B.滋养胃阴,降逆止呕

C.温中健脾,和胃降逆

D.消食导滞,和胃降逆

E.清肝泻火,和胃止呕

【答案】B

7.患者,男,42岁。工人,午后突然出现呕吐,呕吐多为清水痰涎,胸闷脘胀,不思饮食,舌淡,苔白腻,脉滑。治疗宜选用的方剂是

A.香砂六君子汤

B.小半夏汤合苓桂术甘汤

C.四七汤

D.理中汤

E.温脾汤

【答案】B

8.患者,女,50岁。既往有胃病20余年。每次均因饮食不慎,出现呕吐,时作时止,倦怠乏力,口干不欲饮,四肢不温,大便溏薄,舌质淡,脉濡弱。治疗宜选用的方剂是

A.理中丸

B.小半夏汤

C.苓桂术甘汤

D.大半夏汤

E.藿香正气散

第五篇 中医内科学

【答案】A

【解析】因饮食不慎，出现呕吐，时作时止，倦怠乏力，口干不欲饮，四肢不温，大便溏薄，辨证为脾胃阳虚证，治宜温中健脾，和胃降逆，方用理中汤加减。

（9~10题共用备选答案）

A.疏邪解表，化浊和中

B.温中化饮，和胃降逆

C.疏肝理气，和胃降逆

D.健脾益气，和胃降逆

E.温中健脾，和胃降逆

9.痰饮内阻型呕吐的治法是

【答案】B

10.脾胃阳虚型呕吐的治法是

【答案】E

第四节　噎膈

1.噎膈的临床特征是

A.呼吸困难

B.朝食暮吐，暮食朝吐

C.吞咽食物哽噎不顺

D.吐出黏液或白色泡沫黏痰

E.胸骨后不适

【答案】C

2.噎膈与反胃的区别在于

A.有无胸骨后不适

B.有无反酸

C.有无腹痛

D.有无吞咽困难

E.有无恶心呕吐

【答案】D

3.噎膈的病机是

A.胃失和降，逆气动膈

B.胃气壅滞，气逆于中

C.肝气犯胃，肝胃不和

D.脾胃虚寒，胃中无火

E.痰瘀互结，食道狭窄

【答案】E

4.治疗噎膈之痰气交阻证，宜选用的方剂是

A.启膈散

B.沙参麦冬汤

C.通幽汤

D.补气运脾汤

E.右归丸

【答案】A

【解析】噎膈痰气交阻证，治宜开郁化痰，润燥降气，方用启膈散加减。

5.患者，男，75岁。食入格拒不下，入而复出，甚则水饮难进，心烦口干，胃脘灼热，大便干结如羊屎，形体消瘦，皮肤干枯，小便短赤，舌质光红，干裂少津，脉细数。治疗宜选用的方剂是

A.启膈散

B.沙参麦冬汤

C.通幽汤

D.补气运脾汤

E.右归丸

【答案】B

【解析】患者食入格柜不下，入而复出，甚则水饮难进，提示为噎膈，患者心烦口干，胃脘灼热，大便干结如羊屎，形体消瘦，皮肤干枯，小便短赤，舌质光红，干裂少津，辨证为津亏热结证，治宜滋阴养血，润燥生津，方用沙参麦冬汤。

6.患者吞咽梗阻，胸膈痞闷，情志舒畅时可稍减轻，口干咽燥，舌偏红，苔薄腻，脉弦滑。治疗宜选用的方剂是

A.通幽汤

B.涤痰汤

C.温胆汤

D.玉枢丹

E.启膈散

【答案】E

7.患者，男，60岁。饮食难下，下而复吐

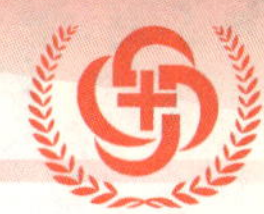

出，呕吐物如赤豆汁，胸膈疼痛，肌肤枯槁，形体消瘦，舌质紫暗，脉细涩。其证候是

A.痰气交阻
B.瘀血内结
C.津亏热结
D.气虚阳微
E.肝肾阴虚

【答案】B

【解析】瘀血内结，阻于食道或胃口，管腔狭窄甚至闭塞不通，故饮食难下，下而复吐出，胸膈疼痛。瘀热伤络，血渗脉外，故呕吐物如赤豆汁。长期饮食不入，瘀血内阻，故肌肤枯槁，形体消瘦，舌质紫暗，脉细涩。

（8~9题共用备选答案）

A.反胃
B.噎膈
C.嗳气
D.呃逆
E.梅核气

8.自觉咽中如物梗塞，吐之不出，吞之不下，但不妨碍进食的病证是

【答案】E

9.吞咽时哽咽不顺，饮食不下，或食入即吐的病证是

【答案】B

第五节　呃逆

1.呃逆的基本病机是

A.胃气上逆动膈
B.肺失宣肃
C.中焦气机不利
D.痰饮上泛
E.水湿内停

【答案】A

【解析】肺胃之气均以降为顺，两者相互影响，肺之宣肃影响胃气和降，且膈居肺胃之间，上述病因影响肺胃时，使胃失和降，膈间气机不利，逆气上冲于喉间，致呃逆作。

2.呃逆的临床特征描述不正确的是

A.喉间呃呃连声
B.声短而频，不能自制
C.气逆上冲
D.脘中不适
E.起病多较缓

【答案】E

3.呃逆的基本治法是

A.理气化瘀降逆
B.疏肝解郁降逆
C.和胃降逆止呃
D.健脾温中止呃
E.清热和胃止呃

【答案】C

4.呃逆呃声沉缓有力，胸膈及胃脘不舒，得热则减，遇寒更甚，治疗宜选用的方剂是

A.竹叶石膏汤
B.丁香散
C.五磨饮子
D.理中丸
E.益胃汤

【答案】B

5.呃声洪亮，冲逆而出，烦躁口臭，渴喜冷饮，大便秘结，小便短赤，苔黄厚而干，脉滑数。治疗最佳选方为

A.麦门冬汤加柿蒂
B.竹叶石膏汤加柿蒂
C.丁香散加柿蒂
D.益胃汤加柿蒂
E.润肠丸加柿蒂

【答案】B

6.患者，女，65岁。呃声洪亮，冲逆而出，口臭烦渴，喜冷饮，小便短赤，大便秘结，舌苔黄，脉滑数。其治法是

A.清胃化痰止呃
B.清热化湿降逆
C.清热化瘀止呃

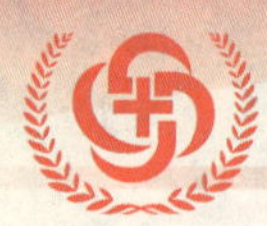

D.清胃平肝降逆

E.清降泄热止呃

【答案】E

【解析】患者呃声洪亮,冲逆而出,口臭烦渴,喜冷饮,小便短赤,大便秘结,辨证为胃火上逆证,治宜清胃泄热,降逆止呃。

7.患者,女,55岁。呃逆连声,每因情志不畅而诱发或加重,胸胁满闷,脘腹胀满,嗳气纳减,肠鸣矢气,苔薄白,脉弦。治疗宜选用的方剂是

A.竹叶石膏汤

B.丁香散

C.五磨饮子

D.理中丸

E.益胃汤

【答案】C

8.患者,男,70岁。呃声短促而不得续,口干咽燥,烦躁不安,不思饮食,或食后饱胀,大便干结,舌质红,苔少而干,脉细数。治法为

A.清胃化痰止呃

B.生津养胃,降逆止呃

C.温补脾胃,降逆止呃

D.清热和胃止呃

E.顺气解郁,和胃降逆

【答案】B

【解析】呃声短促而不得续,口干咽燥,烦躁不安,大便干结,辨证为胃阴不足证,治宜生津养胃,降逆止呃。

(9~10题共用备选答案)

A.胃火上冲

B.胃中寒冷

C.胃阴不足

D.肝气犯胃

E.气机郁滞

9.呃逆声怯,急促而不连续,口干舌燥,烦躁不安,舌红而干,脉细数。此证属

【答案】C

10.呃逆连声,胃脘连及胸胁胀闷,时有恶心,不思饮食,肠鸣矢气,舌苔薄,脉弦。此证属

【答案】E

第六节 腹痛

1.腹痛拒按,大便溏滞不爽,小便短赤,舌红苔黄腻。应辨证为

A.寒邪内阻

B.湿热壅滞

C.中虚脏寒

D.气滞血瘀

E.饮食积滞

【答案】B

【解析】腹痛拒按,大便溏滞不爽,小便短赤,舌红苔黄腻,为湿热内结,气机壅滞,腑气不通。应辨证为腹痛之湿热壅滞证。

2.寒邪内阻型腹痛的治法是

A.散寒温里,理气止痛

B.消食导滞,理气止痛

C.疏肝解郁,理气止痛

D.温中补虚,缓急止痛

E.泄热通腹,行气导滞

【答案】A

3.湿热壅滞,腹痛拒按,治法是

A.散寒温里,理气止痛

B.消食导滞,理气止痛

C.疏肝解郁,理气止痛

D.温中补虚,缓急止痛

E.泄热通腑,行气导滞

【答案】E

4.治疗腹痛饮食积滞证,宜选用的方剂是

A.保和丸

B.越鞠丸

C.枳实导滞丸

D.枳术丸

E.木香顺气丸

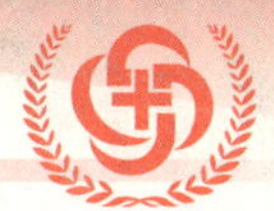

【答案】C

5.腹痛发生的基本病机是

A.食滞肠胃,痞塞不通

B.外邪内传,阻塞气机

C.肝脾湿热,络脉不和

D.肝气郁结,胃失和降

E.脏腑气机阻滞,经脉痹阻

【答案】E

6.湿热壅滞型腹痛,治疗应首选的方剂是

A.小承气汤

B.枳实导滞丸

C.大承气汤

D.少腹逐瘀汤

E.大柴胡汤

【答案】C

7.患者,男,36 岁。因天寒受风诱发腹痛,腹冷痛,得热稍减,小便清利,大便自可,舌苔白,脉沉紧。当选用的方剂为

A.黄芪建中汤

B.附子理中丸

C.良附丸合正气天香散

D.乌头桂枝汤

E.通脉四逆汤

【答案】C

【解析】患者因天寒受风诱发腹痛,腹冷痛,得热稍减,小便清利,寒邪凝滞,中阳被遏,脉络痹阻。辨证为寒邪内阻证,治以散寒温里,理气止痛为主,方选良附丸合正气天香散。

8.患者,男,40 岁。腹痛绵绵,时作时止,喜温喜按,形寒肢冷,大便溏薄,神疲气短,舌淡苔白,脉沉细。治法选用的方剂是

A.补中益气汤

B.附子粳米汤

C.保和丸

D.小建中汤

E.四逆汤

【答案】D

9.患者,男,20 岁。因暴饮暴食诱发腹痛,脘腹胀满,按之不舒,嗳腐吞酸,大便夹有不消化食物,苔厚腻,脉滑实。中医辨证为

A.饮食积滞

B.气滞食阻

C.寒积食阻

D.热结食滞

E.食滞痰阻

【答案】A

(10~11 题共用备选答案)

A.柴胡疏肝散

B.逍遥散

C.良附丸合正气天香散

D.木香顺气散

E.少腹逐瘀汤

10.肝郁气滞型腹痛,治疗应首选的方剂是

【答案】A

【解析】肝郁气滞型腹痛,治疗首选柴胡疏肝散,疏肝解郁,理气止痛。

11.瘀血内停型腹痛,治疗应首选的方剂是

【答案】E

第七节　泄泻

1.泄泻的病机关键是

A.暑湿与胃弱

B.寒湿与肝郁

C.湿盛与脾虚

D.风盛与肺虚

E.痰浊与血瘀

【答案】C

2.下列各项,属于泄泻特点的是

A.里急后重

B.便下脓血

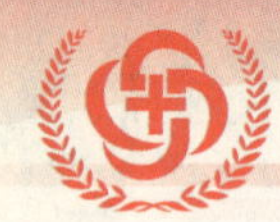

C.吐泻并作

D.便稀溏如水

E.便下米泔水

【答案】D

3.治疗泄泻之脾胃虚弱证,宜选用的方剂是

A.葛根芩连汤

B.参苓白术散

C.理中丸

D.补中益气汤

E.保和丸

【答案】B

4.患者胸胁胀闷,嗳气食少,每因抑郁恼怒之时,发生腹痛泄泻,舌淡红,脉弦。其治法是

A.调理脾胃

B.疏肝理气

C.抑肝扶脾

D.泻肝和胃

E.疏肝和胃

【答案】C

5.患者泄泻清稀,甚则如水样,脘闷食少,腹痛肠鸣,舌质淡,苔白腻,脉濡缓。若兼外感风寒,则恶寒发热头痛,肢体酸痛,苔薄白,脉浮。治疗应选用的方剂是

A.葛根芩连汤

B.保和丸

C.藿香正气散

D.痛泻要方

E.参苓白术散

【答案】C

【解析】患者泄泻清稀,甚则如水样,兼有恶寒发热头痛,肢体酸痛的表证,为寒湿内盛证,治宜芳香化湿,解表散寒,方用藿香正气散加减。

6.患者,女,25 岁。泄泻腹痛,泻下急迫,气味臭秽,肛门灼热,烦热口渴,小便短黄,舌质红,苔黄腻,脉滑数或濡数。治疗应选用的方剂是

A.葛根芩连汤

B.保和丸

C.藿香正气散

D.痛泻要方

E.参苓白术散

【答案】A

7.患者,男,50 岁。腹痛肠鸣,泻下粪便,臭如败卵,泻后痛减,脘腹胀满,嗳腐酸臭,不思饮食,舌苔垢浊或厚腻,脉滑。其治法是

A.健脾益气,化湿止泻

B.温肾健脾,固涩止泻

C.抑肝扶脾

D.消食导滞,和中止泻

E.疏肝和胃

【答案】D

【解析】患者腹痛肠鸣,泻下粪便,臭如败卵,泻后痛减,脘腹胀满,嗳腐酸臭,不思饮食,为食滞肠胃证,治宜消食导滞,和中止泻。

8.患者,男,75 岁。黎明之前脐腹作痛,肠鸣即泻,泻下完谷,泻后则安,形寒肢冷,腰膝酸软,舌淡苔白,脉沉细。治疗选用的方剂是

A.葛根芩连汤

B.保和丸

C.四神丸

D.痛泻要方

E.参苓白术散

【答案】C

9.患者腹痛肠鸣,泻下粪便臭如败卵,但泻而不爽,脘腹胀满,舌苔白厚而腐,脉滑。治疗宜选用的方剂是

A.保和丸

B.藿香正气散

C.葛根芩连汤

D.参苓白术汤

E.龙胆泻肝汤

【答案】A

10.患者大便时溏时泻,水谷不化,稍进油腻之物,则大便次数增多,食少,脘腹胀

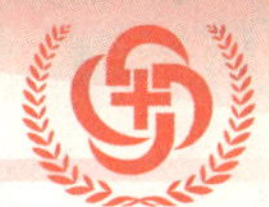

闷，面黄，肢倦乏力，舌淡苔白，脉细弱。治疗宜选用的方剂是

A.四君子汤

B.大建中汤

C.参苓白术散

D.小建中汤

E.补气运脾汤

【答案】C

第八节　痢疾

1.寒湿痢的主症特点是

A.痢下赤白脓血，不甚臭秽

B.痢下鲜紫脓血

C.痢下白多赤少

D.痢下赤多白少

E.痢下脓血黏稠

【答案】C

【解析】寒湿痢主症：腹痛拘急，痢下赤白黏冻，白多赤少，或为纯白冻，里急后重，口淡乏味，脘胀腹满，头身困重，舌质或淡，舌苔白腻，脉濡缓。

2.下列哪项不是湿热痢的主症特点

A.腹痛，里急后重

B.下痢赤白相兼

C.肛门灼热

D.小便短赤

E.苔白腻，脉濡缓

【答案】E

3.疫毒痢的治法是

A.清热和中化湿

B.清热除湿调气

C.清热解毒凉血

D.清热化湿和中

E.温中燥湿调气

【答案】C

4.治疗痢疾之寒湿痢，宜选用的方剂是

A.参苓白术散

B.藿香正气散

C.不换金正气散

D.平胃散

E.正气天香散

【答案】C

5.患者起病急骤，腹痛剧烈，大便频频，痢下鲜紫脓血，伴有壮热口渴，头痛烦躁，恶心呕吐，舌红绛，苔黄燥，脉滑数。治疗宜选用的方剂是

A.芍药汤

B.白头翁汤

C.藿香正气丸

D.连理汤

E.黄连阿胶汤

【答案】B

【解析】患者起病急，壮热，痢下鲜紫脓血，同时伴有热毒内盛的表现，为疫毒痢的特点。治宜清热解毒，凉血止痢，方用白头翁汤加减。

6.患者，男，36岁。初秋患痢，症见下痢，赤多白少，高热，腹痛较甚，里急后重，口渴饮冷，舌红苔黄，脉滑数。此时辨证属于

A.疫毒痢

B.湿热痢

C.寒湿痢

D.噤口痢

E.阴虚痢

【答案】B

7.患者，男，56岁。痢下已月余不愈。现下痢稀薄，带有白冻，甚则滑脱不禁，腹部隐痛，口淡不渴，食少神疲，腰酸肢冷，舌质淡，苔薄白，脉沉细弱。其治法是

A.清热解毒，调气行血

B.清热除湿，凉血解毒

C.清热除湿，养阴和血

D.温补脾肾，收敛固涩

E.温中清肠，调气化滞

【答案】D

【解析】下痢稀薄，带有白冻，甚则滑脱

不禁，腹部隐痛，口淡不渴，食少神疲，腰酸肢冷，是虚寒痢的特点，治宜温补脾肾，收敛固涩。

8.患者，男，35岁。下痢3个月余，痢下稀薄白冻，腹部隐痛，里急后重，食少神疲，四肢不温，舌淡，苔薄白，脉沉细。治疗宜选用的方剂是

A.桃花汤合真人养脏汤

B.驻车丸

C.芍药汤

D.胃苓汤

E.白头翁汤

【答案】A

【解析】脾肾阳虚，故见上述症状，治宜温补脾肾，收涩固脱，方用桃花汤合真人养脏汤。

（9～10题共用备选答案）

A.连理汤

B.半夏泻心汤

C.乌梅丸

D.左金丸

E.温脾汤

9.治疗休息痢，宜选用的方剂是

【答案】A

10.治疗休息痢日久，脾阳极虚，肠中寒积不化，遇寒即发者，宜选用的方剂是

【答案】E

（11～12题共用备选答案）

A.葛根芩连汤

B.藿香正气散

C.芍药汤

D.柴胡疏肝散

E.痛泻要方

11.湿热痢初起兼有表证，若表邪未解而里热已盛，治疗宜用

【答案】A

12.泄泻之湿热伤中证的主方是

【答案】A

第九节　便秘

1.便秘的基本病机是

A.肠胃不和

B.肝气郁结

C.湿热下注

D.肺失开合

E.大肠传导失常

【答案】E

2.热秘的主症特点是

A.大便干结，小便短赤

B.大便秘结，欲便不得

C.虽有便意，努挣乏力

D.大便艰涩，排除困难

E.大便不干，小便清长

【答案】A

【解析】热秘的主症：大便干结，腹胀腹痛，口干口臭，面红心烦或有身热，小便短赤，舌红苔黄燥，脉滑数。

3.气虚秘若气虚下陷，肛门坠胀者，可用补中益气汤合用

A.麻子仁丸

B.更衣丸

C.六磨汤

D.黄芪汤

E.大补元煎

【答案】D

【解析】气虚秘中气不足，升举无力，气虚下陷者，治宜益气润肠，方用补中益气汤合用黄芪汤加减。

4.患者大便并不干硬，虽有便意，但排便困难，用力努挣则汗出短气，便后乏力，面白神疲，肢倦懒言，舌淡苔白，脉弱。其治法是

A.润肠通便

B.温阳通便

C.养血润燥

D.益气润肠

E.温里散寒

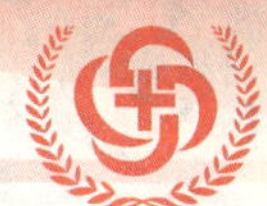

【答案】D

【解析】患者大便并不干硬，但临厕努挣乏力，甚至汗出淋漓，神疲气怯，是气虚推动无力之象，故治宜益气润肠。

5.患者，男，28岁。平素体壮，食欲良好，大便偏干，近期因感冒初愈，大便干结加重，数日1行，伴有腹中胀满，面红烦热，口干口臭，唇焦色红，舌红苔黄，脉滑数。治疗选用的方剂是

A.麻子仁丸
B.调胃承气汤
C.增液汤
D.润肠丸
E.六磨汤

【答案】A

（6~7题共用备选答案）

A.黄芪汤
B.济川煎
C.化肝煎
D.木香顺气散
E.六磨汤

6.阳虚型便秘，治疗应首选的方剂是

【答案】B

7.气秘型便秘，治疗应首选的方剂是

【答案】E

第五章　肝胆病证

第一节　胁痛

1.胁痛的病位主要在

A.肝、胆

B.脾、胃

C.心、肺

D.肝、肾

E.肺、肾

【答案】A

2.下列哪项不属于胁痛的病理因素

A.肝气郁结

B.胃气上逆

C.瘀血凝滞

D.肝胆湿热

E.肝气郁滞

【答案】B

3.胁痛的治疗原则是

A.疏肝利胆止痛

B.舒肝健胃止痛

C.疏肝活血止痛

D.疏肝和络止痛

E.活血化瘀止痛

【答案】D

【解析】胁痛的治疗原则：以疏肝和络止痛为基本治则。

4.胁肋胀痛，走窜不定，疼痛每因情志变化而增减。治疗选用的方剂是

A.一贯煎

B.血府逐瘀汤

C.柴胡疏肝散

D.龙胆泻肝汤

E.天麻钩藤饮

【答案】C

【解析】胁肋胀痛，走窜不定，疼痛每因情志变化而增减，是肝郁气滞证，治疗需疏肝理气，用柴胡疏肝散加减。

5.患者，男，59 岁。久患胁痛，悠悠不休，遇劳加重，头晕目眩，口干咽燥，舌红少苔，脉弦细。治疗宜选用的方剂是

A.柴胡疏肝散

B.逍遥散

C.杞菊地黄丸

D.一贯煎

E.二阴煎

【答案】D

6.患者，男，65 岁。胁肋刺痛，痛有定处，痛处拒按，入夜痛甚，胁肋下或见有癥块，舌质紫暗，脉象沉涩。治疗应首选的方剂是

A.柴胡疏肝散

B.杞菊地黄丸

C.一贯煎

D.复元活血汤

E.逍遥散二阴煎

【答案】D

7.患者，女，60 岁。胁肋灼热疼痛，触痛较甚，口苦口黏，胸闷纳呆，恶心呕吐，小便黄赤，大便不爽，兼有身热恶寒，身目发黄，舌红苔黄腻，脉弦滑数。治法为

A.疏肝理气

B.清热利湿

C.祛瘀通络

D.养阴柔肝

E.疏肝健脾

【答案】B

（8~9 题共用备选答案）

A.龙胆泻肝汤

B.柴胡疏肝散

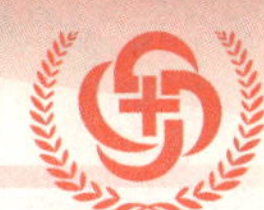

C.血府逐瘀汤

D.一贯煎

E.茵陈蒿汤

8.治疗肋痛肝胆湿热证，宜选用的方剂是

【答案】A

【解析】胁痛肝胆湿热证主症：胁肋胀痛或灼热疼痛，触痛较甚，口苦口黏，胸闷纳呆，恶心呕吐，小便黄赤，大便不爽，或兼有身热恶寒，身目发黄，舌红苔黄腻，脉弦滑数。治宜清热利湿，方用龙胆泻肝汤加减。

9.治疗胁痛瘀血阻络证，宜选用的方剂是

【答案】C

【解析】胁痛瘀血阻络证主症：胁肋刺痛，痛有定处，痛处拒按，入夜痛甚，胁肋下或见有癥块，舌质紫暗，脉象沉涩。治宜祛瘀通络，方用血府逐瘀汤或复元活血汤加减。

第二节　黄疸

1.黄疸形成的关键病理因素是

A.热邪

B.寒邪

C.疫毒

D.瘀血

E.湿邪

【答案】E

2.黄疸之寒湿阻遏证的治法是

A.温中化湿，健脾和胃

B.调和肝脾，理气助运

C.利湿化浊运脾

D.疏肝泄热，利胆退黄

E.健脾养血，利湿退黄

【答案】A

【解析】黄疸寒湿阻遏证治宜温中化湿，健脾和胃，方用茵陈术附汤加减。

3.下列哪项不是黄疸之疫毒炽盛证的特点

A.发病急骤

B.疸色晦暗

C.皮肤瘙痒

D.神昏谵语

E.舌质红绛

【答案】B

4.下列各项，不属于黄疸辨证要点的是

A.辨阳黄阴黄

B.辨阳黄湿热轻重

C.辨阴黄之病因

D.辨黄疸之部位

E.辨黄疸病势轻重

【答案】D

【解析】黄疸的辨证要点：黄疸的辨证，应以阴阳为纲，阳黄以湿热疫毒为主，其中有热重于湿，湿重于热，胆腑郁热与疫毒炽盛的不同；阴黄以脾虚寒湿为主，注意有无血瘀。临证应根据黄疸的色泽，结合病史、症状，区别阳黄与阴黄。

5.患者身目俱黄，黄色晦暗，纳谷减少，神疲畏寒，大便不实，口淡不渴，舌淡苔腻，脉濡缓。其证候是

A.阴黄寒湿阻遏证

B.急黄疫毒炽盛证

C.阴黄脾虚湿滞证

D.阳黄热重于湿证

E.阳黄湿重于热证

【答案】A

6.患者，男，29 岁。平素身体壮实，3 天前出现纳食不佳，厌食油腻，神疲乏力，发热口渴，随后身目俱黄，黄色鲜明，腹部胀满，口苦，恶心欲吐，大便秘结，小便短少黄赤，舌质红苔黄腻，脉弦数。治疗选用的方剂是

A.茵陈蒿汤

B.茵陈五苓散

C.茵陈术附汤

D.甘露消毒丹
E.黄连解毒汤
【答案】A
【解析】患者身目俱黄，黄色鲜明，此为阳黄；又腹部胀满，口苦，恶心欲吐，大便秘结，小便短少黄赤，舌质红苔黄腻，脉弦数，辨证为热重于湿证，治宜清热通腑，利湿退黄，方用茵陈蒿汤。

7.急黄神昏舌绛者，其治法是
A.清热利湿，佐以泻下
B.利湿化浊，佐以清热
C.清热解毒，凉营开窍
D.健脾和胃，温化寒湿
E.解毒清热利湿
【答案】C

8.阳黄转为阴黄的条件是
A.素体气虚
B.过用利湿药
C.重感外邪
D.瘀血阻滞
E.阳黄迁延失治
【答案】E

（9～10题共用备选答案）
A.黄疸之热重于湿证
B.黄疸之湿重于热证
C.黄疸之胆腑郁热证
D.黄疸之疫毒炽盛证
E.黄疸之寒湿阻遏证

9.茵陈术附汤适用于
【答案】E

10.大柴胡汤适用于
【答案】C

（11～12题共用备选答案）
A.茵陈蒿汤
B.茵陈术附汤
C.茵陈五苓散
D.犀角散
E.逍遥散

11.治疗阳黄热重于湿的主方为
【答案】A

12.治疗阳黄湿重于热的主方为
【答案】C

第三节　积聚

1.下列哪一项对积与聚无鉴别诊断意义
A.积属血，聚属气
B.积属脏病，聚属腑病
C.积的病程长，聚的病程短
D.积为固定不移，聚为聚散无常
E.积的病位在大腹，聚的病位在小腹
【答案】E

2.积聚的病机主要是
A.湿痰内聚，气血瘀滞
B.虫阻脉道，血络受阻
C.气滞血瘀，水停腹中
D.气机阻滞，瘀血内结
E.痰湿内阻，瘀血内结
【答案】D

3.积聚的病位主要在
A.肺、肾
B.肝、肾
C.肝、脾
D.肝、胆
E.脾、肾
【答案】C
【解析】积聚的病机：积聚的病位主要在于肝脾。基本病机为气机阻滞，瘀血内结。聚证以气滞为主，积证以血瘀为主。病理性质：初起多实，后期转以正虚为主。

4.下列哪项不是积证的特征
A.结块有形
B.结块固定不移
C.痛有定处
D.病在气分
E.是为脏病
【答案】D

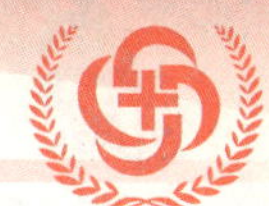

【解析】积与聚的鉴别：积属于有形，结块固定不移，痛有定处，病在血分，是为脏病；聚属于无形包块聚散无常，痛无定处，病在气分，是为腑病。

5.患者，女，35 岁。症见腹中气聚，攻窜胀痛，时聚时散，脘闷纳呆，舌苔白腻，脉象弦缓。治法宜用

A.疏肝解郁，行气消聚

B.导滞通便，理气化痰

C.温中散寒，行气化湿

D.理气活血，通络消积

E.以上都不是

【答案】A

【解析】腹中气聚，攻窜胀痛，时聚时散，为聚证，脘闷纳呆，舌苔白腻，脉象弦缓，为肝气郁结之象，治宜疏肝解郁，行气消聚。

6.患者，男，38 岁。症见腹中积块，胀满疼痛，按之软而不坚，固定不移，舌苔薄白，脉弦。最佳选方是

A.六磨汤

B.逍遥散

C.膈下逐瘀汤

D.少腹逐瘀汤

E.柴胡疏肝散合失笑散

【答案】E

7.患者，女，75 岁。久病体弱，积块坚硬，隐痛，不思饮食，肌肉瘦削，神倦乏力，面色萎黄，面肢浮肿，舌质淡紫，脉弦细。治疗应首选的方剂是

A.六君子汤合鳖甲煎丸

B.膈下逐瘀汤合鳖甲煎丸

C.八珍汤合化积丸

D.失笑散

E.柴胡疏肝散合金铃子散

【答案】C

（8～9 题共用备选答案）

A.八珍汤合化积丸

B.逍遥散、木香顺气散

C.六君子汤合化积丸

D.柴胡疏肝散合失笑散

E.膈下逐瘀汤合六君子汤

8.气滞血阻之积证的代表方应首选的方剂是

【答案】D

9.瘀血内结之积证的代表方应首选的方剂是

【答案】E

（10～11 题共用备选答案）

A.正虚瘀结之积证

B.气滞血阻之积证

C.瘀血内结之积证

D.食滞痰阻之聚证

E.肝气郁结之聚证

10.腹部积块质软不坚，固定不移，胀痛不适，舌苔薄，脉弦。其证属于

【答案】B

11.腹胀或痛，腹部时有条索状物聚起，按之胀痛更甚，便秘，纳呆，舌苔腻，脉弦滑。其证属于

【答案】D

第四节　鼓胀

1.鼓胀的病位主要在于

A.脾、胃、肾

B.肺、脾、肾

C.肝、脾、肾

D.脾、肾、膀胱

E.肺、心、肾

【答案】C

2.下列哪项不是鼓胀后期的常见并发症

A.吐血

B.齿衄

C.昏迷

D.水肿

E.中风

【答案】E

3.哪一项不属于水肿与鼓胀的鉴别要点

A.肿胀部位

B.肿胀的先后顺序

C.肿处皮肤的色泽

D.小便通利与否

E.腹壁青筋有无暴露

【答案】D

【解析】鼓胀与水肿的鉴别:鼓胀主要为肝、脾、肾受损,气血水互结于腹中。以腹部胀大为主,四肢肿不甚明显。晚期方伴肢体浮肿,每兼见面色青晦,面颈部有血痣赤缕,胁下癥积坚硬,腹皮青筋显露等。水肿主要为肺、脾、肾功能失调,水湿泛溢肌肤。其浮肿多从眼睑开始,继则延及头面及肢体,或下肢先肿,后及全身,水肿较甚者亦可伴见腹水。

4.治疗水湿困脾型鼓胀的主方是

A.胃苓汤

B.舟车丸

C.实脾饮

D.附子理中丸

E.六味地黄丸

【答案】C

5.鼓胀患者,腹胀以上腹为重,按之不坚,胁下胀满,食少嗳气,食后胀甚,尿少,舌苔白腻,脉沉弦。其证候是

A.气滞湿阻

B.脾肾阳虚

C.寒湿困脾

D.湿热蕴积

E.肝脾血瘀

【答案】A

【解析】鼓胀患者腹胀以上腹为重,按之不坚,胁下胀满,嗳气,食后胀甚,是气滞湿阻证。

6.患者腹大坚满,脉络怒张,胁腹刺痛,面色暗黑,面颈胸臂有血痣,手掌有赤痕,大便色黑,舌质紫暗有紫斑,脉细涩。治疗选用的方剂是

A.实脾饮

B.调营饮

C.膈下逐瘀汤

D.少腹逐瘀汤

E.血府逐瘀汤

【答案】B

【解析】患者脉络怒张,胁腹刺痛,面色暗黑,面颈胸臂有血痣,是瘀结水留证,治宜活血化瘀,行气利水,方用调营饮加减。

7.患者腹大胀满,按之如囊裹水,胸脘胀闷,得热稍舒,精神困倦,怯寒懒动,大便稀溏,小便短少,舌苔白腻,脉缓。治疗选用的方剂是

A.胃苓汤

B.实脾饮

C.调营饮

D.柴胡疏肝散

E.中满分消丸

【答案】B

第五节 疟疾

1.疟疾的主要病因是

A.感受风温之邪

B.感受风寒之邪

C.感受湿热之邪

D.感受疟邪

E.感受风寒湿之邪

【答案】D

2.疟疾的治疗原则是

A.和解少阳

B.清热解毒

C.辟秽解瘴

D.祛邪截疟

E.祛痰消滞

【答案】D

【解析】疟疾治疗的基本原则:疟疾的治疗以祛邪截疟为基本治则。温疟兼清,寒疟

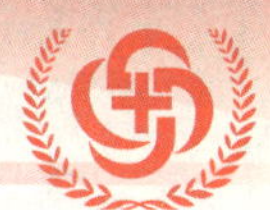

兼温，瘴疟宜解毒除瘴，劳疟则以扶正为主，佐以截疟。如属于疟母，又当祛瘀化痰软坚。

3.正疟的治法是

A.祛邪截疟，和解表里

B.清热解表，和解祛邪

C.益气养血，扶正祛邪

D.解毒除瘴，芳化湿浊

E.解毒除瘴，清热保津

【答案】A

【解析】正疟的治法：祛邪截疟，和解表里。

4.疟疾患者，发作时热多寒少，汗出不畅，头痛，骨节酸痛，口渴引饮，便秘，溲赤，舌红苔黄，脉弦数。其治法是

A.和解表里，温阳达邪

B.祛邪截疟，和解表里

C.解毒除瘴，清热保津

D.益气养血，扶正祛邪

E.清热解表，和解祛邪

【答案】E

【解析】温疟的主症：患者发作时热多寒少，骨节酸痛，口渴引饮，便秘，溲赤。治宜清热解表，和解祛邪。

5.患者，男，35岁。疟疾发作多日不愈，寒热时作，倦怠乏力，食少，形体消瘦，遇劳则发，舌质淡，苔白，脉细无力。治宜以何方

A.十全大补汤

B.何人饮

C.清瘴汤

D.截疟七宝饮

E.八珍汤

【答案】B

（6~7题共用备选答案）

A.柴胡截疟饮

B.白虎加桂枝汤

C.柴胡桂枝干姜汤

D.加味不换金正气散

E.何人饮

6.治疗正疟，宜选用的方剂是

【答案】A

7.治疗劳疟，宜选用的方剂是

【答案】E

第六章　肾系病证

第一节　水肿

1.下列哪项不是阳水的特点

A.多挟风邪

B.起病急,病程短

C.皮肤光亮而薄

D.按之凹陷难复

E.头面先肿

【答案】D

2.水肿的病位为

A.肺、脾、肾

B.肝、脾、肾

C.肝、肺、肾

D.心、肝、肾

E.脾、肺、肾

【答案】A

3.水肿的基本病机不包括

A.肺失通调

B.脾失转输

C.肾失开合

D.三焦气化不利

E.膀胱气化不利

【答案】E

4.阳水辨证属于风水相搏者,其最佳选方是

A.麻黄汤

B.五苓散

C.五皮饮

D.越婢加术汤

E.麻黄连翘赤小豆汤

【答案】D

【解析】阳水辨证属于风水相搏者,治宜疏风清热,宣肺行水,方用越婢加术汤加减。

5.阳水之水湿浸渍证的治法是

A.化湿清热利水

B.化湿利水,补脾益气

C.运脾化湿,通阳利水

D.益气健脾,行气运湿

E.温运脾阳,以利水湿

【答案】C

6.患者身肿,腰以下为甚,按之凹陷不易恢复,面色萎黄,神倦肢冷,小便短少,脘腹胀闷。治疗选用的方剂是

A.黄芪建中汤

B.实脾饮

C.黄芪汤

D.真武汤

E.越婢汤

【答案】B

7.患者,女,45岁。水肿1月,从下肢开始,水肿渐延及全身,皮肤绷紧光亮,胸脘痞闷,烦热口渴,小便短赤,大便不爽,每日1行,不成形,舌红苔黄腻,脉濡数。治法应为

A.健脾化湿,通阳利水

B.散风清热,宣肺行水

C.宣肺解毒,利湿消肿

D.温补脾肾,利水消肿

E.分利湿热

【答案】E

8.患者,男,26岁。初起恶寒发热,咽痛,眼睑浮肿,小便不利,经治后,表虽解,但肿势未退,身重困倦,胸闷,纳呆、泛恶,苔白腻,脉沉缓。最佳选方是

A.越婢加术汤

B.猪苓汤

C.五皮饮合胃苓汤

D.苓桂术甘汤

E.防己黄芪汤

【答案】C

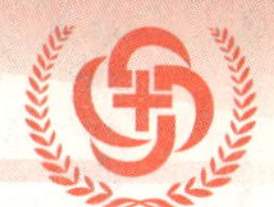

第二节　淋证

1.淋证的病位在于

A.肝、脾、肾

B.肝、肺、肾

C.肺、脾、肾

D.心、肺、肾

E.肝、心、脾

【答案】A

2.鉴别淋证与癃闭的关键点在于

A.有无小便短赤灼热

B.有无排尿困难

C.有无小便浑浊

D.有无排尿疼痛

E.有无小便量少

【答案】D

【解析】淋证与癃闭：二者都有小便量少，排尿困难之症状，但淋证尿频而尿痛，且每日排尿总量多为正常。癃闭则无尿痛，每日排尿量少于正常，严重时甚至无尿。但癃闭复感湿热，常可并发淋证，而淋证日久不愈，亦可发展成癃闭。

3.下列关于石淋的各项叙述中，错误的是

A.小便排出砂石为主症

B.排尿时突然中断，尿道窘迫疼痛

C.突发一侧腰腹绞痛，疼痛难忍，痛引少腹

D.结石大，阻塞尿路者，用金钱草煎汤代茶

E.治疗以清热利湿、排石通淋为主

【答案】D

4.治疗膏淋辨证属于实者选方为

A.程氏萆薢分清饮

B.右归丸

C.无比山药丸

D.左归丸

E.膏淋汤

【答案】A

【解析】膏淋的主症：小便混浊乳白或如米泔，上有浮油，置之沉淀，或伴有絮状凝块物，或混有血液、血块。尿道热涩疼痛，尿时阻塞不畅。口干，苔黄腻、舌质红，脉濡数。治宜清热利湿，分清泄浊，方用程氏萆薢分清饮加减。

5.热淋实证，治疗最佳选方是

A.八正散

B.知柏地黄丸

C.导赤散

D.茜根散

E.二至丸

【答案】A

6.治疗淋证气淋，宜选用的方剂是

A.石韦散

B.透关散

C.沉香散

D.妙香散

E.八正散

【答案】C

7.以小腹胀满疼痛，小便涩滞，淋沥不尽为特征的病证是

A.热淋

B.血淋

C.石淋

D.气淋

E.劳淋

【答案】D

8.小蓟饮子可用于治疗

A.气淋

B.血淋

C.劳淋

D.膏淋

E.热淋

【答案】B

【解析】小蓟饮子清热通淋，凉血止血，可以治疗湿热下注，蕴结膀胱，迫血妄行的血淋。

9.血淋与尿血的主要鉴别在于

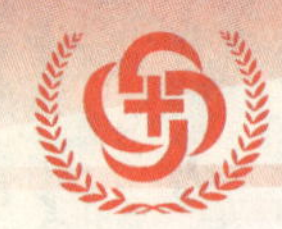

A.小便血色是鲜红还是紫暗
B.小便量的多少
C.小便有无混浊
D.小便是否通畅
E.小便时有无疼痛

【答案】E

【解析】血淋与尿血的鉴别:血淋与尿血都有小便出血,尿色红赤,甚至溺出纯血等症状。其鉴别的要点是有无尿痛,尿血多无疼痛之感,虽也间有轻微的胀痛或热痛,但终不若血淋的小便滴沥而疼痛难忍,故一般以痛者为血淋,不痛者为尿血。

(10~11 题共用备选答案)
A.小便点滴短少
B.小便混浊如米泔水
C.小便时尿道刺痛有血
D.小便点滴不通
E.小便有血

10.膏淋的主症特点是

【答案】B

11.血淋的主症特点是

【答案】C

12.患者,男,41 岁。急性发病,发病半日,尿道窘迫疼痛,少腹拘急,腰部绞痛,大便秘结,曾发作两次排尿突然中断,舌质红,苔黄腻,脉弦紧数。治法应为
A.利气疏导
B.清热利湿
C.泄热通腑
D.清热利湿,通淋排石
E.清热利湿,舒筋止痛

【答案】D

【解析】患者尿道窘迫疼痛,少腹拘急,腰部绞痛,发作两次排尿突然中断,此为石淋的特征,治宜清热利湿,通淋排石。

13.患者,男,45 岁。小便不甚赤涩,溺痛不甚,但淋沥不尽,时作时止,遇劳即发,腰酸膝软,神疲乏力,舌淡,脉细弱,其最佳选方应为
A.无比山药丸
B.补中益气汤
C.知柏地黄丸
D.膏淋汤
E.七味都气丸

【答案】A

第三节　癃闭

1.患者,男,60 岁。发病 3 天,始见小便量少,点滴而出,近半日突然小便点滴不通,伴小腹胀满,口苦口黏,口干不欲饮,大便不爽,舌质红苔黄腻,脉弦数。治疗选用的方剂是
A.春泽汤
B.代抵当丸
C.沉香散加减
D.八正散
E.清肺饮

【答案】D

2.患者小便不畅,烦渴欲饮,咽干,呼吸短促,咳嗽,舌苔薄黄,脉数。其治法是
A.行欲散结,通利水道
B.疏调气机,通利小便
C.清泄肺热,通利水道
D.清热利湿,通利小便
E.升清降浊,化气利水

【答案】C

3.患者小便不畅,烦渴欲饮,咽干,呼吸急促,舌苔薄黄,脉数。治疗应首选的方剂是
A.八正散
B.导赤散
C.沉香散
D.代抵当丸
E.清肺饮

【答案】E

【解析】患者小便点滴不畅,烦渴欲饮,咽干咳嗽,是癃闭之肺热壅盛证,治宜清泻

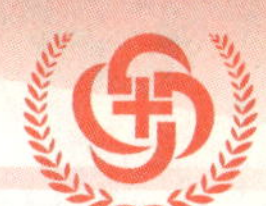

肺热，通利水道，方用清肺饮加减。

4.患者，男，60 岁。因发热咳嗽，而出现小便不畅，点滴不爽，烦渴欲饮，呼吸急促，舌红苔薄白，脉数。其病机是

A.肾元亏虚
B.湿热蕴结
C.肺气不升
D.肺热壅盛
E.气机阻滞

【答案】D

5.患者，女，28 岁。小便点滴不通，量极少而短赤灼热，小腹胀满，口苦口黏，大便不畅，舌质红，苔黄腻，脉数。治疗应首选的方剂是

A.八正散
B.导赤散
C.沉香散
D.代抵当丸
E.清肺饮

【答案】A

【解析】患者小便点滴不通，或量极少而短赤灼热，小腹胀满，口苦口黏，或口渴不欲饮，或大便不畅，舌质红，苔黄腻，脉数。属于癃闭之膀胱湿热证，治宜清利湿热，通利小便，方用八正散加减。

第四节　关格

1.关格的发生，与下列哪些脏器有关

A.脾、肾
B.脾、肾、心
C.心、肾
D.脾、肾、心、肝
E.脾、肾、膀胱

【答案】D

【解析】关格的病机：病理性质为本虚标实，脾肾虚衰为本，湿浊毒邪为标。初起时，病在脾肾，病至后期可损及多个脏器。若肾阳衰竭，寒水上犯，凌心射肺，久则转变为心悸、胸痹；若阳损及阴，肾阴亏耗，肝阳上亢，内风自生，则可有眩晕、中风；若浊邪内盛，内陷心包，而成昏迷、谵妄。

2.关格的特点描述错误的是

A.脾肾虚衰
B.气化不利
C.浊邪壅塞三焦
D.小便不通与呕吐并见
E.血瘀内阻

【答案】E

【解析】关格是以脾肾虚衰，气化不利，浊邪壅塞三焦，而致小便不通与呕吐并见为临床特征的危重病证。分而言之，小便不通谓之关，呕吐时作称之格。

3.关格之脾肾阳虚，湿浊内蕴证，宜选用的方剂是

A.无比山药丸合黄连温胆汤
B.温胆汤
C.温脾汤合吴茱萸汤
D.无比山药丸合吴茱萸汤
E.温脾汤合温胆汤

【答案】C

4.患者，女，67 岁。小便短少，伴有呕吐三月余，常有头晕头痛，面部烘热，腰膝酸软，时有手足抽搐，舌质红，舌苔黄腻，脉弦细。应选方剂是

A.温脾汤合吴茱萸汤加减
B.杞菊地黄丸合羚角钩藤汤加减
C.参附汤合苏合香丸加减
D.小建中汤加减
E.天麻钩藤饮加减

【答案】B

【解析】小便短少，伴有呕吐 3 个月余，可诊断为关格，面部烘热，腰膝酸软，时有手足抽搐，辨证为肝肾阴虚，肝风内动证。治宜滋补肝肾，平肝息风，方用杞菊地黄丸合羚角钩藤汤加减。

第七章　气血津液病证

第一节　郁证

1.郁证主要的病因是

A.情志内伤

B.感受外邪

C.饮食所伤

D.胃失和降

E.胃气上逆

【答案】A

【解析】郁证的常见病因有情志内伤、愤懑郁怒、忧愁思虑。

2.郁证的形成常以何者为先

A.血郁

B.火郁

C.痰郁

D.食郁

E.气郁

【答案】E

3.郁证的发生虽与五脏均有关,但主要受累之脏为

A.心、肝、肾

B.肝、心、脾

C.肺、心、肝

D.肺、脾、肾

E.心、肺、肾

【答案】B

【解析】郁证的基本病机是肝失疏泄、脾失健运、心失所养,脏腑阴阳气血失调,故主要受累之脏为肝、心、脾。

4.郁证之肝气郁结证的最佳选用方剂是

A.丹栀逍遥散

B.柴胡疏肝散

C.越鞠丸

D.半夏厚朴汤

E.小柴胡汤

【答案】B

【解析】郁证之肝气郁结证治宜疏肝解郁,理气畅中,方用柴胡疏肝散加减。

5.郁证之气郁化火证的最佳选用方剂是

A.知柏地黄丸

B.清金化痰汤

C.丹栀逍遥散

D.泻心汤

E.龙胆泻肝汤

【答案】C

6.患者,女,39 岁。长期精神抑郁,症见多思善虑,心悸胆怯,少寐健忘,面色不华,头晕神疲,食欲不振,舌质淡,脉细弱。此病辨证属于

A.肝气郁结

B.气郁化火

C.阴虚火旺

D.心脾两虚

E.心神失养

【答案】D

【解析】患者多思善虑,心悸胆怯,少寐健忘,是心气虚表现,面色不华,头晕神疲,食欲不振,舌质淡脉细弱,则是脾气虚表现,故为心脾两虚之证。

7.患者,男,36 岁。平素性格内向,近日情志不遂,精神抑郁,情绪不宁,善太息,胸胁胀痛,痛无定处,脘闷嗳气,腹胀纳呆,大便时软时干,苔薄腻,脉弦。其治法是

A.清泻肝火,解郁和胃

B.化痰利气解郁

C.疏肝解郁,理气畅中

D.健脾养心,益气补血

E.养心安神

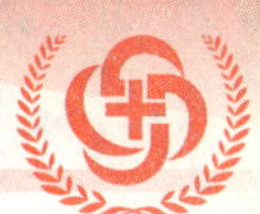

【答案】C

8.患者,女,42 岁。症见咽中不适,如有物梗阻,咯之不出,咽之不下,胸中窒闷,且兼胁痛,苔白腻,脉弦滑。治疗宜选用的方剂是

A.柴胡疏肝散

B.丹栀逍遥散合左金丸

C.半夏厚朴汤

D.甘麦大枣汤

E.平胃散

【答案】C

【解析】患者咽中不适,如有物梗阻,咯之不出,咽之不下,胸中窒闷,属于郁证之痰气郁结之梅核气,治宜行气开郁,化痰散结,方用半夏厚朴汤。

(9~10 题共用备选答案)

A.柴胡疏肝散

B.丹栀逍遥散

C.半夏厚朴汤

D.归脾汤

E.龙胆泻肝汤

9.郁病之痰气郁结证,治疗应选用的方剂是

【答案】C

10.郁病之心脾两虚证,治疗应选用的方剂是

【答案】D

第二节　血证

1.治疗咯血燥热伤肺证,选用的方剂是

A.黛蛤散

B.泻白散

C.桑杏汤

D.泻心汤

E.玉女煎

【答案】C

2.鼻衄,目眩耳鸣,烦躁易怒,两目红赤者,治疗应首选的方剂是

A.大柴胡汤

B.泻心汤

C.黛蛤散

D.龙胆泻肝汤

E.滋水清肝饮

【答案】D

3.鼻衄,或兼齿衄,血色鲜红,口渴喜饮,口臭便干,舌红,苔黄,脉数。其治法是

A.滋阴清火,凉血止血

B.滋阴润肺,凉血止血

C.清肺泄热,凉血止血

D.清热润肺,凉血止血

E.清胃泻火,凉血止血

【答案】E

4.吐血,色红或紫暗,口苦胁痛,心烦易怒,治疗应首选的方剂是

A.大柴胡汤

B.泻心汤

C.黛蛤散

D.龙胆泻肝汤

E.滋水清肝饮

【答案】D

5.便血鲜红,大便不畅或稀薄,或有腹痛,口苦,苔黄腻,脉濡数。治疗选用的方剂是

A.连理汤

B.驻车丸

C.地榆散合槐角丸

D.香连丸

E.乌梅丸

【答案】C

【解析】诊断为便血之肠道湿热证,湿热蕴结,脉络受损,血溢肠道。治法为:清化湿热,凉血止血。代表方为:地榆散合槐角丸加减。

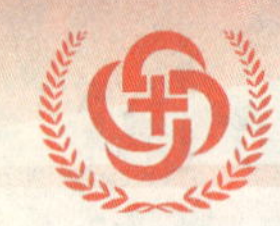

6.胃痛日久未愈,症见便血紫暗,甚则色黑,腹部隐痛,喜热饮,便溏,面色萎黄,神倦懒言,舌质淡,脉细弱。治疗选用的方剂是

A.补中益气汤

B.黄芪建中汤

C.当归补血汤

D.黄土汤

E.理中汤

【答案】D

7.小便短赤带血,头晕耳鸣,神疲,颧红潮热,腰膝酸软,舌红,脉细数。其治法是

A.清热泻火,凉血止血

B.清热化湿,凉血止血

C.滋阴降火,凉血止血

D.清热利湿,化瘀止血

E.清热解毒,凉血止血

【答案】C

8.患者,男,32岁。皮肤出现青紫斑点5日,伴有鼻衄,口渴,便秘,舌质红,苔黄,脉弦数。治疗本病应首选的方剂是

A.泻白散

B.十灰散

C.茜根散

D.归脾汤

E.黄土汤

【答案】B

【解析】紫斑之血热妄行证的主症:皮肤出现青紫斑点或斑块,或伴有鼻衄、齿衄,便血、尿血,或有发热,口渴,便秘,舌质红,苔黄,脉弦数。治宜清热解毒,凉血止血,方用十灰散加减。

9.患者,男,68岁。久嗜辛辣之品,大便下血,色鲜红,便下不爽,伴有腹痛,肛门灼热,口苦,舌红,苔黄厚腻,脉滑数。该病中医辨证为

A.胃热壅盛

B.肠道湿热

C.胃肠积热

D.脾胃虚寒

E.脾胃湿热

【答案】B

10.患者鼻燥衄血,口干咽燥,兼有身热,恶风,头痛,咳嗽,痰少,舌质红,苔薄,脉数。治疗的方剂是

A.玉女煎

B.桑菊饮

C.清胃散

D.十灰散

E.泻心汤

【答案】B

11.患者,男,32岁。近3月咳嗽痰少,痰中带血,血色鲜红,两颧红赤,口干咽燥,潮热盗汗,舌质红,脉细数。治疗的方剂是

A.泻白散合黛蛤散

B.百合固金丸

C.月华丸

D.清骨散

E.秦艽鳖甲汤

【答案】B

【解析】患者痰中带血,血色鲜红,两颧红赤,口干咽燥,潮热盗汗,舌质红,脉细数,全是阴虚肺热之象,治宜滋阴润肺,宁络止血,方用百合固金汤加减。

(12~13题共用备选答案)

A.银翘散

B.沙参麦冬汤

C.玉女煎

D.桑菊饮

E.龙胆泻肝汤

12.治疗鼻衄之肝火上炎证的最佳选用的方剂是

【答案】E

【解析】鼻衄之肝火上炎证治宜清肝泻火,凉血止血,方用龙胆泻肝汤加减。

13.治疗鼻衄之胃热炽盛证的最佳选用的方剂是

【答案】C

【解析】鼻衄之胃热炽盛证治宜清胃泻火,凉血止血,方用玉女煎加减。

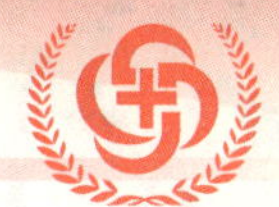

第三节　痰饮

1.广义痰饮不包括

A.痰饮

B.悬饮

C.水饮

D.溢饮

E.支饮

【答案】C

【解析】广义痰饮包括痰饮、悬饮、溢饮、支饮四类，是诸饮的总称。

2.指饮停胃肠之证的是

A.痰饮

B.悬饮

C.水饮

D.溢饮

E.支饮

【答案】A

【解析】狭义的痰饮是指饮停胃肠之证。

3.痰饮的治疗原则是

A.宣肺

B.健脾

C.温化

D.补肾

E.发汗

【答案】C

4.溢饮停积的部位是

A.胃肠

B.肢体

C.胁下

D.胸肺

E.心膈

【答案】B

5.支饮的特点是

A.胃肠沥沥有声

B.胸胁饱满，咳唾引痛，喘促不能平卧

C.身体疼痛而沉重，甚则肢体浮肿

D.咳逆倚息，短气不得平卧，其形如肿

E.腹部胀大如鼓

【答案】D

6.患者胸胁支满，心下痞闷，胃中有振水音，脘腹喜温畏冷，背寒，呕吐清水痰涎，水入易吐，口渴不欲饮，心慌气短，头昏目眩，食少，形体逐渐消瘦，舌苔白滑，脉弦细而滑。其治法是

A.宣肺化饮

B.淡渗利水

C.温脾化饮

D.温化寒湿

E.逐水化饮

【答案】C

【解析】患者胃中有振水音，脘腹喜温畏冷，呕吐清水痰涎，属于脾阳虚弱证，治宜温脾化饮。

7.患者，女，68岁。3日前外感风寒后，自觉身体沉重而疼痛，甚则肢体浮肿，恶寒，无汗，伴咳喘，痰多白沫，胸闷，干呕，口不渴，苔白，脉弦紧。宜选用的方剂是

A.麻黄附子细辛汤

B.金匮肾气丸

C.小青龙汤

D.苓桂术甘汤

E.理中汤

【答案】C

第四节　消渴

1.消渴的病理变化主要是

A.肾阴亏损

B.胃热炽盛

C.肺热津伤

D.阴虚燥热

E.阴阳两虚

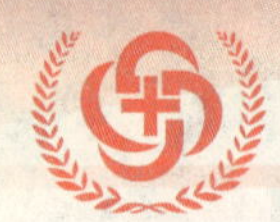

【答案】D

2.患者，尿量频多，混浊如脂膏，头晕耳鸣，口干唇燥，皮肤干燥，瘙痒，腰膝酸软，乏力，舌红苔少，脉细数。其证候是

A.肺热津伤证

B.胃热炽盛证

C.气阴亏虚证

D.阴阳两虚证

E.肾阴亏虚证

【答案】E

3.患者，男，60岁。有糖尿病病史15年。现症见小便频多，混浊如膏，夜尿尤多，伴有腰膝酸软，形寒畏冷，阳痿不举，双下肢轻度浮肿，舌淡有齿痕，苔白，脉沉细无力。该病诊断为

A.消渴病

B.膏淋

C.尿浊

D.虚劳

E.滑精

【答案】A

4.患者，男，40岁。多食易饥，口渴，尿多，形体消瘦，大便干燥，苔黄，脉滑实有力。该病诊断为

A.肺热津伤

B.肺热、气阴两伤

C.胃热、气阴两伤

D.胃热炽盛

E.胃热津伤

【答案】D

5.患者，女，45岁。因口渴多饮3月余来诊。烦渴多饮，尿频量多，口干舌燥，舌红，苔薄黄，脉洪数。中医治法应为

A.清热润肺，生津止渴

B.清胃泻火，生津止渴

C.滋养肺肾，泄热生津

D.清泻肺胃，益气生津

E.清泻肺胃，生津止渴

【答案】A

【解析】患者因口渴多饮3个月余，现烦渴多饮，尿频量多，口干舌燥，是肺热阴伤的消渴病之上消证，治宜清热润肺，生津止渴。

6.患者，女，46岁。近1月来尿频量多，混浊如脂膏，时或尿甜，口干舌燥，舌红，脉沉细数。治法宜用

A.清利湿热

B.清热化湿

C.滋阴固肾

D.健脾益肾

E.温阳健脾

【答案】C

7.患者，男，50岁。多食易饥，口渴，尿多，形体消瘦，苔黄，脉滑实有力。其证属于

A.上消肺热津伤证

B.中消胃热炽盛证

C.中消气阴亏虚证

D.下消肾阴亏虚证

E.下消阴阳两虚证

【答案】B

（8~9题共用备选答案）

A.消渴方

B.玉女煎

C.七味白术散

D.六味地黄丸

E.金匮肾气丸

8.消渴病，口渴多饮，口舌干燥，尿频量多，舌边尖红，苔薄黄，脉数。治宜选用的方剂是

【答案】A

9.消渴病，多食易饥，口渴，尿多，形体消瘦，苔黄，脉滑实有力。治宜选用的方剂是

【答案】B

第五节　自汗、盗汗

1.自汗、盗汗的病位主要在

A.少阳

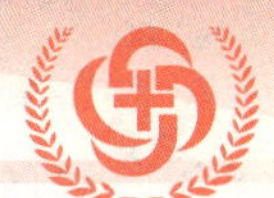

B.肺卫
C.肝、脾
D.营血
E.气分
【答案】B
【解析】自汗、盗汗的病位主要在肺卫，与肝有关。

2.自汗盗汗属于虚证者的治疗原则是
A.温肾固涩
B.清利湿热
C.清肝泄热
D.化湿和营
E.调和营卫
【答案】E

3.邪热郁蒸型汗证特点为
A.汗出恶风
B.蒸蒸汗出
C.手足心汗出
D.头汗出
E.汗出畏寒
【答案】B

4.肺卫不固型自汗盗汗的治法是
A.养血补心
B.益气固表
C.调和营卫
D.滋阴降火
E.益气化湿
【答案】B

5.治疗心血不足型自汗的代表方为
A.玉屏风散
B.归脾汤
C.麻黄汤
D.麻黄附子细辛汤
E.当归六黄汤
【答案】B

6.患者，女，48 岁。时常汗出，恶风，易于感冒，体倦乏力，周身酸楚，时寒时热，舌苔薄白，脉缓。其治法是
A.益气固表
B.调和营卫
C.滋阴降火
D.清肝泄热
E.益气化湿
【答案】A

7.治疗阴虚火旺型汗证的代表方为
A.龙胆泻肝汤
B.四妙丸
C.甘麦大枣汤
D.当归六黄汤
E.玉屏风散
【答案】D

8.下列哪项不属于自汗盗汗的病机
A.自汗多为气虚
B.盗汗多为阴虚
C.属于实证者多由肝火或外感风热所致
D.病理性质多属于虚证
E.自汗日久，阴液亏虚，易并发盗汗
【答案】C
【解析】自汗、盗汗的基本病机：一是肺气不足或营卫不和，卫外失司；二是阴虚火旺或邪热郁蒸，逼津外泄。病理性质多属于虚证，一般自汗多为气虚，盗汗多为阴虚。自汗日久，阴液亏虚，易并发盗汗。属于实证者，多由肝火或湿热郁蒸所致。

9.患者汗出恶风，微劳尤甚，易于感冒，体倦乏力，面色少华，舌苔薄白，脉细弱。治疗宜选用的方剂为
A.黄芪汤
B.补肺汤
C.玉屏风散
D.桂枝汤
E.补中益气汤
【答案】C

10.患者，女，36 岁。潮热盗汗，虚烦少寐，五心烦热，口渴，月经不调，舌红少苔，脉细数。治宜
A.养心安神敛汗
B.清里泻热
C.滋阴降火

D.滋补肝肾

E.调和营卫

【答案】C

11.患者夜寐盗汗,五心烦热,两颧色红,口渴,舌红少苔,脉细数,治疗选用的方剂是

A.黄连阿胶汤

B.黄连温胆汤

C.当归六黄汤

D.养阴清肺汤

E.甘麦大枣汤

【答案】C

第六节 内伤发热

1.阳虚发热的特点是

A.发热常在劳累后发作或加重

B.午后或夜间发热

C.热势随患者情绪变化而波动

D.发热欲近衣

E.骨蒸劳热

【答案】D

2.甘温除热治法的代表方剂是

A.大建中汤

B.小建中汤

C.黄芪建中汤

D.补中益气汤

E.人参养荣汤

【答案】D

3.下列哪项不属于内伤发热的诊断要点

A.起病缓慢,病程长

B.多为低热

C.有反复高热病史

D.自觉发热,体温并不高

E.有反复发热史

【答案】C

4.患者常在劳累之后低热,伴有头晕乏力,气短懒言,食少纳呆,大便溏薄,舌淡苔白,脉弱。其治法是

A.滋阴清热

B.活血化瘀

C.清肝泻热

D.甘温除热

E.益气养血

【答案】D

【解析】中气不足,阴火内生,热郁于内而现于外,故见发热,劳累后加重,伴有头晕乏力,气短懒言;脾失健运故食少纳呆,大便溏薄。证属气虚发热。李东垣提出甘温除热,用补中益气汤。阴虚用滋阴清热;血瘀用活血化瘀;肝郁用清肝泄热;血虚用益气养血。

5.瘀血阻滞,气血壅遏而导致的内伤发热,治疗宜选用的方剂是

A.通瘀煎

B.血府逐瘀汤

C.调营饮

D.通窍活血汤

E.桃红饮

【答案】B

6.自觉身体某处局部发热,且固定疼痛,按之有一肿块的治法应为

A.疏肝解郁,清肝解热

B.活血化瘀

C.益气健脾,甘温除热

D.益气养血

E.滋阴清热

【答案】B

7.患者低热,头晕眼花,心悸不宁,面白少华,唇甲淡白,舌质淡,脉细。其治法是

A.益气养血

B.益气健脾

C.滋阴清热

D.活血化瘀

E.疏肝清热

【答案】A

【解析】患者低热,头晕眼花,心悸不宁,

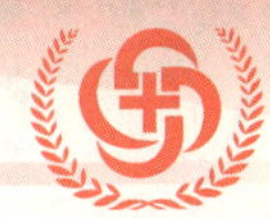

面白少华，唇甲淡白，舌质淡，脉细，此为血虚所致，应益气养血，用归脾汤。

8.患者为青年女性，低热3个月，时觉身热心烦，热势随情绪好坏而起伏，平时急躁易怒，胸胁胀闷，两乳作胀，月经不调，口苦，脉弦略数。治疗选用的方剂是

A.柴芩温胆汤

B.龙胆泻肝汤

C.丹栀逍遥散

D.滋水清肝饮

E.血府逐瘀汤

【答案】C

9.患者，女，42岁。久病肌衄，头晕心悸，身疲乏力，低热，体温最高37.9℃，面色无华，甲爪色淡，舌淡，脉细弱。中医病机为

A.气血亏虚，外受风邪

B.血虚失养

C.气虚血脱

D.亡血气脱

E.血瘀致虚，气血亏虚

【答案】B

10.患者，男，36岁。病已年余，每于午后发热，手足心发热，伴有心烦失眠，多梦健忘，两颧红赤，口干咽燥，盗汗，大便干，小便黄，舌红少苔，脉细数。中医方剂可选用

A.清骨散

B.加减葳蕤汤

C.银翘散加味

D.百合固金汤

E.六味地黄丸

【答案】A

【解析】患者午后发热，手足心发热，伴有心烦失眠，多梦健忘，两颧红赤，口干咽燥，盗汗，大便干，小便黄，是阴虚发热，治疗滋阴清热。用清骨散加减。

11.患者，女，40岁。夜间发热，自觉身体某些部位发热，口燥咽干，但不欲多饮，肢体疼痛，面色萎黄，舌有瘀点，脉弦。辨证应属于

A.阴虚发热证

B.气虚发热证

C.血虚发热证

D.血瘀发热证

E.气郁发热证

【答案】D

【解析】患者自觉身体某些部位发热，口燥咽干不欲多饮，肢体疼痛，舌有瘀点，是血瘀发热之象。

（12~13题共用备选答案）

A.血府逐瘀汤

B.黄连温胆汤

C.补中益气汤

D.金匮肾气丸

E.丹栀逍遥散

12.治疗气郁发热证，宜选用的方剂是

【答案】E

13.治疗气虚发热证，宜选用的方剂是

【答案】C

第七节　虚劳

1.虚劳的病损部位主要在五脏，最为重要的是

A.心、脾

B.肝、脾

C.脾、肾

D.肝、肾

E.心、肾

【答案】C

2.虚劳的治疗原则

A.滋阴

B.益气

C.补益

D.扶正

E.养血

【答案】C

【解析】虚劳的治疗以补益为基本原则，

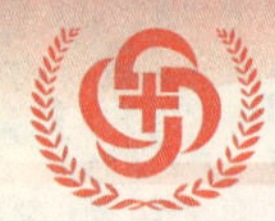

应重视补益脾肾在治疗虚劳中的作用。

3.虚劳和肺痨的鉴别中,最有意义的是

A.有无咳血

B.有无午后低热

C.有无盗汗

D.有无消瘦

E.有无传染性

【答案】E

4.患者,女,50岁。短气自汗,声音低怯,时寒时热,平素易于感冒,面色白,舌质淡,脉弱。其证候是

A.肺气虚

B.脾气虚

C.肺阴虚

D.脾阳虚

E.肾阳虚

【答案】A

【解析】患者短气自汗,声音低怯,平素易于感冒,是肺气虚的表现。

5.患者,男,20岁。心悸,时有气短,动则尤甚,伴神疲体倦,自汗,舌质淡,脉细弱。治疗选用的方剂是

A.补肺汤

B.七福饮

C.加味四君子汤

D.大补元煎

E.金匮肾气丸

【答案】B

6.患者,男,80岁。饮食减少,食后胃脘不舒,倦怠乏力,大便溏薄,面色萎黄,舌淡苔薄,脉弱。治疗选用的方剂是

A.补肺汤

B.七福饮

C.加味四君子汤

D.大补元煎

E.金匮肾气丸

【答案】C

7.虚劳患者,口干唇燥,不思饮食,大便燥结,甚则干呕,呃逆,面色潮红,舌红干少苔,脉细数。其证候是

A.肺阴虚

B.脾胃阴虚

C.肝阴虚

D.肾阴虚

E.心阴虚

【答案】B

8.血虚证的治疗中,以滋补肾阴为治法的代表方剂是

A.天王补心丹

B.附子理中汤

C.保元汤

D.左归丸

E.右归丸

【答案】D

9.下列各项,关于虚劳逆证叙述错误的是

A.形神衰惫,肉脱骨痿

B.不思饮食,泄泻不止

C.舌质淡胖无华

D.有热而治之能解

E.脉象急促细弦或浮大无根

【答案】D

【解析】形神衰惫,肉脱骨痿,不思饮食,泄泻不止,喘急气促,发热难解,声哑息微,或内有实邪而不任攻,或诸虚并集而不受补,舌质淡胖无华或光红如镜,脉象急促细弦或浮大无根,为虚劳的逆证表现,其预后不良。

(10~11题共用备选答案)

A.左归丸

B.右归丸

C.拯阳理劳汤

D.附子理中丸

E.养心汤

10.肾阳虚之虚劳,治疗选用的方剂是

【答案】B

11.心血虚之虚劳,治疗选用的方剂是

【答案】E

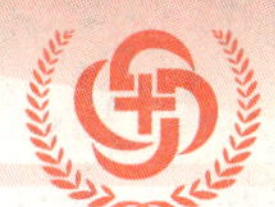

第八节　癌病

1.下列各项不属于癌病的基本病理变化的是

A.正气内虚

B.气滞

C.湿热毒

D.疫毒

E.痰结

【答案】D

【解析】癌病的形成虽有上述多种因素，但其基本病理变化为正气内虚，气滞、血瘀，痰结、湿热毒等相互纠结，日久积滞而成有形之肿块。

2.癌病的治疗原则是

A.滋阴温阳

B.扶正祛邪

C.益气养血

D.化瘀攻坚

E.补益脾肾

【答案】B

3.脑瘤患者，头晕头痛，项强，目眩，视物不清，呕吐，失眠健忘，肢体麻木，面唇暗红或紫暗，舌质紫暗或瘀点或有瘀斑，脉涩。治疗应选用的方剂是

A.通窍活血汤加减

B.补阳还五汤

C.柴胡疏肝散

D.天麻钩藤饮

E.大定风珠

【答案】A

4.肺癌患者，咳嗽咯痰，气憋，痰质稠黏，痰白或黄白相兼，胸闷胸痛，纳呆便溏，神疲乏力，舌苔白腻，脉滑。治疗应选用的方剂是

A.柴胡疏肝散加减

B.复元活血汤加减

C.沙参麦冬汤合五味消毒饮加减

D.生脉散合百合固金汤加减

E.二陈汤合瓜蒌薤白半夏汤加减

【答案】E

【解析】痰白或黄白相兼，胸闷胸痛，纳呆便溏，神疲乏力，为痰湿蕴肺之象，治疗宜健脾燥湿，行气祛痰，用二陈汤合瓜蒌薤白半夏汤加减。

5.肝癌患者，女，68岁。胁肋部疼痛，胁下结块，质硬拒按，伴五心烦热，潮热盗汗，时有头昏目眩，纳差食少，腹部胀大，甚则呕血、便血、皮下出血，舌红少苔，脉弦细而数。治疗应选用的方剂是

A.茵陈蒿汤加减

B.膈下逐瘀汤加减

C.柴胡疏肝散加减

D.复元活血汤加减

E.一贯煎加减

【答案】E

第九节　厥证

1.下列除哪项外，均是厥证的病因

A.情志内伤

B.体虚劳倦

C.亡血失津

D.饮食不节

E.感受暑热

【答案】E

2.厥证主要的治疗原则是

A.开窍、化痰

B.辟秽、醒神

C.顺气、解郁

D.醒神、回厥

E.回阳、救逆

【答案】D

3.治疗痰厥,宜选用的方剂是

A.安宫牛黄丸

B.补中益气汤

C.四味回阳饮

D.通关散合五磨饮子

E.导痰汤

【答案】E

4.厥证的基本病机是

A.气虚下陷,清阳不升

B.气机逆乱,升降乖戾

C.痰随气升,上蒙清窍

D.失血过多,气随血脱

E.气血凝滞,脉络瘀阻

【答案】B

【解析】厥证是由阴阳失调,气机逆乱所引起,以突然昏倒,不省人事,四肢厥冷为主要表现的一种病证。厥证的病因可以有气虚下陷,清阳不升,痰随气升,上蒙清窍,失血过多,气随血脱,气血凝滞,脉络瘀阻,但是最终都引起气机逆乱,升降失常,阴阳之气不相顺接而致。

(5~6 题共用备选答案)

A.气厥实证

B.气厥虚证

C.血厥实证

D.血厥虚证

E.痰厥

5.患者突然昏倒,不知人事,呼吸气粗,口噤握拳,舌苔薄白,脉伏。其证候是

【答案】A

6.患者突然眩晕昏仆,面色苍白,呼吸微弱,汗出肢冷,舌淡,脉沉细微。其证候是

【答案】B

【解析】气厥只有气机逆乱,实证特点是口噤握拳,呼吸气粗,虚证特点是面白肢冷,呼吸微弱;血厥还有血菀于上,实证表现为面赤唇紫,头晕胀痛,虚证表现为口唇不华,四肢震颤。

(7~8 题共用备选答案)

A.导痰汤

B.四味回阳饮

C.通关散

D.羚角钩藤汤

E.独参汤

7.气厥实证常用治疗方剂为

【答案】C

8.血厥实证常用治疗方剂为

【答案】D

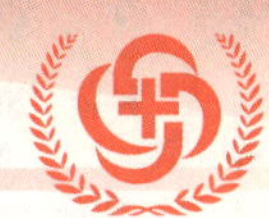

第八章　肢体经络病证

第一节　痹证

1.痹证日久,可由经络累及脏腑,其多见
A.肝痹
B.心痹
C.肺痹
D.肾痹
E.脾痹
【答案】B

2.引起痛痹最主要的外邪是
A.风邪
B.寒邪
C.湿邪
D.热邪
E.燥邪
【答案】B

3.治疗着痹的代表方剂是
A.三仁汤
B.薏苡仁汤
C.宣痹汤
D.四妙散
E.二妙散
【答案】B
【解析】关节酸痛、重着、漫肿者为着痹,属于湿邪盛;治疗要除湿通络,祛风散寒,方用薏苡仁汤加减。

4.痹证痛痹的主症特点是
A.肢体关节疼痛,游走不定
B.肢体关节疼痛,遇寒加重
C.肢体关节疼痛,重浊酸楚
D.肢体关节疼痛,灼热红肿
E.肢体关节疼痛,僵硬变形
【答案】B

5.下列各项,属于行痹主症特点的是
A.疼痛游走不定
B.痛势较剧,痛有定处
C.关节酸痛、重着、漫肿
D.关节肿胀局限,见皮下结节
E.关节肿胀僵硬,疼痛不移
【答案】A

6.治疗痹证之肝肾亏虚证,宜选用的方剂是
A.双合汤
B.独活寄生汤
C.左归丸
D.乌头汤
E.白虎加桂枝汤
【答案】B

7.患者肢体关节疼痛较剧,痛有定处,得热痛减,遇寒痛增,疼痛局部皮色不红,触之不热,舌苔薄白,脉弦紧。治疗宜选用的方剂是
A.独活寄生汤
B.蠲痹汤
C.薏苡仁汤
D.乌头汤
E.白虎加桂枝汤
【答案】D

8.患者,男,40岁。3个月前受凉后出现四肢关节疼痛,游走不定,关节屈伸不利,起病之初曾有恶风、发热,舌淡红,苔薄白,脉浮紧。治疗宜选用的方剂是
A.乌头汤
B.薏苡仁汤
C.地黄饮子
D.防风汤
E.白虎加桂枝汤
【答案】D

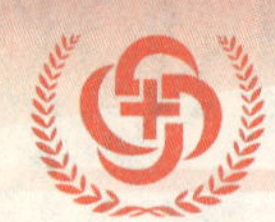

【解析】患者四肢关节疼痛，游走不定，关节屈伸不利，是行痹的特点，属于风邪盛，治疗要祛风通络，散寒除湿，用防风汤加减。

（9～10 题共用备选答案）

A.防风汤

B.乌头汤

C.薏苡仁汤

D.蠲痹汤

E.双合汤

9.痛痹的代表方剂宜选用

【答案】D

10.行痹的代表方剂宜选用

【答案】A

（11～12 题共用备选答案）

A.补血荣筋丸

B.双合汤

C.犀黄丸

D.蠲痹汤

E.宣痹汤

11.痹证痰瘀痹阻证的代表方剂宜选用

【答案】B

12.风湿热痹的代表方剂宜选用

【答案】E

【解析】痹证属于痰瘀痹阻型需要化痰行瘀，蠲痹通络，用双合汤加减；风湿热痹要清热通络，祛风除湿，用白虎加桂枝汤合宣痹汤加减。

第二节　痿证

1.痿证的病理因素主要是

A.风、湿

B.湿、热

C.燥、热

D.寒、湿

E.痰、瘀

【答案】B

2.下列各项，不属于痿证病机的是

A.感受瘟毒

B.湿热浸淫

C.久病房劳

D.跌仆瘀阻

E.情志所伤

【答案】E

3.下列哪项不是痿证之脾胃虚弱证的主症

A.起病较急

B.肢体软弱无力

C.神疲肢倦

D.少气懒言

E.面色淡白或萎黄无华

【答案】A

【解析】痿证脾胃虚弱证，主症包括起病缓慢，肢体软弱无力逐渐加重，神疲肢倦，肌肉萎缩，少气懒言，纳呆便溏，面色白或萎黄无华。舌淡苔薄白，脉细弱。

4.痿证见手足痿弱，形体瘦削，肌肤甲错者为瘀血久留，治疗可选用的方剂是

A.补阳还五汤

B.圣愈汤合补阳还五汤

C.虎潜丸

D.桃红四物汤

E.六味地黄丸

【答案】B

【解析】痿证脉络瘀阻证，肌肤甲错，形体消瘦，手足痿弱，为瘀血久留，可用圣愈汤合补阳还五汤加减。

5.痿证，由肺热伤津而致者，其典型的舌苔、脉象为

A.舌质红、苔黄腻，脉濡数

B.舌质红、苔黄、脉细数

C.舌质淡红、苔薄白、脉细无力

D.舌质红、苔少、脉细数

E.以上都不是

【答案】B

6.患者，男，35 岁。病起发热，热后突然

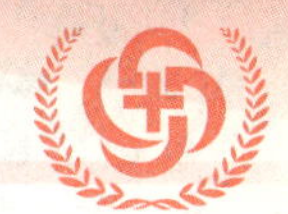

出现肢体软弱无力，肌肉瘦削，皮肤干燥，心烦口渴，咳呛少痰，咽干不利。治疗该证的代表方剂为

A.桑杏汤

B.六味地黄丸

C.虎潜丸

D.加味二妙散

E.清燥救肺汤

【答案】E

【解析】患者肢体软弱无力，肌肉瘦削，皮肤干燥，心烦口渴，咳呛少痰，咽干不利者肺热津伤证，治疗要清热润燥，养阴生津，用清燥救肺汤加减。

7.患者，女，60 岁。肢体困重，痿软无力，下肢痿弱为甚，手足麻木，扪及微热，喜凉恶热，胸脘痞闷。治疗该证的代表方剂为

A.三仁汤

B.茵陈蒿汤

C.加味二妙散

D.胃苓汤

E.藿香正气散

【答案】C

8.史某，女，52 岁。半年前始觉下肢乏力，渐致不能下地，腰脊疲软，头晕耳鸣，口舌干燥，舌红少苔，脉细数。应选何方治疗

A.左归饮

B.左归丸

C.大补阴丸

D.知柏地黄丸

E.虎潜丸

【答案】E

9.患者肢体痿软，身体困重，足胫热气上腾，发热，胸脘痞闷，舌苔黄腻，脉滑数。其治法是

A.清热润燥，养肺生津

B.清热利湿，通利经脉

C.泻南补北，滋阴清热

D.补益肝肾，清热滋阴

E.补益脾气，健运升清

【答案】B

（10~11 题共用备选答案）

A.益胃汤

B.三仁汤

C.清燥救肺汤

D.虎潜丸

E.加味二妙散

10.痿证肺热津伤证的代表方是

【答案】C

11.痿证肝肾亏损证的代表方是

【答案】D

第三节　颤证

1.颤证病位在

A.血脉

B.经络

C.筋脉

D.肝肾

E.皮部

【答案】C

2.颤证与哪些脏腑有关

A.肝、肾、脾

B.心、肝、肾

C.肺、肝、肾

D.肺、心、肾

E.心、肝、脾

【答案】A

3.患者，男，72 岁。肢体颤动粗大，程度较重，不能自制，眩晕耳鸣，面赤烦躁，易激动，心情紧张时颤动加重，伴有肢体麻木，口苦而干，语言迟缓不清，流涎，尿赤，大便干，舌质红，苔黄，脉弦。治疗应选用的方剂是

A.导痰汤合羚角钩藤汤加减

B.补肾助阳，温煦筋脉

C.人参养荣汤加减

D.龟鹿二仙膏合大定风珠加减

E.天麻钩藤饮合镇肝息风汤加减

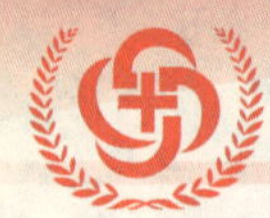

【答案】E

【解析】患者为风阳内动证，郁怒伤肝，肝郁化火生风，风阳侵扰筋脉。治宜镇肝息风，舒筋止颤，用天麻钩藤饮合镇肝息风汤加减。

4.治疗颤证之阳气虚衰证，宜选用的方剂是

A.补阳还五汤

B.地黄饮子

C.人参养荣汤

D.大定风珠

E.附子理中丸

【答案】B

第四节　腰痛

1.下列哪项不是腰痛的主要病因

A.感受寒湿

B.感受湿热

C.劳倦过度

D.情志内伤

E.跌打损伤

【答案】D

2.腰痛辨证，首先应辨别

A.在气在血

B.在经在络

C.在腑在脏

D.表里寒热虚实

E.阴证阳证

【答案】D

3.治疗湿热腰痛，宜选用的方剂是

A.甘姜苓术汤

B.四妙丸

C.羌活胜湿汤

D.薏苡仁汤

E.乌头汤

【答案】B

【解析】湿热腰痛，湿热壅遏，经气不畅，筋脉失舒。治法：清热利湿，舒筋止痛。代表方：四妙丸加减。

4.治疗肾阴虚型腰痛，宜选用的方剂是

A.右归丸

B.左归丸

C.羌活胜湿汤

D.薏苡仁汤

E.乌头汤

【答案】B

5.治疗瘀血腰痛，宜选用的方剂是

A.四妙丸

B.甘姜苓术汤

C.身痛逐瘀汤

D.薏苡仁汤

E.左归丸

【答案】C

6.腰痛患者，腰部冷痛重着，转侧不利，静卧痛不减，遇阴雨天疼痛加重，舌苔白腻，脉沉缓。其证候是

A.寒湿

B.风寒

C.瘀血

D.湿热

E.肾虚

【答案】A

7.腰痛患者，腰酸乏力，缠绵不愈，心烦少寐，口燥咽干，面色潮红，手足心热，舌红少苔，脉弦细数。其证候是

A.瘀血

B.湿热

C.寒湿

D.肾阴虚

E.肾阳虚

【答案】D

8.患者腰部冷痛重着，转侧不利，每逢阴雨天加重，静卧时其痛不减，舌苔白腻，脉沉缓。其治法是

A.散寒行湿，温经通络

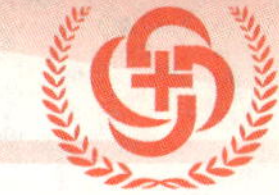

B.清热利湿,舒筋止痛
C.活血化瘀,理气止痛
D.温补肾阳,补虚止痛
E.滋补肾阴,补虚止痛
【答案】A
【解析】患者腰部冷痛重着,转侧不利,每逢阴雨天加重,舌苔白腻,脉沉缓,辨证为寒湿腰痛。寒湿闭阻,滞碍气血,经脉不利。治法为:散寒行湿,温经通络。

9.患者,男,27岁。一个月前摔倒在地,现腰痛如刺,痛有定处,痛处拒按,日轻夜重,不能转侧,舌质暗紫,有瘀斑,脉涩。其治法为
A.散寒行湿,温经通络
B.清热利湿,舒筋止痛
C.滋补肾阴,补虚止痛
D.温补肾阳,补虚止痛
E.活血化瘀,通络止痛
【答案】E

第六篇 中医外科学

刷分题库

抢分直播

第一章 中医外科疾病的病因病机

配套名师精讲课程

第一节 致病因素

1.湿邪所致外科疾病好发于人体的

A.上部

B.下部

C.中部

D.上肢

E.背部

【答案】B

【解析】湿性趋下,重浊黏腻。外科疾病发于身体下部者多与湿邪有关。如湿热流注于下肢,可发臁疮、脱疽等;湿热下注于膀胱,则见尿频尿急等症,如血淋、石淋等。

2.下列各项中不属于病因特殊之毒的是

A.虫毒

B.蛇毒

C.冻伤

D.疯犬毒

E.疫毒

【答案】C

3.由感受特殊之毒而致病的特点是

A.一般发病迅速,有的可具有传染性

B.多侵犯人体上部

C.侵袭人体易致局部气血凝滞

D.好发于身体下部

E.易伤人体阴液

【答案】A

【解析】感受特殊之毒致病:特殊之毒除虫毒、蛇毒、疯犬毒、药毒、食物毒外,尚有疫毒及未能找到明确致病原因的病邪。由毒而致病,一般发病迅速,有的可有传染性,患部焮红灼热、疼痛、瘙痒、麻木,伴发热、口渴、便秘等全身症状。

4.疫疔的致病因素属于

A.外感六淫邪毒

B.外来伤害

C.情志内伤

D.饮食不节

E.感受特殊之毒

【答案】E

5.外科疾病的发生,最常见的是

A.风、湿

B.热、火

C.寒、湿

D.暑、火

E.风、热

【答案】B

6.下列各项不属于外来伤害是

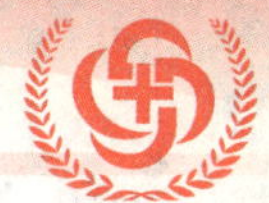

A.跌仆损伤
B.沸水烫伤
C.食物毒
D.火焰毒
E.金刃创伤

【答案】C

【解析】一切物理和化学因素(跌仆损伤、沸水、火焰、寒冻及金刃竹木创伤等)都可直接伤害人体而引起疾病。

第二节　发病机理

1.下列哪项不是外科疾病的发病机理
A.邪正盛衰
B.气血凝滞
C.痰浊化生
D.经络阻塞
E.脏腑失和
【答案】C

2.外科疾病发生发展的根本原因是
A.经络阻塞
B.气血凝滞
C.脏腑失和
D.阴阳失调
E.邪正盛衰
【答案】D

第二章　中医外科疾病辨证

第一节　辨病

（略）

第二节　阴阳辨证

1.下列各项，属外科辨别阴证、阳证要点的是

A.有无麻木

B.有无脓液

C.有无出血

D.有无灼热

E.有无瘙痒

【答案】D

2.外科疾病辨证的总纲是

A.脏腑　　B.经络

C.气血　　D.阴阳

E.局部

【答案】D

第三节　部位辨证

（略）

第四节　经络辨证

（1～2题共用备选答案）

A.破血、补托

B.行气、滋养

C.行气、活血

D.温阳、散寒

E.清热、除湿

1.外科疾病发于多血少气之经者，治疗时应注重

【答案】A

【解析】凡外疡发于多血少气之经，血多则凝滞必甚，气少则外发较缓，故治疗时注重破血，注重补托。

2.外科疾病发于多血多气之经者，治疗时应注重

【答案】C

【解析】凡外疡发于多气多血之经，病多易溃易敛，实证居多，故治疗时要注重行气活血。

第五节　局部辨证

1.外科辨肿，“肿而皮肉重垂胀急，深则按之如烂棉不起，浅则光亮如水疱，破流黄水”，其成因属

A.风　　B.虚

C.火　　D.湿

E.痰

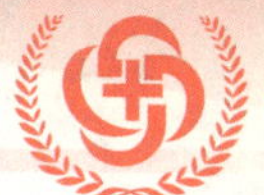

【答案】D

2.肿势或软如绵,或硬如馒,形态各异,不红不热。其肿的性质是

A.热肿

B.寒肿

C.风肿

D.痰肿

E.湿肿

【答案】D

3.辨溃疡,疮面呈翻花或如岩穴的属

A.瘰疬溃疡

B.麻风溃疡

C.梅毒溃疡

D.岩性溃疡

E.流痰溃疡

【答案】D

【解析】岩性溃疡,疮面多呈翻花如岩穴,有的在溃疡底部见有珍珠样结节,内有紫黑坏死组织,渗流血水。瘰疬之溃疡,疮口有空腔或伴瘘管,疮面肉色不鲜,脓水清稀,并夹有败絮状物。附骨疽、流痰之溃疡,疮口呈凹陷形,常伴瘘管形成。麻风溃疡呈穿凿形,常可深及骨部。梅毒性溃疡,其边缘削直而如凿成或略微内凹,基底高低不平。

4.下列各项,不属确认成脓方法的是

A.按触法

B.推拿法

C.穿刺法

D.透光法

E.点压法

【答案】B

5.风痛的特点是

A.游走性,痛无定处

B.阵发性,攻痛无常

C.木痛,得热缓解

D.酸痛,得热缓解

E.持续性固定性胀痛

【答案】A

6.外科辨肿,肿势平坦,根盘散漫,其成因是

A.火　　B.风

C.气　　D.郁结

E.虚

【答案】E

7.下列各项,不属"痒"病因的是

A.血瘀

B.热胜

C.湿胜

D.虫淫

E.风胜

【答案】A

【解析】痒是因风、湿、热、虫之邪客于皮肤肌表,引起皮肉间气血不和;或由于血虚风燥,肤失濡养而成。瘀血一般致疼致肿,不会引起痒的症状。

(8~9题共用备选答案)

A.热

B.寒

C.风

D.气

E.虚

8.疼痛而皮色不红、不热,得暖则痛缓。其痛的原因是

【答案】B

9.攻痛无常,时感抽掣,喜缓怒甚。痛的原因是

【答案】D

(10~11题共用备选答案)

A.气血充足

B.气火有余

C.气血虚弱

D.蓄毒日久损伤筋骨

E.血络受损

10.脓色绿黑稀薄者,其病机为

【答案】D

11.脓液黄浊质稠,色泽不净者,其病机为

【答案】B

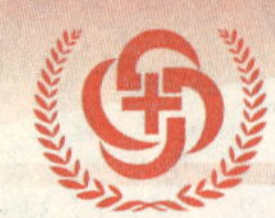

第三章　中医外科疾病治法

第一节　内治法

1.中医外科内治法的总则是

A.温、托、补

B.清、消、补

C.清、补、托

D.消、通、补

E.消、托、补

【答案】E

2.肿疡毒势方盛，正气已虚，不能托毒外出者，内治方药宜选用的方剂是

A.透脓散

B.仙方活命饮

C.黄连解毒汤

D.托里消毒散

E.清肝解郁汤

【答案】D

【解析】邪气盛而正气虚，故应用补托法，托里消毒散为益气托毒之方。

3.温阳托毒法的代表方剂是

A.右归丸

B.托里消毒散

C.金匮肾气丸

D.神功内托散

E.四君子汤

【答案】D

4.肿疡毒势方盛，正气未衰者，内治方药宜选用的方剂是

A.透脓散

B.仙方活命饮

C.黄连解毒汤

D.托里消毒散

E.清肝解郁汤

【答案】A

（5~6 题共用备选答案）

A.五味消毒饮

B.仙方活命饮

C.黄连解毒汤

D.犀角地黄汤

E.清骨散

5.疮疡内治，清气分热之常用方剂是

【答案】C

6.疮疡内治，清血分热之常用方剂是

【答案】D

第二节　外治法

1.溃疡疮口太小，脓腐难去，常用的腐蚀药是

A.红灵丹

B.白降丹

C.七三丹

D.八宝丹

E.九黄丹

【答案】B

2.下列哪种药物是提脓祛腐药

A.九一丹

B.红灵丹

C.八宝丹

D.白降丹

E.以上都不是

【答案】A

3.下列关于切开法切开方向的叙述，错误的是

A.一般疮疡，宜循经直开，刀头向上

B.乳部宜以乳头为中心，放射形切开

C.面部脓肿沿皮肤纹理切开

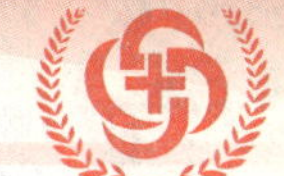

D.手指脓肿，最好从正面切开，免伤屈伸功能

E.关节附近宜用横切口

【答案】D

【解析】一般疮疡宜循经直开，刀头向上，免伤血络；乳房部应以乳头为中心，放射形切开，免伤乳囊；面部脓肿应尽量沿皮肤的自然纹理切开；手指脓肿，应从侧方切开；关节区附近的脓肿，一般施行横切口，切口尽量避免损坏关节。

4.下列各项中，需用砭镰法治疗的是

A.托盘疔

B.颜面部疔

C.红丝疔

D.蛇眼疔

E.蛀节疔

【答案】C

5.适用于乳漏疮口漏乳不止，脓腐已脱尽后的外治法是

A.腐蚀法

B.垫棉法

C.切开法

D.挂线法

E.结扎法

【答案】B

6.下列各项，不属溻渍法适应证的是

A.阳证疮疡初起

B.阴证疮疡

C.美容

D.保健

E.创面干燥，僵而不敛

【答案】E

7.太乙膏的功效是

A.清热消肿，散瘀化痰

B.活血祛腐，解毒止痛

C.消肿止痛，提脓祛腐

D.消肿清火，解毒生肌

E.温经和阳，祛风散寒

【答案】D

【解析】太乙膏性偏清凉，功能消肿清火，解毒生肌，可用于红肿热痛明显之阳证疮疡，为肿疡、溃疡的通用方。

8.性偏寒凉，能消肿、解毒、提脓、祛腐、止痛的药物是

A.咬头膏

B.金黄膏

C.千捶膏

D.冲和膏

E.以上都不是

【答案】C

9.疮疡的半阴半阳证，外用药物宜选用的药物是

A.冲和膏

B.太乙膏

C.阳和解凝膏

D.咬头膏

E.以上都不是

【答案】A

10.阳证疮疡外用药物宜首选的药物是

A.红油膏

B.冲和膏

C.金黄膏

D.疯油膏

E.以上都不是

【答案】C

11.阴证疮疡外敷药物宜首选的药物是

A.冲和膏

B.阳和解凝膏

C.太乙膏

D.疯油膏

E.以上都不是

【答案】B

12.挂线法常用于治疗

A.内痔

B.脱肛

C.瘰疬

D.肛漏

E.以上都不是

【答案】D

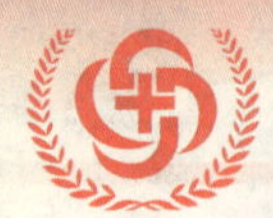

第四章 疮疡

第一节 疖

1.下列哪项不是疖病的临床特点

A.好发于项后发际部、臀部

B.好发于冬、春季节

C.好发于消渴患者

D.可发生于身体各处

E.此愈彼起,日久不愈,反复发作

【答案】B

【解析】疖是一种生于皮肤浅表的急性化脓性疾患,随处可生,小儿、青年多见本病多发于颈后发际、背部、臀部,但有因治疗或护理不当形成"蝼蛄疖",或反复发作、日久不愈的"多发性疖病",则不易治愈。消渴病患者或脾虚便溏患者,病久后气阴双亏,容易感染邪毒,而致多发性疖病。

2.疖的治疗方法,以下列哪项为主

A.散风清热

B.泻火解毒

C.凉血活血

D.清热解毒

E.和营解毒

【答案】D

3.蝼蛄疖的临床特点是

A.多发于儿童头部

B.好发于夏季

C.坚硬根深

D.范围在 3~6 cm

E.以上都不是

【答案】A

4.局部红肿热痛,突起根浅,肿势局限,范围在 3 cm 左右,易脓、易溃、易敛之病是

A.痈

B.疔

C.疖

D.有头疽

E.无头疽

【答案】C

5.疖之暑热浸淫证的代表方剂是

A.参苓白术散

B.清暑益气汤

C.五味消毒饮

D.清暑汤

E.仙方活命饮

【答案】D

6.结块范围约 3 cm,突起根浅,中心有一脓头,出脓即愈的疾病是

A.疖病

B.无头疖

C.蝼蛄疖

D.有头疖

E.有头疽

【答案】D

【解析】有头疖的临床表现即为皮肤上有一红色结块,范围约 3 cm 大小,突起根浅,中心有一脓头,出脓即愈。

7.疖之热毒蕴结证的代表方剂是

A.普济消毒饮

B.托里消毒散

C.仙方活命饮

D.黄连解毒汤

E.托里定痛汤

【答案】D

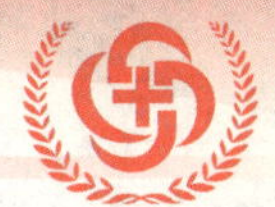

第二节　疔

1.下列疔疮,容易损筋伤骨的是

A.烂疔

B.红丝疔

C.颜面疔

D.疫疔

E.手足疔

【答案】E

【解析】疮形虽小,但根脚坚硬,有如钉丁之状,病情变化迅速,容易造成毒邪走散。发于颜面部的疔疮很容易走黄而有生命危险;发于手足部的疔疮则易损筋伤骨。

2.生于下列哪一部位的疔疮最易发生走黄

A.项后

B.四肢

C.颜面

D.少腹

E.膻中

【答案】C

3.托盘疔发生于

A.指端

B.指甲下

C.指甲背

D.手指关节

E.手掌中心

【答案】E

4.辨别蛇头疔成脓与否,用什么方法最为可行

A.痛剧而呈搏动性者

B.应指验脓法

C.穿刺验脓法

D.痛甚脉数者

E.透光验脓法

【答案】E

5.颜面部疔疮治宜

A.散风清热

B.泻火解毒

C.凉血活血

D.清热解毒

E.和营解毒

【答案】D

6.红丝疔挑刺疗法的操作要点为

A.沿红线两头针刺出血

B.梅花针沿红线打刺,微微出血

C.用三棱针从中挑断红线,微微出血

D.按“B”选项方法,并加用神灯照法

E.用三棱针沿红线寸寸挑断,并令微微出血

【答案】E

7.蛇眼疔的发病部位是

A.手指指腹

B.手指顶端

C.手指末端

D.手指螺纹

E.手指甲缘

【答案】E

8.颜面部疖和疔的鉴别要点是

A.脓的形质

B.皮肤颜色

C.根脚深浅

D.起病速度

E.发热程度

【答案】C

【解析】颜面部疖和疔的鉴别:疖好发于颜面部,但红肿范围不超过3 cm,无明显根脚,一般无全身症状。疔肿势范围约3~6 cm,但根深坚硬,状如钉丁。

9.患者,男,38岁。左颧面部疔疮,根深坚硬,形如钉丁状,红肿灼痛,伴发热,恶寒,头痛等全身症状,舌红苔腻,脉滑数。其治法是

A.清热消肿

B.和营消肿

C.清热凉血

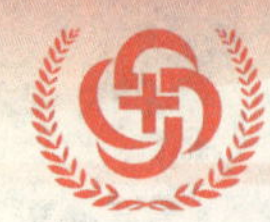

D.清热解毒

E.和营托毒

【答案】D

10.患者,女,50 岁。5 天前左足 3、4 趾缝足癣水疱溃破,局部红肿疼痛,并见红线一条向上走窜至小腿中段,边界清晰,伴有发热,左胯腹部淋巴结肿痛。其诊断是

A.流火

B.流注

C.青蛇毒

D.蛇串疮

E.红丝疔

【答案】E

11.患者,男,27 岁。左眉上出现一坚硬肿块,约 1 cm×1 cm,中有一粟粒样脓头,坚硬根深。如钉丁之状,疼痛剧烈,左上眼睑肿胀明显。不能睁眼,伴发热头痛。其诊断是

A.痈

B.发

C.疖

D.疔疮

E.有头疽

【答案】D

12.患者,女,43 岁。左手中指末节红肿 10 天,疼痛剧烈,呈跳痛,患指下垂时更为明显,局部不可碰触。透光验脓法提示有脓。切开排脓时应选择

A.沿甲旁挑开引流

B.在手指侧面作横形切口,以利引流

C.在手指背面作一切口,并拔除指甲

D.在指掌侧面作一纵形切口,必要时可贯穿指端到对侧

E.在手指掌侧面作一纵形切口,并延伸到下一关节,以利引流

【答案】D

(13~14 题共用备选答案)

A.螺疔

B.蛇头疔

C.蛇眼疔

D.蛀节疔

E.蛇肚疔

13.生于手端的疔疮称为

【答案】B

14.生于指腹部的疔疮称为

【答案】E

第三节 痈

1.下列各项中不属于痈的疾病是

A.颈痈

B.脐痈

C.腋痈

D.锁喉痈

E.委中毒

【答案】D

【解析】颈痈、脐痈、腋痈、委中毒均属于痈的范畴,而锁喉痈属于发的范畴。

2.颈痈风热痰毒证治疗选用的方剂是

A.五味消毒饮

B.黄连解毒汤

C.仙方活命饮

D.牛蒡解肌汤

E.普济消毒饮

【答案】D

3.发于体表皮肉之间的急性化脓性疾患的是

A.疖

B.有头疽

C.疔

D.附骨疽

E.痈

【答案】E

4.患儿,男,5 岁。右颌下肿痛 3 天,灼热,皮色微红,伴恶寒发热,纳呆,舌红苔薄黄,脉滑数。其诊断是

A.脊核

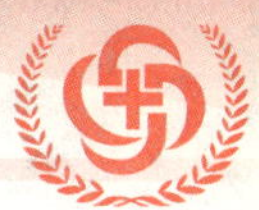

B.颈痈

C.烂疔

D.流注

E.红丝疔

【答案】B

5.患者,女,24 岁。患颈痈 1 周,溃腐 3 天,脓腐稠厚且多,不易脱落。外用掺药应首选

A.青黛散

B.八二丹

C.红灵丹

D.八宝丹

E.三石散

【答案】B

第四节　发

1.锁喉痈初起宜选用的方剂是

A.仙方活命饮

B.黄连解毒汤

C.银翘解毒丸

D.五味消毒饮

E.普济消毒饮

【答案】E

【解析】锁喉痈初起为痰热蕴结证,宜散风清热,化痰解毒,用普济消毒饮加减。

2.臀痈的特点是

A.位置浅、范围大、来势急、易腐溃、收口慢

B.位置深、范围小、来势急、易腐溃、收口慢

C.位置深、范围大、来势急、易腐溃、收口慢

D.位置深、范围大、来势急、难腐溃、收口慢

E.位置深、范围大、来势缓、易腐溃、收口慢

【答案】D

3.结喉之处肿势散漫,坚硬灼痛,壮热口渴,吞咽困难的疾病是

A.颈痈

B.瘰疬

C.发颐

D.臖核

E.锁喉痈

【答案】E

4.患儿,女,7 岁。喉结处红肿绕喉,根盘散漫,肿势延及颈部两侧,按之中软,有应指感。治疗应首选

A.内服普济消毒饮

B.外治以菊花汁调制玉露散箍围束毒

C.半流质饮食

D.切开排脓

E.药线引流

【答案】D

【解析】锁喉痈成脓后应及早切开,用九一丹药线引流,外盖金黄膏或红油膏。

第五节　有头疽

1.有头疽切开引流常作

A.对口引流

B.一字形切口

C.十字形切口

D.梭形切口

E.S 形切口

【答案】C

【解析】有头疽的外治方法。有头疽的酿脓期,若疮肿有波动感,采用手术扩创排毒,作"+"或"++"字形切开。

2.有头疽患者若伴有消渴病,最易出现的变证是

A.走黄

B.内陷

C.失荣
D.肺痈
E.颈痈
【答案】B
3.有头疽的好发部位是
A.臀部
B.面部
C.四肢部
D.项后背部
E.以上都不是
【答案】D
4.生于下列哪一部位的有头疽易致内陷
A.项后
B.四肢
C.颜面
D.少腹部
E.膻中
【答案】A
5.有头疽的病因病机哪项不正确
A.感受风温、湿热之毒
B.情志内伤,气郁化火
C.肾气亏损,火邪炽盛
D.膏粱厚味,湿热火毒
E.外感风温、风热夹痰
【答案】E
6.有头疽初起的局部症状是
A.粟粒样脓头
B.肿硬如钉丁
C.漫肿而无头
D.腐烂如莲蓬
E.腐烂大于尺
【答案】A

7.患者,男,25岁。1周前项后发际处突发一肿块,红肿热痛。渐渐加剧,其后出现多个粟米样脓头,部分溃破溢脓。其治法是
A.凉血祛风,行瘀通络
B.凉血清热,解毒利湿
C.和营托毒,清热泻火
D.清热解毒,活血通络
E.养阴清热,托毒透邪
【答案】C
8.患者,男,40岁。有消渴病史。项后发际处多个红色结块,灼热疼痛,溃脓后愈合,但不久又发,经年难愈。其诊断是
A.痈
B.疔疮
C.暑疖
D.疖病
E.有头疽
【答案】E
9.患者,男,65岁。患背部有头疽月余,局部疮形平塌,根盘散漫,疮色紫滞,溃后脓水稀少,伴有唇燥口干,便艰溲短,舌质红,脉细数。内治应首选的方剂是
A.仙方活命饮
B.竹叶黄芪汤
C.托里消毒散
D.知柏地黄汤
E.清骨散
【答案】B
【解析】患背部有头疽月余,诊断为有头疽;溃后脓水稀少,伴有唇燥口干,诊断为阴虚火炽证;治法为滋阴生津,清热托毒;方药为竹叶黄芪汤加减。

第六节　流注

1.流注好发部位是
A.头面部
B.骨关节
C.四肢躯干的肌肉深部
D.项后部
E.手足部
【答案】C
2.流注相当于西医的
A.毛囊炎
B.皮肤浅表脓肿

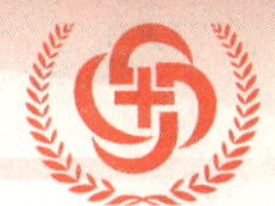

C.急性化脓性淋巴结炎
D.蜂窝组织炎
E.脓血症
【答案】E

第七节　丹毒

1.下列哪项不是丹毒的临床特点
A.病起缓慢，恶寒发热
B.局部皮肤焮热肿胀，迅速扩大
C.局部皮肤忽然变赤
D.好发于小腿部
E.容易复发
【答案】A

2.丹毒的主要病因病机是
A.风温夹痰凝结经络
B.风温湿热蕴结肌肤
C.外邪侵犯，血分有热，郁于肌肤
D.经络阻塞，气血凝滞
E.暑湿热毒流注肌间
【答案】C

3.发于小腿足部的丹毒是
A.抱头火丹
B.内发丹毒
C.流火
D.无头疽
E.赤游丹毒
【答案】C
【解析】生于躯干部者，称内发丹毒；发于头面部者，称抱头火丹；发于小腿足部者，称流火；新生儿多生于臀部，称赤游丹毒。

4.患者，男，50 岁。右颜面部红肿疼痛伴发热 2 天，皮色鲜红，色如涂丹，压之褪色，扪之灼手，边界清楚，触痛明显，大便 2 日未行。治疗应首选的方剂是
A.萆薢渗湿汤加减
B.五味消毒饮加减
C.普济消毒饮加减
D.黄连解毒汤加减
E.犀角地黄汤加减
【答案】C

第八节　走黄与内陷

1.疮疡三陷证中，火陷证的治法是
A.凉血清热解毒，养阴清心开窍
B.补益气血，清心安神开窍
C.温补脾肾，清心开窍
D.托毒透邪，养阴清心开窍
E.生津养胃，清心解毒
【答案】A

（2～3 题共用备选答案）
A.痈
B.瘰疬
C.流痰
D.有头疽
E.红丝疔

2.易发生内陷的疾病是
【答案】D

3.可发生走黄的疾病是
【答案】E

第六篇
中医外科学

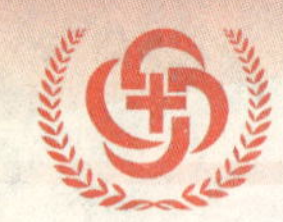

第五章 乳房疾病

第一节 概述

1.正确的乳房检查方法是

A.以手掌放于乳房上轻轻按摩

B.四指并拢,用指腹平放于乳房上轻柔按摩

C.以食指先触到肿物,并仔细区别与周围组织的关系

D.以食指首先触摸是否有肿物存在,并注意是否活动

E.以手托起乳房,用另一手仔细触摸

【答案】B

【解析】先检查健侧乳房,再检查患侧,以便对比。将手指并拢平放乳房上轻轻按触,切勿用手指去抓捏,否则会将所抓捏的腺体组织错误地认为乳房肿块。以乳头为中心,将乳房分为四个象限,依次检查内上→外上→外下→内下。然后,再检查乳晕区,注意有无血性液体自乳头溢出,最后触摸腋窝、锁骨下及锁骨上区域淋巴结。

2.检查乳房的最佳时间是

A.经前

B.经后 3 天

C.经后 7~10 天

D.经后 2 周

E.经后 3 周

【答案】C

(3~4 题共用备选答案)

A.心

B.肾

C.脾

D.肝

E.胃

3.女子的乳房,属

【答案】E

4.男子的乳房,属

【答案】B

第二节 乳痈

1.乳痈初起,证属肝气不舒,胃热壅滞。内治应首选的方剂是

A.逍遥散

B.透脓散

C.四妙汤

D.瓜蒌牛蒡汤

E.牛蒡解肌汤

【答案】D

2.治疗乳痈溃后肿痛渐消,但疮口脓水不断,脓汁清晰,应首选

A.透脓散

B.瓜蒌牛蒡汤

C.龙胆泻肝汤

D.四妙汤加味

E.托里消毒散

【答案】E

3.乳痈热毒炽盛证最常用的方剂是

A.瓜蒌牛蒡汤加减

B.牛蒡解肌汤

C.透脓散加减

D.橘叶散加减

E.开郁散加减

【答案】C

【解析】对于此证应清热解毒,托里透

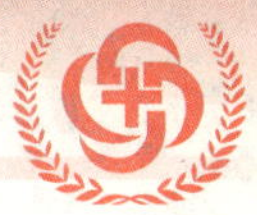

脓，方用透脓散加减。

4.患者，女，28岁。产后乳房胀痛，位于乳房外上方皮肤焮红，肿块形似鸡卵，压痛明显，按之中软，有波动感，伴壮热口渴。切开引流的部位及切口是

A.循乳络方向做放射状切口

B.乳晕旁弧形切口

C.脓肿处做任意切口

D.以乳头为中心的弧形切口

E.脓肿波动明显处做切口

【答案】A

【解析】一般采用与乳头方向呈放射状的切口，切口位置选择脓肿稍低的部位，切口长度与脓腔基底的大小一致，使引流通畅不致袋脓，但需避免手术损伤乳络形成乳瘘。因为乳腺每一腺叶有单独的腺管（乳管），呈放射状聚向乳头，并分别开口于乳头。

第三节　粉刺性乳痈

配套名师精讲课程

（略）

第四节　乳漏

1.乳痈溃后乳汁自疮口流出，久不愈合，则形成

A.乳衄

B.乳痨

C.乳溢

D.乳漏

E.以上都不是

【答案】D

【解析】乳房部瘘管多因乳痈、乳疮失治，脓出不畅等，乳汁从疮口流出，以致长期流脓、导致溢乳形成。

2.乳晕部瘘管的主要病因是

A.乳痈失治，脓出不畅

B.切开不当，损伤乳络

C.乳头内陷，感染毒邪

D.乳痨溃后，身体虚弱

E.情志不畅，肝失疏泄

【答案】C

第五节　乳癖

1.乳癖的特点是

A.乳块肿痛，皮色微红，按后痛甚

B.乳块皮肉相连，溃破脓稀薄如痰

C.乳块形态不一，边界不清，质地不硬，活动度好

D.乳块质地较软，月经后缩小

E.肿块高低不平，质硬，推之不动

【答案】C

2.乳癖属乳腺何种类型疾病

A.乳腺炎症

B.乳腺肿瘤

C.乳腺恶性病变

D.乳腺增生病

E.以上都不是

【答案】D

【解析】乳癖是乳腺组织的既非炎症也非肿瘤的良性增生性疾病，相当于西医的乳腺增生病。

3.乳癖的临床表现常随什么而变化

A.月经周期

B.饮食多少

C.运动强度

D.睡眠长短

E.季节变换

【答案】A

4.乳癖肿块好发于乳房哪个部位

A.内上象限

B.内下象限

C.外上象限

D.外下象限

E.乳晕周围

【答案】C

5.患者,女,26岁,大学毕业。月经前双侧乳房胀痛明显,检查时可触及双乳房肿块,大小不等,有条索状、结节型及片块状。月经后症状减轻。诊断为

A.乳核

B.乳岩

C.乳癖

D.乳痨

E.乳痈

【答案】C

【解析】乳癖以双乳房可触及肿块,大小不等,疼痛且与月经周期密切有关为特征。

6.患者,女,40岁。双乳肿胀疼痛,月经前加重,经后减轻。肿块大小不等,形态不一,伴乳头溢液,月经不调,腰酸乏力,舌淡苔白,脉弦细。其证候是

A.肝郁痰凝

B.肝气郁结

C.冲任失调

D.肝郁火旺

E.肝郁脾虚

【答案】C

第六节　乳核

1.乳核的肿块特点是

A.形如鸡卵,光滑,柔韧,活动,无痛

B.坚硬如石,表面不平,固定不活动,与皮肤粘连

C.结节样肿块,位于乳晕下,按压乳窍溢血

D.肿胀疼痛,皮肤灼热焮红,形成脓肿

E.肿块扁圆,多位于乳晕中央,轻度疼痛

【答案】A

2.患者,女,24岁。患有乳腺纤维瘤,肿块较小,不红不热,不觉疼痛,推之可移动,伴胸闷叹息,舌红苔薄白,脉弦细。治法是

A.疏肝解郁,理气和中

B.调摄冲任

C.疏肝解郁,化痰散结

D.健脾和胃

E.调补气血,清热解毒

【答案】C

第七节　乳岩

1.乳岩的特点是

A.乳块肿痛,皮色微红,按后痛甚

B.乳块皮肉相连,溃破脓稀薄

C.乳块呈卵圆形,表面光滑,推之活动

D.乳块质地较软,月经后缩小

E.肿块高低不平,质硬,推之不动

【答案】E

2.哺乳期患者,一侧乳房广泛坚韧肿硬,皮色紫红,皮肤呈橘皮样变,全身炎症反应不明显。应首先考虑为

A.乳岩

B.乳痨

C.乳痈

D.乳发

E.以上都不是

【答案】A

【解析】乳岩后期随着癌肿逐渐增大,产生不同程度疼痛,皮肤可成橘皮样水肿、

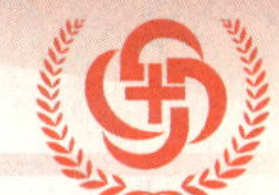

变色。

3.患者，女，52 岁。左乳癌晚期，破溃外翻如菜花，疮口渗流血水，面色苍白，动则气短，身体瘦弱，不思饮食，舌淡红，脉沉细无力。其治法是

A.疏肝解郁

B.扶正解毒

C.调理冲任

D.化痰散结

E.调补气血

【答案】E

（4~5 题共用备选答案）

A.神效瓜蒌散

B.二仙汤

C.八珍汤

D.人参养荣汤

E.参苓白术散

4.治疗乳岩正虚毒炽证，应首选的方剂是

【答案】C

5.治疗乳岩气血两亏证，应首选的方剂是

【答案】D

【解析】本病气血两亏证治法宜补益气血，宁心安神，故方药为人参养荣汤加味。

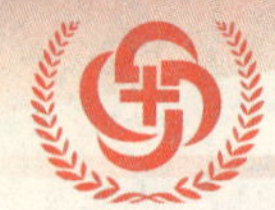

第六章　瘿

第一节　气瘿

1.气瘿的病因病机有
A.血瘀
B.痰凝
C.肾气亏虚
D.血虚风燥
E.痰火郁结
【答案】C

2.诊断气瘿病的重要体征是
A.肿块的位置
B.有无压痛
C.有无震颤
D.是否随吞咽上下移动
E.有无波动感
【答案】D

3.气瘿的内治法是
A.疏肝解郁,化痰软坚
B.化痰软坚,开郁行瘀
C.疏肝理气,解郁消肿
D.疏风清热,化痰散结
E.疏肝健脾,化痰散结
【答案】A
【解析】气瘿的内治法为疏肝解郁,化痰软坚。

4.瘿的发病部位是
A.颈部
B.颈项
C.喉咙
D.项背
E.颈前结喉两侧
【答案】E
【解析】瘿即西医的甲状腺疾病,甲状腺位于颈前结喉两侧。

5.气瘿漫肿,随喜怒消长,伴急躁易怒,善太息。证属
A.气滞血瘀
B.肝郁气滞
C.冲任不调
D.肝肾不足
E.痰浊凝结
【答案】B
【解析】从症状看,此为肝郁气滞证,治应疏肝解郁,化痰软坚,方用四海舒郁丸加减。

6.患者,女,19 岁。半月前无意中发现颈部粗大,无异常不适,颈部呈弥漫性肿大,边缘不清,皮色不变,无触痛,并可扪及数个大小不等的结节,随吞咽动作而上下移动。具体诊断是
A.气瘿
B.石瘿
C.肉瘿
D.瘿痈
E.颈痈
【答案】A

第二节　肉瘿

1.以下哪项不是肉瘿的特点
A.如肉之团
B.发展缓慢
C.柔韧而圆
D.漫肿质软
E.喉结一侧或两侧结块

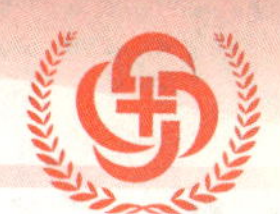

【答案】D

【解析】A、B、C、E 皆为肉瘿特点；D 为气瘿特点。

2.患者，女，38 岁。喉结右侧可见 3 cm×3 cm×3 cm 肿物，如肉之团，表面光滑，质韧，无压痛，随吞咽上下移动。应首先考虑的是

A.气瘿

B.肉瘿

C.血瘿

D.石瘿

E.瘿痈

【答案】B

第三节 瘿痈

1.下列各项，不属于瘿痈特征的是

A.颈中两侧结块

B.皮色不变

C.微有灼热

D.疼痛牵引至耳后枕部

E.容易化脓

【答案】B

2.颈前肿块初起皮色不变，后红肿灼热，疼痛明显，伴恶寒发热，头痛，口渴咽干，苔薄黄。此属

A.肝郁气滞

B.风热痰凝

C.血瘀化热

D.痰瘀内结

E.气滞痰凝

【答案】B

第四节 石瘿

1.石瘿的病因病理是

A.肝郁胃热，挟痰上壅，气血凝滞，郁滞结喉

B.情志内伤，肝脾气逆，气血湿痰，凝滞结喉

C.肝肾不足，肾火郁结，挟痰上攻，凝滞结喉

D.脾肾阳虚，脾虚不运，津液留聚，凝结颈部

E.肺脾两亏，津液不布，留聚成痰，凝结颈部

【答案】B

2.石瘿应首选的治疗原则是

A.早期，中药外敷

B.早期，中药内治

C.早期，手术切除

D.早期，化学治疗

E.早期，放射治疗

【答案】C

3.患者，女，48 岁。颈前肿物，生长迅速，质地较硬，轻度疼痛，表面不平，推之不动，声音嘶哑，随吞咽活动减弱，同位素扫描显示为冷结节。应首选的治疗措施是

A.中药外敷

B.中药内服

C.中药内服、外敷

D.内服、外敷、熏洗

E.手术治疗

【答案】E

【解析】石瘿一经确诊，宜早期施行根治性切除术。其他的都是其术后或术前的辅助疗法，或者保守治疗。

4.患者，女，52 岁。肉瘿病史 3 年。近来颈前肿块突然增大，质地坚硬如石，推之不动。应首先考虑的是

A.失荣

B.瘰疬

C.瘿痈

D.气瘿

E.石瘿

【答案】E

第七章 瘤、岩

第一节 脂瘤

1.中医所说的脂瘤相当于西医的

A.体表肿物

B.恶性肿瘤

C.皮脂腺囊肿

D.体内肿瘤

E.内脏肿瘤

【答案】C

2.脂瘤独有的特征是

A.数目不等,大小不一,肿形如馒,推之可移

B.青筋垒垒,盘曲成团,质地柔软,表面青蓝

C.瘤中心有粗大毛囊孔,可挤出臭味脂浆

D.瘤体单发,质地硬韧,界限清楚,推之可移

E.瘤体深隐,质地坚硬,境界清楚,推之不移

【答案】C

3.患者,男,48岁。肩背皮肤浅层肿块,与皮肤粘连,瘤体表面中心有黑色粗大毛孔,挤压时有臭脂浆溢出。其诊断是

A.脂瘤

B.肉瘤

C.流痰

D.血瘤

E.筋瘤

【答案】A

第二节 血瘤

1.下列哪一项不是血瘤的特点

A.边界不清

B.触之如海绵状

C.柔软而局限

D.色泽鲜红或暗紫

E.盘曲如蚯蚓状

【答案】E

2.中医的血瘤,相当于西医的

A.血管瘤

B.皮脂腺囊肿

C.下肢静脉曲张

D.脂肪瘤

E.多发性神经纤维瘤

【答案】A

3.患者,男,45岁。左上臂内侧有一肿块,呈半球形,暗红色,质地柔软,状如海绵,压之可缩小。应首先考虑的是

A.气瘤

B.筋瘤

C.脂瘤

D.血瘤

E.肉瘤

【答案】D

第三节 肉瘤

1.发于皮里膜外,有脂肪过度增生而形成的良性肿瘤是

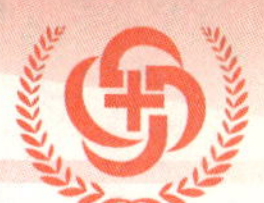

A.血瘤

B.肉瘤

C.脂瘤

D.脂肪肉瘤

E.失荣

【答案】B

【解析】肉瘤是发于皮里膜外，由脂肪组织过度增生而形成的良性肿瘤。

2.肉瘤相当于西医学的

A.粉瘤

B.骨骼肌肉瘤

C.脂肪瘤

D.纤维肉瘤

E.平滑肌肉瘤

【答案】C

【解析】肉瘤发于皮里膜外，是由脂肪组织过度增生而形成的良性肿瘤，相当于西医的脂肪瘤。西医所称的肉瘤是指发生于软组织的恶性肿瘤，如脂肪肉瘤、纤维肉瘤等。

3.患者，女，40 岁。无意中发现背部肿块，无自觉症状。检查：局部皮色不变，肿块触之柔软，呈分叶状，推之可移动，无压痛。该患者最可能的诊断是

A.痈

B.背疽

C.血瘤

D.脂瘤

E.肉瘤

【答案】E

第四节　失荣

1.失荣初期的治法是

A.益气养荣，疏肝散结

B.调补气血，化痰散结

C.理气解郁，化痰散结

D.益气养阴，疏肝解郁

E.养血柔肝，化痰散结

【答案】C

2.失荣辨证属于阴毒结聚证者，正确的治法为

A.益气养荣，疏肝散结

B.益气养血，化痰散结

C.疏肝解郁，活血散结

D.养阴解毒，疏肝解郁

E.温阳散寒，化痰散结

【答案】E

3.中医的失荣相当于西医所说的

A.体表肿物

B.脂肪瘤

C.颈部淋巴结转移癌

D.毛细血管瘤

E.海绵状血管瘤

【答案】C

4.下列哪项不是失荣的特点

A.质地坚硬

B.表面凹凸不平

C.多发于青少年

D.肿块联结成串

E.预后不良

【答案】C

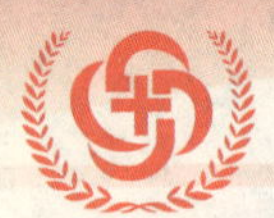

第八章　皮肤及性传播疾病

第一节　热疮

1.热疮的皮损特点是

A.呈带状分布的红斑上成簇的水疱

B.皮肤黏膜交界处成群的水疱

C.皮肤上浅在性脓疱和脓痂

D.瘙痒性风团，发无定处，骤起骤退

E.对称分布，多形损害，剧烈瘙痒

【答案】B

【解析】热疮是发热后或高热过程中在皮肤黏膜交界处所发生的急性疱疹性皮肤病，相当于西医的单纯疱疹。

2.热疮之湿热下注证方选

A.辛夷清肺饮

B.龙胆泻肝汤

C.增液汤

D.八珍汤

E.四妙勇安汤

【答案】B

3.热疮之阴虚内热证方选

A.辛夷清肺饮

B.龙胆泻肝汤

C.增液汤

D.八珍汤

E.四妙勇安汤

【答案】C

4.患者，男，68 岁。因感冒伴发口唇成群小水疱，破溃后呈糜烂与结痂，自觉瘙痒，灼热。其治法是

A.内服黄连解毒汤

B.内服普济消毒饮

C.内服五味消毒饮

D.外搽青吹口油膏

E.外搽白玉膏

【答案】D

【解析】本病好发于皮肤黏膜交界处，如口角、唇缘、鼻孔周围和外生殖器等处，若发生在口腔、咽部、眼结膜等处，称黏膜热疮；发生于外生殖器部位，称阴部热疮。皮损以糜烂、结痂为主，若向愈时，以紫金锭磨水，或青吹口油膏、黄连膏等外搽，内服辛夷清肺饮加减。

第二节　蛇串疮

1.蛇串疮的皮损特点是

A.瘙痒性风团，发无定处，骤起骤退

B.皮肤黏膜交界处成群的水疱

C.皮肤上浅在性脓疱和脓痂

D.呈带状分布的红斑上成簇的水疱

E.对称分布，多形损害，剧烈瘙痒

【答案】D

【解析】蛇串疮是一种皮肤上出现成簇水疱，多呈带状分布，痛如火燎的急性疱疹性皮肤病，相当于西医的带状疱疹。

2.蛇串疮气滞血瘀证治疗以什么为主

A.本病一般不必内服药

B.清解余热

C.理气活血，通络止痛

D.扶正祛邪

E.以上均不是

【答案】C

3.治疗蛇串疮之脾虚湿蕴证用

A.龙胆泻肝汤

B.除湿胃苓汤

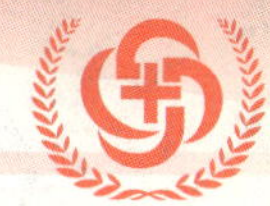

C.参苓白术散

D.柴胡疏肝散

E.萆薢渗湿汤

【答案】B

4.患者,男,60岁。腰胁部出现红色成簇丘疹、水疱3天,疼痛剧烈,舌红苔薄,脉弦数。应首先考虑的是

A.瘾疹

B.热疮

C.丹毒

D.药毒

E.蛇串疮

【答案】E

第三节　疣

1.患者,男,18岁。双手背起结节2年,如豆般大,坚硬粗糙,表面蓬松枯槁,色黄,皮损范围有扩大趋势,无任何不适,舌红苔薄,脉弦数。诊断为

A.扁瘊

B.跖疣

C.鼠乳

D.疣目

E.丝状疣

【答案】D

【解析】疣是一种发于皮肤浅表的良性赘生物。因其皮损形态及发病部位不同而名称各异,如发于手背、手指、头皮等处者,称疣目。

2.患者,女,21岁。手背部有5~6枚表面光滑的扁平丘疹,如针头到米粒大,呈淡褐色,偶有瘙痒感。其诊断是

A.传染性软疣

B.寻常疣

C.掌跖疣

D.丝状疣

E.扁平疣

【答案】E

(3~4题共用备选答案)

A.推疣法

B.浸渍法

C.针挑法

D.挖除法

E.结扎法

3.寻常疣的外治,应选用

【答案】A

4.鼠乳的外治,应选用

【答案】C

第四节　癣

1.以下哪项不是白癣的特点

A.皮损为头皮部圆形或不规则的覆盖灰白色鳞屑的斑片

B.毛发干枯无光泽

C.可形成永久性脱发

D.病发易在距头皮0.2~0.8 cm处折断

E.病发根部有白色菌鞘包绕

【答案】C

【解析】本病青春期可自愈,脱发也能再生,不留疤痕。

2.下列各项中,有特殊鼠尿味的是

A.白秃疮

B.脚湿气

C.肥疮

D.体癣

E.花斑癣

【答案】C

3.以下哪项不是肥疮的特点

A.皮损多从头顶部开始,可累及全头部

B.皮损处有黄癣痂堆积

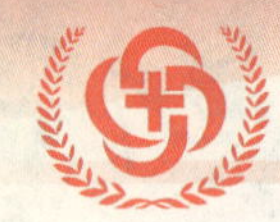

C.头发干燥,穿过皮损,易折断

D.皮损处可闻及鼠尿臭

E.皮损处头发不会形成永久性脱发

【答案】E

4.对于花斑癣,以下哪项说法不正确

A.常发于多汗体质青年

B.皮损好发于颈项、躯干

C.不会融合成片

D.好发于多汗部位

E.皮损为界清的圆形或不规则的无炎症性斑块

【答案】C

5.以下哪一项属于肥疮脱发的特点

A.常在距头皮0.3~0.8cm处折断

B.脱发呈上粗下细的感叹号状

C.脱发后由于毛囊破坏,成为永久性脱发

D.脱发处油脂较多

E.以上均不是

【答案】C

6.患者,男,38岁。两手出现皮下小水疱,疱壁破裂,叠起白皮,中心已愈,四周续起疱疹。诊断为鹅掌风,外治应首选的药物是

A.雄黄膏

B.皮脂膏

C.疯油膏

D.青黛膏

E.复方土槿皮酊

【答案】E

7.患者,女,36岁。两大腿内侧患有钱币形红斑2枚,自觉瘙痒,边界清楚,中央有自愈趋向,多在夏季加重。其诊断是

A.紫白癜风

B.圆癣

C.多形性红斑

D.牛皮癣

E.肥疮

【答案】B

8.患儿,男,9岁。头皮部初起丘疹色红,灰白色鳞屑成斑,毛发干枯,容易折断,易于拔落而不疼痛,已有年余,自觉瘙痒。其诊断是

A.肥疮

B.牛皮癣

C.白秃疮

D.白疕

E.圆癣

【答案】C

【解析】白秃疮病变初起,头皮覆盖有圆形或不规则形的灰白色鳞屑的斑片,小者如豆,大者如钱,日久蔓延,扩大成片。毛发干枯,容易折断,易于拔出,而不疼痛,头发自行折断,长短参差不齐。在接近头皮的毛发干外围,常有灰白色菌鞘围绕。自觉瘙痒。发病部位以头顶、枕部居多。白疕皮损为厚积的银白色鳞屑性斑片,头发呈束状,无断发现象,并有薄膜现象及筛状出血。

9.患者,女,44岁。右足第3及第4趾缝间潮湿,糜烂,覆以白皮,渗液较多,伴有剧烈瘙痒。诊断为糜烂型脚湿气,外治应首选的药物是

A.一号癣药水

B.复方土槿皮酊

C.青黛膏

D.雄黄膏

E.红油膏

【答案】D

第五节　脂溢性皮炎

1.患者,女,23岁。面部、头部出油较多,近2天起皮疹,色红、部分有糜烂面、结痂、伴痒、心烦、口渴、便干,舌红、苔黄、脉滑数。根据临床表现最有可能的诊断是

A.粉刺

B.风瘙痒

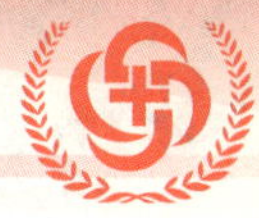

C.脂溢性皮炎

D.白疕

E.风热疮

【答案】C

2.患者头面部时常出油较多，近来皮疹色红、瘙痒、干燥、脱屑，受风加重，伴心烦、口渴、大便干结，舌红、苔黄、脉滑数。辨证属哪一证型

A.风热血燥证

B.痰湿凝结证

C.血虚风燥证

D.风热犯表证

E.风寒束表证

【答案】A

第六节　油风

1.头发突然成片脱落，脱发区头皮光滑而亮，为

A.油风

B.白秃疮

C.白屑风

D.肥疮

E.面游风

【答案】A

2.以下哪条与油风的病因病机无关

A.情志抑郁化火，血热生风，风热上窜颠顶，耗阴伤血，毛发失养

B.跌扑损伤，瘀血阻络，或肝郁气滞，血不畅达，清窍失养

C.过食油腻食品，加之外受风邪

D.久病气血两虚，血不养发

E.肝肾不足、精不化血，发失所养

【答案】C

第七节　黄水疮

（略）

第八节　虫咬皮炎

（略）

第九节　疥疮

1.疥疮的皮损特点是

A.皮肤呈丘疹样风团，上有针头大的瘀点、丘疹或水疱

B.多见于皮肤薄嫩和皱褶处，夜间剧痒，在皮损处有灰白色或普通皮色的隧道

C.皮肤上浅在性脓疱和脓痂，有传染性和自体接种的特性

D.躯干部位皮肤瘙痒及血痂

E.对称分布，多形损害，剧烈瘙痒

【答案】B

【解析】本病皮损好发于皮肤薄嫩和皱褶处，皮疹为红色小丘疹、丘疱疹、隧道等。

2.下列对疥疮的治疗与预防描述错误的是

A.以杀虫止痒为主要治法

B.以外治法为主

C.可用5%～20%的硫黄软膏

D.要彻底消灭传染源

E.不用隔离治疗

【答案】E

第十节　湿疮

1.下列哪项不是湿疮的发病特点

A.皮损对称分布

B.皮损呈多形损害

C.病情反复发作

D.有明显的接触史

E.自觉瘙痒剧烈

【答案】D

【解析】湿疮是一种过敏性炎症性皮肤病，相当于西医的湿疹。其发病特点是对称分布，多形性损害，剧烈瘙痒，反复发作，易成慢性。其病因主要是禀赋不耐，饮食失节，脾胃受损，湿热内生，又兼外受风邪，内外两邪相搏，风湿热邪浸淫肌肤所致，不具有明显的接触史。

2.患者，女，18岁。两小腿皮肤炎症在急性阶段，大量渗液且红肿。外治剂宜用

A.洗剂

B.粉剂

C.溶液湿敷

D.油剂

E.软膏

【答案】C

【解析】皮损以糜烂、渗液为主者应予溶液湿敷。皮损以糜烂、渗液为主者，选用绿茶、马齿苋、黄柏、羊蹄草、石韦、蒲公英、桑叶等；煎水湿敷，或以10%黄柏溶液湿敷。

第十一节　接触性皮炎

1.接触性皮炎发病过程中最主要的特点是

A.皮损呈多样性

B.有明显的接触某物的病史

C.有一定的潜伏期

D.常见于暴露部位

E.自觉瘙痒剧烈

【答案】B

【解析】本病在发病前有明显的接触史，这是其主要特点，其余选项也为其特点。

2.接触性皮炎风热蕴肤证的代表方为

A.龙胆泻肝汤

B.消风散

C.化斑解毒汤

D.当归饮子

E.清营汤

【答案】B

3.患者，男，54岁。5年前腰部因疼痛，外贴膏药后皮肤出现局限性红肿，后起水疱，伴瘙痒，自行治疗后皮损结痂，有色素沉着，5年中病情反复发作，皮损肥厚干燥，有鳞屑，瘙痒剧烈，舌淡红，苔薄，脉弦细数。其治疗方药是

A.黄连解毒汤加减

B.凉膈散加减

C.消风散合当归饮子加减

D.龙胆泻肝汤加减

E.化斑解毒汤合龙胆泻肝汤加减

【答案】C

【解析】病程长，反复发作，皮损肥厚干燥有鳞屑，瘙痒剧烈，结痂；舌淡红，苔薄，脉弦细。诊断为接触性皮炎，血虚风燥证。治疗应当养血润燥，祛风止痒。方药选择当归饮子合消风散加减。

第十二节　药毒

1.药毒是药物进入人体内所致的急性炎症反应，与其他疾病相比，其特点是

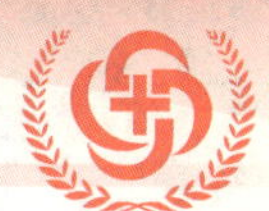

A.发病前有用药史，有一定的潜伏期，皮损呈多形性

B.发病前均有明显的接触某物质病史

C.皮损呈丘疹样风团，上有针尖大小的瘀点、丘疹或水疱，呈散在性分布

D.皮损主要表现为浅在性脓疱和脓痂，有接触传染和自体接种的特性

E.对称分布，多形损害，剧烈瘙痒，倾向湿润，反复发作，易转为慢性

【答案】A

2.患者出现全身泛发性丘疹、斑丘疹2天，9天前有因感冒服用阿莫西林史，2天前躯干起针尖至米粒大小的丘疹或斑丘疹，色鲜红，伴瘙痒，后皮损很快密集融合，伴有发热，口唇焦燥，口渴不欲饮，小便黄，舌绛，苔少，脉洪数。诊断为何病

A.荨麻疹型药疹

B.麻疹样型药疹

C.多形红斑型药疹

D.湿疹样型药疹

E.剥脱性皮炎型药疹

【答案】B

第十三节 瘾疹

1.瘾疹的皮损特点是

A.呈带状分布的红斑上成簇的水疱

B.皮肤黏膜交界处成群的水疱

C.皮肤上浅在性脓疱和脓痂

D.瘙痒性风团，发无定处，骤起骤退。消退后不留任何痕迹

E.对称分布，多形损害，剧烈瘙痒

【答案】D

【解析】本病发病突然，皮损可发生于任何部位，出现形态不一、大小不等的红色或白色风团，一般迅速消退，不留痕迹。

2.下列哪项不是瘾疹的病因病机

A.禀性不耐，卫外不固，风邪乘虚侵袭

B.风寒、风热客于肌表

C.肠胃湿热郁于肌表

D.气血不足，虚风内生

E.风湿热邪浸淫肌肤

【答案】E

3.患者，女，14岁。进食海虾后，全身发出瘙痒性风团，突然发生，并迅速消退，不留痕迹，皮疹色赤，遇热则加剧，得冷则减轻，舌苔薄黄，脉浮数。治疗应首选的方剂是

A.桂枝汤

B.消风散

C.防风通圣散

D.桑菊饮

E.银翘散

【答案】B

第十四节 牛皮癣

1.牛皮癣的皮损特点是

A.瘙痒性风团，发无定处，骤起骤退，消退后不留任何痕迹

B.对称分布，多形损害，剧烈瘙痒

C.皮损呈圆形或多角形的扁平丘疹，常融合成片，极易形成苔癣样变

D.皮损为暗红、淡紫色或皮肤色多角形扁平丘疹，有蜡样光泽、网状纹

E.皮损基底淡红色，上覆银白色鳞屑，刮后有薄膜现象和点状出血

【答案】C

【解析】本病相当于西医的神经性皮炎，特点为皮损多呈圆形或多角形的扁平丘疹，常融合成片，剧烈瘙痒，搔抓后皮损肥厚，皮沟加深，皮嵴隆起，极易形成苔癣化。

2.治疗牛皮癣风湿蕴肤证，应首选

A.龙胆泻肝汤

B.当归饮子

C.桃红四物汤

D.竹叶石膏汤

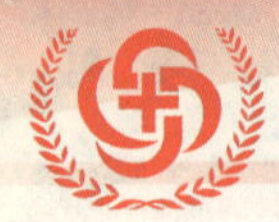

E.消风散

【答案】E

第十五节 白疕

1.以下哪一项是白疕的皮损特点

A.红斑边界清楚,鳞屑多呈油腻状

B.椭圆形红斑,上覆较薄细碎鳞屑,长轴与皮纹走向一致

C.红斑上有银白色鳞屑,有薄膜及露水样出血点

D.与毛囊一致的角化性红丘疹及播散性淡红色鳞屑性斑片

E.色素减退性圆形或椭圆形的斑片

【答案】C

【解析】白疕相当于西医的银屑病,其特点是在红斑上有松散的银白色鳞屑,抓之有薄膜及露水珠样出血点。

2.患者,女,46岁。半年来头皮、四肢出现点滴状皮损,色鲜红,瘙痒,鳞屑增多,有筛状出血点,喜凉怕热,便干尿黄,舌红苔黄,脉滑数。其证候是

A.血虚肝旺

B.火毒炽盛

C.湿热蕴积

D.血热内蕴

E.风热蕴肤

【答案】D

3.患者,男,33岁。患白疕,发病较久,皮疹多呈斑片状,颜色淡红,鳞屑减少,干燥皲裂,自觉瘙痒,伴口干,舌质淡红,苔少,脉沉细。其治法是

A.清热泻火,凉血解毒

B.清利湿热,解毒通络

C.活血化瘀,解毒通络

D.养血滋阴,润肤息风

E.清热凉血,解毒消斑

【答案】D

【解析】久病体虚,阴血亏损,肌肤失养,故皮损色淡,鳞屑较多;阴血不足,津亏失润则口干、便干;舌淡红、苔薄白、脉细缓为血虚风燥之象。治则宜养血滋阴,润肤息风。

第十六节 淋病

1.下列各项,不属淋病特点的是

A.尿频尿急

B.尿道刺痛

C.尿道溢脓

D.排尿困难

E.腹股沟淋巴结肿大

【答案】D

2.以下哪一项为淋病的临床特点

A.龟头红肿,包皮内有多量脓性分泌物

B.外生殖器有多个痛性溃疡,表面有脓性分泌物,尿道口红肿

C.尿道分泌物少,为黏液状

D.尿道口刺痛,尿道口排出脓性分泌物

E.外生殖器多为单个无痛性溃疡

【答案】D

【解析】本病患者在排尿开始时尿道外口刺痛或灼热痛,排尿后疼痛减轻。尿道口溢脓,开始为浆液性分泌物,以后逐渐出现黄色黏稠的脓性分泌物。

(3~4题共用备选答案)

A.龙胆泻肝汤

B.知柏地黄丸

C.萆薢渗湿汤

D.萆薢化毒汤

E.清营汤

3.治疗淋病湿热毒蕴证的主方是

【答案】A

4.治疗淋病阴虚毒恋证的主方是

【答案】B

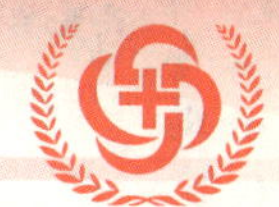

第十七节　梅毒

1.中医认为梅毒的病因病机为

A.淫秽疫毒与湿热、风邪杂合所致

B.湿热秽浊之邪侵及肝经、下注阴部

C.湿热秽浊由下焦前阴入侵，阻于膀胱及肝经

D.秽浊之毒酿生湿热，下注皮肤黏膜

E.下焦湿热导致膀胱功能失调，三焦水道通调不利

【答案】A

【解析】本病患者一般有不洁性交史，或性伴侣有梅毒病史，故中医认为其为淫秽疫毒与湿热、风邪杂合所致。

2.患者，男，25岁。患梅毒疳疮。治法是

A.活血解毒，通络止痛

B.凉血解毒，泻热散瘀

C.清热利湿，解毒驱梅

D.滋补肝肾，填髓息风

E.养心补肾，祛瘀通阳

【答案】C

【解析】梅毒疳疮是一期梅毒，属于肝经湿热证，治法为清热利湿，解毒驱梅，方药为龙胆泻肝汤加减。

3.患者，男，28岁。外生殖器及肛门出现单个质坚韧丘疹，四周焮肿，腹股沟部有杏核样大、色白坚硬之肿块，伴口苦纳呆，尿短赤，大便秘结，舌苔黄腻，脉弦数。西医诊断为梅毒。其证候是

A.肝经湿热

B.痰瘀互结

C.脾虚湿蕴

D.气血两虚

E.气阴两虚

【答案】A

（4~5题共用备选答案）

A.1周左右

B.3周左右

C.5周左右

D.8周左右

E.11周左右

4.梅毒的疳疮（硬下疳）在不洁性交后出现的时间是

【答案】B

5.梅毒的杨梅疮在感染后出现的时间是

【答案】D

第十八节　尖锐湿疣

1.下列哪一项为尖锐湿疣的中医病因病机

A.湿热秽浊由下焦前阴入侵，阻于膀胱及肝经

B.湿热秽浊之邪侵及肝经、下注阴部

C.风热毒邪搏于肌肤而生

D.秽浊之毒酿生湿热，下注皮肤黏膜

E.淫秽疫毒与湿热、风邪杂合所致

【答案】D

【解析】本病主要因性滥交或房事不洁，感受秽浊之毒，毒邪蕴聚，酿生湿热，湿热下注皮肤黏膜而产生赘生物。

2.患者，女，23岁。患尖锐湿疣，外生殖器及肛门出现疣状赘生物、色灰，质柔软，表面大量秽浊分泌物，触之易出血，恶臭，小便色黄，不畅，舌苔黄腻，脉滑数。治拟清热解毒，化浊利湿。应首选的方剂是

A.黄连解毒汤

B.萆薢化毒汤

C.龙胆泻肝汤

D.知柏地黄丸

E.土茯苓合剂

【答案】A

第九章 肛门直肠疾病

第一节 痔

1.治疗内痔之湿热下注证的方药是

A.凉血地黄汤

B.槐花散

C.脏连丸

D.止痛如神汤

E.补中益气汤

【答案】C

2.内痔的主要症状是

A.便血,疼痛

B.便血,有分泌物

C.便血,脱出

D.便血,肛门痒

E.便血,异物感

【答案】C

【解析】痔生于肛门齿线以上,直肠末端黏膜下的痔内静脉丛扩大、曲张形成的柔软静脉团,称为内痔。内痔是肛门直肠疾病中最常见的病种。与西医病名相同。内痔好发于截石位3、7、11点,其主要临床表现有便血、痔核脱出、肛门不适感。

3.贯穿结扎法最适用的是

A.内痔嵌顿

B.静脉曲张性外痔

C.血栓性外痔

D.赘皮外痔

E.Ⅱ、Ⅲ期内痔

【答案】E

4.内痔分期的主要依据是

A.便血多少与颜色

B.脱出情况

C.痔核大小

D.病程长短

E.疼痛程度

【答案】B

【解析】内痔Ⅰ期痔核较小,不脱出,以便血为主;Ⅱ期痔核较大,大便时可脱出肛外,便后自行回纳,便血或多或少。Ⅲ期痔核更大,大便时脱出肛外,不能自行回纳,须用手推或平卧、热敷后才能回纳,便血不多或不出血。故其主要分期依据为脱出情况。

5.患者,男,65岁。动则气急,欲便无力,排便时有肿物自肛门内脱出,严重时走路、咳嗽均有脱出,须手助复位,伴有少量出血,舌淡苔薄,脉细。其诊断是

A.Ⅰ期内痔

B.Ⅱ期内痔

C.Ⅲ期内痔

D.肛乳头肥大

E.炎性混合痔

【答案】C

6.患者,男,28岁。肛门部剧痛2天,肛缘可扪及肿物,表面色紫,触痛明显。应首先考虑的是

A.肛裂

B.肛旁皮下脓肿

C.血栓性外痔

D.肛管癌

E.内痔嵌顿

【答案】C

7.患者,女,42岁。肛门部肿物,异物感明显,时肿痛。经查诊断为静脉曲张性外痔。应首选的治疗措施是

A.注射法

B.枯痔法

C.结扎

D.切除法

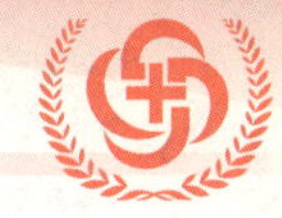

E.外剥内扎法

【答案】D

(8~9 题共用备选答案)

A.截石位 3、7、11 点

B.截石位 3、9 点

C.截石位 6、12 点

D.截石位 1、8 点

E.截石位 4、10 点

8.血栓外痔好发于肛门齿线下

【答案】B

9.内痔好发于肛门齿线上

【答案】A

(10~11 题共用备选答案)

A.内痔

B.外痔

C.肛乳头肥大

D.肛漏

E.锁肛痔

10.适宜采用硬化注射疗法的是

【答案】A

11.适宜采用挂线疗法的是

【答案】D

第二节　息肉痔

1.下列疾病中,分为单发性和多发性两种,前者多见于儿童的疾病是

A.内痔

B.息肉痔

C.血栓性外痔

D.锁肛痔

E.肛隐窝炎

【答案】B

2.注射疗法适用于

A.小儿无蒂息肉

B.低位带蒂息肉

C.高位小息肉

D.多发性息肉

E.以上都不是

【答案】A

第三节　肛隐窝炎

1.肛隐窝炎的并发症是

A.肛口肿胀

B.肛口疼痛

C.肛口出血

D.肛乳头炎

E.肛口潮湿

【答案】D

2.肛周脓肿和肛瘘的发病根源是

A.肛裂

B.息肉痔

C.内痔

D.肛隐窝炎

E.肛痈

【答案】D

第四节　肛痈

1.关于肛痈,下列哪项说法不正确

A.多与肛门腺感染有关

B.溃后多形成肛漏

C.青壮年人多见

D.浅部脓肿全身症状不明显

E.高位脓肿多采用一次切开法

【答案】E

【解析】高位脓肿及马蹄形脓肿多采用一次切开挂线法,而一次切开法适用于浅部脓肿。

2.肛痈浅部脓肿切开时应采取什么切口

A.放射状

B.十字形

C.弧形

D.平行纵切开

E.梭形

【答案】A

3.患者,男,25岁。肛门左侧皮下有一肿物6天,焮红热痛,按之应指。其诊断是

A.坐骨直肠间隙脓肿

B.骨盆直肠间隙脓肿

C.直肠后间隙脓肿

D.肛门旁皮下脓肿

E.直肠脱出嵌顿

【答案】D

【解析】肛痈的发生绝大部分与肛隐窝炎有关,其临床特点是发病急骤、肛周剧痛,伴全身高热,脓肿破溃后易形成瘘管。由于肛痈发生的部位不同,可有不同的名称,如生于肛门旁皮下者,名肛门旁皮下脓肿;生于坐骨直肠窝者,名坐骨直肠窝脓肿;生于骨盆直肠窝者,名骨盆直肠窝脓肿;生于直肠后间隙者,名直肠后间隙脓肿。

第五节　肛漏

1.肛漏手术成败的关键在于

A.切除瘘管管壁

B.避免损伤内括约肌

C.正确找到内口并切开或切除

D.将外口及瘘管切除

E.以上都不是

【答案】C

【解析】肛漏以手术治疗为主,将瘘管全部切开,可使引流顺畅,所以找到内口并切开或切除很关键。

2.挂线疗法应用于高位肛漏的优点主要是

A.疗程短

B.无疼痛

C.不影响肛门功能

D.出血少

E.以上都不是

【答案】C

(3~4题共用备选答案)

A.疼痛、出血、便秘

B.流脓、疼痛、瘙痒

C.肛门坠胀、有异物感

D.肛周红、肿、热、痛

E.便下脓血、黏液,便意频数

3.肛漏的局部症状为

【答案】B

4.肛裂的局部症状多为

【答案】A

【解析】本病有周期性疼痛,大便时出血,量少色鲜红,便秘。

第六节　肛裂

1.肛管皮肤全层纵行裂开并形成感染性溃疡者称为

A.肛裂

B.皲裂

C.溃疡

D.痔

E.瘘

【答案】A

2.下列哪种疾病无脱垂症状

A.Ⅱ期内痔

B.肛裂

C.混合痔

D.息肉痔

E.脱肛

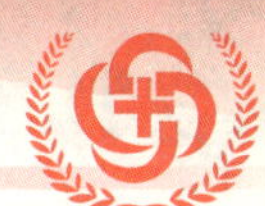

【答案】B

3.肛裂疼痛的特点是

A.周期性疼痛

B.持续性刺痛

C.搏动性跳痛

D.持续性钝痛

E.持续性胀痛

【答案】A

4.陈旧性肛裂伴肛管狭窄者手术时多选用

A.扩肛法

B.纵切横缝法

C.肛裂侧切术

D.切开疗法

E.挂线疗法

【答案】B

5.患者,男,30岁。便干,便后出血并疼痛1周。检查:肛门外观可见截石位6点有一梭形裂口通向肛内,创面不深,边缘整齐。其分类应是

A.内痔

B.外痔

C.肛窦炎

D.早期肛裂

E.陈旧性肛裂

【答案】D

【解析】早期肛裂:发病的时间较短,仅在肛管皮肤上有一个小的溃疡,创面颜色浅而色鲜红,边缘较整齐而有弹性。

第七节　脱肛

1.脱肛外治法的治疗原则是

A.熏洗、外敷

B.涂药、烙法

C.收敛、固涩

D.熨法、热烘

E.针灸、垫棉

【答案】A

2.肛脱之脾虚气陷证的治疗用

A.补中益气汤

B.四君子汤

C.芪参益气汤

D.归脾汤

E.萆薢渗湿汤

【答案】A

3.排便或增加腹压时,肛管直肠全层和部分乙状结肠脱出,长13 cm,呈圆柱形,环状皱壁消失,色红,质软,常因括约肌松弛无力,以致肛门松弛。其脱肛的临床分度是

A.一度

B.二度

C.三度

D.四度

E.五度

【答案】C

【解析】一度脱垂为直肠黏膜脱出,长3~5 cm,不易出血,便后可自行回纳;二度脱垂为直肠全层脱出,脱出物长5~10 cm,触之较厚,有弹性,便后有时需用手回复;三度脱垂为直肠及部分乙状结肠脱出,长达10 cm以上,呈圆柱形,触之很厚,肛门松弛无力。

4.关于一度直肠脱垂的临床表现,下列哪项不正确

A.为直肠黏膜脱出,呈淡红色

B.脱出物长约5~10 cm,呈圆锥状

C.触之柔软,无弹性

D.便后可自行回纳

E.不易出血

【答案】B

5.患者,男,30岁。肛门部有物反复脱出近10年。检查:脱出物呈圆锥状,长约7 cm,上可见沟纹。其诊断是

A.混合痔

B.内痔三期

第六篇 中医外科学

C.一度直肠脱垂
D.二度直肠脱垂
E.三度直肠脱垂
【答案】D

第八节 锁肛痔

1.肛管直肠癌的早期症状除便血外,还可见
A.大便变形
B.腹胀肠鸣
C.脱出不纳
D.排便习惯改变
E.肛门潮湿
【答案】D
【解析】锁肛痔是指肛管直肠癌后期,肿块堵塞肛门,引起肛门狭窄,大便困难,犹如锁住肛门一样,故称锁肛痔。相当于西医的肛管直肠癌。其临床特点是便血、大便习惯改变、直肠肛管肿块。

2.肛管直肠癌诊断明确后,宜首选
A.手术根治
B.化疗
C.中药治疗
D.放疗
E.以上都不是
【答案】A

3.患者,男,61 岁。1 个月来,大便次数由每日 1 次变为每日 2~3 次,并有下坠及排便不尽之感,便中带血,色暗红、量不多。初步诊断为直肠癌,为确诊,应做哪项简便而有意义的检查
A.结肠造影
B.肛门直肠指诊
C.革兰染色
D.结肠镜检查
E.病理切片
【答案】B

4.患者,男,52 岁。不明原因出现便血,肛门重坠,肛门指诊触及肠壁上有一硬结性肿块,推之不移,指套上有脓血黏液,应首先考虑
A.直肠息肉
B.直肠癌
C.直肠腺瘤
D.肛乳头肥大
E.直肠黏膜下脓肿
【答案】B

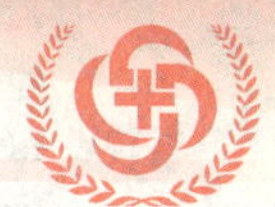

第十章　泌尿男性疾病

第一节　子痈

1.睾丸及附睾的急性化脓性感染称为

A.子痰

B.囊痈

C.子痈

D.脱囊

E.卵子瘟

【答案】C

【解析】子痰是发生于肾子的疮痨性疾病，相当于西医的附睾结核，故排除A；囊痈是发于睾丸以外的阴囊部位的急性化脓性疾病，故排除B；脱囊指阴囊红肿溃破，甚至睾丸外悬，故排除D；卵子瘟由腮腺炎病毒经血侵入睾丸所致，患者忽然囊红发热，睾丸一侧或双侧肿大，故排除E。子痈指睾丸及附睾的化脓性疾病。

2.患者，男，38岁。患急性子痈2天，恶寒发热，左侧睾丸肿大疼痛，疼痛引及子系(精索)，舌红苔黄腻，脉滑数。证属湿热下注，气血壅滞，经络阻隔为患。治宜清热解毒，利湿消肿，应首选

A.透脓散

B.滋阴除湿汤

C.萆薢化毒汤

D.龙胆泻肝汤

E.橘核丸加减

【答案】D

第二节　子痰

1.下列各项，不属于子痰溃后症状的是

A.脓液清稀如痰涎

B.脓液中夹有败絮状物

C.疮口凹陷

D.容易形成瘘管

E.疮口容易愈合

【答案】E

【解析】子痰是发生于附睾部的慢性化脓性疾病。溃破后脓液清稀，或带豆腐渣样絮状物，腥味较浓，易形成长期不愈合的阴囊部窦道。疮口凹陷，形成瘘管，愈合缓慢，或虽愈合，反复发作，全身虚热不退，病久不愈。

2.临床治疗子痰初起，常选用的方剂是

A.透脓散加减

B.橘核丸加减

C.阳和汤加减

D.黄连解毒汤加减

E.滋阴除湿汤加减

【答案】C

【解析】子痰浊痰凝结见于初起硬结期。辨证分析：肝肾亏损，脉络空虚，浊痰乘虚下注，结于肾子，脉络不通。治法宜温经通络，化痰散结。方药阳和汤加减。

第三节　阴茎痰核

1.阴茎海绵体发生纤维性硬结，中医称之为

A.子痈

B.子痰

C.肾岩

D.硬下疳

E.阴茎痰核

【答案】E

2.关于阴茎痰核的临床表现,以下哪一项是错误的

A.痰核生于阴茎腹侧

B.阴茎皮下有条索状或斑块样结节

C.一般不会溃破

D.勃起时阴茎弯曲疼痛

E.影响性生活

【答案】A

【解析】本病是指阴茎海绵体白膜发生纤维化硬结的一种疾病,相当于西医的阴茎硬结症。多见于中年人。阴茎背侧可触及硬结或条索状斑块,发展缓慢,从不破溃。阴茎勃起时有疼痛或弯曲变形,严重者可影响性交,甚至引起阳痿。

第四节 尿石症

1.关于上尿路结石的临床表现,下列哪项是错误的

A.疼痛

B.肉眼血尿

C.有时为镜下血尿

D.疼痛常向下腹部放射

E.结石越大,症状越明显

【答案】E

2.尿石症的主要病机是

A.湿热下注

B.气血瘀滞

C.肾虚膀胱有热

D.膀胱气化不利

E.阴虚湿阻

【答案】C

3.采用中药排石的湿热蕴结证应用

A.金铃子散

B.三金排石汤

C.石韦散

D.八正散

E.济生肾气丸

【答案】B

第五节 慢性前列腺炎

1.慢性前列腺炎指诊前列腺的特点是

A.前列腺增大,中央沟消失,无压痛

B.前列腺肿胀饱满,并有明显压痛

C.前列腺增大,质不均,无弹性及压痛

D.前列腺缩小,质坚韧,光滑,无压痛

E.前列腺大小正常,或稍大或稍小,硬度增加或有结节,可有压痛

【答案】E

【解析】本病进行直肠指检,前列腺多为正常大小,或稍大或稍小,触诊可有轻度压痛,有的前列腺可表现为软硬不均或缩小变硬等异常现象。

2.前列腺炎的主要临床表现是

A.无痛性血尿

B.精液中有血

C.尿中有血,并有腰部剧痛

D.尿频、进行性排尿困难

E.尿频急而痛,排尿终末常有白色分泌物

【答案】E

3.治疗前列腺炎之阴虚火旺证,应首选

A.知柏地黄丸

B.济生肾气丸

C.真武汤

D.附桂八味丸

E.调元肾气丸

【答案】A

4.患者,男,40岁。小便频急,茎中热

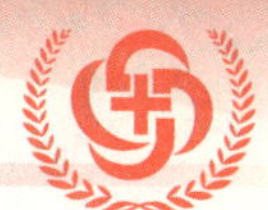

痛，刺痒不适，尿色黄浊，尿末或大便时有白浊滴出，会阴、腰骶、睾丸有明显的胀痛不适，舌红，苔黄腻，脉弦滑。诊为慢性前列腺炎，其证候是

A.肾阳不足

B.肝肾不足

C.阴虚火动

D.湿热壅结

E.气滞血瘀

【答案】D

5.患者，男，46 岁。稍劳后尿道即有白浊溢出，伴头晕，精神不振，腰膝酸软，阳痿，早泄，舌淡胖苔白，脉沉细。实验室检查：前列腺液卵磷脂小体明显减少。其治法是

A.活血散瘀

B.补肾滋阴

C.补肾助阳

D.温补脾肾

E.补中益气

【答案】C

6.患者，男，47 岁。尿道中有白色分泌物滴出 3 年，劳累后更为明显，伴腰膝酸冷，放射至会阴部，形寒肢冷，精神不振，头晕。治疗应首选

A.龙胆泻肝丸

B.知柏地黄丸

C.左归丸

D.济生肾气丸

E.独活寄生汤

【答案】D

【解析】患者属于体质偏阳虚，久则火势衰微，见肾阳不足之象。宜温肾固精。用药济生肾气丸。

第六节　前列腺增生症

1.前列腺增生症早期最常见的症状是

A.尿闭

B.尿失禁

C.膀胱胀痛

D.小便障碍

E.夜尿次数增多

【答案】E

2.患者，男，78 岁。小便失禁，精神倦怠，少气懒言，面色无华，舌淡苔薄白，脉弱无力。诊为前列腺增生症。其证候是

A.肾阳不足，气化失权

B.肺失治节，水道不利

C.湿热下注，膀胱涩滞

D.肾阴不足，水液不利

E.中气下陷，膀胱失约

【答案】E

3.患者，男，76 岁。进行性排尿困难 2 年。症见小便不畅，尿线变细，小腹胀满隐痛，偶有血尿；舌质暗苔白，脉弦。治疗应选

A.补中益气汤

B.济生肾气丸

C.知柏地黄丸

D.沉香散

E.八正散

【答案】D

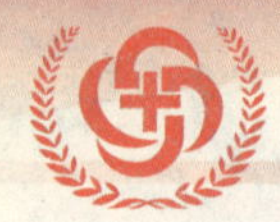

第十一章　其他外科疾病

第一节　冻疮

1.Ⅰ度冻疮是

A.红斑性冻疮

B.水疱性冻疮

C.腐蚀性冻疮

D.坏死性冻疮

E.全身性冻疮

【答案】A

2.下列关于严重冻疮复温措施中,错误的是

A.口服姜汤

B.少量饮酒

C.输入加温葡萄糖液

D.冷水浴

E.将冻肢置于救护者怀中

【答案】D

第二节　烧伤

1.烧伤面积的计算按中国九分法,双上肢面积占

A.9%

B.18%

C.27%

D.36%

E.45%

【答案】B

【解析】中国九分法,双上肢面积占18%。头面、颈部为9%;躯干前后包括外阴部为27%;双下肢包括臀部为46%。

2.小面积烧伤初期可用

A.清凉油

B.红油膏

C.金黄膏

D.冲和膏

E.黄连膏

【答案】A

3.患者,男,18岁。左下肢被沸水烫伤,局部疼痛剧烈,遍布水疱,有部分破裂,可见基底部呈均匀红色。据此,确定其烧烫伤的深度是

A.轻度

B.Ⅰ度

C.浅Ⅱ度

D.深Ⅱ度

E.Ⅲ度

【答案】C

4.患儿,男,12岁。因烧伤面积较大,症见壮热烦渴,躁动不安,口干唇焦,呼吸气粗,鼻翼扇动,大便秘结,小便短赤,舌红苔黄糙,脉弦数。其证候是

A.火热伤津

B.阴伤阳脱

C.火毒内陷

D.气血两虚

E.脾胃虚弱

【答案】C

【解析】本病因强热侵害人体,导致皮肤腐烂而成。火毒侵入营血,内攻脏腑,导致脏腑失和,阴阳平衡失调;火毒攻心壮热烦渴,躁动不安;火毒攻肺则呼吸气粗,鼻翼煽动。属于火毒内陷证。

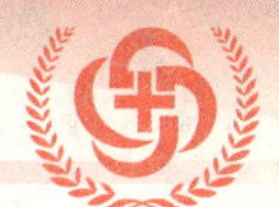

第三节　毒蛇咬伤

1.蛇毒属神经毒类的毒蛇是

A.蝰蛇

B.竹叶青蛇

C.尖吻蝮蛇

D.海蛇

E.眼镜蛇

【答案】D

【解析】蝰蛇、竹叶青蛇、尖吻蝮蛇类蛇毒属于血循毒类；眼镜蛇蛇毒为混合毒类；海蛇蛇毒为神经毒类。

2.主要含混合毒的毒蛇是

A.竹叶青蛇

B.尖吻蝮蛇

C.眼镜王蛇

D.烙铁头蛇

E.银环蛇

【答案】C

3.主要含血循毒的毒蛇是

A.金环蛇

B.蝮蛇

C.眼镜蛇

D.眼镜王蛇

E.尖吻蝮蛇

【答案】E

第四节　破伤风

1.肌肉强直性痉挛是破伤风的典型症状之一，其首先出现的部位是

A.上肢

B.下肢

C.头面

D.颈项

E.躯干

【答案】C

【解析】肌肉强直性痉挛首先从头面部开始，进而延展至躯干四肢。

2.破伤风的潜伏期一般为

A.24 小时

B.2~3 天

C.4~14 天

D.20~30 天

E.2~6 个月

【答案】C

【解析】破伤风的潜伏期长短不一，一般为 4~14 天，短者 24 小时之内，长者数月或数年不等。潜伏期的长短与创伤性质部位、伤口的早期处理方式以及是否接受过预防注射因素有关。潜伏期越短，病情越严重，预后也越差，死亡率也越高。

3.破伤风发作期最先出现的症状是

A.苦笑面容

B.张口困难

C.颈项强直

D.角弓反张

E.手足抽搐

【答案】B

【解析】破伤风发作期典型的发作症状是全身或局部肌肉强直性痉挛和阵发性抽搐。肌肉强直性痉挛首先从头面部开始，进延展至躯干四肢，其顺序为咀嚼肌、面肌、颈项肌、背腹肌、四肢肌群、膈肌肋间肌，因此可知张口困难最先出现。

第五节　肠痈

1.确诊为急性阑尾炎的主要依据是

A.右侧腹痛，伴恶寒、发热

B.右下腹痛突然而剧烈，检查发现右侧囊性肿物

C.突发性右下腹绞痛，腹软，肾区叩痛

D.转移性右下腹疼痛，局限性右下腹压痛、拒按

E.阵发性右侧腹疼痛，伴恶心欲呕

【答案】D

【解析】本病初期腹痛多起于脐周或上腹部，数小时后，腹痛转移并固定在下腹部。病情发展，渐至化脓，则腹痛加剧，右下腹明显压痛，出现反跳痛。

2.患者，男，24岁。转移性右下腹痛6小时，临床诊为肠痈。现除轻度腹痛外，尚有轻度发热，恶心纳呆，小便微黄，大便干结，舌苔厚腻，脉弦滑。其治法是

A.理气行瘀，疏化导滞

B.行气活血，通腑泄热

C.理气透脓，通腑泄热

D.行气祛瘀，通腑排脓

E.理气活血，通腑透脓

【答案】B

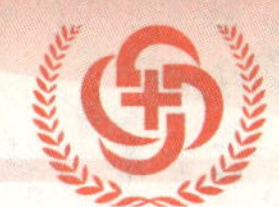

第十二章　周围血管疾病

第一节　股肿

1.深静脉血栓形成的最大危险性是

A.水肿

B.肺栓塞

C.下肢坏死

D.患肢增粗

E.浅静脉扩张

【答案】B

2.患者,男,36岁。手术后1周突然出现右下肢疼痛肿胀,皮肤色泽发绀,皮温增高,浅静脉怒张,大腿内侧有明显压痛,并伴有低热。应首先考虑的是

A.脱疽

B.血栓性浅静脉炎

C.血栓性深静脉炎

D.动脉硬化闭塞症

E.糖尿病坏疽

【答案】C

3.患者,女,28岁。产后1周突然出现左小腿肿胀,疼痛,皮温增高,浅静脉怒张,足背弯曲时腓肠肌疼痛明显,舌暗淡苔黄腻,脉弦滑。其治法除活血化瘀外,还应

A.温阳通脉

B.清利湿热

C.温阳利水

D.通络止痛

E.消肿止痛

【答案】B

第二节　血栓性浅静脉炎

(略)

第三节　筋瘤

1.筋瘤相当于西医的

A.下肢静脉曲张

B.下肢慢性溃疡

C.血栓性深静脉炎

D.血栓闭塞性静脉炎

E.动脉硬化性闭塞症

【答案】A

2.治疗筋瘤之寒凝筋脉证用

A.补中益气汤

B.活血散瘀汤

C.活血通脉汤

D.暖肝煎

E.复元活血汤

【答案】D

第四节　臁疮

1.臁疮湿热下注的治法是

A.清热解毒,养阴活血

B.清热利湿,活血通络

C.活血化瘀,和营消肿

D.清热利湿,和营解毒

E.益气活血,祛瘀生新

【答案】D

【解析】臁疮湿热下注治法当以清热解毒,又因热入营血,一派热毒之象,并无血瘀阻络之症,所以当和营解毒。

2.臁疮形成的主要原因是

A.长期站立负重

B.虫咬

C.局部皮肤破损

D.湿疹及过敏性皮炎

E.外伤

【答案】A

【解析】本病多由久站或过度负重而致小腿筋脉横解,青筋显露,瘀停脉络,久而化热,或小腿皮肤破损染毒,湿热下注而成,疮口经久不愈。

3.患者,男,73 岁。左下肢内臁疮,面积 5 cm×5 cm,现疮面仍有少许腐肉。外治应首选

A.红油膏、九一丹

B.白玉膏、生肌散

C.金黄膏、九一丹

D.金黄膏掺桃花散

E.青黛膏、九一丹

【答案】C

【解析】局部红肿,渗液少量,而且有少许腐肉宜用金黄膏薄敷,还可以加少量九一丹贴敷疮面上,再盖金黄膏。青黛膏用于湿疹者,A 和 B 项用于腐肉较多时。

第五节 脱疽

1.脱疽的主要病因病理是

A.脾气不健,肝肾不足,寒湿侵袭,凝滞脉络

B.湿热蕴结,寒湿外侵,气血瘀滞,脉络滞塞

C.湿热下注,气血壅滞,经络阻隔,脉络瘀滞

D.肝肾不足,气血两亏,络脉闭阻,筋骨失养

E.情志郁结,气滞血瘀,脉络闭阻,筋脉失养

【答案】A

2.脱疽初起,患者足背动脉、股后动脉的脉象多表现为

A.弦数

B.洪大

C.结代

D.微弱

E.绝

【答案】D

【解析】脱疽是由四肢末端经脉闭阻不通引起的。初起时经脉尚未完全闭阻,但阳气微弱鼓动无力,其脉微弱。

3.患者,男,38 岁。患脱疽 2 年,目前左小腿足趾紫红,下垂时更甚,抬高则见苍白,足背毳毛脱落,皮肤、肌肉萎缩,趾甲变厚,趺阳脉搏动消失,患肢持久性静止痛,尤以夜间较甚,舌紫暗苔薄白,脉沉细。治疗应首选

A.阳和汤

B.顾步汤

C.四妙勇安汤

D.桃红四物汤

E.独活寄生汤

【答案】D

【解析】小腿足趾紫红,下垂时更甚,抬高则见苍白,足背毳毛脱落,皮肤、肌肉萎缩,趾甲变厚,属于气血不充,皮肉失于濡养,趺阳脉搏动消失,气血凝滞,经络阻塞,不通则痛,患肢持久性静止痛,尤以夜间较甚,舌紫暗苔薄白,脉沉细。属于脱疽血脉瘀阻证,应用桃红四物汤。

4.治疗脱疽湿热毒盛证应首选的方剂是

A.阳和汤

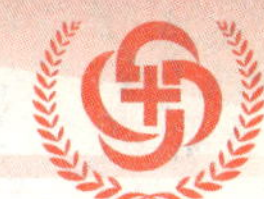

B.四妙勇安汤

C.桃红四物汤

D.顾步汤

E.黄芪鳖甲汤

【答案】B

【解析】湿热毒盛证治法当以清热利湿、活血化瘀。A 为寒湿阻络证，C 为血脉瘀阻证，D 为热毒伤阴证，E 为气阴两虚证。

（5~6 题共用备选答案）

A.阳和汤

B.桃红四物汤

C.顾步汤

D.人参养荣汤

E.附桂八味丸

5.治疗脱疽寒湿阻络证，应首选

【答案】A

6.治疗脱疽热毒伤阴证，应首选

【答案】C

（7~8 题共用备选答案）

A.寒湿阻络

B.血脉瘀阻

C.湿热毒盛

D.热毒伤阴

E.气阴两虚

7.脱疽表现为患肢暗红、紫红或青紫，下垂更甚，肌肉萎缩，趺阳脉搏动消失，患肢持久性疼痛，夜间尤甚。其证候是

【答案】B

8.脱疽表现为患肢暗红而肿，患肢如煮熟之红枣，渐变为紫黑色，呈浸淫蔓延，溃破腐烂，疼痛异常，彻夜不得安眠。其证候是

【答案】C

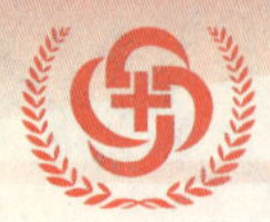

第七篇 中医妇科学

刷分题库

抢分直播

配套名师精讲课程

第一章 绪论

1.《妇人大全良方》的作者是

A.薛己

B.陈自明

C.赵献可

D.陈修园

E.张介宾

【答案】B

【解析】《妇人大全良方》又名《妇人良方》《妇人良方大全》《妇人良方集要》，为宋代陈自明所著。成书于1237年。

2.首先提出“妇人以血为基本治疗”的观点，妇产科史上的划时代巨著是

A.《史记》

B.《诗经》

C.《山海经》

D.《妇人大全良方》

E.《邯郸遗稿》

【答案】D

3.《傅青主女科》治疗妇科病的侧重点是

A.强调阴阳相互作用

B.培补气血，调理脾胃

C.调理气血，补益脾胃

D.重视脾肾，倡命门学说

E.调经重脾胃

【答案】B

4.《邯郸遗稿》的学术观点是

A.重视调理气血，补益脾肾

B.强调阴阳相互作用

C.妊娠期以养胎、保胎为要

D.重视脾肾，倡命门学说

E.胎前善养血健脾、清热疏气

【答案】D

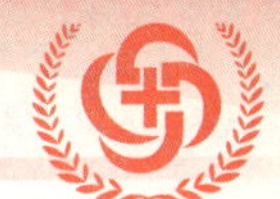

第二章　女性生殖器官

第一节　外生殖器

1.子门是指
A.外阴
B.阴道口
C.阴道
D.宫颈口
E.子宫
【答案】D
【解析】子门相当于子宫颈口，是防御外邪入侵的第二道关口，排月经、分泌带液、娩出胎儿的通道。在这里还应注意不要与龙门，玉门、胞门等相混淆。龙门、玉门、胞门均指阴道口及处女膜，已婚未产者的阴道口称龙门；未婚者的处女膜称玉门；已婚已产者的阴道口称胞门。

2.下列各项不属于阴户的功能的是
A.是防御外邪入侵的第一道门户
B.是排月经、泌带下、排恶露之出口
C.是合阴阳之入口
D.娩出胎儿、胎盘之产门
E.排出月经的通道
【答案】E

第二节　内生殖器

1.阴道的功能是
A.娩出胎儿
B.排恶露之出口
C.防御外邪入侵的第一道门户
D.阴阳交合的入口
E.娩出胎儿、胎盘之产门
【答案】A

2.胞宫属"奇恒之腑"，具有藏和泻的双重功能，当月经间歇期或妊娠期时属于哪项生理功能
A.泻而不藏
B.藏而不泻
C.既藏又泻
D.藏泻交替
E.不藏不泻
【答案】B

3.下列各项不属于子宫的功能的是
A.产生月经
B.排出月经
C.孕育胎儿
D.分娩胎儿
E.抵御外邪
【答案】E

第三章 女性生殖生理

第一节 女性一生各期的生理特点

1.青春期开始的重要标志是
A.具有生育能力
B.第二性征发育
C.月经来潮
D.外生殖器官发育渐趋成熟
E.内生殖器官发育渐趋成熟
【答案】C

2.性成熟期是指
A.从出生后 4 周内
B.7~10 岁
C.10~19 岁
D.18 岁左右开始
E.21 岁左右开始
【答案】D

第二节 月经的生理

1.与月经产生关系最密切的脏腑是
A.心、肝、肾
B.脾、肺、肝
C.肝、心、肺
D.肾、肝、脾
E.肝、肺、肾
【答案】D

2.人体生殖的阴精是
A.肾精
B.天癸
C.月水
D.水谷之精
E.五脏六腑之精
【答案】A

3.受孕之初,按月行经而无损于胎儿的,称为
A.激经
B.试胎
C.堕胎
D.分娩
E.弄胎
【答案】A

(4~5 题共用备选答案)
A.激经
B.暗经
C.季经
D.并月
E.居经

4.妇女终身不来潮而能受孕者,称为
【答案】B

5.身体无病,但月经定期 **2 个月来潮 1 次**,称为
【答案】D

第三节 带下生理

1.与阴液生成关系最密切的脏腑是
A.肾、脾
B.脾、胃
C.胃、肾
D.肝、肾
E.肺、肾

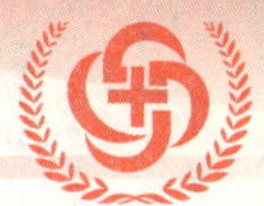

【答案】A

2.下列关于生理性带下的描述，错误的是

A.色白或无色透明

B.质地黏稠

C.其量适中

D.无特殊气味

E.从阴道内排出的一种阴液

【答案】B

第四节　妊娠生理

1.妊娠的脉象是

A.脉弦

B.脉数

C.脉洪大

D.脉滑

E.脉濡

【答案】D

2.预产期的计算是从

A.末次月经结束那天算起

B.受孕前月排卵期算起

C.末次性生活算起

D.末次月经第十四天算起

E.末次月经的第一天算起

【答案】E

【解析】预产期的计算方法：以末次月经的第一天算起，月数加 9（或减 3），日数加 7（阴历则加 14）。

第五节　产褥生理

1."产褥期"是指分娩结束后产妇逐渐恢复到孕前状态，约需几周时间

A.3～4 周

B.6～8 周

C.8～10 周

D.10～12 周

E.12～14 周

【答案】B

2.产后红恶露的持续天数是

A.2～6 天

B.3～4 天

C.3～8 天

D.2～3 天

E.7～10 天

【答案】B

第六节　哺乳生理

1.哺乳期最佳断乳时间是

A.6 个月

B.8 个月

C.9 个月

D.10 个月

E.12 个月

【答案】B

【解析】顺产者，产后 30 分钟即可开始哺乳，哺乳时间一般以 8 个月为宜，3 个月后婴儿开始添加辅食。

2.顺产的产妇，可以哺乳的时间是

A.产后 30 分钟

B.产后 24 小时

C.产后 6 小时

D.产后 8 小时

E.产后 12 小时

【答案】A

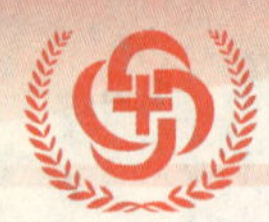

第四章　妇科疾病的病因病机

第一节　病因

1.下列各项,易导致妇产科疾病发生的是
A.风、寒、湿
B.风、湿、热
C.寒、热、湿
D.寒、暑、热
E.寒、湿、燥
【答案】C

2.下列病症中,哪项与气虚,血失统摄有关
A.月经过少
B.滑胎
C.经行吐衄
D.月经过多
E.经间期出血
【答案】D

3.下列各项不属于妇科病因生活因素的是
A.忧思过度
B.饮食不节
C.劳逸失常
D.房劳多产
E.跌扑损伤
【答案】A

第二节　病机

1.肝郁化热,火热之邪下扰冲任,可导致的妇科疾病是
A.经行吐衄
B.妊娠恶阻
C.月经先期
D.经行乳房胀痛
E.经间期出血
【答案】C

2.阴虚阳亢,阳化风动,肝火愈炽,风火相煽可致
A.子晕
B.妊娠身痒
C.闭经
D.子痫
E.盆腔炎
【答案】D

3.肾阴虚,冲任、胞宫胞脉失养,可导致的妇科疾病是
A.月经后期
B.月经过少
C.闭经
D.痛经
E.经期延长
【答案】D

4."气血失调"是妇科最常见的发病机理,主要理论依据是
A.百病皆生于气
B.气为血帅,血为气母
C.妇人之生,有余于气,不足于血,以其数脱血也
D.血病必及气
E.气病必及血
【答案】C

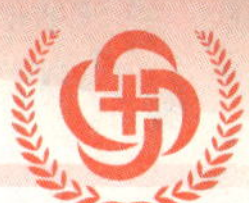

第五章 妇科疾病的诊断与辨证

第一节 四诊

1.带下色黄,量多,质黏稠,其辨证是
A.血热证
B.脾虚证
C.肾虚证
D.湿热证
E.热毒证
【答案】D
2.月经将至或正值经期的脉象是
A.脉细无力
B.脉缓滑
C.脉细数
D.脉沉弱
E.脉显滑象
【答案】E
3.妊娠脾虚患者的面色是
A.面色萎黄
B.面色苍白
C.面色晦暗
D.面色淡白
E.面赤
【答案】A

第二节 辨证要点

1.产后病的病机特点是
A.阴虚阳亢
B.亡血伤津
C.多虚多瘀
D.阴虚阳浮
E.外感风寒
【答案】C
2.产后过劳可导致的妇科疾病是
A.产后血晕
B.产后发热
C.恶露不绝
D.产后腹痛
E.产后抑郁
【答案】C
3.患者孕前经行前后头痛,现孕后眩晕,烦躁易怒,头目胀痛眩晕,腰膝酸软,舌红,脉弦。证属
A.肝肾阴虚
B.肝郁气滞
C.肝郁化热
D.肝阳上亢
E.肝胃不和
【答案】D
(4~5 题共用备选答案)
A.血瘀
B.血热
C.气滞
D.气虚
E.血寒
4.经量多、色淡红、质稀,多为
【答案】D
5.经量多、色深红、质稠,多为
【答案】B
【解析】望月经:经量多、经色淡红、质稀,多为气虚;经量少、色淡黯、质稀,多为肾阳虚;经量少、色淡红、质稀,多为血虚;若经量多、色深红、质稠,多为血热;经色鲜红、质稠,多为阴虚血热;经色紫黯有血块,多为血瘀;经量时多时少,多为气郁。

第七篇 中医妇科学

第六章　妇科疾病的治疗

第一节　常用内治法

1.脾气虚弱，中气下陷，冲任不固导致胎、产、崩、伤诸病，常用代表方剂是

A.香砂六君子汤

B.归脾汤

C.补中益气汤

D.八珍汤

E.十全大补汤

【答案】C

【解析】健脾升阳：脾虚气弱，气虚下陷者，均当健脾益气、升阳举陷。药用人参、黄芪、白术、升麻、柴胡、桔梗。代表方剂如补中益气汤、举元煎。

2.健脾除湿法的代表方剂是

A.完带汤

B.安冲汤

C.举元煎

D.八珍汤

E.理中汤

【答案】A

3.龙胆泻肝汤是何种治法的代表方剂

A.疏肝解郁

B.疏肝清热

C.养血柔肝

D.育阴潜阳

E.疏肝清热利湿

【答案】E

4.滋肾益阴法的代表方剂是

A.归肾丸

B.肾气丸

C.寿胎丸

D.右归丸

E.左归丸

【答案】E

5.以加减苁蓉菟丝子丸为代表方剂的治法是

A.补肾滋肾

B.温补肾阳

C.滋肾益阴

D.补益肾气

E.补肾养肝

【答案】D

6.利湿除痰法的代表方剂是

A.二陈汤

B.龙胆泻肝汤

C.四妙散

D.苍附导痰丸

E.半夏白术天麻汤

【答案】D

第二节　常用外治法

1.宫颈糜烂常用的外治法是

A.外阴冲洗

B.坐浴

C.阴道纳药

D.中药离子导入

E.宫腔注入

【答案】C

2.下列各项中不属于中药离子导入法治疗范围的是

A.子宫肌瘤

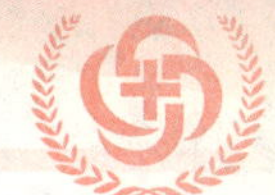

B.慢性盆腔炎
C.子宫内膜异位症
D.陈旧性宫外孕
E.外阴炎
【答案】A
【解析】中药离子导入是通过直流电场经皮肤黏膜导入。主要适用于慢性盆腔炎、输卵管阻塞、术后盆腔粘连等。

3.中药保留灌肠,药液一般应注意保留
A.10 分钟以上
B.15 分钟以上
C.20 分钟以上
D.25 分钟以上
E.30 分钟以上
【答案】E

第三节　中医妇科急症治疗

1.妇科阳化则风动,急当平肝息风,最常用的代表方剂是
A.三甲复脉汤
B.羚角钩藤汤
C.龙胆泻肝汤
D.丹栀逍遥散
E.清肝止淋汤
【答案】B

2.下列哪项不属于急症治疗的范围
A.血崩证
B.急腹证
C.高热证
D.便秘证
E.厥脱证
【答案】D

第七章　月经病

第一节　概述

1.中年妇女调经重在

A.治肝

B.益气

C.养血

D.治肾

E.治脾

【答案】A

2.下列月经病的治疗，错误的是

A.重在治本调经

B.分清先病和后病

C.急则治标，缓则治本

D.顺应不同年龄阶段论治

E.多用辛温暖宫之品

【答案】E

3.下列各项，不属于月经病主要病因的是

A.寒热湿邪

B.房劳多产

C.内伤七情

D.营卫不调

E.体质因素

【答案】D

第二节　月经先期

1.下列哪项属于月经先期

A.月经周期提前 3 天

B.月经周期提前 4 天

C.月经周期提前 7 天以上

D.偶见月经超前一次

E.月经周期提前 6 天

【答案】C

【解析】月经先期又称为"经期超前"、"经行先期"、"经早"、"经水不及期"等。其主症是月经周期提前 7 天以上，甚至 10 余日一行，连续两个周期以上者称为"月经先期"。

2.治疗月经先期之阳盛血热证，应首选的方剂是

A.清经散

B.逍遥散

C.当归芍药散

D.导赤散

E.柴胡疏肝散

【答案】A

【解析】题干中月经先期阳盛血热证，其代表方剂是清经散。

3.患者，女，45 岁，已婚。月经提前，量多、色淡、质稀，纳少便溏，气短懒言，舌淡苔白，脉缓弱。其治法是

A.健脾和胃

B.补气摄血调经

C.养血调经

D.益气活血

E.补血止血

【答案】B

4.患者，女，20 岁，未婚。近半年月经提前 8~10 天，量多、色淡、质稀，神疲肢倦，小腹空坠，舌淡，脉缓弱。诊断为月经先期。其证候是

A.气虚

B.脾气虚

C.肾虚

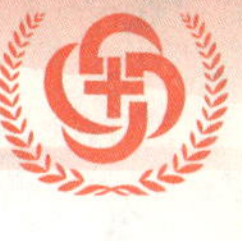

D.血虚
E.阴虚
【答案】B
【解析】月经量多、色淡、质稀，神疲肢倦，小腹空坠，舌淡，脉缓弱可知应属于脾气虚证。

5.患者，女，19岁，未婚。月经提前，量少、色红、质黏稠，伴手足心热，两颧潮红，舌红少苔，脉细数。治疗应首选方剂是
A.大补元煎
B.丹栀逍遥散
C.清经散
D.保阴煎
E.两地汤
【答案】E

6.治疗月经先期之脾气虚证，应首选的方剂是
A.八珍汤
B.大补元煎
C.补中益气汤
D.举元煎
E.人参养荣汤
【答案】C

7.肝郁血热证月经先期的代表方剂为
A.柴胡疏肝散
B.一贯煎
C.龙胆泻肝汤
D.丹栀逍遥散
E.逍遥散
【答案】D
【解析】月经先期肝郁血热证。主要证候：月经提前，量或多或少，经色深红或紫红，质稠，经行不畅，或有块；或少腹胀痛，或胸闷胁胀，或乳房胀痛，或烦躁易怒，口苦咽干；舌红，苔薄黄，脉弦数。治法：疏肝清热，凉血调经。方药：丹栀逍遥散。

（8~9题共用备选答案）
A.气虚
B.血虚
C.血热
D.湿热
E.血瘀

8.患者，女，27岁，已婚。月经周期提前，量多，色淡，质稀，神疲乏力，小腹空坠，纳少便溏。其证候是
【答案】A

9.患者，女，28岁，已婚。产后恶露量多，过期不止，色深红，质稠黏而臭秽，口干咽燥，面色潮红。其证候是
【答案】C

第三节　月经后期

1.下列哪项不是月经后期虚寒证的主症
A.经期延后，量少色淡、质清稀
B.小腹空痛，心悸失眠
C.腰酸无力
D.小便清长，大便稀溏
E.脉沉迟或细弱无力
【答案】B
【解析】月经后期虚寒证的临床表现为月经延后，量少，色淡红，质清稀，小腹隐痛，喜暖喜按，腰酸无力，小便清长，大便稀溏，舌淡苔白，脉沉迟或细弱。小腹空痛，心悸失眠为月经后期血虚证的主症。

2.月经过少与月经后期相同的证型为
A.血虚，痰湿
B.血虚，气滞
C.肾虚，气滞
D.肾虚，血虚
E.血瘀，痰湿
【答案】D

3.月经后期，量少，色黯红有块，小腹胀痛者。应选用
A.乌药汤
B.丹栀逍遥散
C.调肝汤

D.逍遥散

E.柴胡疏肝散

【答案】A

【答案解析】月经周期延后，量少，色黯红，小腹胀痛，是属于月经后期气滞证，其代表方剂是乌药汤。

4.患者，女，35岁，已婚。月经后期，40~50天1行，量少、色暗、时有血块，小腹较胀，胸胁乳房胀痛，舌略暗苔薄，脉弦。其证候是

A.血寒

B.血虚

C.肾虚

D.气滞

E.血瘀

【答案】D

5.患者，女，22岁，未婚。经期延后，量少、色暗、有血块，腹痛喜热，畏寒，舌暗苔白，脉沉紧。其治法是

A.暖宫止痛调经

B.理气止痛调经

C.活血行气调经

D.扶阳祛寒调经

E.温经散寒调经

【答案】E

6.患者，女，22岁，未婚。月经2~3个月一行，量少色淡，质清稀，时有小腹冷痛，喜热喜按，伴有面色少华，小便清长，便溏，腰酸乏力，四肢欠温，舌淡，苔白，脉沉迟。治疗应首选的方剂是

A.八珍益母丸

B.十全大补丸

C.艾附暖宫丸

D.大补元煎

E.肾气丸

【答案】C

7.月经后期虚寒证的经血特点是

A.色红，质黏稠

B.色淡，质黏

C.色淡暗，质清稀

D.色淡红，质清稀

E.色暗红，有血块

【答案】D

第四节　月经先后无定期

1.月经先后无定期的主要发病机制是

A.肝郁气滞，疏泄失调

B.肾气不足，封藏失职

C.脾气虚弱，统摄无权

D.湿热下注，任带不固

E.气血失调，血海蓄溢失常

【答案】E

2.患者月经先后无定期，经量或多或少，色紫红，有块，经行不畅，脘闷不舒，嗳气食少，苔薄脉弦。治宜

A.疏肝理气调经

B.补肾调经

C.肝肾同治

D.补气摄血调经

E.活血化瘀调经

【答案】A

（3~4题共用备选答案）

A.固阴煎

B.六味地黄丸

C.大补元煎

D.左归丸

E.归肾丸

3.月经先后无定期，经来量少，色淡暗，质稀，头晕耳鸣，腰骶酸痛。治疗应首选的方剂是

【答案】A

4.经乱无期，出血淋沥不尽，色鲜红，质稍稠，头晕耳鸣，腰膝酸软。治疗应首选的方剂是

【答案】D

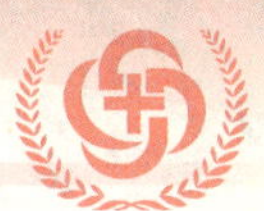

第五节　月经过多

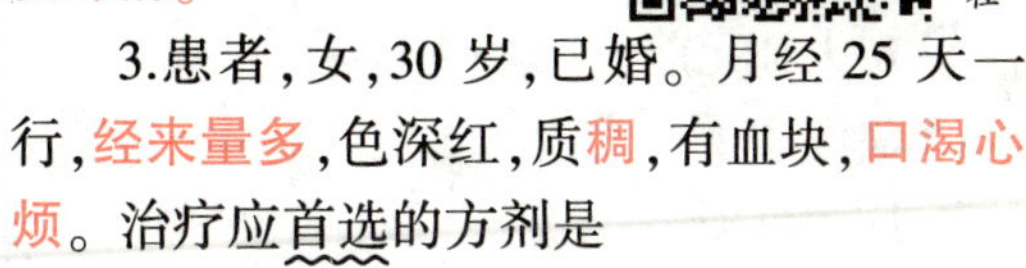

配套名师精讲课程

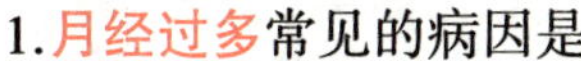

1.月经过多常见的病因是

A.气虚、血热、肾虚

B.气虚、血热、血瘀

C.血热、血瘀、血虚

D.血热、肝郁、气虚

E.气虚、血瘀、气滞

【答案】B

【解析】主要病机是冲任不固，经血失于制约而致血量多。常见的病因有气虚、血热和血瘀。

2.患者月经过多，色淡红，质稀薄，神疲气短，面色㿠白，舌淡，苔薄，脉细弱。其治法应为

A.健脾补肾固冲

B.补气摄血固冲

C.凉血清热固经

D.益气养心固冲

E.温阳益气固冲

【答案】B

【解析】月经过多气虚证。主要证候：经行量多，色淡红，质清稀；神疲肢倦，气短懒言，小腹空坠，面色㿠白；舌淡，苔薄，脉细弱。治法：补气摄血固冲。方药：举元煎或安冲汤。

3.患者，女，30 岁，已婚。月经 25 天一行，经来量多，色深红，质稠，有血块，口渴心烦。治疗应首选的方剂是

A.安冲汤

B.保阴煎

C.两地汤

D.解毒四物汤

E.清热固经汤

【答案】B

（4~5 题共用备选答案）

A.举元煎

B.大补元煎

C.保阴煎

D.固阴煎

E.失笑散

4.治疗月经过多气虚证，应首选的方剂是

【答案】A

5.治疗月经过多血瘀证，应首选的方剂是

【答案】E

第六节　月经过少

1.下列各项不属于月经过少常见证候的是

A.血瘀证

B.肾虚证

C.气滞证

D.血虚证

E.痰湿证

【答案】C

2.经期 8 天，周期 28 天，量稍少，色红质稠，口干咽燥，潮热盗汗。其诊断为

A.血瘀型经期延长

B.气滞血瘀型月经过少

C.血热型经期延长

D.肾虚型月经过少

E.虚热型经期延长

【答案】E

【解析】经期延长虚热证。主要证候：经行时间延长，量少，色鲜红，质稠；咽干口燥，或见潮热颧红，或手足心热；舌红，少苔，脉细数。治法：养阴清热止血。方药：两地汤

合二至丸。

3.治疗月经过少之肾虚证,应首选的方剂是

A.归肾丸

B.大补元煎

C.滋血汤

D.小营煎

E.肾气丸

【答案】A

(4~5 题共用备选答案)

A.滋血汤

B.归肾丸

C.桃红四物汤

D.乌药汤

E.苍附导痰丸

4.治疗月经过少之血瘀证,应首选的方剂是

【答案】C

5.治疗月经过少之痰湿证,应首选的方剂是

【答案】E

第七节　经期延长

1.气虚型经期延长的治法是

A.健脾和胃,固冲调经

B.补气摄血,固冲调经

C.凉血清热,固冲调经

D.健脾除湿,固冲调经

E.温阳益气,固冲调经

【答案】B

【解析】经期延长气虚证的治法:补气摄血,固冲调经。

2.血瘀型经期延长的最佳选方是

A.桃红四物汤合失笑散

B.少腹逐瘀汤

C.膈下逐瘀汤

D.身痛逐瘀汤

E.血府逐瘀汤

【答案】A

【解析】经期延长血瘀证。治法:活血祛瘀止血。其代表方剂:桃红四物汤合失笑散加味或桂枝茯苓丸加味。

3.下列哪项不是经期延长之阴虚血热证的主症

A.月经持续 8、9 日,量少、色红、质稠

B.小腹疼痛拒按

C.咽干口燥

D.手足心热

E.舌红少苔,脉细数

【答案】B

4.患者,女,38 岁,已婚。近半年来,月经 23~25 天 1 行,月经量少、色红、质稠,持续 12~14 天,咽干,潮热,舌红少苔,脉细数。应首先考虑的是

A.经期延长

B.月经先期

C.月经量少

D.漏下

E.绝经前后诸证

【答案】A

【解析】经期延长的定义是月经周期基本正常,行经时间超过 7 天以上,甚或淋沥半月方净者。由题干近半年来月经 23~25 天 1 行,持续 12~14 天,可知周期正常,经期延长。

5.患者近一年来经行时间延长,9~11 天方尽,量不多,色紫暗,有血块,伴有小腹疼痛拒按,舌暗,脉弦涩。应首选的方剂是

A.桃核承气汤

B.膈下逐瘀汤

C.温经汤(《金匮要略》)

D.丹参饮

E.桃红四物汤和失笑散

【答案】E

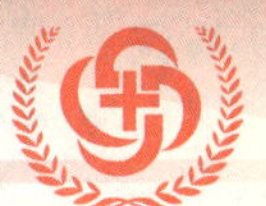

第八节　经间期出血

1.患者，女，36岁，已婚。两次月经中间，阴道少量出血，色鲜红，头晕腰酸，夜寐不宁，五心烦热，舌质红，苔薄，脉细数。其治法是

A.益气补肾，固冲止血

B.滋肾养阴，固冲止血

C.养阴清热，固冲止血

D.补肾养肝，固冲止血

E.益气养阴，凉血清热

【答案】B

【解析】两次月经中间，阴道少量出血判断为经间期出血，血色鲜红，头晕腰酸，夜寐不宁，五心烦热，舌质红，苔薄，脉细数，辨证为肾阴虚证。治法滋肾养阴，固冲止血。

2.经间期出血量少，色紫黑，有小血块，少腹胀痛。治疗应首选的方剂是

A.知柏地黄汤

B.清肝止淋汤

C.血府逐瘀汤

D.解毒活血汤

E.逐瘀止血汤

【答案】E

（3~4题共用备选答案）

A.两地汤

B.逐瘀止血汤

C.清肝止淋汤

D.清热固经汤

E.燥湿化痰汤

3.治疗经间期出血之肾阴虚证，应首选的方剂是

【答案】A

4.治疗经间期出血之湿热证，应首选的方剂是

【答案】C

第九节　崩漏

1.导致崩漏的常见病因病机是

A.肾虚、脾虚、血热、血瘀

B.肾虚、脾虚、血热、血寒

C.肾虚、脾虚、肝郁、血瘀

D.肾虚、脾虚、肝郁、血热

E.肾虚、脾虚、湿热、血瘀

【答案】A

【解析】崩漏的发病是肾-天癸-冲任-胞宫生殖轴的严重失调。其主要病机是冲任不固，不能制约经血，使子宫藏泻失常。导致崩漏的常见病因有脾虚、肾虚、血热和血瘀。

2.“治崩三法”是指

A.止血、固脱、调经

B.调经、固本、善后

C.补肾、扶脾、调肝

D.塞流、澄源、复旧

E.以上都不是

【答案】D

3.崩漏的治疗，应本着的原则

A.治崩三法

B.急则治其标，缓则治其本

C.辨证论治

D.补气摄血

E.或补肾，或扶脾，或疏肝

【答案】B

4.崩漏的主要病机是

A.肾虚封藏失职

B.脾虚气不统血

C.血热迫血妄行

D.血瘀瘀阻冲任

E.冲任损伤，不能制约经血

【答案】E

5.患者，女，35岁，已婚。患崩漏1年

余，经血非时而至，经量甚多、色淡、质稀，面色苍白，气短懒言，大便不成形，舌淡苔薄白，脉沉弱。其证候是

A.肾阴虚

B.肾阳虚

C.脾虚

D.血瘀

E.以上均非

【答案】C

6.患者，女，33岁，已婚。经血非时而下，淋沥不净，色紫暗、有块，小腹胀痛，舌紫苔薄白，脉涩。治疗应首选的方剂是

A.圣愈汤

B.逐瘀止血汤

C.血府逐瘀汤

D.少腹逐瘀汤

E.膈下逐瘀汤

【答案】B

7.患者，女，45岁。月经不规律8个月，现阴道出血40天，量时多时少，近3天量极多、色淡、质稀，伴气短神疲，面浮肢肿，舌淡苔薄白，脉缓弱。治疗应首选的方剂是

A.举元煎

B.补中益气汤

C.固本止崩汤

D.清热固经汤

E.保阴煎

【答案】C

【解析】由题干月经不规律8个月，现阴道出血40天，量时多时少，辨病为崩漏。由近3天量极多、色淡、质稀，伴气短神疲，面浮肢肿，舌淡苔薄白，脉缓弱，辨证为脾虚证。

8.患者，女，20岁，未婚。月经淋沥20日不止，色淡红，质清稀，面色晦暗，头晕耳鸣，腰腿酸软，倦怠乏力，舌淡暗，苔白润，脉沉弱。治疗应首选的方剂是

A.八珍汤

B.归脾汤

C.加减苁蓉菟丝子丸

D.右归丸

E.加减一阴煎

【答案】C

第十节　闭经

1.下列哪一证型不为闭经所有

A.肾气亏损

B.气血虚弱

C.湿热下注

D.痰湿阻滞

E.阴虚血燥

【答案】C

【解析】闭经辨证论治分为：气血虚弱证，肾气亏损证，阴虚血燥证，气滞血瘀证，痰湿阻滞证，寒凝血瘀证。

2.下列除哪项外，均属于虚性闭经的病因病机

A.肝肾不足

B.痰湿阻滞

C.气血虚弱

D.阴虚血燥

E.脾虚血少

【答案】B

3.加减一阴煎主要适用于

A.肾气亏损证闭经

B.阴虚血燥证闭经

C.肝肾亏损证闭经

D.阴虚血热证闭经

E.湿热蕴结证闭经

【答案】B

4.虚证闭经的主要病机为

A.脾胃虚弱，气血乏源

B.肾气不足，冲任虚弱

C.肝肾亏损，经血不足

D.脾肾阳虚，化源不足

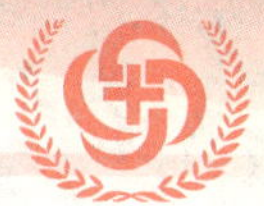

E.精亏血少,冲任血海空虚

【答案】E

【解析】虚者,多因肾气不足,冲任虚弱;或肝肾亏损,精血不足;或脾胃虚弱,气血乏源;或阴虚血燥等,导致精亏血少,冲任血海空虚,源断其流,无血可下,而致闭经。

5.患者,33岁,已婚。2年来月经量逐渐减少,现闭经半年,带下量少,五心烦热,盗汗失眠,口干欲饮,舌红少苔,脉细数。其证候是

A.肝肾不足

B.气血虚弱

C.肾阳虚弱

D.脾虚

E.阴虚血燥

【答案】E

6.患者,女,38岁,已婚。近几年形体渐胖,胸闷呕恶,倦怠乏力,月经停闭半年,平时带下量多色白,舌淡胖苔白腻,脉沉滑,尿妊娠试验阴性。治疗应首选的方剂是

A.血府逐瘀汤

B.苍附导痰丸

C.参苓白术散

D.开郁二陈汤

E.香砂六君子汤

【答案】B

第十一节　痛经

1.痛经之所以随月经周期而发作,与下列哪项有关

A.寒凝胞中

B.经期胞中血虚邪盛

C.经期冲任气血变化急骤

D.冲任血虚、胞宫失养

E.湿热蕴结胞中

【答案】C

2.痛经的主要证候表现为

A.经行腹痛,起于初潮者,称原发性痛经;经行以后出现腹痛,称继发性痛经

B.正值经期或行经前后小腹剧痛或隐痛,伴随月经周期发作

C.经前、经期腹痛属实;经后腹痛属虚

D.胀甚于痛者为气滞;痛甚于胀者为血瘀

E.刺痛属热;绞痛属寒

【答案】B

【解析】痛经是指妇女正值经期或经行前后出现周期性小腹疼痛或痛引腰骶,甚至剧痛晕厥者,又称"经行腹痛"。西医妇产科学将痛经分为原发性痛经和继发性痛经。原发性痛经又称功能性痛经,是指生殖器官无器质性病变者;由于盆腔器质性疾病如子宫内膜异位症、子宫腺肌病、盆腔炎或宫颈狭窄等所引起的属继发性痛经。原发性痛经以青少年女性多见,继发性痛经则常见于育龄期妇女。

3.治疗痛经之气滞血瘀证,应首选的方剂是

A.血府逐瘀汤

B.膈下逐瘀汤

C.少腹逐瘀汤

D.身痛逐瘀汤

E.通窍活血汤

【答案】B

4.治疗痛经之湿热瘀阻证,应首选的方剂是

A.清热调血汤

B.龙胆泻肝汤

C.知柏地黄汤

D.血府逐瘀汤

E.加味逍遥散

【答案】A

【解析】治疗痛经湿热瘀阻证,应首选清热调血汤。

5.痛经之寒凝血瘀证的治法是

A.理气化瘀止痛

B.温经暖宫止痛
C.温经活血,调经止痛
D.温经散寒,化瘀止痛
E.温经化痰,利湿止痛
【答案】D

6.患者,女,28岁,已婚。经前小腹疼痛拒按,有灼热感,平素少腹时隐痛,经来时疼痛加剧,低热,经色暗红,质黏,带下黄稠,溲黄,舌红苔黄腻,脉弦数。其治法是
A.理气活血,化瘀止痛
B.清热除湿,化瘀止痛
C.益气补血,化瘀止痛
D.养血柔肝,理气止痛
E.调和营卫,化瘀止痛
【答案】B

7.圣愈汤治疗痛经的适应证是
A.气血虚弱
B.肝肾亏损
C.心肝血虚
D.血虚气滞
E.气滞血瘀
【答案】A

8.患者,女,28岁,已婚。每于经行小腹冷痛,得热痛减,月经量少,持续2~3天,色暗、质稀,腰腿酸软,舌淡苔白,脉沉细尺弱。其治法是
A.散寒除湿止痛
B.温经暖宫止痛
C.行气活血止痛
D.利湿活血止痛
E.益肾养肝止痛
【答案】B

9.患者,女,22岁。月经初潮年龄16岁,痛经6年,每于第1天出现小腹冷痛,喜温喜按,经量少、色暗淡,腰腿酸软,小便清长,舌苔白润,脉沉迟。治疗应首选的方剂是
A.温经汤(《妇人大全良方》)
B.圣愈汤
C.调肝汤
D.温经汤(《金匮要略》)
E.金匮肾气丸
【答案】D

第十二节　经行乳房胀痛

1.在下列各项中,属于经行乳房胀痛常见病因的是
A.气血虚弱
B.肝肾亏虚
C.阴虚血热
D.肾气亏损
E.湿热阻滞
【答案】B
【解析】常见的病因病机是肝气郁结,不通则痛,肝肾亏虚,不荣则痛;或肝肾亏虚,乳络失于濡养而痛;或者脾胃虚弱,运化失职,水湿聚而成痰,冲气夹痰湿阻络,乳络不畅,遂做乳房胀痛或痒痛。

2.经后乳房胀痛之肝气郁结证的治法
A.疏肝理气,和胃通络
B.滋肾养肝,和胃通络
C.健胃祛痰,活血止痛
D.疏肝解郁,行气止痛
E.疏肝理气,柔肝止痛
【答案】A

3.某女士,月经7个月不行,乳房胀痛,精神抑郁,少腹胀痛拒按,烦躁易怒,舌紫黯,有瘀点,脉沉弦而涩。证属
A.气滞血瘀
B.郁火内壅
C.肝肾不足,肝失疏泄
D.痰瘀阻滞
E.气虚血瘀
【答案】B
【解析】经行乳房胀痛肝气郁结证。主

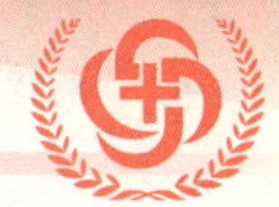

要证候：经前或经行乳房胀满疼痛，或乳头痒痛，甚则痛不可触衣。经行不畅，血色黯红，小腹胀痛；胸闷胁胀，精神抑郁，时叹息；苔薄白，脉弦。治法：疏肝理气，和胃通络。方药：逍遥散加麦芽、青皮、鸡内金。

第十三节　经行头痛

1.肝火引起经行头痛的特点是

A.头晕，头部绵绵作痛

B.颠顶掣痛，头晕目眩

C.头痛剧烈，痛如锥刺

D.头部胀痛重着

E.头痛如裹，头晕目眩

【答案】B

【解析】肝火引起经行头痛的特点是引起肝经循行部位疼痛。

2.下列各项属于经行头痛常见病因的是

A.气滞血瘀

B.阴虚血热

C.肝火上逆

D.肾气亏损

E.湿热阻滞

【答案】C

3.某已婚妇女，42岁，每于经行及经后头晕头痛，巅顶尤重，烦躁失眠，月经量多。其分型论治是

A.肝火型，方宜羚角钩藤汤

B.肾虚型，方宜健固汤

C.血瘀型，方宜通窍活血汤

D.心脾两虚型，方宜归脾汤

E.血虚型，方宜八珍汤

【答案】A

4.治疗经行头痛之血虚证，应首选的方剂是

A.八珍汤

B.十全大补汤

C.人参养荣汤

D.归脾汤

E.补中益气汤

【答案】A

5.患者每逢经期头痛剧烈如针刺半年，伴小腹疼痛拒按，经色黯红有块，舌黯或有瘀点，脉弦涩。其治疗首选方剂是

A.失笑散合四物汤

B.桃红四物汤

C.大黄䗪虫丸

D.血府逐瘀汤

E.通窍活血汤

【答案】E

【解析】题干中每逢经前、经期头痛剧烈，痛如锥刺，经色紫黯有块舌黯或尖边有瘀点，脉弦涩属于头痛血瘀证，代表方剂通窍活血汤。

第十四节　经行感冒

1.导致经行感冒的常见病因有

A.风寒、风热、血瘀证

B.邪入少阳、太阳、阳明证

C.风寒、风热、邪入少阳证

D.气虚、气阴两虚、气血不足证

E.血瘀、血寒、血虚证

【答案】C

【解析】本病以感受风邪为主，夹寒则为风寒，夹热则为风热。多由素体气虚，卫阳不密，经行阴血下注于胞宫，体虚益甚，此时血室正开，腠理疏松，卫气不固，风邪乘虚侵袭；或素有伏邪，随月经周期反复乘虚而发。经后因气血渐复，则邪去表解而缓解。常见病因有风寒、风热、邪入少阳。

2.治疗经行感冒之风热证，应首选的方剂是

A.荆穗四物汤
B.九味羌活汤
C.小柴胡汤
D.桑菊饮
E.九味羌活汤
【答案】D

3.治疗经行感冒之风寒证,应首选的方剂是
A.银翘散
B.桑菊饮
C.小柴胡汤
D.九味羌活汤
E.荆穗四物汤
【答案】E

4.患者每于经期即出现寒热往来,胸胁苦满,口苦咽干,心烦欲呕,头晕目眩,默默不欲饮食,舌红,苔薄白,脉弦。治疗应首选的方剂是
A.一贯煎
B.小柴胡汤
C.丹栀逍遥散
D.柴胡疏肝散
E.四逆散
【答案】B

第十五节 经行身痛

1.下列月经病中,除哪项外,均可由肝气郁结所致
A.经行身痛
B.经行吐衄
C.经行水肿
D.经行乳房胀痛
E.经行头痛
【答案】A
【解析】经行身痛是由于素体正气不足,营卫失调,筋脉失养,或宿有寒湿留滞,经行时则乘虚而发。

2.哪一项不是血瘀型经行身痛的症状
A.经行腰膝关节疼痛
B.得热痛减,遇寒痛甚
C.腰膝酸软,夜尿频多
D.经量少,色黯红有血块
E.苔薄白,脉沉紧
【答案】C
【解析】经行身痛血瘀证。主要证候:经行时腰膝、肢体、关节疼痛,得热痛减,遇寒疼甚,月经推迟,经量少,色黯,或有血块;舌紫黯,或有瘀斑,苔薄白,脉沉紧。治法:活血通络,益气散寒止痛。方药:趁痛散。

3.患者,女,36岁,已婚。经行时肢体疼痛麻木,肢软无力,月经量少,色淡质薄,面色无华,舌淡,苔白,脉细弱。治疗应首选的方剂是
A.八珍汤
B.当归补血汤
C.血府逐瘀汤
D.趁痛丸
E.圣愈汤
【答案】B

第十六节 经行泄泻

1.经行泄泻主要责之于
A.肝脾虚弱
B.脾胃虚弱
C.脾肾虚弱
D.肝胃虚弱
E.肝肾虚弱
【答案】C
【解析】经行泄泻病因病机:本病的发生主要责之于脾肾虚弱。脾主运化,肾主温煦,为胃之关,主司二便。若二脏功能失于

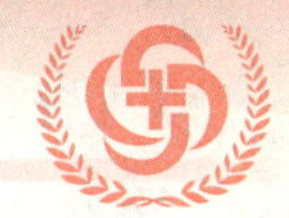

协调，脾气虚弱或肾阳不足，则运化失司，水谷精微不化，水湿内停。经行之际，气血下注冲任，脾肾益虚而致经行泄泻。

2.除下列哪项外，均属肾虚证经行泄泻的主证

A.五更泄泻

B.经色淡，质清稀

C.肢体肿胀，随按随起

D.畏寒肢冷

E.脉沉迟

【答案】C

【解析】经行泄泻肾虚证。主要证候：经行或经后，大便泄泻，或五更泄泻，经色淡，质清稀；腰膝酸软，头晕耳鸣，畏寒肢冷；舌淡，苔白，脉沉迟。治法：温阳补肾，健脾止泻。方药：健固汤合四神丸。

（3~4 题共用备选答案）

A.补中益气汤

B.香砂六君子汤

C.人参养营汤

D.参苓白术散

E.健固汤合四神丸

3.治疗经行泄泻之肾虚证，应首选的方剂是

【答案】E

4.治疗经行泄泻之脾虚证，应首选的方剂是

【答案】D

第十七节　经行浮肿

1.经行浮肿常见的病因是

A.气滞血瘀

B.肺脾气虚

C.痰湿阻滞

D.脾肾阳虚

E.风水相搏

【答案】D

2.脾肾阳虚型经行浮肿的临床表现，哪一项是错误的

A.经行面浮肢肿

B.脘闷胁胀，善叹息

C.大便溏薄，腹胀纳减

D.舌淡苔白腻

E.脉沉缓

【答案】B

【解析】经行浮肿脾肾阳虚证。主要证候：经行面浮肢肿，按之没指，晨起头面肿甚，月经推迟，经行量多，色淡，质薄；腹胀纳减，腰膝酸软，大便溏薄；舌淡，苔白腻，脉沉缓，或濡细。治法：温肾化气，健脾利水。方药：肾气丸合苓桂术甘汤。

3.患者经行肢体肿胀，按之随手而起，经血色暗有块，脘闷胁胀，善叹息，舌紫暗，苔薄白，脉弦涩。治疗应首选的方剂是

A.四物汤

B.八物汤

C.八珍汤

D.失笑散

E.五苓散

【答案】B

第十八节　经行吐衄

1.治疗经行吐衄之肝经郁火证的方剂是

A.顺经汤

B.加味麦门冬汤

C.清肝引经汤

D.补中益气汤

E.龙胆泻肝汤

【答案】C

2.患者，女，35 岁。月经周期正常，月经量少、色红、质稠，经期鼻衄，量不多，色暗红，伴手足心热，潮热颧红，舌红少苔，脉细

数。其证候是

A.肝经郁火

B.阴虚内热

C.心肝火旺

D.阴虚阳亢

E.肺肾阴虚

【答案】E

3.患者经前或经期吐衄，量较多，色红，心烦易怒，两胁胀痛，尿黄便结，月经量少，甚或不行。治宜

A.清肝调经

B.滋阴养肺

C.疏肝理气

D.清热凉血

E.滋阴柔肝

【答案】A

【解析】经行吐衄肝经郁火证。主要证候：经前或经期吐血、衄血，量较多，色鲜红，月经可提前、量少甚或不行；心烦易怒，或两胁胀痛，口苦咽干，头晕耳鸣，尿黄便结；舌红，苔黄，脉弦数。治法：清肝调经。方药：清肝引经汤。

第十九节　经行口糜

1.经行口糜证的病机是

A.肝火上炎

B.心胃火盛上炎

C.肝肾亏虚

D.热毒侵袭

E.肝阳上亢

【答案】B

2.经行口糜之阴虚火旺证的治疗方剂是

A.凉膈散

B.当归六黄汤

C.沙参麦冬汤

D.导赤散

E.知柏地黄汤

【答案】E

第二十节　经行风疹块

1.下列各项属于经行风疹块之血虚证临床表现的是

A.经行身发红色风团

B.感风遇热，其痒尤甚

C.月经提前，量多色红

D.面色不华，肌肤枯燥

E.舌红苔黄，脉浮数

【答案】D

【解析】主要证候：经行风疹频发，瘙痒难忍，入夜尤甚，月经多推迟，量少色淡，面色不华，肌肤枯燥，舌淡红，苔薄，脉虚数。

2.治疗经行风疹块之血虚证，应首选的方剂是

A.八珍汤

B.当归饮子

C.大补元煎

D.人参养荣汤

E.补中益气汤

【答案】B

3.消风散治疗经行风疹块的适应证候的是

A.血虚证

B.风热证

C.痰燥证

D.阴虚证

E.血瘀证

【答案】B

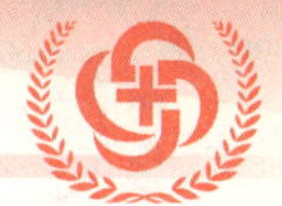

第二十一节　经行发热

1.治疗经行之发热血气虚弱证，应选择的方剂是

A.八珍汤

B.补中益气汤

C.蒿芩地丹四物汤

D.血府逐瘀汤

E.举元煎

【答案】B

2.某女，已婚，34岁，经期或经后，午后潮热，月经量少，色红；两颧红赤，五心烦热，烦躁少寐；舌红而干，脉细数。其辨证分型是

A.血气虚弱证

B.瘀热壅阻证

C.血瘀型

D.脾虚型

E.肝肾阴虚证

【答案】E

【解析】题干中经期或经后，午后潮热，月经量少，色红，辩证为经行发热。两颧红赤，五心烦热，烦躁少寐；舌红而干，脉细数，属于肝肾阴虚证。

第二十二节　经行情志异常

1.治疗经行情志异常之痰火上扰证，应选择的方剂是

A.生铁落饮加味

B.丹栀逍遥散加味

C.甘麦大枣汤加味

D.血府逐瘀汤

E.补中益气汤

【答案】A

2.经行情志异常之心血不足证的经血特点是

A.经色深红，质黏稠

B.月经量少，夹有血块

C.月经量少，色深红

D.月经量少，色淡

E.月经量多，色淡

【答案】D

【解析】心血不足的主要证候是经前或经期，精神恍惚，心神不宁，无故悲伤，心悸失眠，量少色淡，舌薄白，脉细。

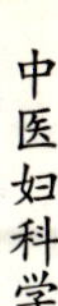

第二十三节　绝经前后诸证

1.绝经前后诸证的产生机制主要是

A.肝血不足，冲任亏虚

B.脾气虚弱，冲任失养

C.肾气虚衰，天癸渐竭

D.心肾不交，冲任失调

E.心脾血虚，冲任俱虚

【答案】C

【解析】妇女在绝经前后，肾气虚衰，天癸渐竭，冲任二脉虚衰，由于体质因素，肾虚天癸竭的过程加剧，难以较迅速地适应这一阶段，使阴阳失去平衡，脏腑气血不相协调，因而出现诸多证候。

2.绝经前后诸证之肾阳虚证的治法是

A.温肾扶阳

B.填精益髓

C.阴阳双补

D.滋肾养血

E.健脾温肾

【答案】A

3.患者，女，49岁。月经或前或后，烘热

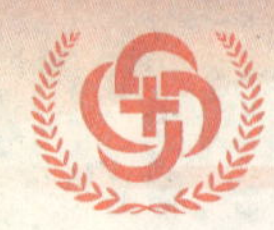

出汗，五心烦热，头晕耳鸣，腰酸乏力，舌红苔薄，脉细数。治疗应首选的方剂是

A.左归丸

B.内补丸

C.肾气丸

D.两地汤合二至丸

E.二仙汤合二至丸

【答案】A

第二十四节　经断复来

1.治疗经断复来之血热证，应选择的方剂是

A.安老汤

B.益阴煎

C.知柏地黄丸

D.萆薢渗湿汤

E.易黄汤

【答案】B

2.患者，50 岁。经断后 2 年，阴道出血，量少，色淡，质稀，气短懒言，神疲肢倦，食少腹胀，胸胁胀满，舌苔薄白，脉弦无力。其证候是

A.湿毒瘀结证

B.血热证

C.湿热下注证

D.肾阴虚证

E.脾虚肝郁证

【答案】E

第二十五节　绝经妇女骨质疏松症

1.下列各项中，属于绝经妇女骨质疏松症之阴阳两虚证临床表现的是

A.小便余沥或失禁

B.五心烦热，心烦少寐

C.骨痛肢冷，腰膝酸软

D.面色不华，食少便溏

E.发白而脱，齿摇稀疏

【答案】C

2.患者，女，51 岁。月经不规律，精神萎靡，头晕耳鸣，腰背疼痛，腹冷阴坠，形寒肢冷，舌淡苔白滑，脉沉细而迟。其治法是

A.滋肾益阴

B.滋阴潜阳

C.益肾清肝

D.补肾扶阳，益养冲任

E.温肾壮阳，填精养血

【答案】E

3.绝经妇女骨质疏松症之脾肾两虚证的治法是

A.益肾健脾

B.益髓健骨

C.补肾强筋

D.补肾填精

E.健脾养血

【答案】A

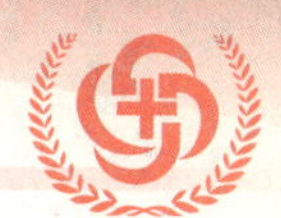

第八章　带下病

第一节　概述

1.下列各项,不属于生理性带下的是

A.月经期前后带下量多

B.排卵期带下量多

C.妊娠期带下量多

D.绝经前后白带减少

E.带下黄绿色

【答案】E

【解析】在某些生理性情况下也可出现带下量增多或减少,如妇女在月经期前后、排卵期、妊娠期其带下量增多而无其他不适者,为生理性带下;绝经前后白带减少而无明显不适者,也为生理现象,均不作病论。

(2~3题共用备选答案)

A.除湿为主

B.益气养血

C.滋补肝肾之阴精

D.疏肝养肝

E.调理冲任

2.带下过多的治疗原则重在

【答案】A

3.带下过少的治疗原则重在

【答案】C

第二节　带下过多

1.肾阳虚带下过多的主证哪一项是错误的

A.带下量多,质清稀如水,终日淋漓不断

B.腰酸如折,小腹冷感

C.小便频数清长,夜间尤甚,大便溏薄

D.畏寒肢冷,面色晦黯

E.烘热汗出,头晕耳鸣

【答案】E

【解析】带下过多肾阳虚证。主要证候:带下量多,绵绵不断,质清稀如水;腰酸如折,畏寒肢冷,小腹冷感,面色晦黯,小便清长,或夜尿多,大便溏薄;舌质淡,苔白润,脉沉迟。

2.带下病的主要发病机制是

A.外感湿邪,损及任、带,约固无力

B.肾气不足,封藏失职,阴液滑脱而下

C.湿邪影响任、带,任脉不固,带脉失约

D.脾虚生湿,流注下焦,伤及任、带

E.肝经湿热,流注下焦,伤及任、带

【答案】C

3.患者,女,40岁。带下量多、色黄或白、质黏稠、有臭气,小腹作痛,或阴痒,便秘溺赤,舌红苔黄厚腻,脉滑数。治疗应首选的方剂是

A.五味消毒饮

B.龙胆泻肝汤

C.萆薢渗湿汤

D.止带方

E.易黄汤

【答案】D

4.脾虚带下过多的治法是

A.健脾益气,固涩止带

B.健脾益气,清热止带

C.健脾益气,升阳除湿

D.健脾益气,清热利湿

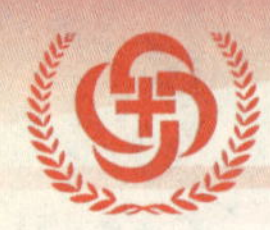

E.健脾益气,除湿止带

【答案】C

【解析】带下过多脾虚证。治法:健脾益气,升阳除湿。

5.患者,女,32岁,已婚。带下量多,色淡黄,质稀薄,无臭气,面色萎黄,四肢浮肿,舌淡,苔白腻,脉缓弱。其治法是

A.清热解毒除湿

B.清热利湿止带

C.温肾助阳,涩精止带

D.滋阴益肾,清热祛湿

E.健脾益气,升阳除湿

【答案】E

6.患者,女,46岁,已婚。近2周带下量多,色赤白相兼,质稠,有气味,阴部瘙痒,腰膝酸软,头晕耳鸣,舌红,苔黄腻,脉细数。其治法是

A.清热疏肝,利湿止带

B.滋肾养阴,清热利湿

C.清热解毒止带

D.健脾祛湿止带

E.清热凉血止带

【答案】B

第三节　带下过少

1.治疗带下过少之肝肾亏损证,应选择的方剂是

A.左归丸

B.右归丸

C.四物汤

D.小营煎

E.六味地黄丸

【答案】A

2.患者,女,25岁。带下过少,阴中干涩,头晕,心悸失眠,神疲乏力,经行腹痛,舌质暗淡,边有瘀斑,脉细涩。治疗应首选的方剂是

A.血府逐瘀汤

B.左归丸加知母、肉苁蓉、紫河车、麦冬

C.少府逐瘀汤

D.小营煎加丹参、桃仁、牛膝

E.左归饮加三棱、莪术

【答案】D

【解析】带下过少,阴中干涩为精血不足且不循常道,瘀阻血脉,阴津不得敷布所致。头晕眼花为血虚不能上荣于头面。心悸失眠为血虚心失所养。神疲乏力为血虚气弱。经行腹痛是瘀血内阻,气机不畅导致。舌质暗淡,边有瘀斑,脉细涩均为血枯瘀阻之征。所以根据本题的临床表现辨证为血枯瘀阻证带下过少,方选小营煎加丹参、桃仁、牛膝。

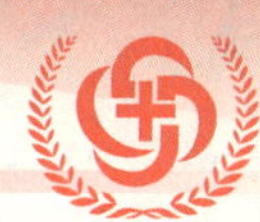

第九章　妊娠病

第一节　概述

1.下列除哪项外，均是妊娠禁药

A.峻下剂

B.破血剂

C.逐瘀剂

D.和血剂

E.有毒剂

【答案】D

2.下列哪项不属于，妊娠病常见发病机理

A.冲气上逆

B.瘀血内阻

C.阴血虚

D.气滞

E.脾肾虚

【答案】B

第二节　妊娠恶阻

1.妊娠恶阻的主要发病机制是

A.脾胃虚弱，化源不足

B.肝郁气滞，失于条达

C.痰湿内停，中焦受阻

D.重伤津液，胃阴不足

E.冲气上逆，胃失和降

【答案】E

2.妊娠恶阻之脾胃虚弱证的特点是

A.呕吐清涎

B.恶闻油腻

C.呕吐黏痰

D.呕吐酸水或苦水

E.呕吐血性分泌物

【答案】A

【解析】妊娠恶阻脾胃虚弱证的特点是妊娠早期，恶心呕吐不食，甚则食入即吐，口淡，呕吐清涎，头晕体倦，脘痞腹胀，舌淡苔白，脉缓滑无力。

3.患者，女，26岁，已婚。停经2个月，尿妊娠试验阳性。恶心呕吐10天加重3天，食入即吐，口淡无味，时时呕吐清涎，倦怠嗜卧，舌淡苔白润，脉缓滑无力。其证候是

A.脾胃虚弱

B.痰湿中阻

C.肝胃不和

D.肝脾不和

E.气阴两伤

【答案】A

4.肝胃不和证妊娠恶阻的治法是

A.健脾和胃，降逆止呕

B.疏肝和胃，降逆止呕

C.理气和胃，降逆止呕

D.清肝和胃，降逆止呕

E.柔肝养阴，和胃止呕

【答案】D

第三节　妊娠腹痛

1.患者妊娠50余天,出现小腹绵绵作痛,喜按,头晕心悸,失眠多梦,舌淡,苔薄白,脉细滑。治疗应首选的方剂是

A.胶艾汤

B.当归芍药散

C.黄芪建中汤

D.八珍汤

E.圣愈汤

【答案】B

【解析】;由出现小腹绵绵作痛,喜按,头晕心悸,失眠多梦,舌淡,苔薄白,脉细滑辨证为血虚证,治疗应首选当归芍药散。

2.治疗妊娠腹痛之虚寒证,应选择的方剂是

A.艾附暖宫丸

B.当归芍药散

C.泰山磐石散

D.金匮温经汤

E.胶艾汤

【答案】E

3.血瘀证妊娠腹痛治则是

A.疏肝理气,养血安胎

B.温经活血,养血安胎

C.养血活血,补肾安胎

D.养血活血,安胎止痛

E.化瘀消癥,补肾安胎

【答案】C

4.患者孕3个月余,小腹胸胁胀痛,情志抑郁,嗳气吐酸,烦躁易怒,苔薄黄,脉弦滑。其治法是

A.逍遥散

B.四逆散

C.柴胡疏肝散

D.胶艾汤

E.乌药汤

【答案】A

第四节　异位妊娠

1.下列各项,不属于宫外孕手术适应证的是

A.输卵管间质部妊娠

B.残角子宫妊娠

C.妊娠试验持续阳性,包块继续长大

D.输卵管破损时间较长,形成血肿包块

E.愿意同时施行绝育术者

【答案】D

【解析】宫外孕手术适应证有输卵管间质部妊娠、残角子宫妊娠、妊娠试验持续阳性,包块继续长大、愿意同时施行绝育术者、随诊不可靠者、期待疗法或药物疗法禁忌证者。

2.哪一项是异位妊娠破裂时最主要的症状

A.停经史和早孕反应

B.不规则阴道出血

C.下腹一侧撕裂样剧痛

D.休克

E.急性贫血

【答案】C

3.异位妊娠的病机本质是

A.气虚血瘀

B.血亡阳脱

C.气滞血瘀

D.阴血暴亡

E.少腹血瘀

【答案】E

4.患者,女,24岁,已婚。停经38天。突然下腹部疼痛剧烈,呈持续性。伴头晕乏力,甚则晕厥,尿妊娠试验(+)。检查方法是

A.腹腔穿刺

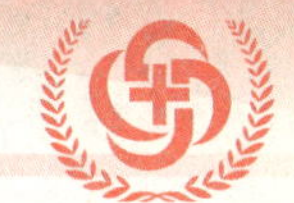

B.诊断性刮宫

C.后穹窿穿刺

D.二合诊检查

E.腹腔镜检查

【答案】C

5.下列各项,不属于异位妊娠未破损期临床表现的是

A.停经史及早孕反应

B.一侧下腹撕裂样疼痛

C.阴道出血淋沥

D.妇检可触及一侧附件有软性包块、压痛

E.妊娠试验阳性

【答案】B

6.异位妊娠已破损期包块型的治法是

A.活血祛瘀消癥

B.活血化瘀,清热泻下

C.益气固脱,活血祛瘀

D.活血化瘀,消癥杀胚

E.活血化瘀,佐以益气

【答案】A

【解析】异位妊娠已破损期包块型。主要证候:腹腔血肿包块形成,腹痛逐渐减轻,可有下腹坠胀或便意感,阴道出血逐渐停止,脉细涩。治法:活血祛瘀消癥。方药:宫外孕Ⅱ号方。

7.患者已婚。月经过期半个月,尿妊娠试验(+),左下腹隐痛,双合诊触及左侧附件有软性包块,压痛(+),B超提示:宫腔未见妊娠囊,左宫旁见一混合性包块,舌淡苔薄白,脉弦滑。现阶段处理首选的方法是

A.活血祛瘀消癥

B.立即手术治疗

C.活血化瘀,消癥杀胚

D.活血化瘀,促胎排出

E.止痛,养血安胎

【答案】C

第五节 胎漏、胎动不安

1.以下哪一项不是胎漏、胎动不安的常见病因病机

A.肾虚

B.肝郁

C.血热

D.血瘀

E.气血虚弱

【答案】B

【解析】胎漏、胎动不安的主要病机是冲任损伤、胎元不固。妊娠是胚胎寄生于母体子宫内生长发育和成熟的过程。母体和胎儿必须互相适应,否则易发生流产。胎元包括胎气、胎儿、胎盘三个方面,任何一方有问题,均可发生胎漏、胎动不安。常见病因有:肾虚、血热、气血虚弱、血瘀。

2.患者,女,23岁,已婚。孕后心烦少寐,渴喜冷饮,腰酸腹痛,伴阴道少量出血,舌红苔黄,脉滑数。治疗应首选的方剂是

A.清热固经汤

B.保阴煎

C.加味阿胶汤

D.加味圣愈汤

E.以上均非

【答案】B

3.患者,女,32岁,已婚。孕后腰酸腹痛,胎动下坠,伴阴道少量出血,头晕耳鸣,小便频数,舌淡苔白,脉沉细滑。治疗应首选的方剂是

A.加味圣愈汤

B.胎元饮

C.举元煎

D.补肾安胎饮

E.寿胎丸

【答案】E

4.胎漏、胎动不安之血热证的最佳治法是

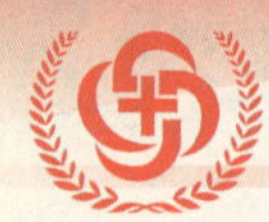

A.滋阴清热,养血安胎
B.清热柔肝,养血安胎
C.清热凉血,养血安胎
D.清热凉血,益气安胎
E.清热养血,固冲安胎
【答案】C

5.患者,女,24 岁,已婚。停经 49 天时诊为早孕,近 3 天少量阴道流血,尿妊娠试验(+),既往曾 2 次流产。其诊断是
A.妊娠腹痛
B.胎动不安
C.胎漏
D.堕胎
E.滑胎
【答案】C

6.患者,女,27 岁,已婚。妊娠 70 天,阴道下血,色淡红,小腹空坠作痛,腰酸,面色㿠白,心悸气短,神疲倦怠,舌淡苔薄白,脉细弱。治疗应首选的方剂是
A.清经散
B.两地汤
C.寿胎丸
D.保阴煎
E.胎元饮
【答案】E

(7~8 题共用备选答案)
A.胎元饮
B.寿胎丸
C.当归散
D.举元煎
E.归肾丸

7.治疗胎漏、胎动不安之肾虚证,应选择的方剂是
【答案】B

8.治疗胎漏、胎动不安之气血虚弱证,应选择的方剂是
【答案】A

第六节　堕胎、小产

1.凡妊娠 12 周内,胚胎自然殒堕者,称为
A.滑胎
B.堕胎
C.小产
D.胎动不安
E.胎漏
【答案】B

2.治疗堕胎、小产胎堕不全证,应首选的方剂是
A.胎元饮
B.保阴煎
C.脱花煎
D.滋肾育胎丸
E.少腹逐瘀汤
【答案】C

3.堕胎、小产的原则是
A.下胎益母
B.调养气血
C.治病也安胎并举
D.祛瘀下胎
E.活血祛瘀
【答案】A

第七节　滑胎

1.堕胎、小产连续发生 3 次以上者,称为
A.胎动不安
B.暗产
C.滑胎

D.胎漏
E.先兆流产
【答案】C

2.治疗滑胎之肾阳亏虚证,应选择的方剂是
A.右归丸
B.育阴汤
C.泰山磐石散
D.补肾固冲汤
E.肾气丸
【答案】E

3.滑胎之肾气不足证的治法是
A.补肾健脾,调理冲任
B.滋阴补肾,健脾安胎
C.温肾健脾,益气安胎
D.补肾健脾,固冲安胎
E.补肾益气,养血安胎
【答案】D

4.患者,女,32 岁,已婚。曾孕 4 次均自然流产。平日头晕眼花,心悸气短,现又妊娠 32 天,面色苍白,舌淡苔白,脉细弱。治疗应首选的方剂是
A.补肾固冲丸
B.补肾安胎饮
C.泰山磐石散
D.加味阿胶汤
E.以上均非
【答案】C

5.患者,女,35 岁,已婚。妊娠 68 天。双膝酸软,夜尿频多,无腹痛,无阴道出血,以往有 3 次自然流产史,舌淡嫩,苔薄白,脉沉弱。B 超检查:宫内早孕,其他未见异常。治疗应首选的方剂是
A.胎元饮
B.寿胎丸
C.保阴煎
D.圣愈汤
E.补肾固冲丸
【答案】E

(6~7 题共用备选答案)
A.治病与安胎并举
B.保胎治疗
C.下胎益母
D.补肾填精,固冲安胎
E.未孕前重防,已孕后重早治

6.滑胎的治疗原则
【答案】E

7.堕胎、小产的治疗原则
【答案】C

【解析】滑胎主要以滑胎者伴随的全身脉证作为辨证依据。根据有关检查,排除男方因素或女方非药物所能奏效的因素,针对原因辨证施治。治疗滑胎应本着预防为主,防治结合的阶段性原则。堕胎、小产的治疗原则以下胎益母为主,若胎堕完全者应按产后处理,宜调养气血为主。

第八节　胎萎不长

1.胎萎不长的常见病因是
A.脾肾不足,气滞血瘀
B.气血虚弱,气滞血瘀
C.脾肾阳虚,气血虚弱
D.气血虚弱,脾肾不足
E.脾虚湿阻,肾阴亏损
【答案】D

【解析】气血不足以荣养其胎,而致胎儿生长迟缓,主要病因有气血虚弱、脾肾不足、血寒宫冷。

2.气血虚弱胎萎不长的首选方剂是
A.归脾汤
B.举元煎
C.胎元饮
D.寿胎丸
E.长胎白术散
【答案】C

第七篇
中医妇科学

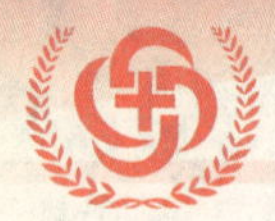

第九节　子满

1.妊娠5~6月后,下列哪一项应诊断为子满

A.两脚浮肿,按之凹陷,小便短少

B.两脚浮肿,皮色不变,小便如常

C.自膝至脚肿,皮色不变,小便如常

D.腹大异常,胸膈满闷,甚则遍身俱肿,喘息不得卧者

E.头面遍身浮肿,皮薄而光亮,小便短少

【答案】D

【解析】妊娠5~6月后出现腹大异常,胸膈满闷,甚则遍身俱肿,喘息不得卧者,称"子满",又称"胎水肿满"。

2.子满的治法是

A.健脾利水,养血安胎

B.滋肾健脾,利水消肿

C.逐水消肿,养血安胎

D.温阳逐水,补益脾肾

E.疏肝理气,健脾利水

【答案】A

第十节　子肿

1.患者,女,29岁,已婚。妊娠8个半月,头晕胀痛,面目、肢体肿胀,但皮色不变,压痕不明显,舌苔薄腻,脉弦滑。治疗应首选的方剂是

A.镇肝息风汤

B.杞菊地黄丸

C.天仙藤散

D.羚角钩藤汤

E.半夏白术天麻汤

【答案】C

2.患者,女,28岁。妊娠数月,面浮肢肿,下肢尤甚,按之如泥,腰酸乏力,下肢逆冷,小便不利,舌淡,苔白润,脉沉迟。治疗应首选的方剂是

A.白术散

B.猪苓汤

C.茯苓导水汤

D.天仙藤散

E.真武汤

【答案】E

3.肾虚型子肿的首选方剂是

A.真武汤

B.左归丸

C.五皮散

D.防己黄芪汤

E.右归丸

【答案】A

4.患者,女,22岁,已婚。妊娠6个半月,面目四肢浮肿,皮薄光亮,按之没指,纳呆便溏,舌质胖嫩苔薄腻,脉滑缓无力。治疗应首选的方剂是

A.茯苓导水汤

B.真武汤

C.天仙藤散

D.猪苓汤

E.白术散

【答案】E

5.患者,女,27岁,已婚。妊娠5个月,先由脚肿渐及于腿,皮色不变,随按随起。其证候是

A.脾虚

B.气滞

C.肾虚

D.湿阻

E.血瘀

【答案】B

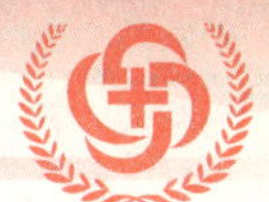

第十一节　子晕

（略）

第十二节　子痫

1.下列各项不属于子痫急症处理原则的是

A.解痉

B.合理扩容

C.镇静

D.适时终止妊娠

E.吸氧

【答案】E

【解析】一经确诊，应立即住院治疗，积极处理。治疗原则为解痉、降压、镇静、合理扩容，必要时利尿、适时中止妊娠，中西医配合抢救。

2.下列各项，不属于子痫临床表现的是

A.妊娠后期，忽然眩晕倒仆，昏不知人，两目上视，牙关紧闭

B.分娩时，忽然昏不知人，牙关紧闭

C.妊娠后期，突然出现昏迷不醒

D.妊娠后期，忽然出现头晕目眩

E.妊娠后期，忽然四肢抽搐，全身强直，须臾醒，醒复发

【答案】D

第十三节　妊娠小便淋痛

1.妊娠心火偏亢型子淋的治法是

A.清心泻火，润燥通淋

B.清热养阴，利尿通淋

C.清热利湿，养阴通淋

D.滋阴润肺，利尿通淋

E.交通心肾，清热利尿

【答案】A

2.患者，女，23岁，已婚。孕期突然小便频数而急，艰涩不利，灼热刺痛，口干不欲饮，舌红苔黄腻，脉滑数。治疗应首选的方剂是

A.导赤散

B.知柏地黄汤

C.加味五苓散

D.清热通淋汤

E.以上均非

【答案】C

【解析】由题干孕期突然小便频数而急，艰涩不利，灼热刺痛，辨病为妊娠小便淋痛；由口干不欲饮，舌红苔黄腻，脉滑数，辨证为湿热下注证。方选加味五苓散。

3.患者，女，30岁，已婚。怀孕3个月。近3天尿频、尿急、尿道灼热刺痛，两颧潮红，五心烦热，舌红苔薄黄，脉细滑数。治疗应首选的方剂是

A.五皮饮

B.加味五淋散

C.知柏地黄汤

D.六味地黄汤

E.导赤散

【答案】C

第十四节　妊娠小便不通

（略）

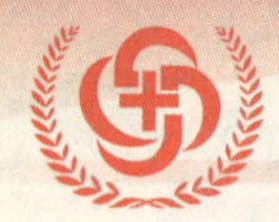

第十章　产后病

第一节　概述

1.产后三急是指

A.呕吐、泄泻、盗汗

B.高热、昏迷、自汗

C.心悸、气短、抽搐

D.尿闭、便难、冷汗

E.下血、腹痛、心悸

【答案】A

2.下列哪项是产后用药三禁

A.活血、通便、消导

B.大汗、峻下、利小便

C.清热、凉血、滋阴

D.祛寒、开郁、化瘀

E.以上均非

【答案】B

3.产后三病是指

A.呕吐、泄泻、盗汗

B.尿失禁、缺乳、大便难

C.血晕、发热、痉证

D.病痉、病郁冒、大便难

E.腹痛、恶露不下、发热

【答案】D

第二节　产后血晕

（略）

第三节　产后发热

1.下列各项，不属于产后发热病因的是

A.感染邪毒

B.外感

C.血瘀

D.血虚

E.阳盛血热

【答案】E

2.患者，女，26岁，已婚。产后3天高热寒战，小腹疼痛拒按，恶露初时量多。后量少、色紫暗如败酱、臭气，烦躁口渴，溺赤便结，舌红苔黄，脉滑数有力。其诊断是

A.产后发热外感证

B.产后发热血瘀证

C.产后腹痛血瘀证

D.产后恶露过少之血瘀证

E.产后发热之感染邪毒证

【答案】E

3.患者，女，27岁，已婚。产后5日，高热寒战。小腹疼痛拒按，恶露量多，色如败酱，有臭气，纳呆，便秘。应首先考虑的是

A.产后伤食

B.产后腹痛

C.产后发热

D.疟疾

E.肠痈

【答案】C

4.血瘀产后发热的主要证候，下列哪项是错误的

A.寒热时作

B.恶露不下

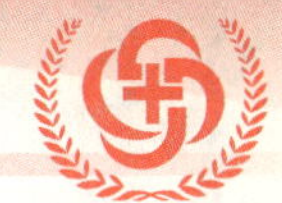

C.恶露下亦甚少,色紫黯,有块
D.小腹隐痛,喜按
E.舌质紫黯,脉弦涩
【答案】D

第四节 产后腹痛

1.产后腹痛气血两虚型的首选方剂是
A.肠宁汤
B.八珍汤
C.当归建中汤
D.补中益气汤
E.人参养荣汤
【答案】A
【解析】产后腹痛气血两虚证的选方:肠宁汤或内补当归建中汤或当归生姜羊肉汤。

2.患者,女,29岁,已婚。因分娩时受寒,产后小腹疼痛,拒按,恶露量少、行而不畅、色暗、有块,四肢不温,面色青白,脉沉紧。治疗应首选的方剂是
A.温经汤(《妇人大全良方》)
B.肠宁汤
C.温胞饮
D.生化汤
E.川楝汤
【答案】D
【解析】由题干分娩时受寒,产后小腹疼痛,辨病为产后身痛;由小腹疼痛,拒按,恶露量少、行而不畅、色暗、有块,四肢不温,面色青白,脉沉紧,辨证为瘀滞子宫证。方选生化汤。

3.患者,女,24岁,已婚。产后1周,小腹隐隐作痛,喜按,恶露量少、色淡,头晕耳鸣,舌淡红苔薄白,脉细弱。其证候是
A.气虚
B.肾虚
C.血虚
D.虚寒
E.脾肾两虚
【答案】C

第五节 产后身痛

1.产后身痛血虚型的最佳选方是
A.人参养荣汤
B.黄芪桂枝五物汤
C.八珍汤
D.当归补血汤
E.十全大补汤
【答案】B
(2~3题共用备选答案)
A.血瘀
B.风寒
C.肾虚
D.血虚
E.气虚
2.产后肢体关节疼痛,屈伸不利,痛无定处。其证候是
【答案】B
3.产后遍身关节酸楚,肢体麻木,头晕心悸。其证候是
【答案】D

第六节 产后恶露不绝 1

1.生化汤治疗血瘀寒凝,瘀阻胞宫而致的产后恶露淋沥不尽,常加用的药物是
A.桃仁、赤芍
B.红花、赤芍
C.蒲黄、五灵脂
D.蒲黄、益母草

第七篇 中医妇科学

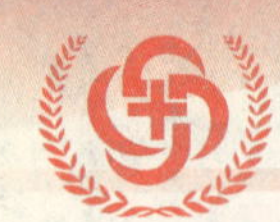

E.黑荆芥、茜草

【答案】D

2.产后恶露不绝的主要病因是

A.气虚、血热、血瘀

B.气虚、血虚、血瘀

C.气虚、血虚、血热

D.气虚、血虚、寒湿

E.以上都不是

【答案】A

【解析】产后恶露不绝的主要病机是胞宫藏泻失度,冲任不固,血海不宁。常见病因有气虚、血热、血瘀。

3.患者,女,27岁,已婚。产后恶露1个月未止,量多、色淡、无臭气,小腹空坠,神倦懒言,舌淡,脉细弱。治疗应首选的方剂是

A.举元煎

B.固本止崩汤

C.生化汤

D.八珍汤

E.补中益气汤

【答案】E

【解析】从题干产后恶露1个月不止,可确定为产后恶露不绝,从症状量多、色淡、无臭气,小腹空坠,神倦懒言,舌质淡,脉缓弱,可诊断为气虚证,方用补中益气汤。

4.患者,女,27岁,已婚。人流术后恶露持续20天未净,量较多,色紫红,质稠,有臭味,面色潮红,口燥咽干,舌质红,脉细数。其证候是

A.气虚

B.血虚

C.血热

D.湿热

E.阴虚

【答案】C

5.患者产后血性恶露13天不尽,量多、色淡、质稀、无气味,神疲懒言,小腹空坠,食少便溏,舌淡苔薄白,脉细弱。本病辩证是

A.肾虚

B.气虚

C.血虚

D.血瘀

E.气滞

【答案】B

第七节　缺乳

1.治疗缺乳之气血两虚证,应选择的方剂是

A.通乳丹

B.下乳涌泉散

C.漏芦散

D.逍遥散

E.龙胆泻肝汤

【答案】A

2.患者,女,26岁。产后乳汁正常,与家人生气后,乳汁骤减,乳汁稠,乳房胀硬而痛,精神抑郁,胸胁胀痛,食欲减退,舌暗红,苔薄黄,脉弦数。治疗应首选的方剂是

A.通乳丹

B.下乳涌泉散

C.漏芦散

D.逍遥散

E.龙胆泻肝汤

【答案】B

【解析】产后乳汁骤减属缺乳,乳房胀硬而痛,胸胁胀痛均为肝经郁滞表现,伴随症状、舌脉,属肝郁气滞证。治疗应首选下乳涌泉散。

第八节　产后抑郁

1.治疗产后抑郁之心脾两虚证,应选择的方剂是

A.归脾汤
B.逍遥散
C.当归补血汤
D.加味逍遥散
E.调经汤
【答案】A

2.治疗产后抑郁之瘀血内阻证,应选择的方剂是
A.归脾汤
B.逍遥散
C.当归补血汤
D.加味逍遥散
E.调经汤
【答案】E

第九节 产后小便不通

1.治疗产后小便不通之气虚证,应选择的方剂是
A.济生肾气丸
B.加味四物汤
C.化阴煎
D.补中益气汤
E.沉香散
【答案】D

2.治疗产后小便不通之血瘀证,应选择的方剂是
A.济生肾气丸
B.加味四物汤
C.化阴煎
D.补中益气汤
E.沉香散
【答案】B

3.治疗产后小便不通之肾虚证,应选择的方剂是
A.济生肾气丸
B.加味四物汤
C.化阴煎
D.补中益气汤
E.沉香散
【答案】A

第十节 产后小便淋痛

1.治疗产后小便淋痛之肝经郁热证,应选择的方剂是
A.知柏地黄汤
B.加味四物汤
C.沉香散
D.化阴煎
E.龙胆泻肝汤
【答案】C

2.治疗产后小便淋痛之湿热蕴结证,应选择的方剂是
A.加味五淋散
B.加味四物汤
C.小蓟饮子
D.龙胆泻肝汤
E.沉香散
【答案】A

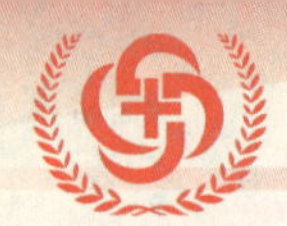

第十一章　妇科杂病

第一节　概述

（略）

第二节　癥瘕

1.妇人癥瘕的主症是

A.下腹部胀满

B.下腹部疼痛

C.腰腹部疼痛

D.下腹部结块

E.月经过多

【答案】D

2.下列各项当中，不属于癥瘕主要病因的是

A.气滞血瘀

B.肾虚血瘀

C.痰湿瘀结

D.湿热瘀阻

E.气虚血瘀

【答案】E

3.患者，女，45岁，已婚。下腹积块，固定难移，疼痛拒按，舌边瘀点，脉沉涩。治疗应首选的方剂是

A.桂枝茯苓丸

B.逍遥散

C.乌药汤

D.香棱丸

E.三棱煎

【答案】A

（4~5题共用备选答案）

A.开郁二陈汤

B.苍附导痰丸

C.香棱丸

D.大黄牡丹汤

E.血府逐瘀汤

4.治疗癥瘕之痰湿证，应选择的方剂是

【答案】B

5.治疗癥瘕之气滞证，应选择的方剂是

【答案】C

第三节　盆腔炎

1.患者，女，25岁，已婚。近半年来常感小腹部隐痛，拒按，痛连腰骶，劳累时加重。带下量多，色黄，质黏稠，胸闷纳呆，口干便秘，小便黄赤，舌体胖大，色红，苔黄腻，脉滑数。治疗应首选的方剂是

A.膈下逐瘀汤

B.少腹逐瘀汤

C.银甲丸

D.理冲汤

E.止带方

【答案】C

【解析】由题干近半年来常感小腹部隐痛，拒按，痛连腰骶，辨病为盆腔炎，由带下量多，色黄，质黏稠，胸闷纳呆，口干便秘，小便黄赤，舌体胖大，色红，苔黄腻，脉滑数，辨证为湿热瘀结证。代表方剂是银甲丸或当归芍药散。

2.患者，女，25岁，已婚。有盆腔炎病

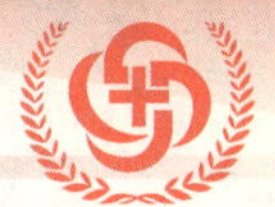

史，下腹部疼痛结块，缠绵日久，痛连腰骶，经行加重，经血量多有块，带下量多，精神不振，纳少乏力，舌质紫暗有瘀点，苔白，脉弦涩无力。治疗应首选的方剂是

A.理冲汤

B.膈下逐瘀汤

C.少腹逐瘀汤

D.血府逐瘀汤

E.银甲丸

【答案】A

（3~4 题共用备选答案）

A.身热腹痛，恶寒或寒战

B.高热腹痛，下腹部疼痛拒按

C.下腹部胀满，疼痛拒按，寒热往来

D.下腹部隐痛，痛连腰骶，低热起伏

E.下腹部胀痛或刺痛，经行加重

3、急性盆腔炎热毒炽盛证的主要临床表现是

【答案】B

4、急性盆腔炎湿热瘀结证的主要临床表现是

【答案】C

第四节　不孕症

1.不孕症常见的证型不包括下列哪项

A.肝郁

B.肾虚

C.瘀滞胞宫

D.脾虚

E.痰湿内阻

【答案】D

【解析】不孕症常见的证型有肾虚、肝郁、瘀滞胞宫、痰湿内阻四个证型。

2.瘀滞胞宫不孕症的最佳治法是

A.活血化瘀

B.逐瘀荡胞，调经助孕

C.养血活血

D.疏肝理气化瘀，调经助孕

E.补肾活血，调经助孕

【答案】B

3.患者，女，30 岁，已婚 3 年不孕。月经 2~3 个月一行，头晕耳鸣，腰酸腿软，畏寒肢冷，性欲淡漠，舌淡苔白，脉沉细尺弱。治疗应首选的方剂是

A.大补元煎

B.固阴煎

C.补肾固冲丸

D.毓麟珠

E.温胞饮或右归丸

【答案】E

4.患者，女，38 岁，结婚 3 年。夫妇同居未孕。月经先后不定期，经行乳房胀痛，善太息，舌淡红苔薄白，脉弦细。其证候是

A.肝肾阴虚

B.肝郁脾虚

C.肝阳上亢

D.肝气郁结

E.气滞血瘀

【答案】D

【解析】由题干结婚 3 年，夫妇同居未孕，辨病为不孕症；由经行乳房胀痛，善太息，舌淡红苔薄白，脉弦细，辨证为肝气郁结证。

5.患者，女，36 岁。婚久不孕，月经后期，量少，色鲜红，腰膝酸软，头晕耳鸣，五心烦热，舌质嫩红，少苔，脉细数。其治疗首选的方剂是

A.毓麟珠

B.养精种玉汤

C.温胞饮

D.开郁种玉汤

E.右归丸

【答案】B

6.患者，女，33 岁。婚久不孕，月经后期，量少、色暗，面色晦暗，性欲淡漠，腰膝冷痛，夜尿频，舌质淡，脉沉细。其证候是

第七篇 中医妇科学

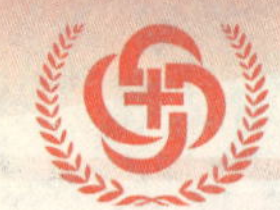

A.肾气虚
B.肾阳虚
C.脾虚
D.肾阴虚
E.肝气郁结
【答案】B

第五节　阴痒

1.患者，女，56岁。阴部奇痒干涩7天，五心烦热，腰酸腿软，舌红少苔，脉细数无力。其治疗首选的方剂是

A.知柏地黄汤
B.保阴煎
C.两地汤
D.六味地黄丸
E.左归丸
【答案】A
【解析】由题干阴部奇痒干涩7天，辨病为阴痒；由五心烦热，腰酸腿软，舌红少苔，脉细数无力，辨证为肝肾阴虚证，代表方剂是知柏地黄丸。

2.阴痒肝经湿热证的首选方剂是

A.知柏地黄汤
B.止带方
C.萆薢渗湿汤
D.托里消毒散
E.蛇床子汤
【答案】C

第六节　阴疮

1.治疗寒湿证阴疮的首选方剂是

A.少腹逐瘀汤
B.阳和汤
C.阴蚀生疮方
D.右归饮
E.温经汤
【答案】B

2.关于阴疮，下列哪项是恰当的

A.妇女外阴结块肿痛，或溃烂成疮，黄水淋沥，称为“阴疮”，又称“阴蚀”
B.主要病机是热毒炽盛，侵蚀外阴肌肤所致
C.只要及时治疗，可在短期内治愈
D.其病因为热毒、寒湿、气滞
E.金黄散适用于阴疮已破溃者
【答案】A

第七节　阴挺

1.下列各项，属于阴挺发病主要病机的是

A.胞络损伤
B.肾气虚损
C.肝肾两亏
D.湿热下注
E.产育过多
【答案】A

2.妇女阴中有物下坠，突出于阴道口外，应诊断为

A.阴蚀
B.阴茧
C.阴挺
D.阴疮
E.阴肿
【答案】C

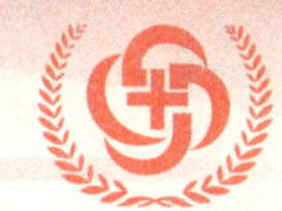

第十二章　计划生育

第一节　避孕

1.下列各项,不属于放置宫内节育器禁忌证的是

A.滴虫性阴道炎

B.月经过多

C.重度痛经

D.宫颈口松

E.足月产后3个月

【答案】E

【解析】放置宫内节育器禁忌证有:①妊娠或妊娠可疑者。②人工流产、分娩或剖宫产后有妊娠组织物残留或感染可能者。③生殖道炎症。④生殖器官肿瘤、子宫畸形。⑤宫颈过松、重度陈旧性宫颈裂伤或子宫脱垂。⑥严重的全身性疾患。⑦月经过多。

2.放置宫内节育器的适应证是

A.已婚育龄妇女,愿意选用而无禁忌证者

B.生殖器官炎症

C.宫颈口松弛

D.近3个月月经过多

E.月经频发或不规则阴道流血

【答案】A

【解析】宫内节育器适应证:已婚育龄妇女,愿意选用而无禁忌证者均可放置。

第二节　人工流产

1.下列各项,不属于人工流产并发症的是

A.人流综合征

B.子宫穿孔

C.人流后宫缩不良

D.人流不全

E.人流术后感染

【答案】C

2.患者人流术后10天,间断阴道出血,近1天阴道出血大于月经量,夹有黑血块;B超示:宫腔内有组织残留。其诊断是

A.人流综合征

B.子宫穿孔

C.人流不全

D.宫腔或颈管内口粘连

E.人流术后感染

【答案】C

第三节　经腹输卵管结扎术

(略)

第十三章　女性生殖功能的调节与周期性变化

第一节　卵巢分泌的激素及其生理作用

1.下述哪种激素能使阴道上皮细胞增生和角化，细胞内糖原增多，保持阴道呈弱酸性

A.促性腺激素释放激素

B.垂体促性腺激素

C.促甲状腺激素

D.雌激素

E.孕激素

【答案】D

2.若卵子未受精，黄体开始萎缩的时间是排卵后

A.4~5 天

B.9~10 天

C.11~12 天

D.13~14 天

E.15~16 天

【答案】B

3.成熟卵泡的直径大小是

A.<17 mm

B.>18 mm

C.18~25 mm

D.17~22 mm

E.>22 mm

【答案】C

第二节　子宫内膜的周期性变化

（略）

第三节　下丘脑-垂体-卵巢轴的相互关系

（略）

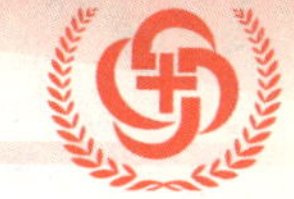

第十四章　妇产科特殊检查与常用诊断技术

第一节　妇科检查

（略）

第二节　妇科特殊诊断技术

1.孕酮测定，提示有排卵的是

A.血中孕酮达到 13 nmol/L

B.血中孕酮达到 14 nmol/L

C.血中孕酮达到 15 nmol/L

D.血中孕酮达到 16 nmol/L

E.血中孕酮达到 17 nmol/L

【答案】D

2.下列各项，不属于诊断性刮宫适应证的是

A.因宫腔残留组织或子宫内膜脱落不全导致长时间多量出血者

B.疑有子宫内膜结核者

C.月经失调需了解子宫内膜变化及其对性激素的反应者

D.子宫异常出血，需排除或证实子宫内膜癌、宫颈管癌者

E.急性或严重的全身疾病

【答案】E

第八篇 中医儿科学

刷分题库

抢分直播

第一章 儿科学基础

配套名师精讲课程

第一节 小儿年龄分期

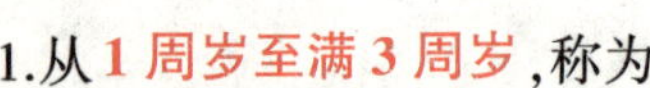
1.从1周岁至满3周岁,称为
A.新生儿期
B.婴儿期
C.学龄前期
D.幼儿期
E.学龄期
【答案】D

2.新生儿期是指从出生至
A.26天
B.28天
C.30天
D.32天
E.以上都不是
【答案】B
【解析】从出生后脐带结扎到出生后28天,称为新生儿期。

3.胎儿期体重增长快的阶段是
A.妊娠早期4周
B.妊娠早期12周
C.妊娠中期10周
D.妊娠中期15周
E.妊娠晚期13周
【答案】E

第二节 小儿生长发育

1.4周岁小儿的身长应为
A.90 cm
B.98 cm
C.100 cm
D.105 cm
E.110 cm
【答案】B
【解析】2岁至12岁儿童的身高(长)可以用以下公式计算:身高(cm)=70+7×年龄。

2.小儿营养不良是指体重低于正常均值的
A.66%
B.70%
C.85%
D.95%

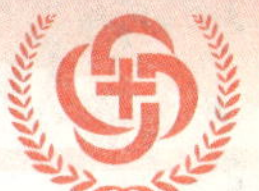

E.90%

【答案】C

3.6~24个月正常小儿的乳牙数的推算公式是

A.月龄-4(或6)

B.月龄-3(或6)

C.月龄-2(或6)

D.月龄-1(或6)

E.月龄-5(或6)

【答案】A

【解析】生后4~10个月乳牙开始萌出，在2~2.5岁出齐，出齐为20颗。2岁以内乳牙颗数的推算公式为乳牙数=月龄-4(或6)。

4.患儿，12个月。体重10 kg，身长65 cm，前囟闭合，乳牙7个，不会摆放积木。其中不正常的是

A.体重

B.身长

C.前囟

D.乳牙萌出

E.精细运动

【答案】B

【解析】出生时身长约为50cm。生后第一年身长增长最快，约25cm，其中前3个月约增长12cm。第二年身长增长速度减慢，约10cm。

5.随着小儿年龄的增加，其脉搏、血压变化规律是

A.脉搏增快、血压增高

B.脉搏增快、血压减低

C.脉搏减慢、血压增高

D.脉搏减慢、血压减低

E.脉搏、血压均无明显变化

【答案】C

6.患儿，3岁。体重14 kg，身长86 cm。该患儿的生长发育状况为

A.体重正常，身长偏高

B.体重正常，身长偏低

C.体重偏高，身长正常

D.体重偏高，身长偏低

E.体重偏低，身长正常

【答案】B

【解析】临床可用以下公式推算小儿体重：1岁以上体重(kg)=8+2×年龄。2岁后至12岁儿童的身高(身长)：身高(cm)=70+7×年龄，将患儿的年龄代入计算，其理想体重应该为14 kg，理想身长为91 cm。对比后可知体重正常，身长偏低。

7.前囟关闭的时间为出生后多少个月

A.2~4

B.4~6

C.6~12

D.12~18

E.18~24

【答案】D

【解析】前囟是指额骨和顶骨之间的菱形间隙，以囟门对边中点间的连线距离表示，出生时为1.5~2 cm，至12~18个月闭合。

8.小儿出生时体重、身长、头围平均为

A.体重2.5 kg，身长48 cm，头围32 cm

B.体重3 kg，身长48 cm，头围30 cm

C.体重3 kg，身长50 cm，头围34 cm

D.体重4 kg，身长52 cm，头围36 cm

E.体重4 kg，身长50 cm，头围34 cm

【答案】C

9.小儿能独走的时间一般是

A.8个月

B.10个月

C.12个月

D.16个月

E.18个月

【答案】C

10.小儿细动作的发育，正常会拇指、示指拾东西的年龄是

A.5~6个月

B.7~个月

C.9~10个月

D.11~12个月

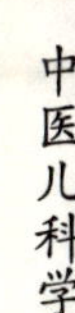

E.13～14个月

【答案】C

11.新生儿正常心率是

A.150～130次/分钟

B.140～120次/分钟

C.130～110次/分钟

D.120～100次/分钟

E.100～80次/分钟

【答案】B

12.按公式推算,正常6岁小儿血压的收缩压是

A.80 mmHg

B.88 mmHg

C.100 mmHg

D.90 mmHg

E.92 mmHg

【答案】E

【解析】不同年龄小儿血压正常值的推算公式为收缩压(mmHg)=80+2×年龄;舒张压(mmHg)=收缩压×2/3。正常6岁小儿的收缩压为80+2×6=92。

第三节　小儿生理、病因、病理特点

1.小儿"稚阴稚阳"学说是指其生理状态为

A.阳常有余,阴常不足

B.脏腑娇嫩,形气未充

C.生机蓬勃,发育迅速

D.脏气清灵,易趋健康

E.脾常不足,肝常有余

【答案】B

2.小儿为纯阳之体,伤于外邪以热性病证为多,其原因是六气易于化

A.寒

B.燥

C.火

D.湿

E.风

【答案】C

3.小儿发生强烈传染性疾病的病邪很多,其中最重要的是

A.风邪

B.湿热

C.燥邪

D.疫疠

E.风寒

【答案】D

4.下列各项不属于小儿的病理特点的是

A.发病容易

B.传遍迅速

C.易趋健康

D.脏腑娇嫩

E.脏气清灵

【答案】D

5."纯阳"学说是指小儿

A.发育迅速

B.脏腑娇嫩

C.有阳无阴

D.阳亢阴亏

E.形气未充

【答案】A

【解析】"纯"指小儿出生,未经太多外界因素影响,胎元之气尚未耗散;"阳"指以阳为用,即生机。"纯阳"学说高度概括了小儿在生长发育中生机旺盛,发育迅速,如旭日之初升的生理现象。

6.小儿患病后易趋康复的主要原因是

A.心常有余

B.肝常有余

C.稚阴稚阳

D.脏腑已成

E.脏气清灵

【答案】E

7.小儿易产生感冒、咳喘,原因主要是

A.脾常不足

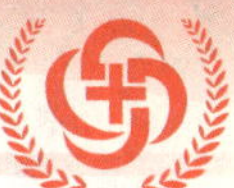

B.肺脏娇嫩
C.肾常虚
D.稚阳未充
E.稚阴未长
【答案】B
【解析】小儿肺脏娇嫩,"肺常不足",肺气宣发肃降功能尚不完善,小儿冷暖也不知自调,一旦护养不当,易于感受外邪,导致肺的宣肃功能失常,则易患感冒、咳喘等病证。

8.患儿,7岁。平素嗜食肥甘厚腻,容易损伤的脏腑是
A.肝
B.心
C.脾
D.肺
E.肾
【答案】C

9.患儿,1岁。骤闻异声后,夜间啼哭半个月,每夜发作10分钟左右。其病因是
A.惊恐因素
B.意外因素
C.感受外邪
D.环境污染
E.胎产因素
【答案】A

10.小儿脏腑娇嫩,形气未充,突出表现这一特点的脏腑是
A.心、肝、脾
B.肝、脾、肾
C.肺、脾、肾
D.肝、脾、肺
E.心、肝、肺
【答案】C

11.小儿易见呕吐、积滞、厌食等病的原因是
A.脾胃不和
B.食滞伤中
C.脾常不足
D.乳食不节
E.脾胃虚弱
【答案】C

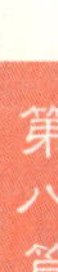

第四节　儿科四诊特点

1.小儿面呈红色,证候多属
A.热
B.湿
C.燥
D.虚
E.实
【答案】A

2.热退疹出,疹细稠密如玫瑰红色者是
A.麻疹
B.风痧
C.奶麻
D.丹痧
E.瘾疹
【答案】C

3.小儿"地图舌"是由于
A.肺气虚弱
B.脾阳亏虚
C.脾失健运
D.宿食内停
E.胃之气阴不足
【答案】E
【解析】舌苔花剥,状如地图,时隐时现,经久不愈,多为胃之气阴不足所致。

4.下列疾病,表现为草莓舌的是
A.丹痧、皮肤黏膜淋巴结综合征
B.流行性腮腺炎
C.百日咳
D.风疹
E.麻疹
【答案】A

5.小儿指纹色青紫,其证是
A.瘀热内结
B.外感风寒
C.外感风热

D.内有虚寒

E.邪热郁滞

【答案】A

6.发热持续，热势枭张，身热不扬，面黄苔腻的病机是

A.外感风热

B.湿热内蕴

C.阳明热盛

D.邪郁少阳

E.内伤乳食

【答案】B

7.捏脊疗法常用于治疗小儿

A.疳证、慢性泄泻

B.咳嗽、哮喘

C.五迟、五软

D.心悸、怔忡

E.遗尿、尿频

【答案】A

【解析】捏脊属推拿疗法，有促进气血循行、经络通畅、神气安定、脏腑调和的作用。儿科临床常用于治疗5岁以下小儿泄泻、腹痛、厌食、痿证等。

8.小儿斑秃的病因是

A.气血两虚

B.血虚血瘀

C.气阴两虚

D.阴伤液脱

E.肾精亏虚

【答案】B

9.患儿，3岁。舌苔厚腻垢浊不化，状如霉酱，伴便秘腹胀者。其病机是

A.寒湿内停

B.宿食内积

C.湿热内蕴

D.脾虚失运

E.心脾积热

【答案】B

10.患儿，3岁。近3天来，夜间发热，腹壁手足心热，胸满不食，舌苔厚腻，其病机是

A.外感风热

B.湿热内蕴

C.阳明热盛

D.邪郁少阳

E.内伤乳食

【答案】E

11.呼吸窘迫，面青呛咳，常是

A.异物堵塞气道

B.肺气闭郁

C.肺蕴痰热

D.顿咳

E.急喉风

【答案】A

12.不属于小儿基本脉象的是

A.浮脉

B.沉脉

C.迟脉

D.数脉

E.弦脉

【答案】E

13.下列不属于儿科内治用药原则的是

A.治疗及时审慎

B.重视先证而治

C.注意顾护脾胃

D.处方峻剂速攻

E.不可乱投补益

【答案】D

14.不属于儿科内治给药方法的是

A.直肠给药法

B.口服给药

C.热熨法

D.气雾吸入法

E.鼻饲给药

【答案】C

15.小儿推拿疗法一般不用于治疗

A.泄泻

B.腹痛

C.厌食

D.紫癜

E.斜颈

【答案】D

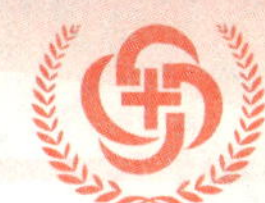

16.不属于小儿添加辅食原则的是
A.由少到多
B.由稀到稠
C.由粗到细
D.由一种到多种
E.在婴儿健康时添
【答案】C

第五节　儿科治法概要

1.乳婴儿服用中药汤剂的剂量是
A.成人量的 1/6
B.成人量的 1/3
C.成人量的 1/2
D.成人量的 2/3
E.成人量的 3/4
【答案】B
【解析】中药汤剂可采用下列比例方药：新生儿用成人量的 1/6，乳婴儿用成人量的 1/3，幼儿用成人量的 1/2，学龄期儿童用成人量的 2/3 或接近成人量。

2.在夏季三伏天，用延胡索、白芥子、甘遂、细辛研末，以生姜汁调成药饼，敷于肺俞、膏肓、百劳穴上，用于治疗的疾病是
A.感冒
B.热性哮喘
C.寒性哮喘
D.肺炎咳嗽
E.咳嗽
【答案】C

3.不属于清热解毒法治疗的疾病是
A.温热病
B.湿热病
C.丹毒
D.疮痈
E.五迟五软
【答案】E
【解析】清热解毒法主要适用于邪热炽盛的实热证，如温热病、湿热病、斑疹、痢疾、血证等。

4.下列除哪项外，均可使用培元补肾法
A.解颅
B.五迟
C.五软
D.哮喘
E.肺炎喘嗽
【答案】E

5.下列各项不属于推拿疗法作用的是
A.安神定志
B.疏理经络
C.调和气血
D.凉血止血
E.调节脏腑功能
【答案】D

6.患儿 10 岁。腹部刺痛 1 周，痛在中上腹部，痛处固定，按之痛剧，舌紫暗有瘀点，脉涩。其治法是
A.补脾健脾
B.调脾助运
C.活血化瘀
D.培元补肾
E.镇惊息风
【答案】C

（7～8 题共用备选答案）
A.培元补肾法
B.镇惊息风法
C.补脾健脾法
D.利水消肿法
E.调脾助运法

7.适用于小儿窍闭神昏，惊风痫证的治法是
【答案】B

8.适用于小儿水湿停聚，小便短少而水肿的治法是
【答案】D

第八篇　中医儿科学

第二章　儿童保健

第一节　胎儿期保健

1.下列各项不属于妊娠禁忌药的是
A.乌头
B.巴豆
C.麝香
D.水蛭
E.白术
【答案】E

2.关于孕妇饮食，下列说法中正确的是
A.大冷之物
B.大热之物
C.甘肥厚味
D.营养丰富
E.辛辣炙馎
【答案】D

第二节　婴儿期保健

1.母乳喂养应遵循的原则是
A.按时
B.按需
C.按量
D.按时按量
E.按时不按量
【答案】B

2.预防脐风最重要的措施是
A.孕妇勿感风邪
B.产妇勿感风邪
C.小儿生后避风
D.清洁断脐护脐
E.脐疮防其走黄
【答案】D

3.大黄祛除胎毒，错误的是
A.用生大黄
B.大黄略煮
C.胎粪通下后停服
D.大便正常者忌用
E.脾虚气弱者勿用
【答案】D

4.小儿多长时间起应逐渐添加辅食
A.1~2 个月
B.2~3 个月
C.4~6 个月
D.8~10 个月
E.10~12 个月
【答案】C

5.小儿断奶时间宜在
A.2~3 个月
B.4~6 个月
C.6~7 个月
D.8~12 个月
E.13~18 个月
【答案】D
【解析】小儿 4~6 个月起应逐渐添加辅食，8~12 个月时可以完全断乳。

6.新生儿在上腭中线和齿龈部位有散在黄白色、碎米粒样颗粒，称为
A.马牙
B.板牙
C.螳螂子
D.口疮
E.鹅口疮
【答案】A

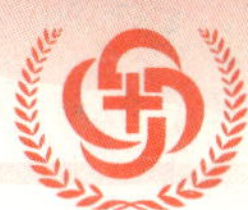

第三章　新生儿疾病

第一节　胎怯

1.胎怯的病变脏腑主要是

A.脾、肾

B.心、肝

C.心、肾

D.心、脾

E.肝、肾

【答案】A

2.胎怯调护错误的是

A.注意保暖

B.按体重、日龄计算热量

C.一切用品均应消毒后使用

D.尽量延迟母乳喂养，喂足奶量

E.密切观察患儿病情变化，及时发现并发症并加以处理

【答案】D

3.患儿，出生9天。诊断为胎怯。症见气弱声低，皮肤薄嫩，胎毛细软。其病机是

A.心虚

B.肺虚

C.肝虚

D.脾虚

E.肾虚

【答案】B

4.治疗胎怯之肾精薄弱证首选方剂是

A.保元汤

B.归脾汤

C.金匮肾气丸

D.补肾地黄丸

E.六味地黄丸

【答案】D

【解析】肾精薄弱证的表现为体短形瘦，头大囟张，头发稀黄，耳壳软，哭声低微，肌肤不温，指甲软短，骨弱肢柔，或有先天性缺损畸形，指纹淡。治宜益精充髓，补肾温阳，方用补肾地黄丸加减。

第二节　硬肿症

1.以下除哪项外，均为硬肿症的病因

A.胎禀不足

B.阳气虚弱

C.保暖不当

D.复感寒邪

E.喂养不当

【答案】E

【解析】本病内因为先天禀赋不足，元阳不振；护养保暖不当，感受寒邪为外因。

2.对于硬肿症的临床表现描述错误的是

A.可见紧张性水肿

B.腋温-肛温差由正值变为负值

C.低体温，体温<35 ℃，严重者<30 ℃

D.硬肿为对称性，依次为双下肢、臀、面颊、两上肢、背、腹、胸部等

E.患儿不吃、不哭、少动，严重者可伴有休克、肺出血及多脏器功能衰竭

【答案】A

3.硬肿症的治疗原则是

A.行气化瘀消积

B.健脾益肾，温运脾阳

C.益精充髓，补肾温阳

第八篇　中医儿科学

D.大补元气，温阳固脱
E.温阳散寒，活血化瘀
【答案】E

4.患儿，生后3天。症见：全身冰冷，全身肌肤板硬而肿，气息微弱，僵卧少动，哭声低怯，吸吮困难，反应极差，皮肤暗红，少尿，面色苍白，唇舌色淡，指纹淡红不显。其证候是

A.寒凝血涩
B.阳气虚衰
C.脾肾虚衰
D.肺脾气虚
E.气滞血瘀
【答案】B

5.治疗硬肿症之阳气虚衰证首选方剂是

A.四逆汤
B.参附汤
C.金匮肾气丸
D.当归四逆汤
E.血府逐瘀汤
【答案】B

【解析】本病阳气虚衰证的症状有全身冰冷，僵卧少动，反应极差，气息微弱，哭声低怯，吸吮困难，面色苍白，肌肤板硬而肿，范围波及全身，皮肤暗红，尿少或无，唇舌色淡，指纹淡红不显。治宜：益气温阳，通经活血，方用：参附汤加味。

第三节　胎黄

1.胎黄的病变脏腑是

A.肝胆、脾胃
B.肝胆、心小肠
C.肾膀胱、脾胃
D.肺大肠、肝胆
E.心小肠、肾膀胱
【答案】A

2.下列病机中，不属于胎黄病机的是

A.脾胃湿热
B.寒湿内蕴
C.肺失通调
D.肝失疏泄
E.气滞血瘀
【答案】C

3.下列表现中，属于生理性胎黄的是

A.生后24小时出现黄疸
B.生后10天黄疸自行消失
C.黄疸消退后复现
D.黄疸持续3周以上
E.血清总胆红素300 μmol/L
E.平肝息风，利湿退黄
【答案】B

【解析】生理性胎黄大多在出生后2~3天出现，4~6天达高峰，7~10天消退。病理性胎黄常在出生后24小时内出现黄疸，或黄疸持续加深，或消退后复现，3周后仍不消退。

4.患儿，生后1天。症见面目皮肤发黄，色泽鲜明如橘，哭声响亮，不欲吮乳，口渴唇干，大便秘结，小便深黄，舌质红，苔黄腻。其治法是

A.行气化瘀消积
B.温中化湿退黄
C.清热利湿退黄
D.平肝息风，利湿退黄
E.大补元气，温阳固脱
【答案】C

5.治疗寒湿阻滞型胎黄的基本法则是

A.利水渗湿
B.化瘀消积
C.清热利湿
D.温中化湿
E.疏肝利胆
【答案】D

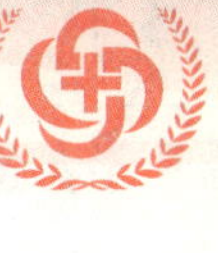

第四章 肺系病证

第一节 感冒

1.治疗小儿风寒感冒的首选方剂是

A.麻黄汤

B.杏苏散

C.小青龙汤

D.新加香薷饮

E.荆防败毒散

【答案】E

【解析】麻黄汤为辛温发汗峻剂,小儿不宜使用,故排除 A;杏苏散为治凉燥之剂,故排除 B;小青龙汤为治疗外寒内饮之剂,故排除 C;新加香薷饮为治疗暑邪感冒之剂,故排除 D;荆防败毒散辛温解表,可治疗小儿风寒感冒。

2.小儿风热感冒与风寒感冒的鉴别要点有

A.恶风发热

B.恶寒发热

C.咽红肿痛

D.咳嗽不爽

E.咳嗽频作

【答案】C

3.小儿感冒后容易出现咳嗽加剧,喉间痰鸣的症状,其病机是

A.脾常不足

B.肺常不足

C.肝常有余

D.肾常不足

E.心常有余

【答案】B

4.患儿,9 个月。发热,微汗,鼻塞流涕,咽红,夜间体温升高,又见惊惕啼叫,夜卧不安,舌质红,苔薄白,指纹浮紫。其诊断是

A.夜啼

B.感冒夹痰

C.感冒夹惊

D.急惊风

E.小儿暑温

【答案】C

【解析】由"发热,微汗,鼻塞流涕,咽红"可判断为感冒,而又由为"又见惊惕啼叫"即判断为夹惊。

5.治疗暑邪感冒的首选方剂是

A.银翘散

B.桑菊饮

C.清宁散

D.白虎汤

E.新加香薷饮

【答案】E

6.感冒夹惊证的治疗应该在疏风解表基础上加用的方剂是

A.镇惊丸

B.保和丸

C.二陈汤

D.桑菊饮

E.三拗汤

【答案】A

7.患儿,7 岁。发热,无汗,头晕,头痛,鼻塞,身重困倦,胸闷泛恶,口渴心烦,食欲不振,恶心呕吐,泄泻,舌质红,苔黄腻,脉数。其治法是

A.辛温解表,疏风散寒

B.辛凉解表,疏风清热

C.清暑解表,化湿和中

D.辛温解表,宣肺化痰

E.清瘟解表消毒

【答案】C

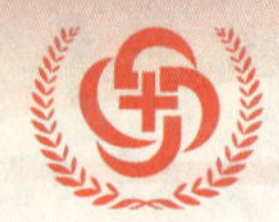

第二节 乳蛾

1.乳蛾的治疗原则是
A.辛温解表,疏风散寒
B.疏风清热,利咽消肿
C.养阴清热,软坚利咽
D.清热解毒,利咽消肿
E.清热解毒,软坚散结
【答案】D

2.乳蛾肺胃阴虚证应首选的方剂是
A.银翘马勃散
B.牛蒡甘桔汤
C.养阴清肺汤
D.普济消毒饮
E.荆防败毒散
【答案】C

3.患儿,7岁。喉核赤肿,咽喉疼痛,吞咽不利,发热重,鼻塞流涕,头痛身痛,舌红,苔薄黄,脉浮数。其治法是
A.疏风清热,利咽消肿
B.清热解毒,利咽消肿
C.养阴润肺,软坚利咽
D.清热解毒,软解散结
E.利咽消肿,活血化瘀
【答案】A

4.患儿,5岁。高热不退,喉核赤肿,溃烂化脓,吞咽困难,口干口臭,大便干结,小便黄少,舌红,苔黄,脉数。应首选的方剂是
A.银翘马勃散
B.牛蒡甘桔汤
C.养阴清肺汤
D.普济消毒饮
E.荆防败毒散
【答案】B

第三节 咳嗽

1.小儿咳嗽的主要内因是
A.肺脾虚弱
B.肝肾阴虚
C.肺肾两虚
D.肝脾不和
E.心脾两虚
【答案】A

2.患儿,2岁。咳嗽2周,日轻夜重,咳后伴有深吸气样鸡鸣声,吐出痰涎或食物后暂时缓解,不久反复发作,昼夜达10余次,舌质红,舌苔黄,脉滑数。治疗应首选的方剂是
A.清金化痰汤
B.苏子降气汤合黛蛤散
C.麻杏石甘汤合苏葶丸
D.麻黄汤合葶苈大枣泻肺汤
E.泻白散合黛蛤散
【答案】A

3.小儿外感风寒咳嗽的主要特点是
A.咳嗽频作,声重,咽痒,咳痰清稀
B.咳嗽不爽,痰黄黏稠
C.咳声重浊,痰多壅盛,色白而稀
D.咳而无力,痰白清稀
E.干咳无痰,咽痒声嘶
【答案】A

(4~5题共用备选答案)
A.咳嗽不爽,痰黄黏稠,不易咯出
B.干咳无痰,口渴咽干,喉痒声嘶
C.咳嗽频作,咽痒咽痛,痰白清稀
D.咳嗽痰多,色黄黏稠,难以咯出
E.咳声重浊,痰多壅盛,色白清稀

4.阴虚咳嗽的症候特点是
【答案】B

5.痰湿咳嗽的证候特点是
【答案】E

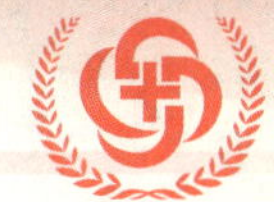

第四节　肺炎喘嗽

1.小儿肺炎喘嗽的基本病机是

A.风寒闭肺

B.风热闭肺

C.毒热闭肺

D.肺气闭郁

E.肺脾气虚

【答案】D

【解析】小儿外感风邪，外邪由口鼻或皮毛而入，侵犯肺卫，肺失宣降，清肃之令不行，致肺被邪束，闭郁不宣，化热灼津，炼液成痰，阻于气道，肃降无权，从而出现咳嗽、气喘、痰鸣、鼻扇、发热等肺气闭郁的证候，发为肺炎喘嗽。

2.小儿肺炎喘嗽的主要治疗原则是

A.辛凉宣肺，清热化痰

B.辛温宣肺，化痰止咳

C.清热涤痰，肃肺定喘

D.开肺化痰，止咳平喘

E.清热宣肺，止咳化痰

【答案】D

3.治疗小儿肺炎喘嗽之毒热闭肺证的首选方剂是

A.银翘散

B.黄连解毒汤合麻杏石甘汤

C.清金化痰丸

D.桑菊饮

E.五虎汤合葶苈大枣泻肺汤

【答案】B

4.患儿，2 岁。发热咳嗽 3 天，症见高热持续不退，咳嗽剧烈，气急鼻扇，烦躁喘憋，涕泪俱无，面赤唇红，大便秘结，舌红苔黄，指纹紫滞。其治法是

A.辛凉宣肺，清热化痰

B.辛温宣肺，化痰止咳

C.清热涤痰，开肺定喘

D.清热解毒，泻肺开闭

E.养阴清肺，润肺止咳

【答案】D

5.患儿，5 岁。发热咳嗽 7 天。咳喘持久，低热盗汗，手足心热，干咳少痰，面色潮红，口干便结，舌红少津，苔少，脉细数，其治法是

A.清热解毒，泻肺开闭

B.清热涤痰，开肺定喘

C.辛温宣肺，化痰止咳

D.养阴清肺，润肺止咳

E.补肺益气，健脾化痰

【答案】D

第五节　哮喘

1.小儿哮喘反复发作的主要内在因素是

A.肺脾气虚

B.脾肾阳虚

C.肺肾阴虚

D.痰饮留伏

E.气滞血瘀

【答案】D

【解析】哮喘的病位主要在肺，其发病的主要内在因素是痰饮留伏，隐伏于肺窍，成为哮喘之夙根，遇外来因素感触而发，反复不已。

2.患儿，12 岁。反复喘促 5 年余。症见咳嗽痰多，喘促胸满，动则喘甚，畏寒肢冷，面色欠华，神疲纳少，舌淡苔白，脉弱。其治法是

A.清肺涤痰，止咳平喘

B.温肺散寒，化痰定喘

C.健脾益气，补肺固表

D.泻肺补肾，标本兼顾

E.健脾温肾，固摄纳气

第八篇 中医儿科学

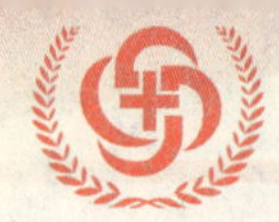

【答案】D

3.下列各项，属于热性哮喘证候特征的是

A.咳喘畏寒，痰多清稀，舌苔白滑

B.咳喘痰黄，身热面赤，口干舌红

C.喘促乏力，动则气喘，面色潮红

D.喘促乏力，动则气喘，形寒肢冷

E.咳喘无为，气短多汗，易感冒

【答案】B

（4~5 题共用备选答案）

A.三拗汤

B.都气丸

C.大青龙汤

D.麻杏石甘汤合苏葶丸

E.小青龙汤合三子养亲汤

4.治疗寒性哮喘的首选方剂是

【答案】E

5.治疗热性哮喘的首选方剂是

【答案】D

第六节　反复呼吸道感染

1.小儿反复呼吸道感染病位主要在肺，常涉及的脏腑是

A.脾、肾

B.心、肝

C.脾、胃

D.肝、肾

E.心、肾

【答案】A

2.反复呼吸道感染脾肾两虚证的治法是

A.养阴润肺，益气健脾

B.温补肾阳，健脾益气

C.调和营卫，益气固表

D.补肺固表，健脾益气

E.温补脾肾，固摄纳气

【答案】B

3.患儿，3 岁。平素反复外感。面白少华，形体消瘦，肌肉松软，鸡胸龟背，腰膝酸软，形寒肢冷，发育落后，动则气喘，少气懒言，多汗易汗，食少纳呆，大便稀溏，舌质淡，苔薄白，脉沉细无力。应首选的方剂是

A.黄芪桂枝五物汤

B.玉屏风散合六君子场

C.金匮肾气丸合理中丸

D.生脉散合沙参麦冬汤

E.补中益气汤合生脉饮

【答案】C

【解析】分析上述病例，诊断为反复呼吸道感染之脾肾两虚证，治法为：温补肾阳，健脾益气。代表方剂为：金匮肾气丸合理中丸。

（4~5 题共用备选答案）

A.5

B.6

C.7

D.8

E.10

4.诊断 3~5 岁的小儿反复呼吸道感染，其中 1 年发生上呼吸道感染的次数是

【答案】B

5.诊断 0~2 岁的小儿反复呼吸道感染，其中 1 年发生上呼吸道感染的次数是

【答案】C

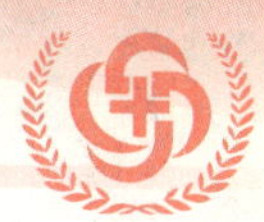

第五章　脾系病证

第一节　鹅口疮

1.鹅口疮好发于

A.新生儿

B.婴儿

C.学龄前儿童

D.学龄儿童

E.青春期儿童

【答案】A

【解析】鹅口疮是以口腔、舌上蔓生白屑为主要临床特征的一种口腔疾病，多见于初生儿，以及久病体虚婴幼儿。

2.下列各项，有关鹅口疮的预防与调护，错误的是

A.孕妇注意个人卫生，患阴道霉菌病者要及时治愈

B.注意口腔清洁，婴儿奶具要消毒

C.注意小儿营养，积极治疗原发病

D.注意观察口腔黏膜白屑变化，如发现患儿吞咽或呼吸困难，应立即处理

E.可长期应用抗生素或肾上腺皮质激素辅助治疗

【答案】E

3.患儿，10天。啼哭不安，不欲吮乳，口舌满布白屑，唇舌俱红，小便短赤。治疗应首选的方剂是

A.导赤散

B.泻黄散

C.竹叶石膏汤

D.知柏地黄丸

E.清热泻脾散

【答案】E

第二节　口疮

1.治疗口疮之风热乘脾证的首选方剂是

A.导赤散

B.泻黄散

C.清胃散

D.凉膈散

E.银翘散

【答案】E

【解析】对于口疮风热乘脾证，应疏风散火，清热解毒，故方用银翘散加减。

2.治疗口疮虚火上浮证，应首选的方剂是

A.六味地黄丸加吴茱萸

B.六味地黄丸加肉桂

C.知柏地黄丸加附子

D.右归丸

E.大补阴丸

【答案】B

3.患儿，1岁。昨起舌上溃破，色红疼痛，进食哭闹，心烦不安，口干欲饮，小便短赤。治疗应首选的方剂是

A.凉膈散

B.泻心导赤汤

C.清胃散

D.泻心汤

E.六味地黄丸

【答案】B

(4~5题共用备选答案)

A.疏风散火，清热解毒

B.消食导滞，清热解毒
C.清心凉血，泻火解毒
D.疏风解表，泻火解毒
E.滋阴降火，引火归元

4.口疮虚火上浮证的治法是
【答案】E
5.口疮风热乘脾证的治法是
【答案】A

第三节　泄泻

1.泄泻的病变脏腑主要是
A.肝、胆
B.心、小肠
C.脾、胃
D.肺、大肠
E.肾、膀胱
【答案】C
【解析】胃主受纳腐熟水谷，脾主运化水湿和水谷精微，若脾胃受病，运化失职，则饮食入胃之后，水谷不化，精微不布，清浊不分，合污而下，致成泄泻。泄泻病变部位主要在脾胃。
2.泄泻的基本治疗原则是
A.清肠化湿
B.消食化积
C.健脾化湿
D.祛风散寒
E.运脾化湿
【答案】E
3.治疗脾虚泄泻的首选方剂是
A.保和丸
B.平胃散
C.参苓白术散
D.藿香正气散
E.附子理中汤
【答案】C
【解析】脾虚泄泻症状有大便稀溏，面色萎黄，形体消瘦，神疲倦怠等，治应健脾益气，助运止泻，方用参苓白术散。
4.患儿，1岁半。病起1天，发热，泄泻9次，大便稀薄如水，泻下急迫，恶心呕吐，阵阵啼哭，小便短黄。治疗应首选的方剂是
A.参苓白术散
B.藿香正气散
C.人参乌梅汤
D.附子理中丸
E.葛根黄芩黄连汤
【答案】E
5.脾肾阳虚泻的治法是
A.健脾温阳，助运止泻
B.健脾益气，酸甘敛阴
C.补肾滋阴，平肝降火
D.温补脾肾，固涩止泻
E.挽阴回阳，救逆固脱
【答案】D

第四节　厌食

1.小儿厌食之脾失健运证的治法是
A.调和脾胃，运脾开胃
B.健脾益气，佐以温中
C.滋脾养胃，佐以助运
D.运脾化湿，消积开胃
E.补脾开胃，消食助运
【答案】A
2.患儿，3岁。体重13kg，自入幼儿园2个月来，食欲不振，面色少华，偶尔多食后则脘腹饱胀，恶心，精神尚可，二便调，舌苔薄腻。其治法是
A.疏肝开郁，理气助运
B.健脾益气，开胃助运
C.消食导滞，理气行滞

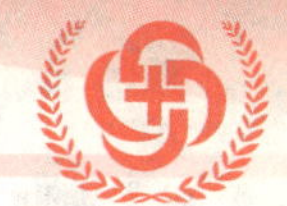

D.滋脾养胃，佐以助运

E.调和脾胃，运脾开胃

【答案】E

3.患儿，5岁。1年来食少饮多，皮肤干燥，大便干结，舌红少津，舌苔光剥，脉细数。治疗应首选的方剂是

A.沙参麦冬汤

B.增液承气汤

C.养胃增液汤

D.六味地黄丸

E.麦门冬汤

【答案】C

【解析】患儿主症为食少饮多，诊断为厌食。“皮肤干燥，大便干结，舌红少津，舌苔光剥，脉细数”为脾胃阴虚的表现。治宜滋脾养胃，佐以助运，方用养胃增液汤。

4.治疗厌食之脾失健运证的首选方剂是

A.不换金正气散

B.保和丸

C.健脾丸

D.异功散

E.平胃散

【答案】A

第五节　积滞

1.患儿，2岁4个月。平素形体消瘦，面色萎黄，乏力食少，近日过食甜点后，进食更少，且稍食则饱胀，腹满喜按，大便溏、酸臭，夹有不消化食物，舌淡红，苔白腻，指纹淡滞。治疗应首选的方剂是

A.消乳丸

B.八珍汤

C.健脾丸

D.肥儿丸

E.保和丸

【答案】C

【解析】分析上述病例，诊断为积滞之脾虚夹积证，治法：健脾助运，消食化滞。代表方剂：健脾丸。

2.积滞的病变脏腑主要在

A.胃、小肠

B.胃、大肠

C.脾、小肠

D.脾、大肠

E.脾、胃

【答案】E

3.治疗积滞之乳食内积证的首选方剂是

A.健脾丸

B.七味白术散

C.枳实导滞丸

D.肥儿丸或疳积散

E.消乳丸或保和丸

【答案】E

第六节　疳证

1.疳证的基本病理改变为

A.脾胃虚弱，运化失健

B.脾胃虚弱，乳食停滞

C.脾失运化，水湿内停

D.脾胃不和，生化乏源

E.脾胃受损，津液消亡

【答案】E

2.患儿，2岁。形体极度消瘦，面呈老人貌，皮包骨头，腹凹如舟，精神萎靡，大便溏薄，舌淡苔薄腻。其证候是

A.疳肿胀

B.疳气

C.疳积

D.干疳

E.心疳

【答案】D

【解析】干疳，亦称“疳极”，临床表现为极度消瘦，貌似老人，腹凹如舟，精神萎靡。

(3~4 题共用备选答案)

A.调脾健运

B.消积理脾

C.补益气血，

D.清心泻火，滋阴生津

E.温阳健脾，利水消肿

3.疳积的主要治法是

【答案】B

4.口疳的主要治法是

【答案】D

第七节　贫血

1.缺铁性贫血的主要病变脏腑在

A.脾、胃、心、肝

B.心、肝、脾、肺

C.心、肝、脾、肾

D.心、脾、肺、肾

E.肺、脾、肝、肾

【答案】C

2.缺铁性贫血的治疗原则是

A.健脾益气，滋生化源

B.健运脾胃，益气养血

C.滋养肝肾，益精生血

D.补血养心，益气生血

E.培补脾肾，化生气血

【答案】E

3.诊断3个月~6岁小儿营养性缺铁性贫血的标准，其血红蛋白值应低于的数值是

A.80 g/L

B.90 g/L

C.100 g/L

D.110 g/L

E.120 g/L

【答案】D

【解析】3个月~6岁小儿营养性缺铁性贫血的标准，其血红蛋白值小于等于110 g/L；6岁以上的血红蛋白值应小于120 g/L。

4.治疗贫血之肝肾阴虚证，应首选的方剂是

A.归脾汤

B.六君子汤

C.左归丸

D.右归丸

E.四物汤

【答案】C

5.患儿，2岁。面色苍白，唇淡甲白，发黄稀疏，神疲乏力，形体消瘦3个月，诊断为“营养性缺铁性贫血”。西药选用铁剂治疗后，正确的停药时间为血红蛋白

A.开始升高时

B.达正常时

C.达正常后2个月左右

D.达正常后4个月左右

E.达正常后6个月左右

【答案】C

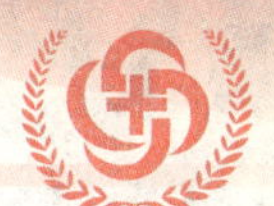

第六章　心肝病证

第一节　夜啼

1.小儿暴受惊恐易作夜啼是因为

A.心经积热

B.五志化火

C.心虚胆怯

D.心肝火旺

E.恐则气下

【答案】C

【解析】心藏神而主惊，小儿神气怯弱，智慧未充，若见异常之物，或闻特异声响，而致惊恐。惊则伤神，恐则伤志，致使心神不宁，神志不安，寐中惊惕，因惊而啼。

2.小儿夜啼之脾寒证的主症是

A.哭声低弱，时哭时止，睡喜蜷曲，腹喜摩按，四肢欠温

B.哭声较响，面赤唇红

C.烦躁不宁，身腹俱暖

D.夜间突然啼哭，似见异物

E.哭声时高时低，时急时缓，神情不安，时作惊惕，紧偎母怀

【答案】A

3.治疗夜啼之惊恐伤神证应当首选的方剂是

A.乌药散合匀气散

B.朱砂安神丸

C.清营汤

D.导赤散

E.远志丸

【答案】E

4.患儿，2 岁。夜间睡眠不安，常见啼哭，哭声较响，哭时面赤唇红，烦躁不宁，身腹俱暖，大便秘结、小便短赤，舌尖红，苔薄黄，指纹紫。其治法是

A.安神定志，清热除烦

B.调和肝胃，健脾益气

C.定惊安神，补气养心

D.清心导赤，泻火安神

E.温脾散寒，行气止痛

【答案】D

第二节　汗证

1.小儿汗证的常见病因是

A.气虚

B.阴虚

C.阳虚

D.血虚

E.体虚

【答案】A

2.小儿常见汗证为

A.大汗、战汗

B.自汗、盗汗

C.自汗、大汗

D.自汗、战汗

E.大汗、战汗

【答案】B

3.小儿汗证常见于哪个时期的小儿

A.6 月以内的婴儿

B.5 岁以内的小儿

C.3 岁以内的小儿

D.1 岁以内的小儿

E.10 岁以内的小儿

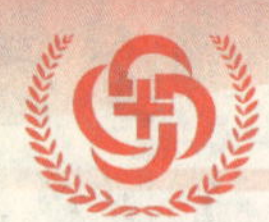

【答案】B

【解析】汗证是指小儿在安静状态下，正常环境中，全身或局部出汗过多甚则大汗淋漓的一种病证。多见于5岁以内的小儿。

4.患儿，3岁。平时易患感冒，自汗，偶有盗汗，汗出以头部、肩背部汗出明显，动则尤甚，神疲乏力，面色少华，舌淡，苔薄白，脉细弱。治疗应首选的方剂是

A.桂枝汤

B.黄芪桂枝五物汤

C.黄芪建中汤

D.玉屏风散合牡蛎散

E.生脉散合当归六黄汤

【答案】D

5.治疗汗证之气阴亏虚证的首选方剂是

A.生脉散

B.知柏地黄丸

C.玉屏风散

D.牡蛎散

E.桂枝汤

【答案】A

(6~7题共用备选答案)

A.自汗为主，头部、肩背部明显

B.自汗为主，汗出遍身而不温

C.盗汗为主，手足心热

D.自汗或盗汗，头部、四肢为多

E.盗汗为主，遍身汗出

6.汗证，肺卫不固的主症是

【答案】A

7.汗证，营卫失调的主症是

【答案】B

第三节　病毒性心肌炎

1.下列各项，不属于病毒性心肌炎心阳虚弱证证候要点的是

A.神疲乏力

B.舌质淡胖

C.心悸怔忡

D.脉细数或脉微欲绝

E.畏寒肢冷

【答案】D

2.患儿，3岁。患心肌炎6个月，面色少华，形瘦倦怠，气短乏力，动则汗出，烦热口渴，夜寐不安，纳差便溏，舌光红少苔。治疗应首选的方剂是

A.瓜蒌薤白半夏汤

B.失笑散

C.葛根黄芩黄连汤

D.炙甘草汤合生脉散

E.桂枝甘草龙骨牡蛎汤

【答案】D

【解析】此证辨为病毒性心肌炎气阴亏虚证，治宜益气养阴、宁心安神，用炙甘草汤合生脉散加减。

3.患儿，8岁。罹患心肌炎2年，症见神疲乏力，畏寒肢冷，面色苍白，头晕多汗，舌质淡胖，脉缓无力。治疗应首选的方剂是

A.银翘散

B.生脉散

C.葛根芩连汤

D.失笑散

E.桂枝甘草龙骨牡蛎汤

【答案】E

4.病毒性心肌炎痰瘀阻络证治宜

A.清热解毒，宁心复脉

B.清热化湿，宁心复脉

C.益气养阴，宁心复脉

D.温振心阳，宁心复脉

E.豁痰化瘀，宁心通络

【答案】E

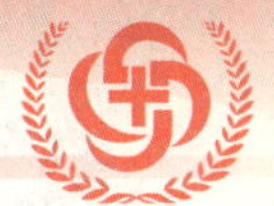

第四节 注意力缺陷多动障碍

1.下列各项中,与儿童注意力缺陷障碍密切相关的是

A.智力较低

B.喜欢玩耍

C.时常会有肢体的不自主抽动

D.喜欢玩游戏

E.注意力不集中

【答案】E

2.男孩,8岁。症见多动多语,冲动任性,难于制约,注意力不集中,胸中烦热,懊憹不眠,便秘尿赤,舌质红,苔黄腻,脉滑数。治疗应首选方剂是

A.清心涤痰汤

B.泻心导赤散

C.龙胆泻肝汤

D.泻心汤

E.黄连温胆汤

【答案】E

3.患儿,9岁。学习成绩差,遇事好忘,好动不安,冲动任性,难以自控,口干唇红,形瘦颧红,舌质红,舌苔少,脉细数。其治法是

A.泻心平肝,养心安神

B.清热涤痰,安神定志

C.补益心脾,养血安神

D.滋养肝肾,潜阳定志

E.养阴清肺,清心安神

【答案】D

第五节 抽动障碍

1.抽动障碍的病因是

A.脏腑阴阳失调

B.元气未充,心神怯弱

C.五志过极,风痰内蕴

D.脾虚肝旺,肝风扰动

E.肝常有余,肝风内动

【答案】C

2.抽动障碍之阴虚风动证的治法是

A.滋阴潜阳,柔肝息风

B.益气滋阴,镇肝息风

C.滋阴养血,柔肝息风

D.育阴潜阳,滋肾养肝

E.补益肝肾,平肝息风

【答案】A

3.患儿,男,11岁。形体消瘦,3年来经常挤眉眨眼,耸肩摇头,有时肢体震颤并口出秽语,时轻时重,手足心热,睡眠不安,舌质红绛,舌苔光剥,脉细数。治疗应首选的方剂是

A.大补阴丸

B.地黄饮子

C.镇肝息风汤

D.大定风珠

E.三甲复脉汤

【答案】D

第六节 惊风

1.急惊风的"四证"是

A.风、火、急、热

B.风、痰、热、惊

C.痰、积、惊、热

D.惊、热、痰、火

E.痰、火、积、热

【答案】B

【解析】急惊风的主证是热、痰、惊、风,

治疗以清热、豁痰、镇惊、息风为基本方法。

2.患儿,男,3岁。突然出现神昏惊厥,伴发热头痛,咳嗽流涕,咽红,舌苔薄黄,脉浮数。治疗首选方剂是

A.柴葛解肌汤

B.银翘散

C.银翘散合羚角钩藤汤

D.桑菊饮

E.紫雪散

【答案】B

【解析】从发病证状可知为急惊风风热动风证,治应疏风清热,息风定惊,方用银翘散加减。

3.慢惊风的病变主要在

A.心、肝、肺

B.肝、脾、肺

C.心、脾、肾

D.肝、脾、肾

E.心、肝、肾

【答案】D

【解析】慢惊风患儿多体质羸弱,素有脾胃虚弱或脾肾阳虚,致脾虚肝亢或虚极生风。也有急惊风后祛邪未尽,而致肝肾阴虚,虚风内动者。因此,其主要病变脏腑在肝、脾、肾。

4.治疗急惊风邪陷心肝证应首选的方剂是

A.羚角钩藤汤

B.白虎汤合紫雪丹

C.清营汤合白虎汤

D.清瘟败毒饮

E.黄连解毒汤合安宫,牛黄丸

【答案】A

5.患儿,3岁半。面色潮红,身热消瘦,手足心热,肢体拘挛或强直,时或抽搐,大便干结,舌光无苔,质绛少律,脉象细数。治疗应首选的方剂是

A.大定风珠

B.理中汤

C.地黄饮子

D.四逆汤

E.人补阴丸

【答案】A

第七节　痫证

1.小儿癫痫之痰痫证的治法是

A.祛风涤痰

B.息风开窍

C.健脾化痰

D.通窍定痫

E.豁痰开窍

【答案】E

2.患儿,2岁。患有痫证,每次发作时惊叫,吐舌,急啼,面色时红时白,惊惕不安,四肢抽搐,大便黏稠,舌淡红,舌苔白,指纹色青。治疗应首选的方剂是

A.定魄丸

B.定痫丸

C.远志丸

D.镇惊丸

E.定痫丸

【答案】D

3.治疗痰痫的首选方剂是

A.朱衣滚痰丸

B.羚角钩藤汤

C.涤痰汤

D.加味温胆汤

E.小儿回春丹

【答案】C

【解析】痰痫发作时痰涎壅盛,喉间痰鸣,瞪目直视,神志恍惚,状如痴呆,失神,或仆到于地,手足抽搐不甚明显,或局部抽动,智力逐渐低下,或头痛,腹痛,呕吐,肢体疼痛,骤发骤止,日久不愈,舌苔白腻,脉弦滑。治应豁痰开窍,方用涤痰汤加减。

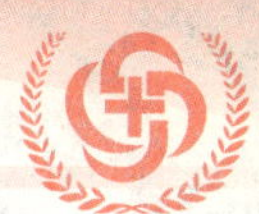

第七章　肾系病证

第一节　水肿

1.水肿涉及的病位主要是

A.肺、脾、肾

B.脾、肝、肾

C.心、脾、肾

D.脾、肾

E.肺、脾

【答案】A

2.急性肾小球肾炎发病前有哪种前驱感染史

A.病毒感染

B.链球菌感染

C.金葡菌感染

D.支原体感染

E.原虫感染

【答案】B

【解析】本病在发病前1~4周多有呼吸道或皮肤感染、猩红热等链球菌感染病史或其他急性感染史。

3.患儿,4岁。全身明显浮肿,频咳气急,胸闷心悸,不能平卧,烦躁不宁,面色苍白,唇指青紫,舌质暗红,舌苔白腻,脉沉细无力。治疗应首选的方剂是

A.龙胆泻肝汤合羚角钩藤汤

B.五味消毒饮合小蓟饮子

C.己椒苈黄丸合参附汤

D.玉枢丹合小蓟饮子

E.参附龙牡救逆汤合小蓟饮子

【答案】C

4.患儿,6岁。发病2周,全身浮肿,尿少,头晕,头痛,恶心呕吐,口中气秽,甚至昏迷,舌苔腻,脉滑数。治疗应首选的方剂是

A.羚角钩藤汤

B.龙胆泻肝汤

C.己椒苈黄丸合参附汤

D.温胆汤合附子泻心汤

E.真武汤

【答案】D

5.患儿,6岁。突然出现头面眼睑浮肿,并迅速波及全身,呈紧张性水肿,尿少,色如浓茶,伴发热,恶风,口渴,咽痛,舌尖红,苔薄黄,脉浮数。治疗应首选的方剂是

A.甘露消毒丹合五苓散

B.麻黄连翘赤小豆汤合五苓散

C.苓桂术甘汤合小蓟饮子

D.五味消毒饮合小蓟饮子

E.甘露消毒丹合小蓟饮子

【答案】B

【解析】从临床表现可知为肾小球肾炎风水相搏证,治应疏风宣肺,利水消肿,方用麻黄连翘赤小豆汤加减。

6.患儿,8岁。头面肢体浮肿,或轻或重,小便短赤,头身困重,脘闷纳呆,口苦口黏,大便不爽,舌红,苔黄腻,脉滑数。治疗应首选的方剂是

A.麻黄连翘赤小豆汤合五苓散

B.五味消毒饮合五皮饮加减

C.苓桂术甘汤合小蓟饮子

D.甘露消毒丹合五苓散

E.甘露消毒丹合小蓟饮子

【答案】B

【解析】从临床表现可知为肾小球肾炎湿热内侵证,治应清热利湿,凉血止血,方用五味消毒饮合合五皮饮加减。

7.急性肾小球肾炎水凌心肺证的治法是

A.泻肺逐水,清心泻火

B.通腑泄浊,解毒利尿

C.泻肺逐水,温阳扶正
D.平肝泻火,清心利尿
E.泻肺平喘,温阳扶正
【答案】C

第二节 尿频

1.引起小儿尿频的病因较多,其中最多见的是
A.风热
B.湿热
C.肾虚
D.脾虚
E.肺虚
【答案】B

2.患儿,3 岁。患病日久,小便频数,滴沥不尽,尿液不清,神疲乏力,面色萎黄,食欲不振,畏寒怕冷,手足不温,大便稀薄,眼睑浮肿,舌质淡有齿痕,苔薄腻,脉细弱。其证候是
A.下元虚寒证
B.肺脾气虚证
C.脾肾气虚证
D.湿热下注证
E.肝经湿热证
【答案】C

3.尿频之脾肾气虚证的症状特点为
A.病程长,小便频数,滴沥不尽,尿痛
B.病程长,小便频数,滴沥不尽,无尿痛
C.病程长,小便频数短赤,尿道疼痛
D.起病缓,小便频数,滴沥不尽,小腹坠胀
E.病程长,小便频数,尿液混浊
【答案】B
【解析】该证表现为病程日久,小便频数,滴沥不尽,尿液不清,面色萎黄,精神倦怠,食欲不振,甚则畏寒怕冷,手足不温,大便稀薄,眼睑浮肿等。A 言尿痛,故可排除;C 也言尿道疼痛,故可排除;无小腹坠胀的表现,故可排除 D;无尿液混浊的表现,故排除 E。

4.患儿,女,6 岁。突然出现小便频数短赤,尿道灼热疼痛,尿液淋沥混浊,小腹坠胀,腰部酸痛,伴有发热,烦躁口渴,甚有恶心呕吐,舌质红,苔黄腻,脉数有力。治疗首选方剂是
A.龙胆泻肝汤
B.八正散
C.缩泉丸
D.桑螵蛸散
E.知柏地黄丸
【答案】B

第三节 遗尿

1.小儿遗尿的病机主要是
A.肾气不足,膀胱虚寒
B.肺脾气虚,水道失约
C.心肾失交,水火不济
D.肝经郁热,疏泄失司
E.脾肾气虚,下元不固
【答案】A

2.遗尿之肾气不足证的治法是
A.补肾纳气,泻肝止遗
B.补肾益气,升提固摄
C.益气滋肾,固涩缩尿
D.温补肾阳,固涩膀胱
E.补肺益脾,固涩膀胱
【答案】D

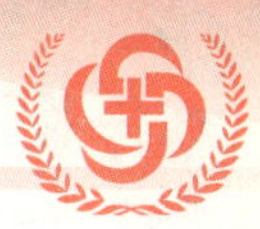

3.治疗遗尿之肺脾气虚证的首选方剂为
A.菟丝子散
B.导赤散
C.缩泉丸
D.补中益气汤合缩泉丸
E.桑螵蛸散
【答案】D

4.遗尿之心肾失交证治疗的首选方剂是
A.导赤散合交泰丸
B.菟丝子散合安神丸
C.金匮肾气丸合泻心汤
D.龙胆泻肝汤合六味地黄丸
E.补中益气汤合缩泉丸
【答案】A

5.患儿,4岁。每晚尿床1次以上,小便清长,面白少华,神疲乏力,智力较同龄儿稍差,肢冷畏寒,舌质淡,苔白滑,脉沉无力。治疗应首选的方剂是
A.桑螵蛸散
B.交泰丸
C.补肾地黄丸
D.菟丝子散
E.桂枝加龙骨牡蛎汤
【答案】D

第四节　五迟、五软

1.下列哪些脏腑的功能不足导致五软
A.心、肝、肾
B.肝、脾、肾
C.心、脾、肾
D.肝、脾
E.心、肝、脾
【答案】B
【解析】肾主骨,肝主筋,脾主肌肉,若肝、脾、肾不足,则筋骨肌肉失养,头项软而无力,不能抬举,手软无力而下垂,不能握举,足软无力,难于行走,口软乏力,咀嚼困难。

2.治疗五迟五软心脾两虚证的治法是
A.益气健脾,宁心安神
B.健脾补肾,养肝强筋
C.温振心阳,宁心安神
D.健脾养心,补益气血
E.涤痰开窍,活血通络
【答案】D

3.患儿,3岁。发育迟缓,坐、立、行走、牙齿的发育都迟于同龄小儿,颈项萎软,天柱骨倒,不能行走,舌淡苔薄。其证候是
A.脾肾气虚
B.气血虚弱
C.肝肾不足
D.心血不足
E.肾阳亏虚
【答案】C
【解析】肾主骨生髓,主生长发育和生殖,发育迟缓必责之于肾;肝主筋,颈项萎软,不能行走为肝肾精血不足,不能营注于筋骨所致。

4.患儿,1岁。能抬头,不能独坐或站立,牙齿萌出4颗,头颅呈方形,囟门宽大,发稀而黄,目无神采,反应迟钝,夜卧不安,易倦懒动,肢体无力,睡眠不实,舌淡苔少,指纹淡。治疗应首选的方剂是
A.加味六味地黄丸
B.调元散
C.虎潜丸
D.调元散合二陈汤
E.通窍活血汤合二陈汤
【答案】A
【解析】从患儿的临床症状可知,此为五迟五软之肝肾亏损证,治应补肾填髓,养肝强筋,方用加味六味地黄丸。

第八章　传染病

第一节　麻疹

1.麻疹的好发年龄是

A.6个月以内

B.6个月到5岁

C.6~7岁

D.8~9岁

E.10~12岁

【答案】B

2.麻疹的特殊体征是

A.高热

B.咳嗽

C.眼泪汪汪

D.喷嚏流涕

E.麻疹黏膜斑

【答案】E

【解析】麻疹是感受麻疹时邪引起的一种以发热,咳嗽咽痛,鼻塞流涕,眼泪汪汪,畏光羞明,口腔两颊近臼齿处可见麻疹黏膜斑为特征的疾病。

3.治疗麻疹逆证之邪毒闭肺证的首选方剂是

A.定喘汤

B.苏葶丸

C.清宁散

D.葶苈大枣泻肺汤

E.麻杏石甘汤

【答案】E

【解析】此证的临床表现有高热不退,面色青灰,烦躁不安,咳嗽气促,鼻翼扇动,喉间痰鸣,口唇发绀,大便秘结,小便短赤,皮疹稠密,疹点紫暗,舌质红赤,舌苔黄腻,脉数有力。治宜宣肺开闭,清热解毒,方用麻杏石甘汤加减。

4.患儿,3岁5个月。壮热如潮,肤有微汗,烦躁不安,目赤眵多,皮疹布发,疹点稠密,疹色暗红,大便干结,小便短赤,舌质红赤,舌苔黄腻,脉数有力。其治法是

A.燥湿化痰,宣肺止咳

B.清凉解毒,透疹达邪

C.清热解毒,利湿泄浊

D.辛温解表,宣肺化痰

E.养阴润肺,止咳化痰

【答案】B

5.治疗麻疹初热期,应首选的方剂是

A.宣毒发表汤

B.清解透表汤

C.透疹凉解汤

D.解肌透痧汤

E.凉营清气汤

【答案】A

第二节　奶麻

1.奶麻邪郁肌表的治法是

A.疏风清热,宣透邪毒

B.清热生津,以助康复

C.疏风清热,利湿解毒

D.泻火解毒,清热凉营

E.辛凉透表,清宣肺卫

【答案】A

2.以热退疹出为特征的疾病是

A.麻疹

B.奶麻

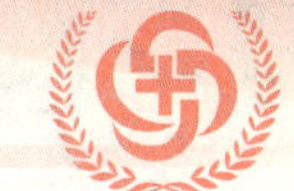

C.风痧
D.丹痧
E.手足口病
【答案】B
3.奶麻毒透肌肤的首选方剂是
A.清燥救肺汤
B.普济消毒饮
C.清瘟败毒饮
D.清气凉营汤
E.银翘散合养阴清肺汤
【答案】E

第三节　风痧

1.患儿,1岁。发热1天,全身见散在细小淡红色皮疹,喷嚏,流涕,偶有咳嗽,精神不振,胃纳欠佳,耳后骨核肿大,咽红,舌苔薄白。其诊断是
A.麻疹
B.奶麻
C.风疹
D.丹痧
E.水痘
【答案】C
【解析】风痧也称风疹,与麻疹、奶麻(幼儿急疹)、丹痧的鉴别要点是耳后、枕部核肿大有压痛,其次是发热当天至1天左右出疹。麻疹有"麻疹黏膜斑"的特殊体征;奶麻有"热退疹出"的特点。
2.风疹的治疗原则是
A.疏风清热
B.清热燥湿
C.养阴润肺
D.清热凉血
E.补中益气
【答案】A
3.在风疹发病中,下列说法不正确的是
A.一种较轻的出疹性传染病
B.多发于冬春二季
C.多发于哺乳的婴儿,不易流行
D.淡红色斑丘疹
E.耳后及枕骨下淋巴结肿大
【答案】C
【解析】风疹病情轻,恢复快,临床很少有并发症,故A正确,可排除;四季皆可发生,但好发于冬春季节,故B正确,可排除;风痧以轻度发热,咳嗽,全身皮肤出现细沙样玫瑰色斑丘疹,耳后、枕部淋巴结肿大为主要特征,故D、E正确,可排除。风痧好发于1~5岁小儿,易流行,所以C选项不正确。
4.患儿,3岁。壮热口渴,烦躁哭闹,疹色鲜红,部分紫暗,疹点稠密,皮疹融合成片,皮肤猩红,小便短赤,大便秘结,舌红苔黄,脉数有力。其病机是
A.血热妄行
B.邪入气营
C.邪犯肺卫
D.邪热入血
E.血热夹瘀
【答案】B
5.治疗风疹邪入气营证的首选方剂是
A.银翘散
B.白虎汤
C.透疹凉解汤
D.清气凉营汤
E.解肌透痧汤
【答案】C
6.风痧的辨证要点主要在于辨别
A.阴阳
B.湿热
C.证候轻重
D.寒热
E.虚实
【答案】C

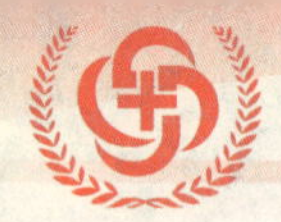

第四节 丹痧

1.病后常易并发心悸、水肿、痹证的是

A.麻疹

B.风疹

C.水痘

D.猩红热

E.幼儿急疹

【答案】D

【解析】猩红热在发展过程中或恢复期，因邪毒炽盛，伤于心络，耗损气阴，心失所养，心阳失主，则可导致心悸、脉结代等证候。余邪热毒流窜经络筋肉，关节不利，则导致关节红肿热痛的痹证。余邪内归，损伤肺、脾、肾，导致三焦水液输化通调失职，水湿内停，外溢肌肤，则可见水肿、小便不利等证候。

2.治疗猩红热邪侵肺卫证的首选方剂是

A.桑菊饮

B.银翘散

C.透疹凉解汤

D.葱豉桔梗汤

E.解肌透痧汤

【答案】E

【解析】该证的临床症状有发热骤起，头痛畏寒，肌肤无汗，咽喉红肿疼痛，常影响吞咽，皮肤潮红，痧疹隐隐，舌质红，苔薄白或薄黄，脉浮数有力。治应辛凉宣透，清热利咽，方用解肌透痧汤加减。

（3~4题共用备选答案）

A.镜面舌

B.地图舌

C.红绛舌

D.草莓舌

E.霉酱舌

3.丹痧的典型舌象是

【答案】D

4.胃之气阴不足的典型舌象是

【答案】B

【解析】丹痧也称烂喉痧、疫疹，属温病范畴，是一种急性呼吸道传染病。多见于2~8岁小儿，常发生于冬春季节。本病相当于西医的猩红热。丹痧的病因为感受猩红热时邪所致。火热上熏舌本，则舌色红赤，灼津伤液，则舌生芒刺，状如草莓。舌苔花剥，状如地图，时隐时现，经久不愈，多为胃之气阴不足所致。

第五节 水痘

1.水痘的主要病位在

A.肺、卫

B.肺、脾

C.脾、肾

D.脾、胃

E.肺、胃

【答案】B

【解析】水痘时邪由口鼻而入，蕴郁于肺脾，时邪袭肺，且与内湿相搏，而出现发热、流涕、水痘布露等症状。

2.邪炽气营的水痘疱疹特点是

A.晶亮如露珠

B.疱疹个大且含脓液

C.疱浆清亮

D.疱浆混浊，疹色紫暗

E.分布稀疏

【答案】D

【解析】该证疱疹疹色紫暗，故排除A；B、C、E皆为水痘邪伤肺卫证的症状，故可排除。

3.患儿，5岁。发热2天，咳嗽，鼻塞，流涕，皮肤出疹，见有丘疹、水疱，泡浆清亮，分

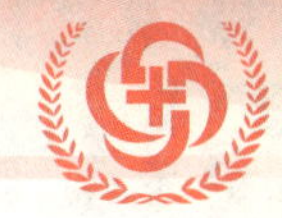

布稀疏，以躯干为多，舌苔薄白，脉浮数。治疗应首选的方剂是

A.柴葛解肌汤

B.透疹凉解汤

C.清胃解毒汤

D.银翘散

E.桑菊饮

【答案】D

（4～5题共用备选答案）

A.疏风清热，利湿解毒

B.辛凉透表，清宣肺卫

C.清凉解毒，透疹达邪

D.清气凉营，解毒化湿

E.清气凉营，通腑泻火

4.治疗水痘邪伤肺卫证的治法是

【答案】A

5.治疗水痘毒炽气营证的治法是

【答案】D

第六节　手足口病

1.手足口病潜伏期为

A.1～5天

B.2～7天

C.5～10天

D.7～14天

E.10～15天

【答案】B

2.手足口病的临床特征是

A.热退疹出

B.鸡皮样皮疹，颜面无疹，口周苍白圈

C.充血，生皮疹，耳后、枕部淋巴结肿大

D.皮疹以口腔、四肢为主，口腔疱疹破溃后形成溃疡

E.皮疹向心性分布，同一皮损区丘疹、疱疹、结痂并存

【答案】D

3.患儿，2岁。发热2天来诊。T37.8℃，流涕，咳嗽，不欲进食，便稀。查体：口腔黏膜散在疱疹、溃疡，手足散在斑丘疹，偶见疱疹，疹色红润，疱液清亮，舌质红，苔薄黄略腻，脉浮数。其治法是

A.清气凉营，解毒化湿

B.疏风清热，利湿解毒

C.辛凉宣透，泻火解毒

D.宣肺解表，清热化湿

E.清热凉营，解毒化湿

【答案】D

4.患儿，4岁。轻度发热，流涕咳嗽，纳差恶心，1天后出现口腔内疱疹，并破溃后形成小的溃疡，疼痛流涎，拒食，1天后手足也见到疱疹，分布稀疏，疹色红润，疱浆清亮，舌质红，苔薄黄腻，脉浮数。其证候是

A.疱疹性咽峡炎

B.手足口病，湿热壅盛证

C.手足口病，邪犯肺脾证

D.猩红热，邪侵肺卫证

E.水痘，邪伤肺卫证

【答案】C

【解析】手足口病好发于5岁以下小儿，该患儿为4岁，较符合。又从手、足、口等见到疱疹，故可知为手足口病，故可排除A、D、E。手足口病的湿热壅盛证所见疱疹疹色紫暗，疱浆混浊，故可排除B。

第七节　痄腮

1.患儿，男，10岁。患痄腮，腮部肿胀渐消退，右侧睾丸肿胀疼痛，舌红苔黄，脉数。治疗应首选的方剂是

A.银翘散

B.小柴胡汤

C.知柏地黄丸

D.龙胆泻肝汤
E.普济消毒饮
【答案】D
2.流行性腮腺炎的好发年龄为
A.1 岁以内
B.1~2 岁
C.3 岁以上儿童
D.6 个月以内
E.12 岁以后
【答案】C
【解析】本病好发于 3 岁以上儿童,2 岁以下婴幼儿少见。
3.流行性腮腺炎之邪犯少阳证的治法为
A.清热解毒,软坚散结
B.疏风清热,散结消肿
C.清肝泻火,活血止痛
D.辛凉解表
E.清热凉血散瘀
【答案】B
4.痄腮之热毒壅盛证的首选方剂是
A.柴胡葛根汤
B.银翘散
C.普济消毒饮
D.清瘟败毒饮
E.龙胆泻肝汤
【答案】C

第八节 传染性单核细胞增多症

1.传染性单核细胞增多症的好发年龄是
A.婴儿和幼儿
B.幼儿和儿童
C.年长儿和青少年
D.青少年和成年人
E.老年人
【答案】C
【解析】发病年龄不限,以年长儿及青少年多见。四季均可发病,多散发或小流行。
2.传染性单核细胞增多症邪犯肺卫证的治法是
A.辛凉解表,清热利咽
B.清热解毒,泻火涤痰
C.辛凉解表,清暑化湿
D.清心凉血,滋阴潜阳
E.疏风清热,宣肺利咽
【答案】E
3.患儿,4 岁。发热 4 天,高热烦渴,乳蛾肿大溃烂,颈、腋、腹股沟处浅表淋巴结肿大,肝脾肿大,舌质红,苔黄腻,脉滑数。诊为传染性单核细胞增多症,治疗应首选的方剂是
A.清肝化瘀丸
B.安宫牛黄丸
C.犀角地黄汤
D.犀角地黄汤合增液涵
E.青蒿鳖甲汤合清络
【答案】A
4.患儿,10 岁。10 天前患传染性单核细胞增多症,现发热缠绵,面目发黄,四肢困倦无力,胃脘胀满,恶心,呕吐,肝脾肿大,舌红苔黄腻,脉濡数。治疗应首选的方剂是
A.黄芪桂枝五物汤
B.参苓白术散
C.甘露消毒丹
D.七味白术散
E.青蒿鳖甲汤合清络饮
【答案】C

第九节 顿咳

1.顿咳最易发病的年龄是
A.1 岁以下

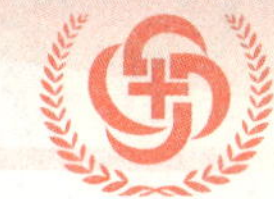

B.3 岁以下

C.2 岁以下

D.5 岁以下

E.5 岁以上

【答案】D

【解析】本病 5 岁以下婴幼儿最易发病，年龄越小，病情大多愈重，10 岁以上儿童较少发病。

2. 顿咳的主要病因病机是

A.外感时邪，引动伏痰

B.感受风邪，肺气失宣

C.外感时邪，肺气上逆

D.禀赋不足，胎毒内蕴

E.肺脾气虚，痰浊阻肺

【答案】C

3. 顿咳的好发季节是

A.春秋

B.春夏

C.秋冬

D.夏秋

E.冬春

【答案】E

4. 顿咳的临床特征是

A.阵发性痉挛性咳嗽，咳末伴有较长的鸡鸣样吸气性吼声，最后倾吐痰沫

B.连声干咳，咳声高亢，无痰

C.呛咳不已，咽痛无痰

D.阵发性咳嗽，咳声重浊，痰液黏稠

E.喉间哮鸣气促，呼气延长

【答案】A

5.患儿，男，2 岁。初起发热，流涕，咳嗽以入夜为甚，咳声不扬，尚未发生痉咳，舌苔薄白。治疗首选方剂为

A.桑白皮汤

B.三拗汤

C.沙参麦冬汤

D.人参五味子汤

E.清燥救肺汤

【答案】B

【解析】从患儿症状来看，此为顿咳初咳期邪犯肺卫证，治应疏风祛邪、宣肺止咳，方用三拗汤。

6.患儿，3 岁。患百日咳 4 周，现咳声无力，痰白清稀，神倦乏力，气短懒言，纳差食少，自汗或盗汗，大便不实，舌淡，苔薄白，脉细弱。其治法是

A.清热解毒，利湿化痰

B.宣肺止咳，疏风祛邪

C.宣肺散邪，益气健脾

D.泻肺清热，涤痰镇咳

E.养阴润肺，健脾益气

【答案】E

第九章　虫证

第一节　蛔虫病

1.蛔虫病的诊断,以下各项中最有意义的是

A.反复腹痛

B.饮食不洁

C.吐蛔、排蛔

D.肛周瘙痒

E.夜间磨牙

【答案】C

2.蛔虫病以腹痛为主要症状,其疼痛部位主要在

A.胃脘部

B.脐周部

C.右下腹

D.左下腹

E.痛无定处

【答案】B

3.治疗蛔虫病虫瘕证,治法是

A.安蛔定痛,继则驱虫

B.驱蛔杀虫,调理脾胃

C.行气通腑,散蛔驱虫

D.散蛔驱虫,调胃定痛

E.调气活络,驱蛔杀虫

【答案】C

4.下列哪项不是蛔厥证的临床症状

A.腹部突然绞痛,主要在胃脘及右胁下

B.伴恶心呕吐,常吐出蛔虫

C.肢冷汗出

D.腹胀腹痛,腹部有包块,推至移动

E.疼痛过后如常

【答案】D

5.治疗蛔虫病之肠虫证,应首选的方剂是

A.化虫丸

B.使君子散

C.乌梅丸

D.肥儿丸

E.追虫丸

【答案】B

第二节　蛲虫病

1.蛲虫病的主要特征是

A.腹部有移动性包块

B.夜间肛门奇痒

C.阵发性腹痛

D.夜间睡中磨牙

E.食欲异常

【答案】B

2.患儿,3岁,饮食异常,精神烦躁,睡眠不安,肛门、会阴部瘙痒。诊断为

A.钩虫病

B.蛔虫病

C.蛲虫病

D.姜片虫病

E.绦虫病

【答案】C

【解析】蛲虫病的临床表现以夜间肛门及会阴部奇痒,大便或肛周可见白色线状蛲虫为特征。从患儿临床表现可知此为蛲虫病。

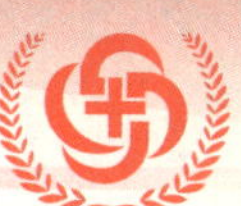

第十章　其他疾病

第一节　夏季热

1.夏季热体温的特点是
A.身热不退,昼轻夜重
B.体温与气候无关
C.天气愈热,体温愈高
D.高热时伴有汗出
E.持续高热,秋凉后不缓解
【答案】C

2.夏季热的主要临床特征为
A.发热,口渴,便秘,尿少
B.长期发热,口渴多饮,多尿,汗闭
C.发热,口渴多饮,多尿,多汗
D.大热,大渴,大汗,脉洪大
E.发热,多食多饮,多尿,消瘦
【答案】B

3.治疗夏季热之暑伤肺胃证的首选方剂是
A.竹叶石膏汤
B.王氏清暑益气汤
C.沙参麦冬汤
D.温下清上汤
E.白虎汤合生脉散
【答案】B

4.患儿,2岁。时值夏季,发热持续1月余,朝盛暮衰,口渴多饮,尿多清长,无汗,面色苍白,下肢欠温,大便溏薄,舌淡苔薄。治疗应首选的方剂是
A.白虎汤
B.新加香薷饮
C.温下清上汤
D.竹叶石膏汤
E.王氏清暑益气汤
【答案】C

第二节　紫癜

1.紫癜血热妄行证的治法是
A.清热解毒,益气摄血
B.疏风散邪,清热凉血
C.滋阴降火,凉血止血
D.清气凉营,活血消斑
E.清热解毒,凉血止血
【答案】E

2.下列哪项不是过敏性紫癜临床特点的是
A.紫癜多见于下肢伸侧及臀部、关节周围
B.多呈对称性分布
C.不高出皮肤
D.压之不退色
E.可伴腹痛及关节痛
【答案】C

3.患儿,5岁,皮肤出现瘀点瘀斑,色泽鲜红,伴见鼻衄、齿衄,尿色红赤,大便如柏油样,心烦,口渴,舌红,脉数有力。治疗应首选的方剂是
A.麻黄连翘赤小豆汤
B.银翘散
C.连翘败毒散
D.黄连解毒汤
E.犀角地黄汤
【答案】E
【解析】从患儿临床症状可诊断为紫癜血热妄行证,治宜清热解毒,凉血止血,方用

犀角地黄汤加减。

（4~5 题共用备选答案）

A.风热伤络证

B.血热妄行证

C.气不摄血证

D.阴虚火旺证

E.气滞血淤证

4.连翘败毒散治疗紫癜的证候是

【答案】A

5.大补阴丸治疗紫癜的证候是

【答案】D

第三节 皮肤黏膜淋巴结综合征

1.皮肤黏膜淋巴结综合征卫气同病证的治法是

A.辛凉透表，清热解毒

B.疏风解表，清热凉血

C.清气凉营，解毒化瘀

D.益气养阴，清解余热

E.疏风清热，利湿解毒

【答案】A

2.患儿，2 岁。发热 7 天，壮热，体温 40 ℃，昼轻夜重，唇赤干裂，烦躁不宁，肌肤斑疹。诊断为皮肤黏膜淋巴结综合征。其病机是

A.邪在肺胃

B.卫气同病

C.邪在少阴

D.气营两燔

E.邪在太阳

【答案】D

（3~4 题共用备选答案）

A.银翘散

B.清瘟败毒饮

C.白虎汤

D.新加香薷饮

E.凉膈散

3.治疗皮肤黏膜淋巴结综合征之卫气同病证，应首选的方剂是

【答案】A

4.治疗皮肤黏膜淋巴结综合征之气营两燔证，应首选的方剂是

【答案】B

第四节 维生素 D 缺乏性佝偻病

1.维生素 D 缺乏性佝偻病的主要病机是

A.心脾不足

B.心肝血虚

C.肝肾阴虚

D.脾肾亏虚

E.肺脾两虚

【答案】D

2.佝偻病之肺脾气虚证的治法是

A.健脾补肺

B.清热解毒

C.益气养阴

D.滋养胃津

E.疏风清热

【答案】A

第九篇　针灸学

刷分题库

抢分直播

第一章　经络系统

配套名师精讲课程

第一节　经络系统的组成

（略）

第二节　十二经脉

1.足三阳经在下肢的分布规律是

A.太阳在前，阳明在侧，少阳在后

B.太阳在前，少阳在侧，阳明在后

C.少阳在前，太阳在侧，阳明在后

D.阳明在前，太阳在侧，少阳在后

E.阳明在前，少阳在侧，太阳在后

【答案】E

【解析】足三阳在下肢的分布规律为：阳明在前，少阳在侧，太阳在后。

2.下列各组经脉中，不属于表里关系的是

A.手太阴肺经、手阳明大肠经

B.足少阴肾经、足太阳膀胱经

C.手少阴心经、手少阳三焦经

D.足太阴脾经、足阳明胃经

E.足厥阴肝经、足少阳胆经

【答案】C

【解析】《素问·血气形志》所载："足太阳与少阴为表里，少阳与厥阴为表里，阳明与太阴为表里，是为足阴阳也。手太阳与少阴为表里，少阳与厥阴为表里，阳明与太阴为表里，是为手之阴阳也。"本题可以按照经脉所属脏腑相表里的关系进行直接判断，心和小肠相表里。

3.足三阴经在内踝上8寸以下的分布规律是

A.厥阴在前，太阴在中，少阴在后

B.少阴在前，厥阴在中，太阴在后

C.厥阴在前，少阴在中，太阴在后

D.太阴在前，厥阴在中，少阴在后

E.太阴在前，少阴在中，厥阴在后

【答案】A

【解析】足三阴经在足内踝上8寸以下为厥阴在前、太阴在中、少阴在后，至内踝上8寸以上，太阴交出于厥阴之前。

4.相表里的阴经与阳经的循行交接部位是

A.心中

B.胸中

C.腹中

D.头面部

E.手足末端

【答案】E

5.相互衔接的阴经与阴经的循行交接部位是

A.头面部

B.肘膝部

C.胸部

D.腹部

E.手足末端

【答案】C

【解析】相互衔接的阴经与阴经在胸中交接,如足太阴经与手少阴经交接于心中,足少阴经与手厥阴经交接于胸中,足厥阴经与手太阴经交接于肺中。

6.足太阴脾经与手少阴心经的循行交接部位是

A.心中

B.肺中

C.胸中

D.手小指端

E.足大趾内端

【答案】A

7.足少阴肾经与手厥阴心包经的循行交接部位是

A.肺内

B.腹中

C.胸中

D.心中

E.目旁

【答案】C

8.手少阳三焦经与足少阳胆经的循行交接部位是

A.鼻旁

B.目外眦

C.目内眦

D.无名指端

E.足小趾端

【答案】B

【解析】同名的阳经与阳经在头面部交接,如手足阳明经交接于鼻旁,手足太阳经皆通于目内眦,手足少阳经皆通于目外眦。

9.足三阳经的循行走向规律是

A.从胸走手

B.从足走头

C.从头走足

D.从足走胸

E.从胸走足

【答案】C

【解析】十二经脉的循行走向规律是:手三阴经从胸走手,手三阳经从手走头,足三阳经从头走足,足三阴经从足走腹胸。

10.下列各组经脉中,未按气血循环流注顺序排列的是

A.胆经、肝经、肺经

B.心经、小肠经、肾经

C.大肠经、胃经、脾经

D.肾经、心包经、三焦经

E.三焦经、胆经、肝经

【答案】B

11.在腹部的循行旁开正中线4寸的经脉是

A.脾经

B.胃经

C.肾经

D.肝经

E.膀胱经

【答案】A

(12~13题共用备选答案)

A.0.5寸

B.2.5寸

C.2寸

D.4寸

E.6寸

12.足太阴脾经在腹部的循行旁开正中线

【答案】D

13.足少阴肾经在胸部的循行旁开正

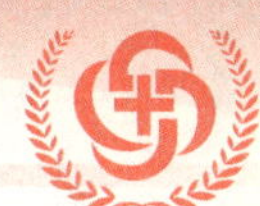

中线

【答案】C

第三节 奇经八脉

1.下列各项中,被称为"一源三歧"的是
A.任脉、督脉、带脉
B.任脉、督脉、冲脉
C.任脉、冲脉、带脉
D.任脉、督脉、阴跷脉
E.任脉、督脉、阴维脉
【答案】B
2.被称为"十二经之海"的是
A.任脉
B.督脉
C.带脉
D.冲脉
E.阴维脉
【答案】D
3.被称为"阳脉之海"的是
A.带脉
B.督脉
C.冲脉
D.阳维脉
E.阳跷脉
【答案】B
4.下列关于奇经八脉的叙述,错误的是
A.任脉总任六阴经
B.阳跷脉调节肢体运动
C.冲脉涵蓄十二经气血
D.阳维脉总督六阳
E.阴跷脉司眼睑开合
【答案】D
(5~6题共用备选答案)
A.任脉
B.带脉
C.冲脉
D.督脉
E.跷脉
5.司眼睑开合的经脉是
【答案】E
6.约束纵行诸脉的经脉是
【答案】B

第四节 十五络脉

1.属于十五络脉的是
A.带脉之络、冲脉之络、脾之大络
B.带脉之络、冲脉之络、胃之大络
C.任脉络、督脉络、脾之大络
D.任脉络、督脉络、胃之大络
E.任脉络、督脉络、冲脉之络
【答案】C
【解析】十二经脉和任、督二脉各自别出一络,加上脾之大络,总称十五络脉,或十五别络。
2.下列关于络脉的叙述,错误的是
A.任脉别络散布于腹部
B.督脉别络散布于头部
C.脾之大络散布于全身
D.大肠经之络脉走向肺经
E.心经络脉走向小肠经
【答案】C
【解析】十二经络脉在四肢肘膝关节以下本经络穴分出后,均走向其相表里的经脉,阴经络脉走向阳经,阳经络脉走向阴经,阴阳经的络脉相互交通连接。任脉的别络,从胸骨剑突下鸠尾分出后,散布于腹部;督脉的别络,从尾骨下长强分出后,散布于头部,并走向背部两侧的足太阳经;脾之大络,出于腋下大包穴,散布于胸胁部。

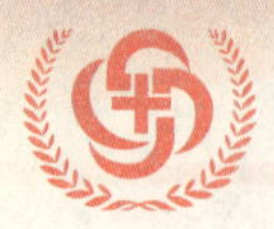

第五节 十二经别

1.根据十二经别循行分布特点排列的是

A.出、入、离、合

B.人、离、出、合

C.出、离、入、合

D.离、入、出、合

E.离、合、出、入

【答案】D

【解析】十二经别的循行特点,可用“离、入、出、合”来进行概括。十二经别的循行,多从四肢肘膝关节附近正经别出(离),经过躯干深入体腔与相关的脏腑联系(入),再浅出体表上行头项部(出),在头项部,阳经经别合于本经的经脉,阴经的经别合于其相表里的阳经经脉(合)。

2.弥补了十二经脉分布之不足,加强了各经与心联系的是

A.十二经脉

B.十二经别

C.十二经筋

D.十二络脉

E.奇经八脉

【答案】B

【解析】十二经别还弥补了十二经脉分布的不足,并加强了各经与心的联系。干扰选项D十二络脉加强了十二经中相表里两经的联系,沟通了表里两经的经气,补充了十二经脉循行的不足。

第六节 十二经筋

1.下列对于经筋的叙述中,不正确的是

A.循行均起始于四肢末端

B.足三阴经筋起于足趾

C.具有结、聚、散、落的特点

D.手三阴经筋起于胸

E.行于体表,不入内脏

【答案】D

2.关于经筋,下列叙述不正确的是

A.手三阳经筋结于胸

B.足三阴经筋结于阴器(腹)

C.足三阳经筋结于面

D.手三阴经筋起于胸

E.足三阴经筋起于足趾

【答案】D

第七节 十二皮部

(1~2题共用备选答案)

A.奇经八脉

B.十五络脉

C.十二经筋

D.十二经别

E.十二皮部

1.具有保卫机体,抗御病邪功能的是

【答案】E

2.具有“离、入、出、合”分布特点的是

【答案】D

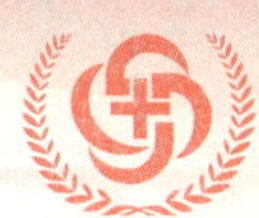

第二章 经络的作用和经络学说的临床应用

第一节 经络的作用

不属于经络的作用的是
A.联系脏腑
B.沟通内外
C.营养全身
D.抗御病邪
E.蓄积渗灌气血

【答案】E

【解析】经络的生理功能:①联系脏腑,沟通内外;②运行气血,营养全身;③抗御病邪,保卫机体。

第二节 经络学说的临床应用

(略)

第三章 腧穴的分类

1.最新国家标准规定的经穴数是

A.354 个

B.365 个

C.361 个

D.362 个

E.359 个

【答案】D

【解析】原十四经穴共 361 个，最新国标将“印堂穴”划归督脉所属，共 362 个。

2.下列关于奇穴的描述，错误的是

A.有固定名称和位置

B.对某些病证有特殊疗效

C.分布都不在十四经循行路线上

D.某些奇穴是多个穴点的组合

E.不归属于十四经

【答案】C

3.下列各项中，属于阿是穴特性的是

A.以痛为腧

B.大多具有特殊疗效

C.主治病证较多

D.归属于十四经脉

E.是腧穴的主要组成部分

【答案】A

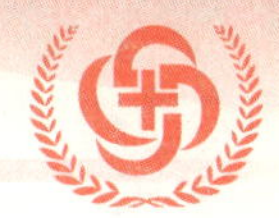

第四章　腧穴的主治特点和规律

第一节　主治特点

1.下列各项，属于腧穴远治作用的是
A.睛明治疗眼病
B.下脘治疗胃痛
C.定喘治疗咳喘
D.合谷治疗五官病
E.听宫治疗耳鸣
【答案】D

2.下列各项，属于腧穴特殊作用的是
A.睛明治疗眼病
B.下脘治疗胃痛
C.大椎退热
D.合谷治疗五官病
E.听宫治疗耳鸣
【答案】C

第二节　主治规律

1.手少阳三焦经的主治特点是
A.前头、鼻、口齿病
B.前头、口齿、胃肠病
C.侧头、胁肋病
D.后头、肩胛病、神志病
E.后头、背腰病
【答案】C

2.手阳明大肠经的主治特点是
A.前头、咽喉病、胃肠病
B.侧头、胁肋病
C.侧头、耳病，胁肋病
D.前头、鼻、口齿病
E.后头、神志病
【答案】D
【解析】手阳明大肠经主治前头、鼻、口齿、喉、热病。阳明分布于前头，故可排除B、C、E选项。A选项胃肠病是足阳明胃经的主治特点。

3.手厥阴心包经的主治特点是
A.心病
B.心、胃病
C.肺、喉病
D.肝病、脾胃病
E.肾、肺、咽喉病
【答案】B

4.足太阳膀胱经的主治特点是
A.后头、肩胛病，神志病
B.后头、背腰病，脏腑病
C.侧头、耳病，胁肋病
D.前头、鼻、口齿病
E.前头、口齿、胃肠病
【答案】B

5.手三阳经的共同主治病证是
A.胸部病、神志病
B.咽喉病、热病
C.神志病、热病
D.前阴病、妇科病
E.神志病、脏腑病、妇科病
【答案】B
【解析】手三阳经都上头面部，三经主治共同点是头面五官病、热病。A选项是心经、心包经共同主治，C选项是足三阳经共同主治，D选项是肝经、肾经共同主治，E选项是任督二脉共同主治。

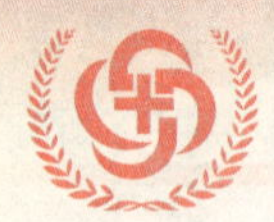

第五章　特定穴

1.下列各项中，叙述不正确的是

A.所根为井

B.所溜为荥

C.所注为输

D.所行为经

E.所入为合

【答案】A

【解析】《灵枢·九针十二原》:“所出为井，所溜为荥，所注为输，所行为经，所入为合。”

2.合穴多位于

A.指、趾末端

B.肘膝关节附近

C.掌指、跖趾关节附近

D.掌指、跖趾关节之前

E.掌指、跖趾关节之后

【答案】B

【解析】井穴多位于手足之端，荥穴多位于掌指或跖趾关节之前，输穴多位于掌指或跖趾关节之后，经穴多位于腕踝关节以上，合穴位于肘膝关节附近。

3.下列特定穴中，不位于肘膝关节以下部位的是

A.原穴

B.十二经脉络穴

C.下合穴

D.五输穴

E.八会穴

【答案】E

【解析】原穴、络穴、下合穴、五输穴都位于肘膝关节以下部位。八会穴中脏会章门、腑会中脘、骨会大杼、气会膻中、血会膈俞，都不位于肘膝关节以下部位。

4.与原穴为同一腧穴的是

A.井穴

B.荥穴

C.输穴

D.经穴

E.合穴

【答案】C

【解析】六阴经“以输为原”，故输穴和原穴相同。

5.脏腑之气汇聚于胸腹部的腧穴称为

A.原穴

B.络穴

C.募穴

D.五输穴

E.八会穴

【答案】C

6.手太阴肺经的输穴是

A.少商

B.鱼际

C.太渊

D.列缺

E.孔最

【答案】C

【解析】五输穴中的输穴位于掌指关节或跖趾关节之后，A、B选项腧穴位于节前，D、E选项的腧穴位于腕踝关节以上，均可以排除。

7.主客原络配穴指的是

A.先病经脉的原穴与后病的相表里经脉的络穴相配合

B.后病经脉的原穴与先病的相表里经脉的络穴相配合

C.阴经的原穴与后病的相表里阳经的络穴相配合

D.阳经的原穴与后病的相表里阴经的络穴相配合

E.同一条经脉的原穴与络穴相配合

【答案】A

【解析】临床上常把先病经脉的原穴和

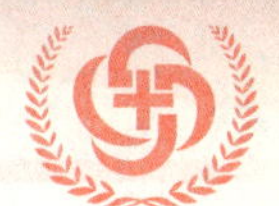

后病的相表里经脉的络穴相配合，称为“原络配穴法”或“主客原络配穴法”，是表里经配穴法的典型用法。

8.手阳明大肠经的井穴是

A.商阳

B.合谷

C.阳池

D.偏历

E.温溜

【答案】A

9.下列腧穴中，小肠的下合穴是

A.合谷

B.曲池

C.天枢

D.上巨虚

E.下巨虚

【答案】E

10.治疗急性胃痛应首选的腧穴是

A.梁门

B.梁丘

C.内庭

D.上巨虚

E.下巨虚

【答案】B

【解析】本题考查郄穴的临床应用。阳经的郄穴治疗痛证，阴经的郄穴治疗血病。故急性胃痛应该选择胃经的郄穴梁丘。

11.下列腧穴中，大肠的募穴是

A.下脘

B.中脘

C.梁门

D.水道

E.天枢

【答案】E

12.商丘穴的特定穴属性是

A.原穴

B.合穴

C.经穴

D.郄穴

E.络穴

【答案】A

【解析】太白位于足大趾节后赤白肉际处，是脾经的输穴，阴经以输代原，它也是脾经的原穴。

13.既为脾经络穴又属于八脉交会穴的是

A.公孙

B.丰隆

C.后溪

D.列缺

E.阴陵泉

【答案】A

14.下列腧穴中，心的募穴是

A.极泉

B.膻中

C.巨阙

D.鸠尾

E.天池

【答案】C

15.后溪穴的特定穴属性是

A.荥穴

B.输穴

C.经穴

D.络穴

E.郄穴

【答案】B

16.下列腧穴中，三焦的募穴是

A.中极

B.关元

C.气海

D.神阙

E.石门

【答案】E

17.足少阴肾经的络穴是

A.涌泉

B.然谷

C.太溪

D.复溜

E.大钟

【答案】E

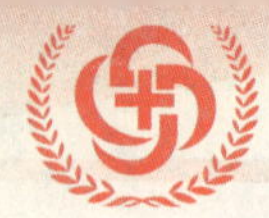

18.手厥阴心包经的原穴是

A.巨阙

B.神门

C.劳宫

D.大陵

E.曲泽

【答案】D

19.手少阳三焦经的合穴是

A.天池

B.曲池

C.天井

D.肩井

E.阳池

【答案】C

【解析】合穴位于肘膝关节附近，故可排除A、D、E选项。B选项曲池是大肠经的合穴。

20.足少阳胆经的井穴是

A.足窍阴

B.大敦

C.厉兑

D.侠溪

E.足临泣

【答案】A

【解析】大敦是肝经的井穴，厉兑是胃经的井穴。胆经的井穴是足窍阴。

21.以下腧穴中，胆的募穴是

A.胆俞

B.阳陵泉

C.章门

D.期门

E.日月

【答案】E

22.下列荥穴中，穴性属火的是

A.二间

B.前谷

C.侠溪

D.鱼际

E.内庭

【答案】D

【解析】根据“阳井金阴经木”，荥水穴应为阳经的荥穴。荥穴位于掌指关节或跖趾关节前的部位。鱼际为阴经的荥穴，为荥火穴。

23.不属于本经母穴的是

A.太渊

B.复溜

C.解溪

D.侠溪

E.厉兑

【答案】E

【解析】太渊（土）为肺经（金）腧穴，土生金，为肺经的母穴。复溜（金）为肾经（水）腧穴，金生水，为肾经母穴。解溪（火）为胃经（土）腧穴，火生土，为胃经母穴。侠溪（水）为胆经（木）腧穴，水生木，为胆经母穴。

24.根据他经子母补泻取穴法，大肠经实证应选用的腧穴是

A.足临泣

B.足通谷

C.束骨

D.京骨

E.二间

【答案】B

【解析】大肠经的实证，实则泻其子，应泻子经的子穴。金生水，大肠经的子经是膀胱经。故应选膀胱经上属水（子穴）的穴位足通谷。

25.根据本经子母补泻取穴法，大肠经实证应选用腧穴的是

A.二间

B.厉兑

C.曲池

D.商阳

E.足通谷

【答案】A

【解析】实则泻其子，应泻大肠经上的子穴。金生水，故应泻大肠经的水穴（子穴）二间穴。

26.根据他经子母补泻取穴法,心经虚证应选用腧穴的是

A.神门

B.少府

C.太白

D.太冲

E.大敦

【答案】E

【解析】虚则补其母,木(肝)生火(心),故应补肝经的木穴(母穴)大敦。

27.期门属于哪个脏腑的募穴

A.大肠

B.小肠

C.膀胱

D.肾

E.肝

【答案】E

【解析】中极穴为膀胱的募穴。大肠的募穴是天枢,小肠的募穴是关元,肾的募穴是京门,肝的募穴是期门。

28.下列各组中,不属于俞募配穴的是

A.肺俞、中府

B.胃俞、中脘

C.肝俞、章门

D.膀胱俞、中极

E.大肠俞、天枢

【答案】C

29.八脉交会穴中通于阴维脉的是

A.列缺

B.内关

C.照海

D.公孙

E.大陵

【答案】B

30.八脉交会穴中通于督脉的是

A.照海

B.后溪

C.申脉

D.外关

E.足临泣

【答案】B

31.八脉交会穴中通于冲脉的是

A.内关

B.太白

C.公孙

D.照海

E.列缺

【答案】C

32.下列八脉交会穴所通奇经,错误的是

A.后溪——督脉

B.外关——阳维脉

C.足临泣——阳跷脉

D.内关——阴维脉

E.照海——阴跷脉

【答案】C

33.下列腧穴中,不属于八会穴的是

A.阳陵泉

B.阴陵泉

C.悬钟

D.大抒

E.章门

【答案】B

【解析】筋会阳陵泉,髓会悬钟,骨会大杼,脏会章门。

34.既属于募穴又属于八会穴的腧穴是

A.委中

B.中极

C.中脘

D.足三里

E.天枢

【答案】C

35.善于治疗体重节痛的是

A.背俞穴

B.八会穴

C.下合穴

D.输穴

E.合穴

【答案】D

36.治疗肺系、咽喉、胸膈疾病,宜选用的腧穴是

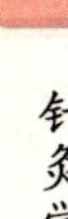

A.鱼际、曲池
B.外关、足临泣
C.照海、列缺
D.后溪、申脉
E.内关、公孙
【答案】C

37.特定穴中,多用于治疗急性病的腧穴是
A.募穴
B.原穴
C.郄穴
D.络穴
E.输穴
【答案】C

38.八会穴之髓会是
A.太渊
B.绝骨
C.中脘
D.章门
E.膈俞
【答案】B

39.既属于八会穴又属于合穴的腧穴是
A.委中
B.委阳
C.阳陵泉
D.足三里
E.太渊
【答案】C
【解析】阳陵泉为筋会,也是胆经的合穴。

40.治疗表里经疾病,常与络穴配伍的是
A.郄穴
B.原穴
C.俞穴
D.募穴
E.合穴
【答案】B

41.下合穴中可治疗肠痈的是
A.上巨虚
B.下巨虚
C.足三里
D.阳陵泉
E.委中
【答案】A
【解析】肠痈、痢疾病位在大肠,故应选大肠的下合穴上巨虚。

42.治疗耳聋,应首选的背俞穴是
A.肺俞
B.肝俞
C.脾俞
D.肾俞
E.三焦俞
【答案】D
【解析】背俞穴除治疗本脏腑疾病外,还可用于治疗与对应脏腑经络相联属的组织器官疾患。肾开窍于耳,故耳聋首选背俞穴肾俞。

43.阴经郄穴主要用于治疗
A.脏病
B.腑病
C.血证
D.痛证
E.经脉病
【答案】C

44.八脉交会穴中,主治目内眦、项、耳、肩疾病的腧穴是
A.照海、阳陵泉
B.后溪、申脉
C.列缺、照海
D.外关、足临泣
E.内关、公孙
【答案】B
【解析】后溪督脉内眦颈,申脉阳跷络亦通。后溪和申脉为伍治疗目内眦、项等部疾患

45.根据子母补泻法,治疗胆经实证应首选的是
A.足临泣
B.足窍阴
C.阳辅

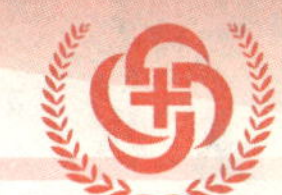

D.侠溪

E.丘墟

【答案】C

【解析】实则泻其子，胆五行属性为木，木生火，故应泻胆经上属火的五输穴——经(火)穴阳辅穴。

46.根据俞募配穴法，治疗胃痛应选用的腧穴是

A.中脘、足三里

B.太冲、三阴交

C.中脘、胃俞

D.章门、胃俞

E.中脘、脾俞

【答案】C

(47~48题共用备选答案)

A.脏腑之气输注于背腰部的腧穴

B.脏腑之气汇聚于胸腹部的腧穴

C.六腑之气下合于足三阳经的腧穴

D.十二经脉与奇经八脉相通的八个输穴

E.脏、腑、气、血、筋、脉、骨、髓等精气聚会的八个腧穴

47.八会穴所指的是

【答案】E

48.八脉交会穴所指的是

【答案】D

【解析】八会穴，是指脏、腑、气、血、筋、脉、骨、髓等精气所会聚的腧穴。八脉交会穴是指与奇经八脉相通的十二经脉在四肢部的八个腧穴，原称"交经八穴""流注八穴"和"八脉八穴"。

(49~50题共用备选答案)

A.井穴

B.荥穴

C.输穴

D.经穴

E.合穴

49.急救时宜选用的是

【答案】A

50.治疗热证时宜选用的是

【答案】B

【解析】该题考查五输穴的应用。井穴临床一般用于急救如神智昏迷等。荥主身热，临床一般用于治疗热证。

(51~52题共用备选答案)

A.少商

B.太渊

C.鱼际

D.列缺

E.孔最

51.手太阴肺经的络穴是

【答案】D

52.手太阴肺经的输穴是

【答案】B

(53~54题共用备选答案)

A.隐白

B.太白

C.公孙

D.三阴交

E.地机

53.足太阴脾经的络穴是

【答案】C

54.足太阴脾经的井穴是

【答案】A

(55~56题共用备选答案)

A.大敦

B.行间

C.曲泉

D.太冲

E.中都

55.足厥阴肝经的井穴是

【答案】A

56.足厥阴肝经的输穴是

【答案】D

(57~58题共用备选答案)

A.少冲

B.中冲

C.太渊

D.太白

E.太冲

57.根据子母补泻取穴法，心经实证应选用

【答案】D

58.根据子母补泻取穴法，心包经虚证应选用

【答案】B

【解析】本题考查五输穴的应用。实则泻其子，心经的实证，按照本经子母补泻应该泻心（火）的子——输（土）穴神门穴；它经子母补泻应该泻心（或）的子经脾经（土）上子穴——输（土）穴太白穴。心包、三焦为相火，虚则补其母，木生火，故应补井木穴——中冲。

（59~60 题共用备选答案）

A.膈俞

B.石门

C.章门

D.期门

E.血海

配套名师精讲课程

59.三焦的募穴是

【答案】B

60.八会穴之脏会是

【答案】C

（61~62 题共用备选答案）

A.原穴

B.络穴

C.郄穴

D.下合穴

E.背俞穴

61.治疗五脏病常选用

【答案】E

62.治疗表里经同病常选用

【答案】B

（63~64 题共用备选答案）

A.丘墟

B.悬钟

C.大杼

D.膈俞

E.中脘

63.八会穴中的骨会是

【答案】C

64.八会穴中的腑会是

【答案】E

（65~66 题共用备选答案）

A.郄门

B.地机

C.阳交

D.跗阳

E.养老

65.治疗痛经、崩漏，常选用

【答案】B

66.治疗急性肩背疼痛，常选用

【答案】E

【解析】地机为脾经的郄穴，阴经的郄穴治疗血病，临床常用于治疗崩漏下血等症。阳经的郄穴治疗急性痛证，肩背部为手太阳小肠经循行所过。故选择小肠经的郄穴养老。

（67~68 题共用备选答案）

A.木

B.火

C.土

D.金

E.水

67.根据五输穴与五行相配规律，大敦属

【答案】A

68.根据五输穴与五行相配规律，太白属

【答案】C

【解析】大敦为肝经的井穴，阴井木。太白为脾经的输穴，阴经输穴属土。

（69~70 题共用备选答案）

A.外关

B.公孙

C.列缺

D.太渊

E.足临泣

69.与冲脉脉气相通的八脉交会穴是

【答案】B

70.与带脉脉气相通的八脉交会穴是

【答案】E

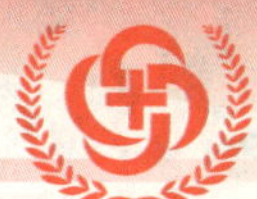

第六章　腧穴的定位方法

1.眉间至后发际正中的骨度分寸是

A.12 寸

B.13 寸

C.14 寸

D.15 寸

E.16 寸

【答案】D

【解析】前发际到后发际正中的骨度分寸是 12 寸，眉间到前发际的骨度分寸是 3 寸。

2.前额两发角之间的骨度分寸是

A.4 寸

B.6 寸

C.8 寸

D.9 寸

E.12 寸

【答案】D

3.肩胛骨内缘（近脊柱侧）至后正中线的骨度分寸是

A.3 寸

B.4 寸

C.5 寸

D.6 寸

E.8 寸

【答案】A

4.髀枢至膝中的骨度分寸是

A.13 寸

B.14 寸

C.16 寸

D.18 寸

E.19 寸

【答案】E

5.腋前、后纹头至肘横纹（平肘尖）的骨度分寸是

A.6 寸

B.8 寸

C.9 寸

D.12 寸

E.13 寸

【答案】C

6.属于横指同身寸法量取规定的是

A.中指中节横纹

B.食指中节横纹

C.无名指中节横纹

D.小指中节横纹

E.小指末节横纹

【答案】A

7.下列各项中，叙述错误的是

A.股骨大转子至腘横纹 19 寸

B.耻骨联合上缘至股骨内上髁上缘 18 寸

C.腘横纹至外踝尖 16 寸

D.两肩胛骨喙突内侧缘之间 12 寸

E.胫骨内侧髁下方至内踝尖 12 寸

【答案】E

【解析】胫骨内侧髁下方至内踝尖 13 寸。

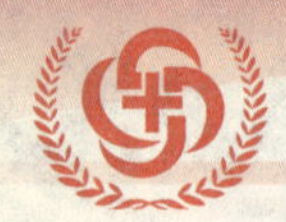

第七章　手太阴肺经、腧穴

1.在腕前区，桡骨茎突与舟状骨之间，拇长展肌腱尺侧凹陷中的穴位是

A.大陵

B.太渊

C.阳溪

D.鱼际

E.阳池

【答案】B

【解析】A.大陵在腕横纹上掌长肌腱和桡侧腕屈肌腱之间。C.阳溪在腕背横纹上拇短拇长伸肌腱之间。D.鱼际在第一掌骨中点桡侧缘赤白肉际。E.阳池在腕背横纹上指伸肌腱尺侧缘凹陷处。

2.在手外侧，第1掌骨桡侧中点赤白肉际处的穴位是

A.大陵

B.太渊

C.阳溪

D.鱼际

E.阳池

【答案】D

3.手太阴肺经的起止穴是

A.少商、中府

B.中府、少商

C.商阳、中府

D.中府、商阳

E.商阳、迎香

【答案】B

【解析】手太阴肺经起于中府，止于少商。

4.不属于尺泽穴主治病证的是

A.咯血、咽痛

B.咳嗽、气喘

C.急性吐泻

D.中暑、小儿惊风

E.齿痛、口眼㖞斜

【答案】E

【解析】尺泽穴治疗肺系疾患，急性吐泻、中暑等病。

5.治疗咯血、鼻衄首选的腧穴是

A.孔最

B.太渊

C.列缺

D.尺泽

E.少商

【答案】A

【解析】孔最为肺经的郄穴，阴经的郄穴治疗血病，故肺系的血证咯血、鼻衄首选孔最。

6.治疗齿痛、项强首选的腧穴是

A.孔最

B.太渊

C.列缺

D.尺泽

E.少商

【答案】C

【解析】列缺为四总穴之一，头项寻列缺，头项部疾患常用。

7.既治疗咳嗽、气喘，又治疗头项疾患的腧穴是

A.中府

B.尺泽

C.列缺

D.太渊

E.少商

【答案】C

【解析】肺经诸穴均可治疗咳嗽气喘，列缺为四总穴之一，又可治疗头项疾患。

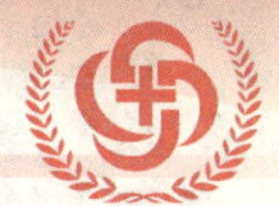

第八章　手阳明大肠经、腧穴

1.循行"入下齿中"的经脉是

A.小肠经

B.大肠经

C.胃经

D.脾经

E.肝经

【答案】B

2.下列腧穴中，治疗高血压首选

A.曲泽

B.尺泽

C.曲池

D.中渚

E.小海

【答案】C

【解析】曲泽常用于治疗心、胃疾患，尺泽治疗肺系疾患，二穴还可以治疗中暑吐泻等症。曲池除用于治疗热病、胃肠病、皮肤病外，还可用于癫狂、高血压等症的治疗。中渚用于治疗头面耳目、热病等，小海用于局部近治、热病等。

3.下列腧穴中，可以治疗胆道蛔虫症的是

A.商阳

B.合谷

C.阳溪

D.手三里

E.迎香

【答案】E

4.下列各项中，不属于手阳明大肠经腧穴的主治病证的是

A.热病

B.神志病

C.皮肤病

D.胸胁病

E.头面五官疾患

【答案】D

【解析】手阳明大肠经腧穴主治热病、神志病、胃肠病、皮肤病、头面五官疾患。胸胁病为少阳所主。

5.手太阴肺经与手阳明大肠经的循行交接部位是

A.拇指

B.食指

C.中指

D.无名指

E.小指

【答案】B

【解析】手太阴肺经与手阳明大肠经交接在食指末端。故选 B。在无名指末端交接的是三焦经和心包经，在小指末端交接的是小肠经和心经。

6.曲池穴主治的病证是

A.咳喘，口㖞

B.暴喑，瘰疬

C.瘾疹，湿疹

D.无汗，多汗

E.惊悸，怔忡

【答案】C

【解析】曲池主治热病、五官疾患、皮肤病，以及局部近治。

7.手三里位于阳溪穴与曲池穴连线上，肘横纹下

A.2 寸

B.3 寸

C.5 寸

D.7 寸

E.9 寸

【答案】A

8.偏历位于阳溪穴与曲池穴连线上，腕背侧远端横纹上

A.2 寸

B.3 寸

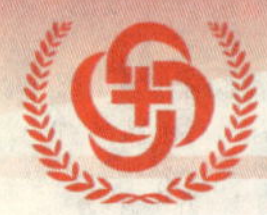

C.5 寸
D.7 寸
E.9 寸
【答案】B

9.扶突穴主治的病证是
A.咳喘,口喎
B.暴喑,瘰疬
C.瘾疹,湿疹
D.无汗,多汗
E.惊悸,怔忡
【答案】B

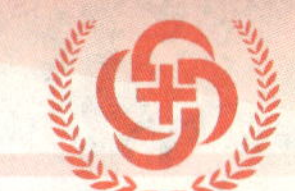

第九章　足阳明胃经、腧穴

1.可治疗头痛、眩晕、癫狂的腧穴是
A.足三里
B.上巨虚
C.下巨虚
D.条口
E.丰隆
【答案】E
【解析】丰隆是祛痰要穴，可用于治疗痰证导致的眩晕、癫狂等症。

2.在胸部，距前正中线4寸循行的经脉是
A.足少阴肾经
B.足阳明胃经
C.手太阴肺经
D.足太阴脾经
E.手厥阴心包经
【答案】B
【解析】在胸部旁开2寸为肾经，4寸为胃经，6寸为脾经。

3.在小腿外侧，外踝尖上8寸，胫骨前肌外缘，条口旁开1寸处的穴位是
A.丰隆
B.地机
C.解溪
D.上巨虚
E.下巨虚
【答案】A

4.常治疗痢疾、泄泻的腧穴是
A.内庭
B.梁丘
C.丰隆
D.归来
E.上巨虚
【答案】E

5.以下各项中，不属于天枢穴主治病证的是
A.疝气
B.痛经
C.月经不调
D.腹痛、腹胀
E.便秘、腹泻
【答案】A

6.以下各项中，不属于人迎穴主治病证的是
A.气喘
B.瘰疬
C.高血压
D.失眠
E.咽喉肿痛
【答案】D

7.位于股前区，髌底上2寸，股外侧肌与股直肌肌腱之间的腧穴是
A.血海
B.梁丘
C.归来
D.扶突
E.条口
【答案】B
【解析】髌底上2寸，股外侧肌与股直肌肌腱之间的是梁丘。髌底上内侧2寸的是血海。归来在脐下4寸，旁开正中线2寸。扶突平结喉，胸锁乳突肌前后缘间。条口在犊鼻下8寸，旁开胫骨前棘一横指。

8.可治疗齿痛、牙关不利、颊肿、口角㖞斜等病证的腧穴是
A.四白
B.承泣
C.地仓
D.颊车
E.头维
【答案】D
【解析】四白主治目疾、颜面疾患和胆道

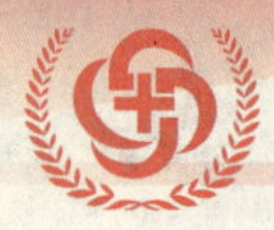

蛔虫。承泣主治目疾、颜面疾患。地仓主治口㖞、流涎、面痛等局部症状。头维主治头部疾患。颊车位于咬肌粗隆高点,主治齿痛、颜面疾患等。

9.位于足背第2、3趾间,趾蹼缘后方赤白肉际处的腧穴是

A.内庭

B.行间

C.侠溪

D.太白

E.然谷

【答案】A

10.位于上腹部,脐中上4寸,前正中线旁开2寸的腧穴是

A.带脉

B.肓俞

C.章门

D.归来

E.梁门

【答案】E

11.位于面部,颧弓下缘中央与下颌切迹之间凹陷中的腧穴是

A.下关

B.四白

C.颊车

D.耳门

E.听宫

【答案】A

【解析】四白在瞳孔直下眶下孔处。颊车在咬肌粗隆最高点。耳门正对屏上切迹张口凹陷处。听宫正对耳屏张口凹陷处。

12.用于强壮保健的要穴是

A.足三里

B.上巨虚

C.下巨虚

D.条口

E.丰隆

【答案】A

13.治疗痰饮病证的要穴是

A.足三里

B.上巨虚

C.下巨虚

D.条口

E.丰隆

【答案】E

14 治疗梦魇病证的要穴是

A.足三里

B.上巨虚

C.下巨虚

D.条口

E.厉兑

【答案】E

【解析】厉兑主治鼻衄、齿痛、咽喉肿痛等实热性五官病症;热病;多梦、癫狂等神志病。

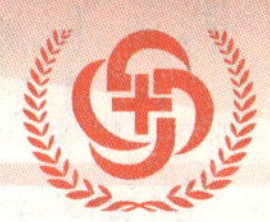

第十章　足太阴脾经、腧穴

1.在足趾，大趾末节内侧，趾甲根角侧后方0.1寸的穴位是

A.隐白

B.大敦

C.厉兑

D.至阴

E.足临泣

【答案】A

【解析】大敦在大趾外侧趾甲角处。厉兑在第2趾外侧趾甲角处。至阴在第5趾外侧趾甲角处。足临泣在第4趾外侧趾甲角处。

2."起于大指之端……夹咽，连舌本，散舌下"的经脉是

A.手少阴心经

B.足厥阴肝经

C.足太阴脾经

D.足少阴肾经

E.手厥阴心包经

【答案】C

3.下列各项中，不属于三阴交穴主治病证的是

A.脾胃虚弱证

B.妇产科病证

C.生殖泌尿系统病证

D.心悸、失眠

E.阳虚诸证

【答案】E

【解析】三阴交主治脾胃病、妇科病、泌尿生殖系统病、阴虚诸证。具有滋阴养血、活血、利水诸般功效，故还可用于治疗心悸失眠等症。

4.善治水湿病证的腧穴是

A.隐白

B.公孙

C.地机

D.三阴交

E.阴陵泉

【答案】E

【解析】隐白善治慢性出血的崩漏，公孙治疗脾胃病和奔豚气，地机善治痛经，三阴交善治妇科病、阴虚诸证，阴陵泉善利水湿。

5.位于小腿内侧，内踝尖上3寸，胫骨内侧缘后际的腧穴是

A.血海

B.阴陵泉

C.三阴交

D.悬钟

E.地机

【答案】C

【解析】血海位于髌底内上2寸，阴陵泉位于胫骨内上髁下方凹陷处，悬钟位于外踝上3寸腓骨前缘，地机位于阴陵泉下3寸。

6.善治慢性出血病证的腧穴是

A.隐白

B.公孙

C.地机

D.三阴交

E.阴陵泉

【答案】A

7.常用血海穴治疗的是

A.乳痈

B.肩背疼痛

C.瘾疹

D.咳嗽

E.全身疼痛

【答案】C

【解析】血海常配膈俞，治疗血病。瘾疹时隐时现，如风之善行数变状，治风先治血，血行风自灭。

8.大包穴位于侧胸部腋中线上

A.当第3肋间隙处

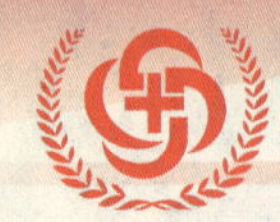

B.当第 4 肋间隙处

C.当第 5 肋间隙处

D.当第 6 肋间隙处

E.当第 7 肋间隙处

【答案】D

9.下列腧穴中,治疗痛经首选穴是

A.隐白

B.太白

C.公孙

D.血海

E.地机

【答案】E

【解析】隐白治疗崩漏出血、神志病等;太白是脾经的原穴,主要治疗脾胃病;公孙主治脾胃病、奔豚气等;血海主治月经病、瘾疹丹毒等。地机主治月经病,尤以痛经首选。

10.下列腧穴中,可治疗"全身疼痛,四肢无力"选穴是

A.大包

B.太白

C.公孙

D.阴陵泉

E.地机

【答案】B

【解析】太白主治体重节痛,脚气。太白又为输穴,"输主体重节痛"。

11.下列腧穴中,位于阴陵泉下 3 寸的选穴是

A.漏谷

B.三阴交

C.公孙

D.足三里

E.地机

【答案】E

(12~13 题共用备选答案)

A.气海

B.下脘

C.肓俞

D.天枢

E.大横

12.位于腹部,脐中旁开 2 寸的腧穴是

【答案】D

13.位于腹部,脐中旁开 4 寸的腧穴是

【答案】E

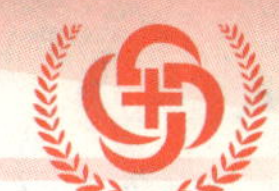

第十一章　手少阴心经、腧穴

1.在手指，小指末节桡侧，指甲根角侧上方0.1寸的腧穴是

A.少冲

B.少府

C.少泽

D.少商

E.中冲

【答案】A

2.不属于手少阴心经的腧穴是

A.少冲

B.少泽

C.少府

D.少海

E.通里

【答案】B

3.常用于治疗心痛、昏迷、热病的腧穴是

A.极泉

B.少海

C.通里

D.阴郄

E.少冲

【答案】E

【解析】以上诸穴均可以治疗心痛，少冲位于小指末端，是心经的井穴，还可以治疗昏迷、热病等症。

4.在腕前区，腕掌侧远端横纹尺侧端，尺侧腕屈肌腱的桡侧凹陷处的腧穴是

A.少海

B.神门

C.通里

D.少府

E.阴郄

【答案】B

【解析】少海位于肘横纹内侧端与肱骨内上髁中点，通里在腕横纹上1寸，少府握拳小指末端所在之处，阴郄在腕横纹上0.5寸。

5.常用来治疗舌强不语的腧穴是

A.少海

B.神门

C.通里

D.少府

E.阴郄

【答案】C

【解析】通里是心经的络穴，舌为心之苗，临床常用治疗舌强不语、暴喑等症。

6.常用于治疗吐血、衄血等血证的腧穴是

A.极泉

B.少海

C.通里

D.阴郄

E.少冲

【答案】D

7.常用来治疗暴喑的腧穴是

A.少海

B.神门

C.通里

D.少府

E.阴郄

【答案】C

第十二章　手太阳小肠经、腧穴

1.属于手太阳小肠经的腧穴是

A.听会

B.听宫

C.耳门

D.神门

E.下关

配套名师精讲课程

【答案】B

【解析】听会属于胆经，耳门属于三焦经，神门属于心经，下关属于胃经。

2.按对应顺序，耳门、听宫、听会所属的经脉分别是

A.胆经、三焦经、小肠经

B.三焦经、胆经、小肠经

C.三焦经、小肠经、胆经

D.胆经、小肠经、三焦经

E.小肠经、胆经、三焦经

【答案】C

3.养老穴的主治病证是

A.目视不明

B.疣症

C.乳痈

D.疟疾

E.聤耳

【答案】A

4.可治疗热病、头痛、咽喉肿痛的腧穴是

A.后溪

B.少泽

C.养老

D.支正

E.听宫

【答案】B

【解析】后溪主治腰背后项痛、耳目咽喉痛、疟疾盗汗等症；养老主治目视不明、头面痛、急性腰扭伤等症；支正主治头目病、热病等症；听宫主治耳病、齿痛等症。

5.位于腕背尺骨头桡侧凹陷中的腧穴是

A.后溪

B.支正

C.外关

D.养老

E.支沟

【答案】D

【解析】后溪位于第5掌指关节后方赤白肉际处。支正位于腕横纹上5寸。外关位于腕背横纹上2寸。支沟位于腕背横纹上3寸，尺桡骨之间。

（6~7题共用备选答案）

A.乳痈

B.气喘

C.癫狂痫

D.目视不明

E.眼睑动

6.颧髎的主治病证是

【答案】E

7.后溪的主治病证是

【答案】C

【解析】颧髎穴位于目外眦直下，颧骨下缘凹陷处。主治口㖞、眼睑动、齿痛等病证。后溪通督脉，主治腰背后项痛、耳目咽喉痛、疟疾盗汗、癫痫等病证。

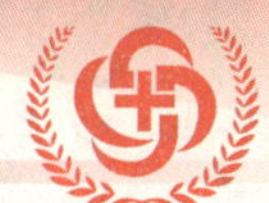

第十三章 足太阳膀胱经、腧穴

1.循行至头顶并入络脑的经脉是

A.足厥阴肝经

B.足太阳膀胱经

C.手少阳三焦经

D.足少阳胆经

E.手太阳小肠经

【答案】B

【解析】肝经上额交巅,膀胱经上顶入络脑,三焦经连系耳后,胆经布头侧,小肠经上面颊,至目外眦,入耳中。

2.膏肓穴的定位是

A.在脊柱区,第 2 胸椎棘突下,后正中线旁开 3 寸

B.在脊柱区,第 3 胸椎棘突下,后正中线旁开 3 寸

C.在脊柱区,第 4 胸椎棘突下,后正中线旁开 3 寸

D.在脊柱区,第 5 胸椎棘突下,后正中线旁开 3 寸

E.在脊柱区,第 6 胸椎棘突下,后正中线旁开 3 寸

【答案】C

3.下列腧穴中,常用于治疗呃逆的是

A.睛明

B.攒竹

C.承泣

D.四白

E.印堂

【答案】B

【解析】攒竹具有治疗止呃逆的特殊治疗作用。睛明治疗眼疾和急性腰扭伤。迎香透四白治疗胆道蛔虫。

4.常用于治疗皮肤瘙痒等皮肤病证的俞穴是

A.心俞

B.肝俞

C.脾俞

D.肾俞

E.膈俞

【答案】E

【解析】膈俞主治瘾疹、皮肤瘙痒等皮肤病症。

5.治疗急性吐泻有速效的腧穴是

A.委阳

B.委中

C.承山

D.飞扬

E.昆仑

【答案】B

【解析】委阳主治腰腿痛,委中主治腰背痛、急性吐泻、瘾疹、丹毒等症,承山主治腰腿痛、痔疮等,飞扬主治腰腿痛、头目病等,昆仑主治头痛、牙痛、癫痫等。

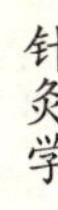

6.治疗虚劳诸疾首选的腧穴是

A.中脘

B.膏肓

C.百会

D.膈俞

E.血海

【答案】B

【解析】中脘常用于胃肠病,膏肓用于虚劳诸疾,百会用于中气下陷,膈俞、血海用于血瘀或皮肤病。

7.治疗痔疾常取的腧穴是

A.天枢

B.委阳

C.承山

D.申脉

E.昆仑

【答案】C

【解析】天枢主治腹痛便秘、妇科病等,委阳主治腰腿痛等,承山主治腰腿痛、痔疮

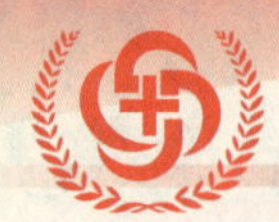

等,申脉主治头痛、失眠、癫痫等,昆仑主治头痛、牙痛、癫痫等。

8.与腰阳关穴在同一水平线上的腧穴是

A.胃俞

B.大肠俞

C.肝俞

D.膀胱俞

E.肾俞

【答案】B

【解析】膀胱俞平19椎下,大肠俞平16椎下,肝俞平9椎下,胃俞平12椎下,肾俞平14椎下。腰阳关在16椎下。

(9~10题共用备选答案)

A.在脊柱区,第3胸椎棘突下,后正中线旁开1.5寸

B.在脊柱区,第5胸椎棘突下,后正中线旁开1.5寸

C.在脊柱区,第6胸椎棘突下,后正中线旁开1.5寸

D.在脊柱区,第9胸椎棘突下,后正中线旁开1.5寸

E.在脊柱区,第10胸椎棘突下,后正中线旁开1.5寸

9.胆俞穴的定位是

【答案】E

10.肺俞穴的定位是

【答案】B

(11~12题共用备选答案)

A.滞产

B.痛经

C.丹毒

D.呃逆

E.便秘

11.次髎穴的主治病证是

【答案】B

12.委中穴的主治病证是

【答案】C

【解析】次髎作为痛经的经验穴,临床常用于治疗痛经。委中主治腰背痛、中暑吐泻、瘾疹丹毒等症。

(13~14题共用备选答案)

A.心俞

B.天柱

C.大杼

D.膏肓

E.睛明

13.善于治疗心痛惊悸的腧穴是

【答案】A

14.善于治疗急性腰扭伤的腧穴是

【答案】E

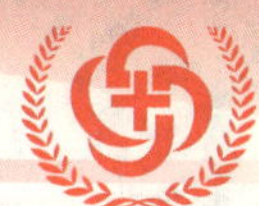

第十四章　足少阴肾经、腧穴

1.下列腧穴中，治疗汗证首选的腧穴是

A.复溜

B.然谷

C.太溪

D.阴谷

E.大钟

【答案】A

【解析】复溜为肾经腧穴，临床常配伍合谷治疗有汗、无汗。

2.以下腧穴中，善于治疗不寐的首选腧穴是

A.大钟

B.照海

C.太溪

D.阴谷

E.至阴

【答案】B

3.下列各项中，不属于照海穴主治病证的是

A.失眠、癫痫

B.呕吐涎沫、吐舌

C.月经不调、带下

D.小便频数、癃闭

E.咽喉干痛、目赤肿痛

【答案】B

4.在踝区，内踝尖下1寸，内踝下缘边际凹陷中的腧穴是

A.商丘

B.丘墟

C.照海

D.申脉

E.然谷

【答案】C

5.在腹部，脐中旁开0.5寸的腧穴是

A.膏肓

B.气海

C.大横

D.肓俞

E.天枢

【答案】D

【解析】膏肓平第4椎下，旁开3寸。气海在脐下1.5寸。大横平脐旁开4寸。天枢平脐旁开2寸。

6.以下腧穴中，善于治疗痴呆的腧穴是

A.然谷

B.大钟

C.太溪

D.阴谷

E.复溜

【答案】B

【解析】大钟肺肾经的络穴。临床常用于治疗癃闭遗尿、痴呆、月经病、腰痛足跟痛等症。

第十五章 手厥阴心包经、腧穴

1.内关穴位于前臂前区，掌长肌腱与桡侧腕屈肌腱之间，腕掌侧远端横纹上

A.5 寸

B.4 寸

C.3 寸

D.2 寸

E.1 寸

【答案】D

2.在肘前区，肘横纹上，肱二头肌腱的尺侧缘凹陷中的腧穴是

A.少海

B.小海

C.曲泽

D.曲池

E.尺泽

【答案】C

【解析】肘横纹上，肱二头肌腱的尺侧缘是曲泽，桡侧缘是尺泽。少海在肱骨内上髁与肘横纹内侧端中点。小海在尺骨鹰嘴与肱骨内上髁中点。曲池在肱骨外上髁与肘横纹外侧中点。

3.除心、心包、胸、神志病外，手厥阴经腧穴还可用于治疗的病证是

A.胃病

B.肾病

C.肝病

D.胆病

E.脾病

【答案】A

4.内关穴治疗胃心胸部疾病常配伍的腧穴是

A.公孙

B.劳宫

C.间使

D.外关

E.曲泽

【答案】A

【解析】内关为八脉交会穴之一，通阴维脉，常配伍公孙治疗胃心胸疾患。

5.善于治疗心痛、烦闷、口疮、口臭的腧穴是

A.内关

B.劳宫

C.间使

D.外关

E.曲泽

【答案】B

【解析】内关主治心系、胃腑疾病、神志病、中风等疾患。间使治疗心系疾患、神志病、胃腑疾患等症。外关治疗头面五官疾患、热病等症。曲泽主治心系、胃腑疾患、热病中暑等症。劳宫除治疗心系疾患外，还用于治疗口臭、口疮，诸痛痒疮皆属于心。

6.间使穴位于前臂前区，掌长肌腱与桡侧腕屈肌腱之间，腕掌侧远端横纹上

A.5 寸

B.4 寸

C.3 寸

D.2 寸

E.1 寸

【答案】C

7.手厥阴心包经起止腧穴的是

A.天池、中冲

B.极泉、中冲

C.天池、少冲

D.极泉、少冲

E.少府、少冲

【答案】A

8.用于治疗心痛、心悸、呕血、咯血、疔疮的腧穴是

A.内关

B.孔最

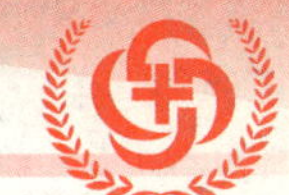

C.间使

D.外关

E.郄门

【答案】E

【解析】内关主治心系、胃腑疾病、神志病、中风等疾患。孔最治疗肺系疾患。间使治疗心系疾患、神志病、胃腑疾患等症。外关治疗头面五官疾患、热病等症。郄门为心包的郄穴，主治心系疾患、呕血咯血、疔疮、癫痫等病。

9.位于腕横纹中点处，掌长肌腱与桡侧腕屈肌腱之间的腧穴是

A.阳溪

B.阳池

C.内关

D.神门

E.大陵

【答案】E

第十六章　手少阳三焦经、腧穴

1.下列不属于支沟穴主治病证的是

A.失眠、癫狂痫

B.便秘、热病

C.耳鸣、耳聋

D.暴喑、瘰疬

E.胁肋疼痛

【答案】A

【解析】支沟主治:①便秘。②耳鸣,耳聋,暴喑。③瘰疬。④胁肋疼痛。⑤热病。

2.下列腧穴中,属于手少阳三焦经的是

A.肩髎

B.巨髎

C.次髎

D.颧髎

E.瞳子髎

【答案】A

【解析】巨髎为胃经腧穴,次髎为膀胱经腧穴,颧髎为小肠经腧穴,瞳子髎为胆经腧穴。

3.下列腧穴中,治疗便秘效果较好的腧穴是

A.关冲

B.中渚

C.阳池

D.支沟

E.外关

【答案】D

【解析】以上诸穴均可以用于治疗头面五官病证。关冲为井穴,善治神志病;中渚为输穴,善治热病、消渴等;阳池为原穴,善治口干、消渴等病;支沟为经穴,善治便秘;外关为络穴,善治头面五官热病。

4.位于颈部,耳垂后方,乳突下端前方凹陷中的腧穴是

A.角孙

B.翳风

C.翳明

D.牵正

E.头临泣

【答案】B

【解析】角孙在耳尖上方,翳明位于翳风后1寸,牵正在耳垂前1寸,头临泣在瞳孔直上入发5分处。

(5~6题共用备选答案)

A.阳溪

B.阳池

C.照海

D.中渚

E.支正

5.常用于治疗消渴、口干、腕部疼痛的腧穴是

【答案】B

6.常用于治疗耳鸣、耳聋、肩肘臂酸痛的腧穴是

【答案】D

【解析】中渚主治:①头痛、耳鸣、耳聋、目赤、喉痹等头面五官病证。②热病,消渴,疟疾。③肩背肘臂酸痛,手指不能屈伸。阳溪为大肠经腧穴,主治头面五官病证,不用于治疗耳鸣耳聋。阳池为三焦经原穴,常用于治疗消渴、口干等症。支正为小肠经腧穴,常用于治疗头面五官热病等症。

7.在面部,当眉梢凹陷处的腧穴

A.攒竹

B.阳白

C.丝竹空

D.瞳子髎

E.头临泣

【答案】C

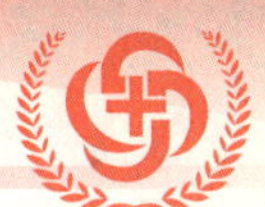

第十七章　足少阳胆经、腧穴

1.针刺环跳穴的最佳体位是

A.坐位

B.站位

C.仰卧位

D.俯卧位

E.侧卧位

【答案】E

【解析】环跳位于大转子与骶管裂孔连线的外1/3点处，针刺采用侧卧位最佳。

2.以下腧穴中，治疗带下病应首选的腧穴是

A.太冲

B.归来

C.带脉

D.隐白

E.大敦

【答案】C

3.位于头部，眉上1寸，瞳孔直上的腧穴是

A.承泣

B.阳白

C.睛明

D.四白

E.隐白

【答案】B

【解析】承泣在瞳孔直下，眼球与眶下缘之间。睛明位于目内眦。四白在瞳孔直下，眶下孔凹陷中。隐白位于大趾内侧趾甲角处。

4.下列各项中，不属于阳陵泉主治病证的是

A.黄疸、胁痛、口苦

B.腹泻、水肿、小便不利

C.呕吐、吞酸

D.膝肿痛、下肢痿痹

E.小儿惊风

【答案】B

5.位于面部，目外眦外侧0.5寸凹陷中的腧穴是

A.睛明

B.太阳

C.攒竹

D.丝竹空

E.瞳子髎

【答案】E

【解析】睛明位于目内眦，太阳在眉梢与目外眦连线外一指，攒竹在眉头凹陷处，丝竹空在眉梢凹陷处。

6.位于足趾，第4趾末节外侧，趾甲根角侧后方0.1寸的腧穴是

A.足窍阴

B.足临泣

C.侠溪

D.至阴

E.束骨

【答案】A

【解析】足临泣在第4、5跖骨底结合部的前方，第5趾长伸肌腱外侧凹陷中。侠溪在4、5趾蹼缘赤白肉际处。至阴在第5趾外侧趾甲角处。束骨在第5跖趾关节后赤白肉际处。故选A。

7.光明穴可以治疗的病证是

A.痴呆

B.热病

C.失眠

D.胸乳胀痛

E.足跗肿痛

【答案】D

8.不属于侠溪穴主治病证的是

A.惊悸

B.眩晕

C.乳痈

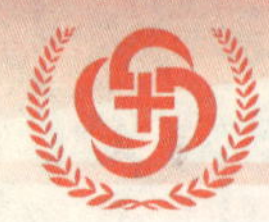

D.热病

E.瘰疬

【答案】E

【解析】侠溪主治:①惊悸。②头痛、眩晕、耳鸣、耳聋、颊肿、目赤肿痛等头面五官病证。③胁肋疼痛,膝股痛,足跗肿痛。④乳痈。⑤热病。

9.下列腧穴中,孕妇禁刺的腧穴是

A.天宗

B.定喘

C.肩井

D.大抒

E.身柱

【答案】C

(10~11 题共用备选答案)

A.在足背,第 4、5 趾间,趾蹼缘后方赤白肉际处

B.在踝区,外踝的前下方,趾长伸肌腱的外侧凹陷中

C.在足背外侧,第 4 趾本节后方,小趾伸肌腱的外侧凹陷处

D.在足趾,第 4 趾末节外侧,趾甲根角侧后方 0.1 寸

E.在足背,第 4、5 跖骨底结合部的前方,第 5 趾长伸肌腱外侧凹陷中

10.丘墟穴的定位是

【答案】B

11.足临泣的定位是

【答案】E

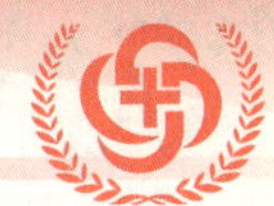

第十八章 足厥阴肝经、腧穴

1.“循喉咙之后,上入颃颡,连目系,上出额”的经脉是

A.足厥阴肝经

B.手太阴肺经

C.足阳明胃经

D.手阳明大肠经

E.手少阴心经

【答案】A

2.期门的定位是

A.在胸部,第 5 肋间隙,前正中线旁开 4 寸

B.在胸部,第 6 肋间隙,前正中线旁开 4 寸

C.在胸部,第 7 肋间隙,前正中线旁开 4 寸

D.第 11 肋游离端下际

E.侧腰部,第 12 肋游离端下际处

【答案】B

3.下列各项中,不属于期门穴主治病证的是

A.胸胁胀痛

B.呕吐、腹胀

C.奔豚气

D.乳痈

E.癃闭、遗尿

【答案】E

【解析】期门主治:①胸胁胀痛、呕吐、吞酸、呃逆、腹胀、腹泻等肝胃病证。②奔豚气。③乳痈。

4.位于侧腹部,第 11 肋游离端的下际的腧穴是

A.日月

B.梁门

C.期门

D.章门

E.带脉

【答案】D

【解析】日月在乳下第七肋间,梁门在中脘旁开 2 寸,期门在乳下第六肋间,带脉在 11 肋直下,平肚脐。第 11 肋端是章门。

(5~6 题共用备选答案)

A.期门

B.大敦

C.隐白

D.章门

E.曲泉

5.常用于治疗疝气、阴中痛的腧穴是

【答案】B

6.常用于治疗阴痒、遗精、小便不利的腧穴是

【答案】E

【解析】期门主治肝胃病证、奔豚气等症。大敦《玉龙歌》:“七般疝气取大敦”,主治疝气、泌尿系统疾病、月经病、前阴病等。隐白主治崩漏下血、神志病等。章门主治胃肠病、肝脾病等。曲泉主治妇科病、男科病等。

(7~8 题共用备选答案)

A.悬钟

B.地机

C.蠡沟

D.光明

E.三阴交

7.位于小腿外侧,外踝尖上 5 寸,腓骨前缘的腧穴是

【答案】D

8.位于小腿内侧,内踝尖上 5 寸,胫骨内侧面的中央的腧穴是

【答案】C

【解析】悬钟在外踝上 3 寸,腓骨前缘。地机在阴陵泉下 3 寸,蠡沟在胫骨面上内踝上 5 寸,三阴交在内踝上 3 寸胫骨后缘。

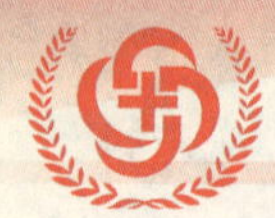

第十九章　督脉、腧穴

1.上星穴的定位是

A.在头部,前发际正中

B.在头部,前发际正中直上0.5寸

C.在头部,前发际正中直上1寸

D.在头部,前发际正中直上1.5寸

E.在头部,前发际正中直上2寸

【答案】C

2.位于颈后区,第2颈椎棘突上际凹陷中,后正中线上的腧穴是

A.风府

B.哑门

C.天柱

D.大椎

E.安眠

【答案】B

【解析】风府入发际1寸,天柱入发5分旁开1.3寸,大椎在第7颈椎棘突下,安眠在翳风与风池连线中点。

3.位于脊柱区,第3胸椎棘突下凹陷中,后正中线上的腧穴是

A.命门

B.身柱

C.至阳

D.膈俞

E.腰阳关

【答案】B

【解析】第3椎下,后正中线上是身柱。命门在14椎下,至阳在7椎下,膈俞在7椎下旁开1.5寸,腰阳关在16椎下。

4.治疗痫证有较好作用的腧穴是

A.长强

B.腰阳关

C.命门

D.秩边

E.志室

【答案】A

【解析】长强主治腹泻、痢疾、便血、便秘、痔疮等肠腑病症;癫狂痫;腰痛,尾骶骨痛,脊强反折。

5.下列各项中,不属于大椎穴主治病证的是

A.热病、疟疾

B.项强、脊痛

C.癫狂、惊风

D.痢疾、脱肛

E.风疹、痤疮

【答案】D

【解析】大椎主治:①热病、疟疾、恶寒发热、咳嗽、气喘等外感病证。②骨蒸潮热。③癫狂痫证、小儿惊风等神志病证。④项强,脊痛。⑤风疹,痤疮。

6.位于脊柱区,第4腰椎棘突下凹陷中,后正中线上的腧穴是

A.命门

B.身柱

C.至阳

D.膈俞

E.腰阳关

【答案】E

7.在头部,具有升阳提气,开窍醒神功能的腧穴是

A.前顶

B.本神

C.头维

D.百会

E.印堂

【答案】D

【解析】百会位于头顶,具有升阳提气治疗脱肛、阴挺、胃下垂、肾下垂等气失固摄而致的下陷性疾病;可开窍醒神,用以治疗痴呆、中风、癫狂痫等病。

(8~9题共用备选答案)

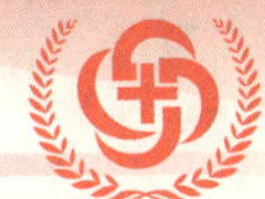

A.身柱

B.至阳

C.风府

D.水沟

E.大椎

8.以上腧穴中,退热的要穴是

【答案】E

9.既治疗急危重症,又治疗闪挫腰痛的腧穴是

【答案】D

(10~11 题共用备选答案)

A.风府

B.上星

C.志室

D.命门

E.哑门

10.善于治疗中风、癫狂痫、癔症等神志病证的腧穴是

【答案】A

11.善于治疗遗精、小便频数等肾阳不足病证的腧穴是

【答案】D

【解析】风府为督脉腧穴,善治神志病。上星善治头痛等症。志室善治肾虚腰痛等病。命门善治肾阳不足之男科病妇科病。哑门善治头痛、神志病、舌强不语等症。

第二十章　任脉、腧穴

1.气海穴的定位是在下腹部，前正中线上

A.脐中下0.5寸

B.脐中下1寸

C.脐中下1.5寸

D.脐中下2寸

E.脐中下2.5寸

【答案】C

2.上脘的定位是

A.在上腹部，脐中上2寸，前正中线上

B.在上腹部，脐中上3寸，前正中线上

C.在上腹部，脐中上4寸，前正中线上

D.在上腹部，脐中上5寸，前正中线上

E.在上腹部，脐中上6寸，前正中线上

【答案】A

3.下列腧穴中，不属于任脉的是

A.廉泉

B.天突

C.水沟

D.承浆

E.膻中

【答案】C

4.治疗瘿气、梅核气、噎膈首选的腧穴是

A.建里

B.中脘

C.膻中

D.廉泉

E.天突

【答案】E

【解析】天突位于胸骨柄上窝，其下为气管，有平冲降逆的功效，可用于治疗梅核气、噎膈等症。

5.位于面部，颏唇沟的正中凹陷处的腧穴是

A.承浆

B.迎香

C.廉泉

D.地仓

E.牵正

【答案】A

【解析】迎香在鼻唇沟中；廉泉在喉结上方，舌骨上缘凹陷中，前正中线上；地仓在口角旁开0.4寸；牵正在耳垂前1寸。

6.建里的定位是

A.在上腹部，脐中上2寸，前正中线上

B.在上腹部，脐中上3寸，前正中线上

C.在上腹部，脐中上4寸，前正中线上

D.在上腹部，脐中上5寸，前正中线上

E.在上腹部，脐中上6寸，前正中线上

【答案】B

7.不属于神阙穴主治病证的是

A.虚脱、中风脱证

B.便秘、脱肛

C.水肿、小便不利

D.身体虚弱

E.食谷不化

【答案】E

【解析】神阙主治：①虚脱、中风脱证等元阳暴脱。②腹痛、腹胀、腹泻、痢疾、便秘、脱肛等肠腑病证。③水肿，小便不利。④保健灸常用穴。

（8~9题共用备选答案）

A.下脘

B.建里

C.中极

D.气海

E.关元

8.善于治疗形体羸瘦、脏气衰惫、乏力等气虚病证的腧穴是

【答案】D

9.善于治疗遗尿、小便不利、癃闭等泌尿系病证的腧穴是

【答案】C

【解析】气虚诸证临床常选用任脉腧穴气海，以益气培本。中极位于脐下4寸，是膀胱的募穴，常用来治疗泌尿系病证。

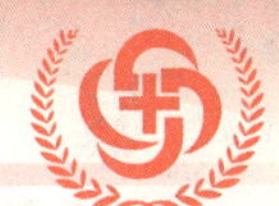

第二十一章　奇穴

1.夹脊穴位于脊柱区,后正中线旁开0.5寸

A.第1颈椎至第12胸椎棘突下两侧

B.第7颈椎至第5腰椎棘突下两侧

C.第1胸椎至第5腰椎棘突下两侧

D.第1胸椎至第12胸椎棘突下两侧

E.第1胸椎至骶管裂孔棘突下两侧

【答案】C

2.胆囊穴位于小腿外侧,腓骨小头直下

A.1寸

B.1.5寸

C.2寸

D.2.5寸

E.3寸

【答案】C

3.不属于十宣穴主治病证的是

A.昏迷

B.癫痫

C.高热

D.手指麻木

E.牙松龈痛

【答案】E

4.不属于四神聪穴主治病证的是

A.头痛,眩晕

B.失眠,健忘

C.癫痫

D.目疾

E.脱肛

【答案】E

【解析】四神聪主治:①头痛,眩晕。②失眠、健忘、癫痫等神志病证。③目疾。

5.金津、玉液除治疗口疮、失语外,还常用于治疗的病证是

A.舌体萎软

B.呕吐、消渴

C.咽喉肿痛

D.烦热、口渴

E.齿龈肿痛

【答案】B

【解析】金津玉液除了治疗口臭口疮,还可以治疗津液不足之证。

6.位于面颊部,耳垂前0.5~1寸处的腧穴是

A.听宫

B.颧髎

C.牵正

D.下关

E.颊车

【答案】C

【解析】牵正位于耳垂前0.5~1寸。听宫位于耳屏前张口凹陷处,颧髎位于目外眦直下颧骨下方,下关位于颧骨下缘中央与下颌切迹之间的凹陷中,颊车位于咬肌粗隆最高点。

7.定喘穴的定位是,位于背部区,后正中线旁开0.5寸

A.第4颈椎棘突下

B.第5颈椎棘突下

C.第6颈椎棘突下

D.第7颈椎棘突下

E.第1胸椎棘突下

【答案】D

(8~9题共用备选答案)

A.在膝上部,髌底的中点上方2寸处

B.在小腿外侧,腓骨小头直下2寸

C.屈膝,在髌韧带两侧凹陷处

D.在小腿内侧,内踝尖上5寸,胫骨内侧面的中央

E.在小腿前侧上部,当犊鼻下5寸,胫骨前缘旁开一横指

8.膝眼穴的定位是

【答案】C

9.阑尾穴的定位是

【答案】E

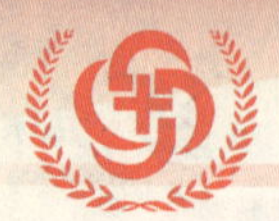

第二十二章　毫针刺法

第一节　针刺准备

1.适宜仰靠坐位针刺的腧穴是

A.头、面、胸部腧穴和上、下肢部分腧穴

B.身体侧面腧穴和上、下肢部分腧穴

C.头、项、脊背、腰骶部的腧穴

D.前头、颜面和颈前等部位的腧穴

E.后头和项、背部的腧穴

【答案】D

【解析】仰卧位适宜于取头、面、胸、腹部腧穴和上下肢部分腧穴；侧卧位适宜于取身体对侧面少阳经腧穴和上、下肢部分腧穴；俯卧位适宜于取头、项、背、腰骶部腧穴和下肢背侧及上肢部分腧穴；仰靠坐位适宜于取前头、颜面和颈前等部位的腧穴；俯伏坐位适宜于取后头和项、背部的腧穴；侧伏坐位适宜于取头部的一侧、面颊及耳前后部位的腧穴。

2.下列腧穴中，不适宜俯卧位针刺的是

A.天柱

B.膻中

C.天宗

D.肺俞

E.风市

【答案】B

【解析】膻中穴位于两乳连线中点，针刺时宜采用仰卧位。

第二节　进针方法

适用于皮肤松弛部位腧穴的进针方法是

A.单手进针法

B.舒张进针法

C.提捏进针法

D.夹持进针法

E.指切进针法

【答案】B

【解析】单手进针法和指切进针法适用于短针的进针。夹持进针法适用于长针的进针。舒张进针法主要用于皮肤松弛部位的腧穴。提捏进针法用于皮肉浅薄部位的腧穴，如印堂穴。

第三节　针刺角度和深度

（略）

第四节　行针手法

1.下列有关提插法的叙述，不正确的是

A.将针刺入腧穴一定深度后，施以上提下插的操作

B.幅度不宜过大，一般以3~5分为宜

C.指力一定要均匀一致

D.频率应较快，每分钟100次左右

E.保持针身垂直

【答案】D

【解析】提插法操作时，指力要均匀一致，幅度不宜过大，一般以3~5分为宜，频率不宜过快，每分钟60次左右，保持针身垂直，不改变针刺角度、方向。

2.下列除哪项外，均为行针的辅助手法

A.循法

B.弹法

C.飞法

D.震颤法

E.提插法

【答案】E

【解析】行针的辅助手法包括循法、弹法、刮法、摇法、飞法、震颤法。

第五节　得气

（略）

第六节　针刺补泻

1.下列有关毫针泻法的叙述，错误的是

A.病人吸气时进针，呼气时出针为泻法

B.进针时徐徐刺入，少捻转，疾速出针者为泻法

C.进针时针尖迎着经脉循行来的方向刺入为泻法

D.出针时摇大针孔而不按为泻法

E.针下得气后，捻转角度大，用力重，频率快，操作时间长为泻法

【答案】B

【解析】针刺徐疾补泻中，徐而疾则实，进针时徐徐刺入，少捻转，疾速出针者为补法。疾而徐则虚，进针时疾速刺入，多捻转，徐徐出针者为泻法。

2.属于捻转补泻中补法的操作是

A.捻转角度小，用力轻，频率慢，操作时间短

B.捻转角度小，用力重，频率慢，操作时间短

C.捻转角度大，用力轻，频率快，操作时间短

D.捻转角度小，用力轻，频率慢，操作时间长

E.捻转角度大，用力轻，频率慢，操作时间短

【答案】A

【解析】捻转补法的操作是针下得气后，捻转角度小，用力轻，频率慢，操作时间短，结合拇指向前、食指向后（左转用力为主）者为补法。

3.下列有关提插补泻中补法的叙述，错误的是

A.先深后浅

B.重插轻提

C.提插幅度小，频率慢

D.操作时间短

E.以下插用力为主

【答案】A

【解析】针下得气后，先浅后深，重插轻提，提插幅度小，频率慢，操作时间短者为补法。针下得气后，先深后浅，轻插重提，提插幅度大，频率快，操作时间长者为泻法。

4.下列有关捻转补泻中补法的叙述，错误的是

A.捻转角度小

B.用力重

C.频率慢

D.操作时间短

E.拇指向前，食指向后（左转用力为主）

【答案】B

5.属于疾徐补法操作的是
A.患者吸气时进针,呼气时出针
B.患者呼气时进针,吸气时出针
C.进针时疾速刺入,多捻转,徐徐出针
D.进针时徐徐刺入,少捻转,疾速出针
E.出针时摇大针孔而不按
【答案】D

第七节　针刺异常情况

1.有关晕针处理方法的叙述,不正确的是
A.立即停止针刺,将针全部起出
B.予以饮温开水或糖水
C.宽衣解带,注意保暖
D.使患者平卧,头部抬高
E.重者可刺人中、素髎、内关、足三里等穴
【答案】D
【解析】晕针后使患者平卧,头部放平。

2.关于针刺所导致的气胸,下列不正确的是
A.立即出针,采取半卧位
B.让患者保持最舒适体位
C.一般漏气少量者,可自然吸收
D.密切观察,随时对症处理
E.严重病例出现呼吸困难、休克,需组织抢救
【答案】B
【解析】一旦发生气胸,让患者保持心情平静,切勿因恐惧而翻转体位。

第八节　针刺注意事项

1.有关妊娠妇女针刺注意事项的叙述,不正确的是
A.孕期不可以针刺三阴交、合谷
B.怀孕3个月以内者,不宜针刺小腹部的腧穴
C.怀孕3个月以上者,腹部腧穴不宜针刺
D.怀孕3个月以上者,腰骶部腧穴不宜针刺
E.可灸昆仑纠正胎位不正
【答案】E
【解析】纠正胎位应灸至阴。

2.针刺注意事项的叙述,下列正确的是
A.老年体弱者可采用坐位针刺
B.过于解状态,也可以立即针刺
C.针刺精明时可大幅度捻转
D.小儿囟门未闭,头顶部腧穴不宜针刺针刺
E.皮肤感染的部位也可以针刺
【答案】D

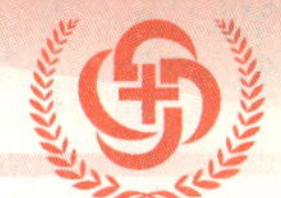

第二十三章 灸法

1.下列各项中，不属于灸法治疗作用的是

A.温经散寒

B.扶阳固脱

C.开窍泻热

D.消瘀散结

E.防病保健

【答案】C

【解析】灸法具有温经散寒、扶阳固脱、消瘀散结、防病保健的作用。

2.下列不属于艾条灸的是

A.温和灸

B.雀啄灸

C.回旋灸

D.无瘢痕灸

E.太乙针灸

【答案】D

【解析】无瘢痕灸属于艾炷灸法。

3.属于艾炷灸的是

A.温针灸

B.隔盐灸

C.回旋灸

D.温和灸

E.蒜泥灸

【答案】B

【解析】艾柱灸包括直接灸和间接灸。直接灸又分为瘢痕灸和无瘢痕灸，间接灸又根据所隔药物不同分为隔姜、盐、附子饼、蒜灸法。

4.隔蒜灸治疗的病证是

A.阳痿早泄

B.呕吐腹痛

C.未溃疮疡

D.腹痛泄泻

E.疮疡久溃

【答案】C

5.瘢痕灸治疗的病证是

A.肺痨、瘰疬

B.虚寒病证

C.风寒痹痛

D.阳痿早泄

E.疮疡久溃不敛

【答案】A

6.有温胃止呕作用的灸法是

A.隔姜灸

B.隔蒜灸

C.隔盐灸

D.隔附子饼灸

E.瘢痕灸

【答案】A

【解析】隔姜灸有温胃止呕、散寒止痛的作用，常用于因寒而致的呕吐、腹痛以及风寒痹痛等病证。

7.属于实按灸的是

A.隔盐灸

B.温针灸

C.白芥子灸

D.雷火针灸

E.无瘢痕灸

【答案】D

【解析】将点燃的艾条隔布或隔绵纸数层实按在穴位上，使热气透入皮肉，火灭热减后重新点火按灸，称为实按灸。实按灸分为太乙针灸、雷火针灸。

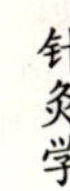

第二十四章　拔罐法

1.不可进行拔罐的病证是

A.中风

B.腹痛

C.头痛

D.抽搐

E.失眠

【答案】D

【解析】皮肤过敏、溃疡、水肿及心脏大血管分布部位,不宜拔罐;高热抽搐者,以及孕妇的腹部、腰骶部位,不宜拔罐;有自发性出血倾向疾患、高热、抽搐等禁止拔罐。

2.治疗局部皮肤麻木、疼痛或功能减退等疾患时宜选用的拔罐法是

A.闪罐法

B.留罐法

C.走罐法

D.留针拔罐法

E.刺血拔罐法

【答案】A

【解析】闪罐法多用于局部皮肤麻木、疼痛或功能减退等疾患,尤其适用于不宜留罐的部位,如小儿、年轻女性的面部。

3.治疗热证、实证、瘀血证时宜选用的拔罐法是

A.闪罐法

B.留罐法

C.走罐法

D.留针拔罐法

E.刺血拔罐法

【答案】E

【解析】刺血拔罐法又称刺络拔罐法。多用于热证、实证、瘀血证及某些皮肤病,如神经性皮炎、痤疮、丹毒、扭伤、乳痈等。

4.留罐法的留置时间一般为

A.3~5 分钟

B.5~10 分钟

C.10~15 分钟

D.15~20 分钟

E.20~30 分钟

【答案】C

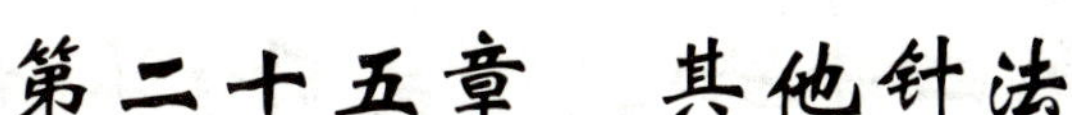

第二十五章　其他针法

1.电针取穴应选用

A.身体左右两侧腧穴组成1对，选1～3对穴位为宜

B.身体左右两侧腧穴组成1对，选5～6对穴位为宜

C.身体同侧腧穴组成1对，选1～3对穴位为宜

D.身体同侧腧穴组成1对，选5～6对穴位为宜

E.根据病情选择腧穴，不拘左右，穴数不限

【答案】C

2.具有镇静、止痛、缓解肌肉痉挛作用的电针波型是

A.疏波

B.密波

C.疏密波

D.断续波

E.锯齿波

【答案】B

【解析】密波易产生抑制效应，常用于止痛、镇静、缓解肌肉和血管痉挛等。疏波则兴奋作用较为明显，刺激作用强，常用于治疗痿证和各种肌肉关节、韧带、肌腱的损伤等。疏密波常用于止血、扭挫伤、关节周围炎、气血运行障碍、坐骨神经痛、面瘫、肌无力、局部冻伤等。断续波常用于治疗痿证、瘫痪等。锯齿波能提高神经肌肉兴奋性，改善气血循环。常用于抢救呼吸衰竭等。

3.三棱针刺络法常取的腧穴是

A.十宣、井穴

B.曲泽、委中

C.肺俞、胃俞

D.合谷、太冲

E.列缺、照海

【答案】B

【解析】点刺法多用于指、趾末端的十宣、十二井穴和耳尖及头面部的攒竹、上星、太阳等穴。散刺法多用于局部瘀血、血肿或水肿、顽癣等。刺络法多用于曲泽、委中等穴，治疗急性吐泻、疼痛、中暑、发热等。挑刺法常用于肩周炎、胃痛、颈椎综合征、失眠、支气管哮喘、血管神经性头痛等。

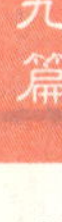

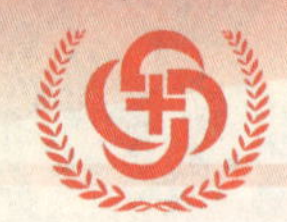

第二十六章　头针、耳针

1.治疗周围性面瘫,应选择的头穴线是

A.顶颞前斜线

B.顶颞后斜线

C.顶旁 2 线

D.颞前线

E.颞后线

【答案】D

【解析】顶颞前斜线上 1/5 治疗对侧下肢和躯干瘫痪,中 2/5 治疗上肢瘫痪,下 2/5 治中枢性面瘫、运动性失语、流涎、脑动脉粥样硬化等。顶颞后斜线上 1/5 治疗对侧下肢和躯干感觉异常,中 2/5 治疗上肢感觉异常,下 2/5 治疗头面部感觉异常。顶旁 2 线主治肩、臂、手等病证,如瘫痪、麻木、疼痛等。颞前线主治偏头痛、运动性失语、周围性面神经麻痹和口腔疾病。颞后线主治偏头痛、耳鸣、耳聋、眩晕等。

2.治疗失眠、神经衰弱宜选用的耳穴是

A.角窝上

B.内分泌

C.角窝中

D.神门

E.肾上腺

【答案】D

【解析】角窝上主治高血压;内分泌主治痛经、月经不调、更年期综合征、痤疮、间日疟、甲状腺功能减退或亢进症;角窝中主治咳喘;肾上腺主治低血压、风湿性关节炎、腮腺炎、链霉素中毒、眩晕、哮喘、休克。

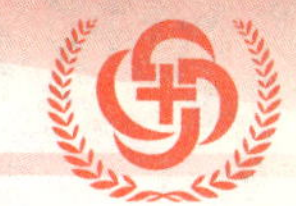

第二十七章　治疗总论

第一节　针灸治疗原则

1.根据针灸治疗原则,寒证应采用的治疗原则是

A.补之

B.泻之

C.留之

D.除之

E.疾之

【答案】C

【解析】《灵枢·经脉》说:"热则疾之,寒则留之",是针对热性病证和寒性病证制订的清热、温寒的治疗原则。

2.根据针灸治疗原则,宛陈则应采用的治疗原则是

A.留之

B.泻之

C.补之

D.疾之

E.除之

【答案】E

【解析】根据针灸治疗原则:虚则补之,陷下则灸之;实则泻之,宛陈则除之;不盛不虚以经取之。

第二节　针灸治疗作用

属于针灸治疗作用的是

A.扶正祛邪

B.联系脏腑

C.运行气血

D.抗御病邪

E.沟通内外

【答案】A

【解析】针灸治疗作用扶正祛邪、疏通经络、调和阴阳。联系脏腑、运行气血、抗御病邪、沟通内外为经络的作用。

第三节　针灸处方

1.不属于针灸选穴原则的是

A.辨证选穴

B.对症选穴

C.近部取穴

D.远部取穴

E.上下取穴

【答案】E

2.下列各项中,属于近部选穴的是

A.头痛取膈俞

B.脱肛取百会

C.咳嗽取列缺

D.鼻病选迎香

E.鼻病选合谷

【答案】D

【解析】迎香位于鼻旁,近部选穴用于治疗鼻塞、鼻不闻香臭等,头痛选膈俞、脱肛选百会为辨证选穴,鼻病选合谷为远部取穴。

3.下列各项中,属于远部选穴的是

A.面瘫选风池

B.胃痛选中脘

C.耳聋选听宫

D.扭伤取阿是穴

第九篇

针灸学

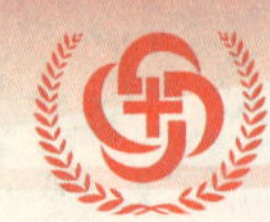

E.头痛选至阴

【答案】E

4.下列各项中,属于表里经配穴的是

A.咳嗽取尺泽、鱼际

B.感冒取列缺、合谷

C.膝痛取阳陵泉、阴陵泉

D.胃痛取中脘、内庭

E.痛经取地机、隐白

【答案】B

5.下列各项中,不属于同名经配穴的是

A.耳鸣取中渚、足临泣

B.头痛取外关、阳陵泉

C.失眠取神门、三阴交

D.牙痛取合谷、内庭

E.便秘取天枢、曲池

【答案】C

【解析】同名经配穴是指同名手足经,如手阳明和足阳明、手太阴和足太阴等。神门是手少阴腧穴,三阴交为足太阴腧穴,不属于同名经配穴。

6.下列各组取穴中,属于俞募配穴的是

A.厥阴俞、巨阙

B.三焦俞、京门

C.肝俞、章门

D.心俞、膻中

E.胆俞、日月

【答案】E

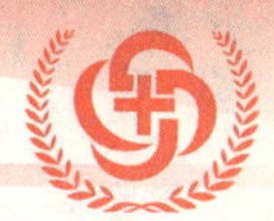

第二十八章　内科病证的针灸治疗

第一节　头痛

1.治疗肝阳上亢头痛应配用的是

配套名师精讲课程

A.风门、列缺

B.太溪、太冲

C.中脘、丰隆

D.血海、膈俞

E.印堂、内庭

【答案】B

【解析】太阳头痛配天柱、后溪、昆仑；阳明头痛配印堂、内庭；少阳头痛配率谷、外关、足临泣；厥阴头痛配四神聪、太冲、内关。风寒头痛配风门、列缺；风热头痛配曲池、大椎；风湿头痛配头维、阴陵泉；肝阳上亢头痛配太溪、太冲；痰浊头痛配中脘、丰隆；瘀血头痛配血海、膈俞；血虚头痛配脾俞、足三里。

2.治疗太阳头痛应配用的是

A.天柱、后溪、昆仑

B.率谷、外关、足临泣

C.印堂、内庭

D.太冲、内关、四神聪

E.血海、膈俞

【答案】A

【解析】头痛的配穴：太阳头痛配天柱、后溪、昆仑；少阳头痛配率谷、外关、足临泣；阳明头痛配印堂、内庭；厥阴头痛配太冲、内关、四神聪；瘀血头痛配血海、膈俞。

3.患者3日来头痛如裹，痛无休止，肢体困重，苔白腻，脉濡。针灸治疗除主穴外，宜取

A.风门、列缺

B.曲池、大椎

C.丰隆、中脘

D.阴陵泉、头维

E.足临泣、率谷

【答案】D

【解析】根据症状辨证为风湿头痛。风湿头痛配头维、阴陵泉；风寒头痛配风门、列缺；风热头痛配曲池、大椎；痰浊头痛配丰隆、中脘；少阳头痛配足临泣、率谷、外关。

4.患者头部空痛10年，头痛隐隐，遇劳发作，兼头晕，神疲乏力，面色不华，舌淡，脉细弱。其辨证为

A.风湿头痛

B.血虚头痛

C.痰浊头痛

D.瘀血头痛

E.肝阳上亢头痛

【答案】B

第二节　面痛

1.治疗面痛主选的经穴是

A.手、足阳明及足少阳经脉

B.手、足阳明及足太阳经脉

C.手、足太阳及足厥阴经脉

D.手、足少阳及足太阳经脉

E.手、足阳明及足少阴经脉

【答案】B

2.患者右面部疼痛2年，间断发作，呈闪电样剧痛，持续数秒，痛时面部抽搐，伴流泪、有灼热感，舌红，苔薄黄，脉浮数。其辨证为

A.外感风寒

第九篇 针灸学

B.外感风热
C.气血瘀滞
D.肝胃郁热
E.阴虚阳亢
【答案】B
【解析】面痛，外感风寒证：遇寒则甚，舌淡，苔白，脉浮紧；外感风热证：痛处有灼热感，舌红，苔薄黄，脉滑数；气滞血瘀证：有外伤史，或病程日久，痛点多固定不移，舌暗或有瘀斑，脉细涩；肝胃郁热证：烦躁易怒，口渴便秘，舌红，苔黄，脉数；阴虚阳亢：形体消瘦，颧红，脉细数无力。

第三节　腰痛

1.痛在腰脊中部，与之相关的经脉是
A.足太阳膀胱经
B.足少阴肾经
C.足少阳胆经
D.带脉
E.督脉
【答案】E
【解析】腰痛病位在腰部，腰为肾之府，肾经贯脊属肾，膀胱经夹脊络肾，督脉并于脊里，行于后背正中；本病与肾及足太阳膀胱经、督脉关系密切。

2.针灸治疗腰痛，应主取的是
A.督脉、足少阴经穴
B.局部阿是穴、足少阴经穴
C.局部阿是穴、足少阳经穴
D.局部阿是穴、足太阳经穴
E.督脉、足太阳经穴
【答案】D

3.针灸治疗腰痛的主穴是
A.阿是穴、肾俞、太溪
B.腰眼、委中、太溪
C.阿是穴、大肠俞、委中
D.阿是穴、背俞穴、太溪
E.肾俞、昆仑、委中
【答案】C
【解析】腰痛主穴用委中、阿是穴、大肠俞。大肠俞、阿是穴疏通腰部经络气血，通经止痛；膀胱之脉，夹脊抵腰络肾，“腰背委中求”，循经远取委中，以疏通足太阳经气，是治疗腰背部疼痛的要穴。

4.肾虚腰痛除主穴外，应加取
A.命门、腰阳关
B.膈俞、次髎
C.太冲、肝俞
D.肾俞、太溪
E.关元、后溪
【答案】D
【解析】督脉病证配后溪；足太阳经证配申脉；腰椎病变配腰夹脊。寒湿腰痛配命门、腰阳关；瘀血腰痛配膈俞、次髎；肾虚腰痛配肾俞、太溪。

5.患者腰部冷痛重着，拘挛不可俯仰，舌淡，苔白，脉紧，针灸治疗除阿是穴、大肠俞、委中外，还应选取
A.膈俞、次髎
B.命门、腰阳关
C.肾俞、足三里
D.肾俞、太溪
E.悬钟、申脉
【答案】B
【解析】根据症状辨证为寒湿腰痛。寒湿腰痛配命门、腰阳关；瘀血腰痛配膈俞、次髎；肾虚腰痛配肾俞、太溪。

6.患者3年来腰部时常酸痛，腰部肌肉僵硬，久坐加重，舌质淡暗，边有瘀点。针灸治疗除主穴外，应加取
A.膈俞、次髎
B.肾俞、足三里
C.命门、腰阳关
D.悬钟、太冲
E.肾俞、太溪
【答案】A

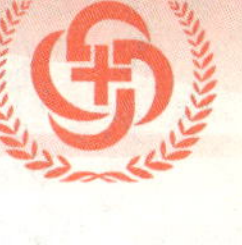

【解析】根据症状辨证为瘀血腰痛。瘀血腰痛配膈俞、次髎;寒湿腰痛配命门、腰阳关;肾虚腰痛配肾俞、太溪。

第四节　痹证

1.辨证为行痹者,治疗应加用

A.肾俞、关元

B.大椎、曲池

C.肝俞、太冲

D.膈俞、血海

E.阴陵泉、足三里

【答案】D

【解析】行痹配膈俞、血海;痛痹配肾俞、关元;着痹配阴陵泉、足三里;热痹配大椎、曲池。另可根据疼痛的部位循经配穴。

2.辨证为热痹者,治疗应加用

A.肝俞、太冲

B.膈俞、血海

C.肾俞、关元

D.大椎、曲池

E.合谷、内庭

【答案】D

【解析】痹症的配穴是,热痹配大椎、曲池;行痹配膈俞、血海;痛痹配肾俞、关元;着痹配阴陵泉、足三里;行痹配膈俞、血海;另可根据疼痛的部位循经配穴。

3.患者肘关节肌肉酸痛重着不移2个月,伴有肿胀,肌肤麻木不仁,阴雨天加重,苔白腻,脉濡缓。针灸治疗除主穴外,应加取

A.膈俞、血海

B.曲池、尺泽

C.曲池、大椎

D.肾俞、关元

E.足三里、阴陵泉

【答案】E

【解析】根据阴雨天加重,苔白腻,脉濡缓等症状辨证为着痹。行痹配膈俞、血海;痛痹配肾俞、关元;着痹配阴陵泉、足三里;热痹配大椎、曲池。

第五节　坐骨神经痛

1.有关针灸治疗坐骨神经痛的叙述,不正确的是

A.以通经止痛为法

B.以足太阳、足少阳经穴为主

C.腰部取腰夹脊

D.属于气血不足者,配足三里、三阴交

E.向下肢的放射样针感以多次重复出现为佳

【答案】E

【解析】秩边、环跳以针感沿腰腿部足太阳、足少阳经向下传导为佳,但不宜多次重复。

2.坐骨神经痛足太阳经证,兼有寒湿侵袭腰部,配穴应取

A.阳陵泉、悬钟

B.命门、腰阳关

C.足三里、三阴交

D.血海、阿是穴

E.环跳、丘墟

【答案】B

【解析】坐骨神经痛,寒湿证配命门、腰阳关;气血不足证配足三里、三阴交;瘀血阻络证配血海、阿是穴。坐骨神经痛足少阳经证主穴为腰夹脊、环跳、阳陵泉、悬钟、丘墟。

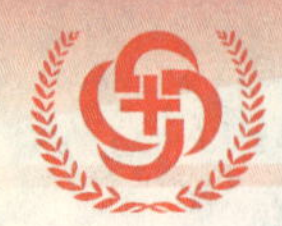

第六节　中风

1.治疗中经络之痰热腑实证，应配用

A.太冲、太溪

B.丰隆、合谷

C.曲池、丰隆、内庭

D.足三里、气海、血海

E.太溪、风池

【答案】C

【解析】中风——中经络，痰热腑实配曲池、内庭、丰隆；肝阳暴亢配太冲、太溪；风痰阻络配丰隆、合谷；气虚血瘀配气海、血海、足三里；阴虚风动配太溪、风池。

2.治疗中经络之阴虚风动证，应配用

A.太冲、太溪

B.丰隆、合谷

C.曲池、丰隆、内庭

D.足三里、气海、血海

E.太溪、风池

【答案】E

3.治疗中风语言謇涩者，宜加用

A.太溪、中封

B.商丘、解溪

C.丘墟透照海

D.颊车、合谷、太冲

E.廉泉、通里、哑门

【答案】E

【解析】中风——中经络，语言謇涩配廉泉、通里、哑门；足外翻配太溪、中封；足下垂配解溪；足内翻配丘墟透照海；口角㖞斜配地仓、颊车、合谷、太冲。

4.患者突然出现右半身活动不利，舌强语謇，兼眩晕头痛，烦躁，舌红，苔黄，脉弦而有力。针灸治疗除主穴外，应加用

A.丰隆、合谷

B.曲池、内庭

C.太冲、太溪

D.足三里、气海

E.太溪、风池

【答案】C

【解析】根据眩晕头痛，烦躁，舌红，苔黄，脉弦而有力辨证为肝阳上亢型中风。肝阳暴亢配太冲、太溪；风痰阻络配丰隆、合谷；痰热腑实配曲池、内庭、丰隆；气虚血瘀配气海、血海、足三里；阴虚风动配太溪、风池。

第七节　眩晕

1.患者头晕目眩，昏眩欲仆，伴耳鸣，腰膝酸软，舌淡，脉沉细。除主穴外，应选用

A.行间、侠溪、太溪

B.头维、丰隆、中脘

C.气海、脾俞、胃俞

D.太溪、悬钟、三阴交

E.血海、膈俞、内关

【答案】D

【解析】根据耳鸣，腰膝酸软，舌淡，脉沉细等症状辨证为肾精不足之眩晕病。气血两虚配气海、脾俞、胃俞。肾精不足配太溪、悬钟、三阴交。

2.治疗眩晕实证的主穴是

A.风池、百会、太阳、列缺

B.风池、头维、太阳、百会

C.风池、百会、内关、太冲

D.风池、百会、肝俞、肾俞

E.百会、内关、后溪、水沟

【答案】C

【解析】眩晕实证的主穴用风池、百会、内关、太冲。眩晕病位在脑，脑为髓海，督脉入络于脑，故选用位于巅顶的百会，清头目、止眩晕；风池亦为近部取穴，疏调头部气机；太冲为肝经之原穴，可平肝潜阳；内关为八

脉交会穴,通于阴维脉,既可宽胸理气,和胃化痰,又与太冲相配以加强平肝之力。

3.治疗眩晕虚证,应选取

A.风池、百会、内关、太冲

B.百会、行间、侠溪、太冲

C.风池、气海、脾俞、胃俞

D.风池、太溪、悬钟、三阴交

E.风池、百会、肝俞、足三里

【答案】E

【解析】虚证须益气养血,填精定眩。以督脉穴和相应背俞穴为主。主穴用风池、百会、肝俞、足三里。百会升提气血;风池疏调头部气血;肝俞、肾俞滋补肝肾,益精填髓,培元固本;足三里补益气血,充髓止晕。

第八节 面瘫

1.与面瘫主要相关的是

A.手太阳、足阳明经筋

B.手阳明、足太阳经筋

C.足少阳、足太阳经筋

D.手阳明、足厥阴经筋

E.手少阳、足太阳经筋

【答案】A

【解析】手足阳经均上行头面部,当邪气阻滞面部经络,尤其是手太阳和足阳明经筋功能失调,可导致面瘫的发生。

2.患者2天前受凉后出现右侧面部肌肉板滞,额纹消失,眼裂变大,鼻唇沟变浅,口角歪向左侧,舌淡,苔薄白,脉浮紧。治疗除面部穴位、合谷外,还应取

A.外关、关冲

B.风府、风池

C.太冲、曲池

D.列缺、风池

E.内庭、足三里

【答案】B

【解析】根据舌淡,苔薄白,脉浮紧辨证为外感风寒型面瘫。风寒外袭配风池、风府;风热侵袭配外关、关冲。

3.患者2天前受风后出现左侧面部麻木,额纹变浅,眼裂变大,鼻唇沟变浅,舌淡,苔薄白。针刺面部穴位应采用

A.直刺深刺

B.多穴重刺

C.轻刺浅刺

D.提插泻法

E.电针强刺激

【答案】C

【解析】面瘫的针刺方法为发病初期,面部腧穴手法不宜过重,针刺不宜过深,肢体远端腧穴行泻法且手法宜重。

4.面瘫恢复期宜选取的腧穴是

A.阳陵泉

B.下关

C.血海

D.足三里

E.百会

【答案】C

【解析】面瘫恢复期,足三里行补法,合谷、太冲行平补平泻法。

第九节 痿证

(略)

第十节 痫病

1.下列各组腧穴中,痫病发作期宜选

A.印堂、神门、少府、太冲

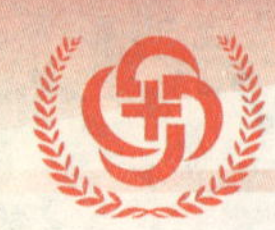

B.水沟、百会、后溪、涌泉

C.风池、百会、太冲、劳宫

D.素髎、行间、丰隆、后溪

E.关元、水沟、大陵、神门

【答案】B

2.痫病间歇期,主穴宜选

A.水沟、百会、后溪、涌泉

B.素髎、行间、丰隆、后溪

C.神门、头维、三阴交、百会

D.印堂、鸠尾、间使、丰隆

E.风府、四神聪、太溪、关元

【答案】D

第十一节　不寐

1.与不寐关系密切的经脉是

A.心经、阳维脉

B.心经、阴维脉

C.阳维脉、阴维脉

D.阳跷脉、阴跷脉

E.督脉、脾经

【答案】D

【解析】各种情志刺激及内伤因素导致火、痰等病理产物存留于体内,影响于心,使心神失养或心神被扰,心神不安,阴跷脉、阳跷脉功能失于平衡,而出现不寐。不寐以虚实夹杂之证多见。

2.治疗脾胃不和型不寐,应配合

A.行间、侠溪

B.心俞、胆俞

C.心俞、脾俞

D.足三里、内关

E.太溪、肾俞

【答案】D

3.治疗失眠取照海穴,宜用

A.毫针补法

B.毫针泻法

C.毫针平补平泻法

D.温和灸

E.点刺出血

【答案】A

【解析】不寐证毫针刺法平补平泻,照海用补法,申脉用泻法。

4.治疗失眠取申脉穴,宜用

A.毫针补法

B.毫针泻法

C.毫针平补平泻法

D.温和灸

E.点刺出血

【答案】B

5.患者寐而易醒,头晕耳鸣,腰膝酸软,五心烦热,舌红,脉细数。除主穴外,还应选取

A.行间、侠溪

B.心俞、脾俞

C.心俞、胆俞

D.太溪、肾俞

E.足三里、内关

【答案】D

【解析】头晕耳鸣,腰膝酸软,五心烦热,舌红,脉细数为心肾不交。心脾两虚配心俞、脾俞;心肾不交配太溪、肾俞;心胆气虚配心俞、胆俞;肝火扰神配行间、侠溪;脾胃不和配足三里、内关。

6.患者寐而易惊,善惊多恐,心悸,舌淡,脉弦细。除主穴外,还应选取

A.行间、侠溪

B.心俞、脾俞

C.心俞、胆俞

D.太溪、肾俞

E.足三里、内关

【答案】C

【解析】属于不寐,心胆气虚,配穴应选心俞、胆俞;肝火扰神,配行间、侠溪;心脾两虚配心俞、脾俞;心肾不交配太溪、肾俞;脾胃不和配足三里、内关。

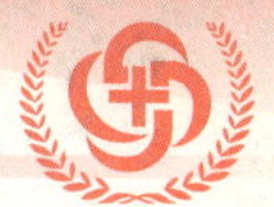

第十二节　郁证

1.治疗郁证的主穴是

A.内关、水沟、丰隆、后溪、百会、印堂

B.百会、印堂、内关、水沟、太冲、神门

C.百会、神庭、列缺、照海、太溪、肾俞

D.照海、申脉、神门、印堂、心俞、脾俞

E.内关、郄门、神门、巨阙、太溪、三阴交

【答案】B

2.患者平素多思善疑，胆小怕事，现症精神抑郁善忧，失眠健忘，纳差，面色不华，舌淡，脉细。治疗除主穴外，还应加用

A.膻中、期门

B.行间、侠溪

C.肝俞、肾俞、三阴交

D.通里、太溪、三阴交

E.心俞、脾俞、足三里、三阴交

【答案】E

【解析】纳差，面色不华，舌淡，脉细为脾虚之象，素有善疑虑为心气不足。故辨证为心脾两虚证之郁证。肝气郁结配膻中、期门；气郁化火配行间、侠溪；痰气郁结配丰隆、阴陵泉、天突；心神惑乱配通里、心俞、三阴交；心脾两虚配心俞、脾俞、足三里、三阴交；肝肾阴虚配肝俞、肾俞、太溪、三阴交。

第十三节　痴呆

1.针灸治疗痴呆的主穴，除百会、印堂、四神聪、内关外，还包括

A.膈俞、太冲

B.太溪、悬钟

C.丰隆、中脘

D.肝俞、肾俞

E.足三里、气海

【答案】B

2.患者，痴呆，伴有痰浊蒙窍等症状，针灸治疗除主穴外，还应选取

A.肝俞、肾俞

B.足三里、气海、血海

C.丰隆、中脘

D.膈腧、太冲

E.百会、印堂

【答案】C

【解析】痴呆的配穴的选取，肝肾亏虚证配肝俞、肾俞；气血不足证配足三里、气海、血海；痰浊蒙窍证配丰隆、中脘；瘀血阻络证配膈俞、太冲。

第十四节　心悸

1.治疗心脉瘀阻型心悸宜加用

A.胆俞、内关

B.气海、阴陵泉

C.膻中、膈俞

D.太溪、肾俞

E.脾俞、足三里

【答案】C

【解析】心胆虚怯配胆俞；心脾两虚配脾俞、足三里；阴虚火旺配太溪、肾俞；水气凌心配气海、阴陵泉；心脉瘀阻配膻中、膈俞。

2.患者心慌心跳，头晕目眩，少寐，腰酸，盗汗，舌红，脉细数。治疗除主穴外，宜加取

A.肾俞、太溪

B.胆俞、侠溪

C.脾俞、足三里

D.气海、阴陵泉

E.膻中、膈俞

【答案】A

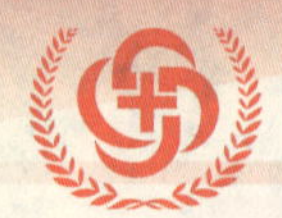

【解析】腰酸，盗汗，舌红，脉细数为阴虚火旺。心胆虚怯配胆俞；心脾两虚配脾俞、足三里；阴虚火旺配太溪、肾俞；水气凌心配气海、阴陵泉；心脉瘀阻配膻中、膈俞。

第十五节　感冒

1.治疗感冒的主穴是

A.列缺、合谷、肺俞、太渊、大椎

B.太渊、肺俞、合谷、鱼际、三阴交

C.列缺、合谷、大椎、太阳、风池

D.鱼际、尺泽、膻中、肺俞、定喘

E.尺泽、肺俞、膏肓、太溪、足三里

【答案】C

【解析】感冒须祛风解表。取手太阴、手阳明经穴及督脉穴为主。主穴用列缺、合谷、大椎、太阳、风池。感冒为外邪侵犯肺卫所致，太阴、阳明互为表里，故取手太阴、手阳明经列缺、合谷以祛邪解表；风池为足少阳经与阳维脉的交会穴，“阳维为病苦寒热”，故风池既可疏散风邪，又与太阳穴相配可清利头目；督脉主一身之阳气，温灸大椎可通阳散寒，刺络出血可清泻热邪。

2.治疗体虚感冒者，宜加用

A.阴陵泉

B.太冲

C.委中

D.尺泽

E.足三里

【答案】E

3.患者微恶风寒，发热重，浊涕，痰稠或黄，咽喉肿痛，苔薄黄，脉浮数。治疗取大椎穴，宜采用的刺灸法是

A.刺络拔罐法

B.毫针捻转补法

C.毫针提插补法

D.毫针平补平泻法

E.温针灸

【答案】A

【解析】根据微恶风寒，发热重，浊涕，痰稠或黄，咽喉肿痛，苔薄黄，脉浮数辨证为外感风热型感冒。大椎刺络拔罐有助于疏风清热。

第十六节　咳嗽

1.治疗肺阴亏虚型咳嗽，宜加用

A.曲池

B.孔最

C.膏肓

D.少商

E.阳陵泉

【答案】C

2.治疗咳嗽伴咯血者，宜加用

A.曲池

B.孔最

C.膏肓

D.少商

E.阳陵泉

【答案】B

3.治疗外感咳嗽，宜选用

A.手太阴、手太阳经穴为主

B.手太阴、足太阴经穴为主

C.手太阴、手阳明经穴为主

D.手太阴、足太阳经穴为主

E.手太阴、手少阳经穴为主

【答案】C

4.有关针灸治疗咳嗽的叙述，不正确的是

A.外感咳嗽取手太阴、手阳明经穴为主

B.风寒咳嗽可针灸并用

C.外感咳嗽毫针用泻法

D.内伤咳嗽以手、足太阴经穴为主

E.内伤咳嗽毫针用补法

【答案】E

【解析】内伤咳嗽可因于痰、湿、热、气、虚等,不可一概用补法。

第十七节 哮喘

1.治疗哮喘风寒外袭者,除主穴外,宜配用

A.阴谷、关元

B.气海、膻中

C.丰隆、曲池

D.天突、神阙

E.风门、合谷

【答案】E

2.治疗哮喘痰热阻肺者,除主穴外,宜配用

A.阴谷、关元

B.气海、膻中

C.丰隆、曲池

D.天突、神阙

E.风门、合谷

【答案】C

3.患者哮喘多年,喘促气短,动则喘甚,汗出肢冷,舌淡,脉沉细。治疗除手太阴经穴外,还应选取的是

A.足太阴、任脉穴

B.足太阴、足少阴经穴

C.足厥阴、督脉穴

D.足少阴、背俞穴

E.足少阴、督脉穴

【答案】D

【解析】根据症状辨证为肾气虚之虚哮。取相应背俞穴及手太阴、足少阴经穴为主。

第十八节 呕吐

1.治疗呕吐之寒邪客胃者,应配用

A.上脘、胃俞

B.合谷、金津、玉液

C.脾俞、胃俞

D.期门、太冲

E.丰隆、公孙

【答案】A

【解析】寒邪客胃配上脘、胃俞;热邪内蕴配合谷、金津、玉液;饮食停滞配梁门、天枢;肝气犯胃配期门、太冲;痰饮内停配丰隆、公孙;脾胃虚寒配脾俞、胃俞。

2.治疗呕吐脾胃虚寒证,应配用

A.上脘、胃俞

B.合谷、金津、玉液

C.脾俞、胃俞

D.期门、太冲

E.丰隆、公孙

【答案】C

3.患者体质素弱,近半年来,呕吐时作时止,倦怠乏力,舌苔薄白,脉弱。治疗除主穴外,应选用

A.丰隆、公孙

B.上脘、胃俞

C.梁门、天枢

D.期门、太冲

E.脾俞、胃俞

【答案】E

【解析】根据症状辨证为脾胃虚寒型呕吐。邪客胃配上脘、胃俞;热邪内蕴配合谷、金津、玉液;饮食停滞配梁门、天枢;肝气犯胃配期门、太冲;痰饮内停配丰隆、公孙;脾胃虚寒配脾俞、胃俞。

第十九节　胃痛

1.治疗饮食伤胃型胃痛，除主穴外，还应选用

A.三阴交、内庭

B.膈俞、三阴交

C.胃俞、脾俞

D.下脘、梁门

E.期门、太冲

【答案】D

【解析】寒邪客胃配胃俞；饮食伤胃配梁门、下脘；肝气犯胃配期门、太冲；瘀血停胃配膈俞、三阴交。脾胃虚寒配关元、脾俞、胃俞；胃阴不足配胃俞、三阴交、内庭。

2.患者胃脘隐痛，喜按喜暖，兼泛吐清水，便溏，舌淡苔薄，脉虚弱，治疗除主穴外，还应选用

A.梁门、下脘

B.期门、太冲

C.膈俞、三阴交

D.胃俞、三阴交、内庭

E.关元、脾俞、胃俞

【答案】E

第二十节　泄泻

1.治疗急性泄泻的主穴是

A.神阙、天枢、足三里、公孙

B.中脘、内关、足三里、合谷

C.天枢、上巨虚、阴陵泉、水分

D.天枢、下脘、上巨虚、关元

E.中脘、天枢、足三里、三阴交

【答案】C

【解析】急性泄泻除湿导滞，通调腑气。取足阳明、足太阴经穴为主。主穴用天枢、上巨虚、阴陵泉、水分。天枢为大肠募穴，与大肠下合穴上巨虚合用，调理肠腑而止泻；阴陵泉可健脾化湿；水分利小便而实大便。

2.治疗寒湿内盛型泄泻，除主穴外，还应选用

A.内庭

B.中脘

C.神阙

D.太冲

E.脾俞

【答案】C

【解析】寒湿内盛配神阙；肠腑湿热配内庭、曲池；食滞肠胃配中脘。泻下脓血配曲池、三阴交、内庭。

第二十一节　痢疾

1.治疗痢疾应主取的是

A.足阳明、足少阴经穴

B.手足阳明、太阴经穴

C.大肠的募穴、下合穴为主

D.督脉、手足阳明经穴

E.手足阳明、足太阴经穴

【答案】C

2.患者便次增多1周，便中有黏液脓血，腹痛、里急后重，治疗应选用的腧穴是

A.天枢、上巨虚、合谷、三阴交

B.中脘、气海、曲池、足三里

C.内关、中脘、足三里、三阴交

D.天枢、上巨虚、内庭、足三里

E.天枢、大肠俞、脾俞、肾俞

【答案】A

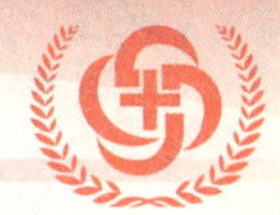

第二十二节 便秘

1.治疗便秘的主穴，除天枢外，还应选用的腧穴是

A.神阙、足三里、公孙

B.支沟、大肠俞、上巨虚

C.上巨虚、阴陵泉、水分

D.支沟、下脘、关元

E.支沟、足三里、中脘

【答案】B

【解析】便秘须理肠通便。取大肠的背俞穴、募穴及下合穴为主。主穴用上巨虚、大肠俞、支沟、天枢。近取大肠募穴天枢与大肠俞同用为俞募配穴，远取大肠下合穴上巨虚，"合治内腑"，三穴同用通调大肠腑气，理肠通便；支沟宣通三焦，行气导滞，为通便之经验效穴。

2.患者大便不通1周，伴腹中胀痛，胸胁痞满，苔薄腻，脉弦，治疗应选

A.大肠的募穴、足阳明、足少阳经穴

B.大肠的背俞穴、手阳明经穴

C.大肠的背俞穴、募穴及下合穴

D.大肠的下合穴、足阳明经穴

E.大肠的募穴、足阳明、足太阴经穴

【答案】C

【解析】根据腹中胀痛，胸胁痞满，苔薄腻，脉弦辨证为气秘。取大肠的背俞穴、募穴及下合穴为主。

3.患者大便排出困难，腹中冷痛，面色白，畏寒喜暖，小便清长，舌淡苔白，脉沉迟。治疗除主穴外，还应加用

A.合谷、内庭

B.太冲、中脘

C.脾俞、气海

D.神阙、关元

E.足三里、气海

【答案】D

【解析】根据症状辨证为冷秘。冷秘配神阙、关元；热秘配合谷、曲池；气秘配太冲、中脘；虚秘配足三里、脾俞、气海，兼阴伤津亏者加照海、太溪。

第二十三节 阳痿

1.阳痿的针灸治疗，除相应的背俞穴外，还包括

A.任脉、足太阴经穴

B.督脉、足厥阴经穴

C.带脉、足少阴经穴

D.督脉、足太阴经穴

E.任脉、足少阴经穴

【答案】A

2.针灸治疗阳痿膀胱湿热证，除主穴外，还应取

A.尺泽

B.太冲

C.委阳

D.次髎

E.血海

【答案】C

【解析】阳痿膀胱湿热证配委阳；肺热壅盛配尺泽；肝郁气滞配太冲；浊瘀阻塞配次髎、血海。

第二十四节 癃闭

1.有关针灸治疗癃闭的叙述，不正确的是

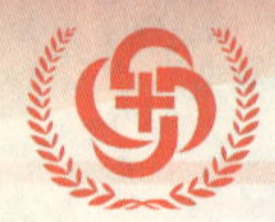

A.可以取足太阳经穴

B.虚证癃闭,可用温针灸

C.无论虚实均可以取秩边

D.可以采用穴位敷贴法治疗

E.下腹部腧穴,应直刺,用泻法

【答案】E

【解析】膀胱充盈者,中极、关元等小腹部穴不能直刺,应向下斜刺、浅刺。

2.患者阑尾手术后,出现小便闭塞不通,小腹满痛,舌紫暗,脉涩。治疗除主穴外,应加取

A.委阳

B.太冲

C.次髎、血海

D.太溪、命门

E.气海、足三里

【答案】C

【解析】根据症状辨证为血瘀型癃闭。膀胱湿热配委阳;肺热壅盛配尺泽;肝郁气滞配太冲;浊瘀阻塞配次髎、血海。

第二十五节　消渴

1.治疗消渴,除相应脏腑背俞穴外,还应取的是

A.足阳明、足少阴经穴

B.足太阴、足少阴经穴

C.手太阴、足太阳经穴

D.手阳明、足太阴经穴

E.足少阳、足少阴经穴

【答案】B

2.治疗消渴病皮肤瘙痒者,宜加用

A.肩髃、曲池、合谷

B.风池、曲池、血海

C.风市、阳陵泉、解溪

D.风池、风市、合谷

E.神门、阳陵泉、地机

【答案】B

3.患者多饮、多食、多尿数年,现以善饥烦渴、口干舌燥为主。治疗应配用

A.太渊、少府

B.曲池、血海

C.复溜、太冲

D.内庭、地机

E.关元、命门

【答案】D

【解析】根据善饥烦渴、口干舌燥为主辨证为中消胃热津伤。肺燥津伤配太渊、少府;胃热津伤配内庭、地机;肾阴亏虚配复溜、太冲;阴阳两虚配关元、命门。

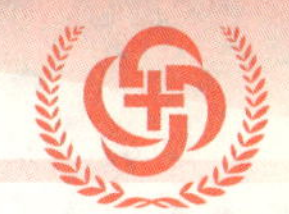

第二十九章　妇儿科病证的针灸治疗

第一节　月经不调

1.治疗月经先后无定期应选取的经脉是

A.任脉、足太阴经穴

B.任脉、足厥阴经穴

C.任脉、足少阴经穴

D.带脉、冲脉、任脉穴

E.任脉、督脉、冲脉穴

【答案】A

【解析】月经先后无定期宜调补肝肾，理血调经。以任脉、足太阴经穴为主。

（2~3 题共用备选答案）

A.太溪

B.行间

C.足三里、脾俞

D.肾俞、太溪

E.命门、关元

2.经早虚热证，宜加用

【答案】A

3.经迟寒凝证，宜加用

【答案】E

第二节　痛经

1.针灸治疗气血不足型痛经应选取的腧穴是

A.带脉、中极、阴陵泉

B.三阴交、足三里、次髎

C.足三里、肝俞、脾俞

D.三阴交、足三里、关元

E.关元、三阴交、肾俞

【答案】D

【解析】痛经虚证宜调补气血，温养冲任。取任脉、足太阴、足阳明经穴为主。关元为任脉穴，又为全身强壮要穴，可补益肝肾，温养冲任；足三里为足阳明胃经穴，功擅补益气血；三阴交可调理肝、脾、肾，健脾益气养血。三穴合用，可使气血充足，胞宫得养，冲任自调。

2.患者，女，26 岁。每至经期出现腹痛，痛势绵绵，月经色淡，量少，伴面色苍白，倦怠无力，舌淡，脉细弱。治疗除三阴交、关元、足三里外，宜选取

A.太冲、血海

B.关元、归来

C.太冲、气海

D.太溪、肾俞

E.气海、脾俞

【答案】E

【解析】根据症状辨证为气虚亏虚型痛经。主穴用三阴交、关元、足三里。气血虚弱配气海、脾俞；肾气亏损配太溪、肾俞。

第三节　崩漏

1.与崩漏的发生密切相关的经脉是

A.肝经、肾经

B.肝经、脾经

C.任脉、带脉

D.任脉、冲脉

E.任脉、督脉

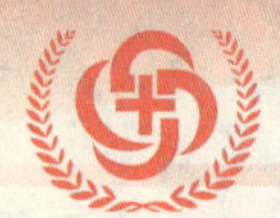

【答案】D

【解析】本病病位在胞宫，与冲、任二脉及肝、脾、肾关系密切。多种原因均可使子宫藏泻失常，使冲任不固，不能制约经血，从而导致崩漏的发生。

2.治疗湿热型崩漏，宜配用

A.中极、血海

B.膈俞、血海

C.中极、阴陵泉

D.阴陵泉、太冲

E.膻中、太冲

【答案】C

3.针灸治疗崩漏实证应选取

A.三阴交、足三里、气海、肾俞

B.隐白、血海、阴陵泉、关元

C.三阴交、肝俞、气海

D.关元、隐白、三阴交

E.三阴交、足三里、气海

【答案】D

【解析】崩漏实证宜清热利湿，固经止血。取任脉、足太阴经穴为主。主穴用关元、三阴交、隐白。关元为任脉与足三阴经交会穴，可通调冲任，同摄经血；三阴交为足三阴经交会穴，既可健脾调肝肾，又可清泻三经的湿、热、瘀邪，邪除则脾可统血；隐白为脾经的井穴，可健脾统血，是治疗崩漏的经验穴。

4.某女，36岁。经血淋沥不净30天，血色淡，质稀薄，伴面色萎黄，神疲肢倦，舌淡，苔白，脉沉细无力。除气海、三阴交、足三里、肾俞外，还应选取

A.肾俞、太溪

B.然谷、太溪

C.百会、脾俞

D.隐白、血海

E.隐白、地机

【答案】C

【解析】根据血色淡，质稀薄，舌淡，苔白，脉沉细无力等症状辨证为崩漏虚证，主穴选取气海、三阴交、足三里、肾俞；伴面色萎黄，神疲肢倦，辨证为脾虚，配穴选取百会、脾俞。

第四节　绝经前后诸证

1.针灸治疗绝经前后诸证的主穴，除气海、三阴交外，还包括

A.肝俞、脾俞、太冲

B.肾俞、肝俞、太溪

C.脾俞、带脉、中极

D.肝俞、地机、足三里

E.肾俞、归来、命门

【答案】B

【解析】本病治以滋补肝肾，调理冲任。取任脉、足太阴经穴及相应背俞穴为主。主穴用气海、三阴交、肾俞、肝俞、太溪，气海为任脉穴，可补益精气，调理冲任，益气同本；三阴交为肝脾肾三经交会穴，与肝俞、肾俞合用，可调补肝肾；太溪滋补肾阴。诸穴合用，气血自滋，冲任自调，神安志定。

2.治疗绝经前后诸证肾阳虚证，除主穴外还应取

A.阴谷、照海

B.风池、太冲

C.中脘、丰隆

D.心俞、神门

E.关元、命门

【答案】E

【解析】绝经前后诸证，肾阳虚还应配关元、命门；肾阴虚配阴谷、照海；肝阳上亢配风池、太冲；烦躁失眠配心俞、神门；痰气郁结配中脘、丰隆。

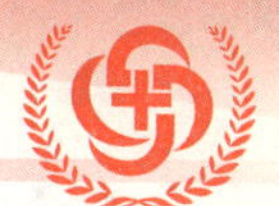

第五节　带下病

（略）

第六节　缺乳

1.针灸治疗缺乳，应选取的腧穴是
A.乳根、膻中、少泽
B.乳根、太冲、足三里
C.乳根、内关、期门
D.膻中、少泽、太冲
E.肝俞、膻中、少泽
【答案】A
【解析】缺乳宜调理气血，疏通乳络。取足阳明、任脉穴为主。主穴用乳根、膻中、少泽。乳根疏通阳明经气而催乳；膻中为气会，调气通络而催乳；少泽为通乳之经验穴。三穴合用，共达催乳、通乳之功。

2.患者，女，32岁。产后乳少，乳房胀满疼痛，胸胁胀闷，舌红，苔薄黄，脉弦。除乳根、膻中、少泽外，还应选取
A.太冲、内关
B.外关、肝俞
C.膈俞、期门
D.中脘、天枢、期门
E.足三里、脾俞、胃俞
【答案】A

第七节　遗尿

1.遗尿肾气不足者，除主穴外还应取
A.肾俞、命门、太溪
B.行间、阳陵泉
C.四神聪、列缺
D.肺俞、气海、足三里
E.百会、命门、阴陵泉
【答案】A

2.患儿，女，6岁。白天小便频而量少，夜晚睡中遗尿，面白，气短，大便溏，舌淡苔白，脉细。针灸治疗除主穴外，应加取
A.百会、神门
B.阳陵泉、行间
C.肾俞、命门、太溪
D.脾俞、肾俞、足三里
E.气海、肺俞、足三里
【答案】E

第三十章　皮外骨伤科病证的针灸治疗

第一节　瘾疹

1.治疗瘾疹的主穴是

A.曲池、合谷、血海、膈俞、三阴交

B.曲池、太冲、大椎、风池、中脘

C.大椎、太冲、血海、内庭、三阴交

D.血海、内庭、气海、天枢、足三里

E.外关、风池、大椎、膈俞、三阴交

【答案】A

2.患者，女，22 岁。食海鲜后皮肤出现大小不等、形状不一的风团，高起皮肤，边界清楚，色红，瘙痒，伴恶心，肠鸣泄泻，舌红，苔黄腻，脉滑数。除主穴外，应加取

A.大椎、风门

B.足三里、天枢

C.风门、肺俞

D.足三里、脾俞

E.三阴交、风池

【答案】B

【解析】根据症状辨证为胃肠积热型瘾疹。风热犯表配大椎、风门；风寒束表配风门、肺俞；胃肠积热配天枢、足三里；血虚风燥配脾俞、足三里。呼吸困难配天突；恶心呕吐配内关。

第二节　蛇串疮

1.有关针灸治疗蛇串疮，叙述不正确的是

A.以局部阿是穴、相应夹脊穴为主

B.毫针刺，泻法，强刺激

C.疱疹局部阿是穴用围刺法

D.出现的疱疹不能用三棱针点刺

E.后遗神经痛者可在局部用皮肤针叩刺

【答案】D

【解析】治疗带状疱疹可采用刺络拔罐法。取疱疹处及周围皮肤，用三棱针刺破疱疹，使疱内液体流出，并拔火罐，令出血。

2.患者胁部皮肤灼热疼痛 2 天后患部皮肤出现簇集粟粒大小丘状疱疹，呈带状排列，疱壁紧张，口苦，心烦，脉弦数。治疗本病除局部阿是穴、夹脊外，还应选取

A.神门、大陵

B.合谷、列缺

C.血海、三阴交

D.阴陵泉、内庭

E.行间、侠溪

【答案】E

【解析】根据症状辨证为肝胆火盛型蛇串疮。肝胆火盛配行间、侠溪；脾胃湿热配阴陵泉、内庭；瘀血阻络配血海、三阴交。便秘配天枢；心烦配神门。

第三节　神经性皮炎

1.针灸治疗神经性皮炎，除局部阿是穴外，应主选的是

A.手阳明、足厥阴经穴

B.足阳明、手少阳经穴

C.足阳明、足少阳经穴

D.手阳明、足太阴经穴

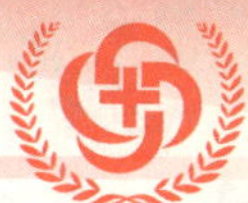

E.足太阴、足厥阴经穴

【答案】D

2.神经性皮炎为风热侵袭,除主穴外,还应选取

A.太冲、肝俞

B.外关、风池

C.脾俞、三阴交、足三里

D.曲池、合谷

E.血海、膈俞

【答案】B

【解析】风热侵袭配外关、风池;肝郁化火配太冲、肝俞;血虚风燥配脾俞、三阴交、足三里;神经性皮炎的主穴为阿是穴、曲池、合谷、血海、膈俞。

第四节 乳癖

(略)

第五节 颈椎病

1.针灸治疗颈椎病,除颈夹脊、天柱、阿是穴外,还包括

A.曲池、合谷、申脉

B.肩髎、外关、养老

C.风池、曲池、悬钟

D.肩髃、风府、太溪

E.曲池、合谷、列缺

【答案】C

【解析】颈椎病主穴用颈夹脊、天柱、风池、曲池、悬钟、阿是穴。颈夹脊能疏调局部筋骨;天柱疏通太阳经气;风池疏通少阳经气;曲池疏通阳明经气;悬钟为髓会,有滋肾壮骨,以求治本的作用;阿是穴调节局部筋脉。诸穴配伍,疏导太阳、阳明、少阳及督脉经气,共奏通经止痛之功。

2.患者因长期伏案工作,经常感到颈项、肩背疼痛,并伴有恶心、呕吐,就诊后,诊断为颈椎病,除主穴外,还应选取

A.肝俞、肾俞

B.合谷、手三里

C.听宫、外关

D.中脘、内关

E.合谷、列缺

【答案】D

【解析】颈椎病,伴有恶心呕吐配中脘、内关;肝肾不足配肝俞、肾俞;上肢麻、痛配合谷、手三里;耳鸣耳聋配听宫、外关;外邪内侵配合谷、列缺。

第六节 落枕

1.治疗落枕的主穴是

A.天柱、肩井、天髎、肩贞、合谷

B.天柱、养老、后溪、阳池、合谷

C.阿是穴、外关、天髎、肩井、合谷

D.阿是穴、外劳宫、后溪、悬钟、天柱

E.后溪、外劳宫、外关、束骨、昆仑

【答案】D

2.风寒袭络型落枕,除主穴外,还应配用

A.风池、合谷

B.大椎、束骨

C.内关、合谷

D.风池、肩井

E.血海、肩井

【答案】A

3.患者因夜吹风扇,晨起出现右颈项痛,转动受限,并向同侧肩部放射。针灸治疗除主穴外,宜选取

A.血海、膈俞、肩髃

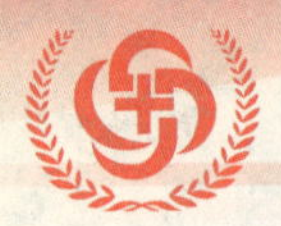

B.合谷、曲池、大椎
C.风池、内关、肩井
D.风池、合谷、肩髃
E.大椎、束骨、天宗
【答案】D
【解析】根据症状辩为风寒袭络之落枕。病在督脉、太阳经者配大椎、束骨;病在少阳经配风池、肩井。风寒袭络配风池、合谷;气滞血瘀配内关、合谷。肩痛配肩髃;背痛配天宗。

第七节 漏肩风

1.治疗肩周疼痛,以肩后部为重,疼痛拒按,除肩部穴外,还应选取的是
A.手太阳小肠经穴
B.手阳明大肠经穴
C.手少阳三焦经穴
D.足少阳胆经穴
E.足太阳膀胱经穴
【答案】A
【解析】疼痛以肩前外部为主者为手阳明经证,以肩外侧为主者为手少阳经证,以肩后部为主者为手太阳经证,以肩前部为主者为手太阴经证。

2.与漏肩风相关的经脉是
A.手三阳、足太阳
B.手三阴、手太阳
C.手三阳、手太阴
D.手三阴、足少阳
E.手三阴、足阳明
【答案】C
【解析】手三阳经及手太阴经分别循行于肩前、肩外、肩后及肩内侧。

3.漏肩风肩后部压痛明显者,应配用
A.合谷
B.足三里
C.外关
D.三阴交
E.后溪
【答案】E
【解析】疼痛以肩前外部为主者为手阳明经证,以肩外侧为主者为手少阳经证,以肩后部为主者为手太阳经证,以肩前部为主者为手太阴经证。故配手太阳经五输穴之输穴后溪。

第八节 扭伤

1.下列有关扭伤的针灸辨证论治的叙述,不正确的是
A.扭伤多为关节伤筋,属经筋病
B.以受伤局部腧穴为主
C.可配合循经远取
D.可在扭伤部位上下循经邻近取穴
E.陈旧性损伤不宜用灸法
【答案】E

2.患者腰部扭伤,痛在腰部正中,舌质淡红,脉弦。针灸治疗除阿是穴、腰痛点、委中外,宜选取
A.太冲
B.阳陵泉
C.太溪
D.手三里
E.后溪
【答案】E
【解析】根据痛在腰部正中,为急性腰扭伤督脉病证。急性腰扭伤督脉病证配水沟或后溪;足太阳经筋病证配昆仑或后溪;手阳明经筋病证配手三里或三间。

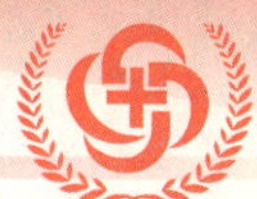

第九节　肘劳

1.有关肘劳针灸辨证论治的叙述，不正确的是

A.属于络脉病证

B.治疗以舒筋通络为法

C.以阿是穴为主穴

D.阿是穴采用多向透刺，或做多针齐刺

E.病变局部可加温和灸或电针

【答案】A

2.患者肘关节外上方疼痛 2 周，肘关节活动时痛甚，局部怕凉。其辨证是

A.手阳明经筋病

B.手太阳经筋病

C.手少阳经筋病

D.手太阴经筋病

E.手少阴经筋病

【答案】A

【解析】肘关节外上方（肱骨外上髁周围）明显压痛者，俗称网球肘，为手阳明经筋证；肘关节内下方（肱骨内上髁周围）明显压痛者，俗称高尔夫球肘，为手太阳经筋证；肘关节外部（尺骨鹰嘴处）明显压痛者，俗称学生肘或矿工肘，为手少阳经筋证。

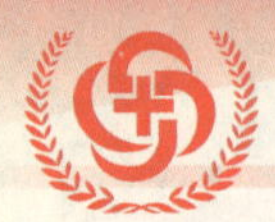

第三十一章　五官科病证的针灸治疗

第一节　目赤肿痛

1.目赤肿痛属外感风热者,可配用

A.少商、外关

B.列缺、上星

C.行间、侠溪

D.血海、膈俞

E.列缺、照海

【答案】A

【解析】目赤肿痛主穴用风池、合谷、太阳、睛明、太冲。外感风热配少商、外关;肝胆火盛配行间、侠溪。

2.与目赤肿痛的发生密切相关的经脉是

A.足厥阴、足少阳经

B.足太阴、足阳明经

C.手厥阴、手少阳经

D.足少阴、足太阳经

E.手太阴、手阳明经

【答案】A

【解析】十二经脉中除手阳明大肠经外,其余五条阳经皆直接联系眼睛,足厥阴肝经与手少阴心经也联系目系,故目赤肿痛的发生与上述七条经脉有关,但与肝胆两经关系最为密切。

3.患者初起眼有异物感,视物不清,继而目赤肿痛,羞明,流泪,眵多,口苦咽干,苔黄,脉弦数。治疗除主穴外,还应选取

A.少商、外关

B.侠溪、行间

C.太冲、外关

D.合谷、太冲

E.太阳、行间

【答案】B

第二节　耳鸣耳聋

1.治疗耳聋虚证,除听宫、翳风外,还应选取

A.合谷、神门

B.百会、风池

C.太溪、肾俞

D.中渚、侠溪

E.太冲、太溪

【答案】C

2.患者,男,65岁。耳中如蝉鸣,时作时止,按之鸣声减弱,听力亦下降,同时伴神疲乏力,食少腹胀,便溏,脉细弱。治疗宜在听宫、翳风、太溪、肾俞基础上,加用

A.行间、丘墟

B.外关、合谷

C.丰隆、阴陵泉

D.气海、足三里

E.肾俞、肝俞

【答案】D

【解析】根据症状辨证为耳鸣耳聋的虚证。神疲乏力、食少便溏、脉弱为脾胃虚弱之征。主穴用听宫、翳风、太溪、肾俞。脾胃虚弱配气海、足三里。

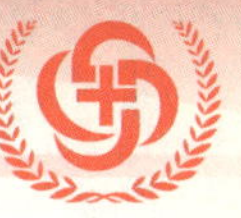

第三节 牙痛

1.与上牙痛关系最密切的经脉是

A.手阳明大肠经

B.手太阳小肠经

C.足少阳胆经

D.足阳明胃经

E.手少阳三焦经

【答案】D

【解析】手、足阳明经分别入下齿、上齿。

2.治疗牙痛的主穴是

A.合谷、地仓、上关

B.合谷、颊车、上关

C.太冲、地仓、下关

D.合谷、颊车、下关

E.外关、颊车、下关

【答案】D

3.患者右上齿痛半年,隐隐作痛,时作时止,脉细数。针灸治疗在合谷、颊车、下关的基础上,应加取

A.外关、风池

B.内庭、二间

C.太溪、行间

D.风池、侠溪

E.风池、太冲

【答案】C

【解析】根据症状辨证为肾虚牙痛,风火牙痛配外关、风池;胃火牙痛配内庭、二间;虚火牙痛配太溪、行间。

(4~5题共用备选答案)

A.肾俞、太溪

B.太溪、行间

C.内庭、二间

D.外关、风池

E.大杼、束骨

4.治疗胃火牙痛,宜选用

【答案】C

5.治疗风火牙痛,宜选用

【答案】D

第四节 咽喉肿痛

1.治疗咽喉肿痛阴虚火旺者,应主选以下哪条经脉的腧穴

A.手太阴经穴

B.足厥阴经穴

C.足少阴经穴

D.手阳明经穴

E.足阳明经穴

【答案】C

【解析】咽喉肿痛阴虚火旺宜滋阴降火,利咽止痛。取足少阴经穴为主。

2.患者咽喉肿痛,咽干,口渴,便秘,尿黄,舌红,苔黄,脉洪大。除少商、合谷、尺泽、关冲外,应加取

A.内庭、关冲

B.厉兑、天突

C.内庭、鱼际

D.列缺、照海

E.曲池、鱼际

【答案】C

【解析】根据症状辨证为咽喉肿痛之肺胃热盛证。外感风热配风池、外关;肺胃热盛配内庭、鱼际。

第五节 近视

1.针灸治疗近视的主穴除睛明、承泣外,还应选取的腧穴是

A.风池、悬钟、太冲
B.风池、光明、合谷
C.风府、太冲、合谷
D.风府、太溪、光明
E.太阳、太溪、合谷
【答案】B

2.治疗近视肝肾不足证，应配用的腧穴是

A.膈俞、气海、太冲、三阴交
B.心俞、肾俞、太冲、足三里
C.肝俞、脾俞、太白、三阴交
D.心俞、脾俞、神门、足三里
E.肝俞、肾俞、太溪、太冲
【答案】E

【解析】近视宜调气活血，养肝明目。以局部穴为主，佐以远部穴。心脾两虚配心俞、脾俞、足三里；肝肾不足配肝俞、肾俞、太溪、太冲。

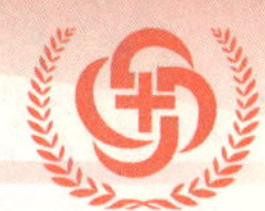

第三十二章　其他病证的针灸治疗

第一节　晕厥

1.治疗因体质虚弱所致的虚性晕厥,除主穴外应选用的腧穴是

A.气海、关元

B.风池、肾俞

C.合谷、太冲

D.合谷、内关

E.素髎、内关

【答案】A

【解析】晕厥治以苏厥醒神。以督脉穴为主。主穴用水沟、百会、内关、足三里。虚证配气海、关元;实证配合谷、太冲。

2.患者,女,35岁。突然眼前发黑,昏倒不省人事,呼吸急促,牙关紧闭,舌淡,苔薄,脉沉弦。治疗应选用的腧穴是

A.水沟、曲池、合谷、足三里

B.水沟、素髎、内关、三阴交

C.水沟、百会、内关、足三里

D.素髎、厉兑、太冲、足三里

E.素髎、厉兑、太冲、三阴交

【答案】C

第二节　内脏绞痛

1.治疗心绞痛的主穴是

A.内关、血海、太冲、膻中

B.内关、郄门、阴郄、膻中

C.外关、郄门、阴郄、膻中

D.外关、血海、太冲、神门

E.心俞、血海、膻中、神门

【答案】B

2.治疗肾绞痛,主穴除肾俞、中极外,还应选取

A.膀胱俞、阴陵泉、委阳

B.三焦俞、三阴交、委阳

C.三焦俞、三阴交、阳陵泉

D.膀胱俞、三阴交、阴陵泉

E.三焦俞、阴陵泉、委中

【答案】D

【解析】肾绞痛主穴用肾俞、中极、膀胱俞、三阴交、阴陵泉。本病病位在肾与膀胱,肾俞、膀胱俞为二者的背俞穴,可助膀胱气化,清利下焦湿热,达调气止痛的目的;中极为膀胱募穴;三阴交为肝、脾、肾三经之交会,滋补肾阴,利尿通淋;阴陵泉清利湿热,通淋止痛。

3.肾绞痛属于下焦湿热者,宜加用以下哪组腧穴

A.内关、足二里

B.内庭、阴陵泉

C.曲池、足三里

D.委阳、合谷

E.胃俞、阴陵泉

【答案】D

【解析】肾绞痛主穴用肾俞、中极、膀胱俞、三阴交、阴陵泉。下焦湿热配委阳、合谷;肾气不足配气海、关元。

4.胆绞痛属于肝胆湿热者,宜加用以下哪组腧穴

A.内关、足二里

B.内庭、阴陵泉

C.曲池、足三里

D.委阳、合谷

E.胃俞、阴陵泉

【答案】B

【解析】胆绞痛主穴用阳陵泉、胆囊穴、胆俞、日月。肝胆湿热配内庭、阴陵泉；肝胆气滞配太冲、丘墟；蛔虫妄动配迎香透四白。

5.患者突然心前区刺痛，心痛彻背，心慌汗出，面色晦暗，唇甲青紫，舌有瘀斑，脉涩。针灸取穴是内关、郄门、阴郄、膻中以及以下哪组腧穴

A.神阙、关元

B.血海、太冲

C.中脘、丰隆

D.心俞、至阳

E.心俞、脾俞

【答案】B

【解析】根据症状，辨证为气滞血瘀型心绞痛。主穴用内关、郄门、阴郄、膻中。气滞血瘀配太冲、血海；寒邪凝滞配神阙、至阳；痰浊阻络配中脘、丰隆；阳气虚衰配心俞、至阳。

6.患者右上腹痛，阵发性加剧，并向右肩部放射，伴有恶心、呕吐，黄疸，舌苔黄腻，脉滑数，针灸取穴除阳陵泉、胆囊穴、胆俞、日月外，应对证加用以下哪组腧穴

A.内庭、阴陵泉

B.太冲、丘墟

C.肩井、内关

D.中脘、天枢

E.梁丘、太冲

【答案】A

第三节　肥胖症

1.肥胖病兼见消谷善饥，大便干燥，舌红苔黄腻，脉滑数者，应选取以下哪组腧穴

A.肾俞、关元

B.上巨虚、内庭

C.脾俞、足三里

D.申脉、照海

E.中极、归来

【答案】B

【解析】根据兼症辨证为胃肠积热，故配伍内庭泻胃肠之热，上巨虚为大肠的下合穴，通降肠腑而泻热。

2.肥胖病见下肢水肿，应选取以下哪组腧穴

A.中极、归来

B.申脉、照海

C.三阴交、水分

D.支沟、少海

E.肾俞、关元

【答案】C

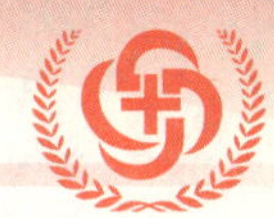

第十篇　诊断学基础

刷分题库

抢分直播

第一章　症状学

配套名师精讲课程

第一节　发热

1.下列哪项属于非感染性发热的疾病

A.肺结核

B.肺炎

C.急性肾盂肾炎

D.伤寒

E.血清病

【答案】E

【解析】非感染性发热见于多种不同的疾病:①无菌性坏死物质吸收。②抗原-抗体反应:如血清病等。③内分泌与代谢障碍。④皮肤散热减少。⑤体温调节中枢功能失常。⑥自主神经功能紊乱。

2.长期使用解热药或激素类药后,常出现的热型是

A.波状热

B.不规则热

C.回归热

D.稽留热

E.弛张热

【答案】B

【解析】长期使用解热药或激素类药后发热无一定规律。不规则热:发热无一定显规律,见于结核病、风湿热等。波状热:体温逐渐升高达39℃或以上,数天后又逐渐将至正常水平,数天后再逐渐升高,如此反复多次;见于布氏杆菌病。回归热:体温骤然升至39℃以上,持续数日后又骤然下降至正常水平高热期与无热期各持续若干日后即有规律地交替一次;见于回归热、霍奇金病、周期热。稽留热:体温持续于39℃~40℃以上,达数日或数周,24小时波动范围不超过1℃;见于肺炎链球菌肺炎、伤寒、斑疹伤寒等的发热期。弛张热:体温在39℃以上,但波动幅度大,24小时内温差达2℃以上,最低时仍高于正常水平、常见于败血症、风湿热、重症肺结核、化脓性炎症等。

3.甲状腺功能亢进引起发热的主要原因是

A.坏死物质吸收

B.自主神经功能紊乱

C.抗原-抗体反应

D.产热过多

E.散热过少

【答案】D

4.持续高热,体温39 ℃以上,24小时体温波动范围在1 ℃以内,称之为

第十篇

诊断学基础

A.稽留热
B.弛张热
C.间歇热
D.不规则热
E.回归热
【答案】A

第二节　头痛

1.三叉神经性头痛的特点多是
A.搏动样痛
B.电击痛
C.重压痛
D.牵拉痛
E.紧箍痛
【答案】B
【解析】三叉神经痛表现为颜面部发作性电击样疼痛。
（2~3 题共用备选答案）
A.偏头痛发作
B.基底动脉供血不足
C.小脑肿瘤
D.一氧化碳中毒
E.癔症性头痛
2.头痛伴短暂视力减退的是
【答案】B
3.急性头痛后出现体温升高的是
【答案】D

第三节　胸痛

1.下列除哪项外，均可见胸痛
A.带状疱疹
B.肺癌
C.气胸
D.心包炎
E.哮喘
【答案】E
【解析】胸痛的病因：气胸、肺栓塞、肺炎、心包炎、细菌性或病毒性胸膜炎等。肺癌早期胸痛较轻，主要表现为闷痛、隐痛、部位不一定。带状疱疹也可引起胸痛。
2.若患者胸痛部位在胸骨后，并向左肩部放射，最可能的疾病为
A.胸膜疾患
B.心绞痛
C.肋间神经病变
D.食管炎症
E.肋骨骨折
【答案】B
【解析】心绞痛与急性心肌梗死的疼痛常位于胸骨后或心前区，疼痛常牵涉至左肩背、左臂内侧达无名指及小指。
3.下列各项，不能引起持续性胸痛的疾病是
A.肺炎
B.肺栓塞
C.心绞痛
D.胸膜炎
E.急性心包炎
【答案】C
【解析】持续性胸痛，多由炎症、肿瘤、栓塞或梗死所致。

第四节　腹痛

1.下列各项，可引起腹痛伴急性高热、寒战的是
A.肺炎链球菌肺炎
B.急性腹腔内出血

C.结缔组织病
D.肝脓肿
E.结核性腹膜炎
【答案】D
2.慢性上腹痛，呕吐后缓解，可见于
A.反流性食管炎
B.胆石症
C.幽门梗阻
D.慢性阑尾炎
E.溃疡病
【答案】C
【解析】消化性溃疡并发幽门梗阻可见胀痛，于呕吐后减轻或缓解。

第五节　咳嗽与咯痰

1.犬吠样咳嗽，可见于
A.急性喉炎
B.急性支气管炎
C.支气管哮喘
D.肺结核
E.肺癌
【答案】A
【解析】犬吠样咳嗽见于喉头炎症水肿或气管受压。
2.克雷伯杆菌肺炎的痰液特征是
A.粉红色泡沫样痰
B.铁锈色痰
C.棕褐色痰
D.砖红色胶冻样痰
E.灰黄色痰
【答案】D
急性肺水肿咯粉红色泡沫样痰，大叶性肺炎咯铁锈色痰，铜绿假单胞菌感染咯黄绿色痰；克雷伯杆菌感染咯砖红色胶冻样痰。
3.引起痰分层现象的疾病是
A.慢性支气管炎
B.肺脓肿
C.肺结核
D.肺炎链球菌肺炎
E.心源性哮喘
【答案】B
【解析】支气管扩张与肺水肿的患者痰会出现分层现象。
4.咳嗽伴杵状指的疾病是
A.支气管炎
B.支气管扩张症
C.肺结核
D.肺炎球菌性肺炎
E.胸膜炎
【答案】B
5.患者，男性，70岁。冠心病史6年。今日突然心悸气短，不能平卧，咳嗽，咯粉红色泡沫样痰。应首先考虑的是
A.肺癌
B.肺脓肿
C.肺结核
D.急性肺水肿
E.支气管扩张
【答案】D
【解析】肺水肿时痰呈粉红色泡沫状。
6.患者，30岁。近半个月来，以夜间咳嗽为主，痰中带血丝，伴低热，盗汗，咯血。应首先考虑的是
A.肺结核
B.支气管扩张
C.肺癌
D.风湿性心脏病(二尖瓣狭窄)
E.急性肺水肿
【答案】A
【解析】肺结核痰中带血丝，伴低热，盗汗，咯血。支气管扩张痰量较多，为湿性咳嗽。肺癌剧烈干咳，痰中带血丝。风湿性心脏病(二尖瓣)狭窄多为咯血，痰为暗红色。急性肺水肿为粉红色泡沫样痰。
7.患者咳嗽。查体：气管向左偏移，右侧

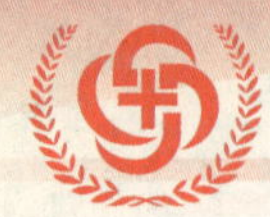

胸廓较左侧饱满，叩诊出现鼓音。应首先考虑的是

A.右侧气胸

B.左侧肺不张

C.肺气肿

D.右下肺炎

E.右侧胸腔积液

【答案】A

（8~9 题共用备选答案）

A.肺炎链球菌肺炎

B.支气管扩张

C.支气管哮喘

D.肺癌

E.急性肺水肿

8.咳嗽伴大量脓痰的是

【答案】B

9.咳嗽伴粉红色泡沫痰的是

【答案】E

（10~11 题共用备选答案）

A.咯铁锈色痰

B.咯粉红色泡沫痰

C.咯吐大量鲜血

D.咯大量脓痰

E.干咳无痰

10. 急性左心功能不全，常伴有

【答案】B

11.肺炎链球菌肺炎，常伴有

【答案】A

第六节　咯血

1.咯血伴皮肤黏膜出血的疾病

A.钩端螺旋体病

B.肺癌

C.肺炎

D.肺吸虫病

E.鼻咽癌

【答案】A

【解析】咯血伴皮肤黏膜出血应考虑为钩端螺旋体病、流行性出血热、血液病。

2.下列哪项不是呕血与咯血的鉴别要点

A.出血量

B.出血颜色

C.是否有食物残渣

D.血液 pH 值

E.粪便的颜色

【答案】A

【解析】咯血与呕血的鉴别：出血量不是两者的鉴别要点。

第七节　呼吸困难

1.呼吸困难伴一侧胸痛的是

A.肺栓塞

B.肺气肿

C.肺结核

D.急性肺水肿

E.肺纤维化

【答案】A

2. 左心功能不全，发生夜间阵发性呼吸困难的机制是

A.通气功能障碍

B.换气功能障碍

C.呼吸中枢受抑制

D.外周化学感受器调节紊乱

E.酸中毒

【答案】B

3. 夜间阵发性呼吸困难，可见于

A.急性脑血管疾病

B.癔病

C.急性感染所致的毒血症

D.慢性阻塞性肺气肿

E.左心功能不全

【答案】E

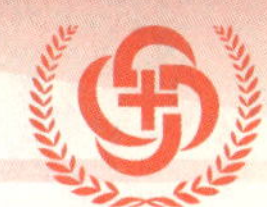

【解析】由左心衰引起的心源性呼吸困难,具有以下特点:劳累性呼吸困难;端坐呼吸;夜间阵发性呼吸困难。

4.呼吸困难伴昏迷常见于下列各项,但哪项除外

A.脑出血

B.胸膜炎

C.糖尿病酮症酸中毒

D.肺性脑病

E.脑膜炎

【答案】B

第八节　水肿

1.下列各项可出现黏液性水肿面容的是

A.破伤风

B.恶性肿瘤

C.库欣综合征

D.伤寒

E.甲状腺功能减退

【答案】E

2.水肿伴颈静脉怒张、肝大和压痛及肝颈静脉回流征阳性,见于

A.心源性水肿

B.肾源性水肿

C.肝源性水肿

D.营养不良性水肿

E.内分泌源性水肿

【答案】A

【解析】伴颈静脉怒张、肝大和压痛、肝颈静脉回流征阳性,见于心源性水肿;伴高血压、蛋白尿、血尿、管型,见于肾源性水肿;伴肝掌、蜘蛛痣、黄疸、腹壁静脉曲张,见于肝源性水肿。

第九节　皮肤黏膜出血

对称性、荨麻疹样或丘疹样紫癜伴关节痛、腹痛,多见于

A.血小板异常

B.尿毒症

C.血友病

D.肝功能不全

E.过敏性紫癜

【答案】E

【解析】皮肤黏膜出血的问诊要点:对称性、荨麻疹样或丘疹样紫癜伴关节痛、腹痛,多见于过敏性紫癜。

第十节　恶心与呕吐

1.喷射性呕吐,可见于

A.耳源性眩晕

B.胃炎

C.肠梗阻

D.尿毒症

E.脑炎

【答案】E

2.常伴有恶心先兆,呕吐后感觉轻松可见于

A.肝胆疾病

B.胃肠病变

C.颅内高压

D.癌症

E.梅尼埃病

【答案】B

【解析】有恶心先兆,呕吐后感轻松者多见于胃源性呕吐。

3.患者反复呕吐隔餐食物。查体:消瘦,

上腹部膨胀,并见胃型。应首先考虑的是

A.肝炎

B.肝硬化

C.胃炎

D.幽门梗阻

E.胆囊炎

【答案】D

4.患儿发热,随后出现呕吐和意识障碍,应首先考虑的是

A.病毒性脑炎

B.尿毒症

C.癫痫

D.有机磷农药中毒

E.先天性心脏病

【答案】A

(5~6题共用备选答案)

A.呕吐物为隔餐食物,带腐臭味

B.呕吐物为黄绿色,带粪臭味

C.呕吐物为大量黏液及食物

D.呕吐物为咖啡色

E.吐出胃内容物后仍干呕不止

5.幽门梗阻的临床表现是

【答案】A

6.上消化道出血的临床表现是

【答案】D

【解析】呕吐物性质:呕吐物有隔餐或隔日食物,并含腐酵气味见于幽门梗阻。咖啡色呕吐物见于上消化道出血。

第十一节　呕血与黑便

1.呕血与黑便最常见的原因是

A.消化性溃疡

B.门脉高压

C.肝胆疾病

D.食管与胃底静脉曲张破裂

E.急性胃黏膜病变

【答案】A

2.上消化道出血可单纯表现为呕血或黑便,也可两者兼有,这取决于

A.原发病

B.出血部位

C.出血量

D.在胃内停留时间

E.以上均非

【答案】C

3.出血量>60 mL,可见

A.大便隐血试验阳性

B.呕血

C.黑便

D.昏倒

E.周围循环衰竭

【答案】C

【解析】出血量在 60 mL 以上可见黑便。

4.男性,40岁。20年前患乙型肝炎,3小时前突然呕吐鲜红色血液,约1 000 mL,伴心悸、头晕、血压下降。查体:可见蜘蛛痣,脾肋下2 cm,最可能的诊断是

A.胃溃疡

B.急性胃黏膜病变

C.胆管癌

D.食管静脉曲张破裂

E.肠炎

【答案】D

第十二节　黄疸

1.下列关于溶血性黄疸的叙述,正确的是

A.直接迅速反应阳性

B.尿中结合胆红素阴性

C.血中非结合胆红素不增加

D.尿胆原阴性

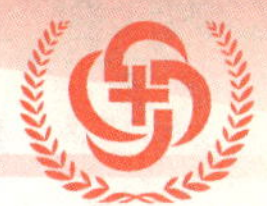

E.大便呈灰白色

【答案】B

【解析】胆红素尿为尿内含有大量结合胆红素所致，呈深黄色，见于肝细胞性黄疸及阻塞性黄疸。因此在溶血性黄疸中，尿中结合胆红素多阴性。

2.下列除哪项外，均可引起阻塞性黄疸

A.胆道结石

B.胆管癌

C.胆汁性肝硬化

D.疟疾

E.胆道蛔虫症

【答案】D

【解析】阻塞性黄疸可分为肝内胆汁淤积和肝外胆汁淤积。前者见于肝内泥沙样结石、癌栓、寄生虫病、毛细胆管型病毒性肝炎、药物性胆汁淤积、原发性胆汁性肝硬化等。

3.患者，55岁。皮肤、巩膜黄染呈进行性加重，大便持续变白，病后消瘦明显，应首先考虑的是

A.急性病毒性肝炎

B.肝硬化

C.胆囊炎

D.胰头癌

E.胆总管结石

【答案】D

【解析】黄疸是胰头癌较早出现的症状之一。黄疸伴有进行性消瘦的应考虑肝癌、胰头癌、胆总管癌、壶腹癌等。

第十三节　抽搐

1.下列抽搐病因属于全身性非感染性疾病的是

A.破伤风

B.低血糖

C.肺炎

D.败血症

E.狂犬病

【答案】B

【解析】低血糖属于非感染性疾病，其余选项均为感染性疾病。

（2~3题共用备选答案）

A.癔病

B.破伤风

C.脑血管疾病

D.中毒性痢疾

E.菌膜炎

2.抽搐伴高血压、肢体瘫痪，见于

【答案】C

3.抽搐伴苦笑面容，见于

【答案】B

第十四节　意识障碍

1.下列哪项不属于意识障碍

A.嗜睡

B.抽搐

C.意识模糊

D.谵妄

E.昏迷

【答案】B

2.昏迷是指

A.患者近乎不省人事，处于熟睡状态，不易被唤醒

B.意识丧失，任何强大的刺激都不能被唤醒

C.轻度意识障碍，意识障碍程度较嗜睡重

D.是最轻的意识障碍，表现为持续性的睡眠状态

E.是一种以兴奋性增高为主的急性高级神经中枢活动失调状态

【答案】B

【解析】A 是指昏睡；C 是指意识模糊；D 是指嗜睡；E 是指谵妄

3.下列不属于谵妄表现的是

A.意识大部分丧失

B.谵语

C.意识模糊

D.躁动不安

E.错觉

【答案】A

【解析】谵妄是一种以兴奋性增高为主的高级神经中枢急性活动失调状态，是在意识清晰度降低的同时，表现有定向力障碍及自身认识障碍，并产生大量的幻觉、错觉并躁动不安，并无意识丧失。

4.意识障碍伴瞳孔缩小，可见于

A.阿托品中毒

B.酒精中毒

C.有机磷农药中毒

D.癫痫

E.肝性脑病

【答案】C

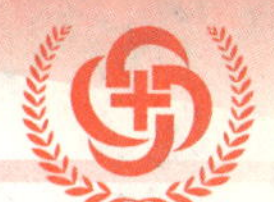

第二章　问诊

1.符合书写要求的主诉是

A.寒战、高热、咳嗽、胸痛两天

B.因慢性腹泻全身乏力 1 个月

C.已患高血压 3 年

D.2 年前开始多饮、多食、多尿

E.风心病 5 年

【答案】A

【解析】主诉是迫使患者就医的最明显、最主要的症状或体征及持续时间，也是本次就诊的最主要原因。

2.下列除哪项外，均是主诉所要求的内容

A.一般不超过 20 个字

B.主诉是迫使患者就医的最主要的症状

C.确切的主诉常可作为诊断的向导

D.主诉的记录，尽量使用诊断术语

E.症状不突出者，可把就医的主要目的作为主诉

【答案】D

3.下列除哪项外，均是既往史所要求的内容

A.过去健康状况

B.预防接种状况

C.过敏史

D.传染病史

E.是否到过传染病的流行地区

【答案】E

【解析】病历书写格式规定：个人史项中包括居住地区情况，冶游史等，而既往史应采录的内容是过去的健康状况、预防接种史、传染病史、过敏史等。

（4~5 题共用备选答案）

A.月经情况

B.生育情况

C.冶游史

D.家族遗传病史

E.预防接种史

4.属于既往史的是

【答案】E

5.属于个人史的是

【答案】C

第三章 检体诊断

第一节 基本检查法

1.触诊肠管或索条状包块最适用
A.深压触诊法
B.冲击触诊法
C.深部滑行触诊法
D.双手触诊法
E.浅部滑行触诊法
【答案】C

2.大量腹水而肝、脾难以触及时最适用
A.浅部触诊
B.深部滑行触诊
C.双手触诊
D.深压触诊
E.冲击触诊
【答案】E

【解析】深部滑行触诊:主要适用于腹腔深部包块和胃肠病变的检查。双手触诊:适用于肝、脾、肾、子宫和腹腔肿物的检查。深压触诊:用于探测腹部深在病变部位或确定腹腔压痛点。冲击触诊:适用于大量腹水而肝、脾难以触及时。

3.下列除哪项外,均可为正常的叩诊音
A.震水音
B.浊音
C.鼓音
D.清音
E.实音
【答案】A
【解析】常见叩诊音(见下表):

叩诊音	生理情况	病理状态
清音	正常肺部的叩诊音	—
浊音	肺的边缘所覆盖的心脏或肝脏部分	肺组织含气量减少(如肺炎)
鼓音	泡区及腹部	胃肺空洞、气胸或气腹
过清音	—	肺气肿
实音	心脏、肝脏大量胸腔积液或肺实变	—

(4~5题共用备选答案)
A.敌敌畏中毒
B.肺脓肿
C.糖尿病酮症酸中毒
D.尿毒症
E.有机磷农药中毒

4.呼吸有烂苹果味可见于
【答案】C

5.呼吸有刺激性蒜味可见于
【答案】E

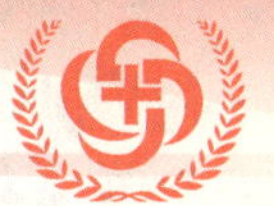

第二节　全身状态检查

1.用口测法测量体温时,正确的是

A.正常值为 36.5 ℃～37.5 ℃

B.小儿常用

C.昏迷患者可用

D.体温在 1 日内有 1 ℃以上波动

E.体温表放置舌下,紧闭口腔,5 分钟即可读数

【答案】E

2.下列各项除哪项外视诊能观察到全身一般状态和许多全身或局部的体征

A.发育营养

B.年龄

C.肝大

D.表情

E.体位及步态

【答案】C

3.面色潮红,兴奋不安,口唇干燥,呼吸急促,表情痛苦,有时鼻翼扇动,口唇疱疹见于

A.急性热病面容

B.慢性病面容

C.苦笑面容

D.伤寒面容

E.二尖瓣面容

【答案】A

【解析】急性(热)病容可见面色潮红,兴奋不安,口唇干燥,呼吸急促,表情痛苦,有时鼻翼扇动,口唇疱疹,常见于急性感染性疾病,如肺炎链球菌性肺炎、疟疾、流行性脑脊髓膜炎。

4.伤寒患者可见面容为

A.苦笑容

B.急性热病容

C.无欲貌

D.面具面容

E.满月面容

【答案】C

【解析】无欲貌见于伤寒,表情淡漠,反应迟钝,呈无欲状态;苦笑面容见于破伤风;急性热病面容见于急性感染性疾病,如肺炎链球菌性肺炎、急性化脓性阑尾炎、流行性脑脊髓膜炎;面具面容见于震颤麻痹;满月面容见于库欣综合征及长期应用肾上腺皮质激素的患者。

5.强迫体位不包括

A.意识丧失的患者

B.强迫蹲位

C.辗转体位

D.强迫停立位

E.角弓反张位

【答案】A

【解析】强迫体位是患者为减轻痛苦,被迫采取某种特殊的体位。临床常见:①强迫仰卧位,见于急性腹膜炎等。②强迫俯卧位,见于脊柱疾病。③强迫侧卧位,见于一侧胸膜炎和大量胸腔积液患者,多卧向患侧。④强迫坐位,见于心肺功能不全者。⑤强迫蹲位,见于先天性发绀型心脏病。⑥强迫停立位,见于心绞痛。⑦辗转体位,见于胆石症、胆道蛔虫症、肾绞痛等。⑧角弓反张位,见于破伤风及小儿脑膜炎。而意识丧失的患者已无知觉,不知道任何痛苦,所以也就不会采取任何被动体位,强迫体位仅见于意识清楚的患者。

6.震颤麻痹患者的步态是

A.蹒跚步态

B.醉酒步态

C.慌张步态

D.剪刀步态

E.跨阈步态

【答案】C

(7～8 题共用备选答案)

A.苦笑面容

B.伤寒面容

C.甲亢面容

D.二尖瓣面容

E.慢性病面容

7.消瘦,两眼球突出,兴奋不安,呈惊恐貌,多见于

【答案】C

8.两颧紫红,口唇发绀,多见于

【答案】D

【解析】苦笑面容发作时牙关紧闭,面肌痉挛,呈苦笑状,见于破伤风。伤寒面容表情淡漠,反应迟钝,呈无欲状态,见于肠伤寒、脑脊髓膜炎、脑炎等高热衰弱患者。甲亢面容表情惊愕,眼裂增大,眼球突出,目光闪烁,烦躁不安,兴奋易怒。二尖瓣面容面色晦暗,双颊紫红,口唇轻度发绀,见于风湿性心脏病二尖瓣狭窄。慢性病面容憔悴,表情忧虑,面色灰暗或苍白,目光暗淡,见于慢性消耗性疾病如恶性肿瘤、严重结核病等。

第三节　皮肤检查

1.下列不属于皮肤或黏膜出血的是

A.紫癜

B.出血点

C.血肿

D.蜘蛛痣

E.淤斑

【答案】D

2.有关丘疹的描述,下列哪一项是恰当的

A.隆起的丘疹伴有周围皮肤发红的底盘

B.边缘清楚的红色或苍白色的瘙痒性皮肤损害

C.鲜红色的圆形斑疹,压之退色,松开时复现

D.直径小于1 cm,除局部颜色改变外还隆起皮面

E.局部皮肤发红,且凸起于皮面

【答案】D

3.关于瘀斑下列说法正确的是

A.皮下出血直径在<2 mm

B.皮下出血直径在>3 mm

C.皮下出血直径在3~5 mm

D.皮下出血直径>5 mm

E.片状出血并伴有皮肤显著隆起

【答案】D

【解析】皮下出血直径在3~5 mm者,称为紫癜;皮下出血直径>5 mm者,称为瘀斑;片状出血并伴有皮肤显著隆起者,称为血肿。

4.下列各项对蜘蛛痣有诊断意义的是

A.肝硬化

B.麻疹

C.猩红热

D.伤寒

E.药物过敏

【答案】A

5.关于水肿哪项正确

A.左心功能不全时常致心源性水肿

B.营养不良可导致水肿

C.肾炎性水肿主要是由低蛋白血症引起

D.肝硬化所致水肿主要因血管升压素分泌过多

E.血管神经性水肿常伴疼痛

【答案】B

第四节　淋巴结检查

1.下列关于浅表淋巴结的检查顺序不正确的是

A.耳前、耳后

B.乳突区、枕骨下区

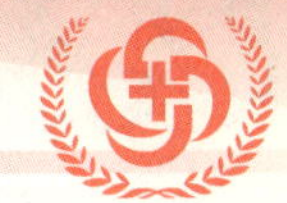

C.颏下、颌下
D.颈后三角、颈前三角
E.锁骨上窝、腋窝
【答案】C
【解析】浅表淋巴结分布在耳前、耳后、乳突区、枕骨下区、颌下、颏下、颈后三角、颈前三角、锁骨上窝、腋窝、滑车上、腹股沟和腘窝等部位，检查表浅淋巴结时，应按以上顺序进行。

2.胃癌、食道癌发生淋巴结转移时常出现在
A.颈部
B.左锁骨上窝
C.右锁骨上窝
D.腋窝
E.滑车上
【答案】B

3.下列可以引起全身淋巴结肿大的疾病是
A.急性化脓性扁桃体炎
B.丹毒
C.转移癌
D.再生障碍性贫血
E.传染性单核细胞增多症
【答案】E

（4~5题共用备选答案）
A.鼻咽癌
B.胃癌
C.肝癌
D.乳腺癌
E.肺癌

4.颈部转移性淋巴结肿大常见于
【答案】A

5.腋下转移性淋巴结肿大常见于。
【答案】D

第五节　头部检查

1.方颅可见于
A.脑积水
B.先天性梅毒
C.呆小症
D.脑膜炎
E.小儿营养不良
【答案】B

2.结膜有散在出血点可见于
A.脑水肿
B.贫血
C.黄疸
D.亚急性感染性心内膜炎
E.结膜炎
【答案】D
【解析】发红、水肿、充血——结膜炎、角膜炎、沙眼早期；苍白——贫血；发黄——黄疸；有滤泡或乳头——沙眼；有散在出血点——亚急性感染性心内膜炎；结膜下片状出血——出血性疾病、高血压、动脉硬化；球结膜下水肿——脑水肿或输液过。

3.两侧瞳孔大小不等，多见于
A.有机磷农药中毒
B.阿托品类药物影响
C.吗啡药物影响
D.濒死状态
E.脑肿瘤
【答案】E
【解析】双侧瞳孔大小不等，常见于脑外伤、脑肿瘤、脑疝及中枢神经梅毒等颅内病变。

4.关于麻疹黏膜斑的描述，以下正确的是
A.位于颊黏膜上，高出黏膜表面
B.位于第二磨牙的颊黏膜上，针尖大小白色斑点
C.位于第一磨牙的颊黏膜上，片状白斑
D.颊黏膜上出现瘀斑
E.颊黏膜上出现黑色色素沉着

第十篇 诊断学基础

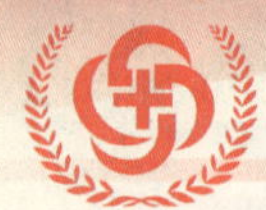

【答案】B

5.草莓舌见于

A.维生素A缺乏

B.贫血

C.猩红热

D.肿瘤

E.结核

【答案】C

【解析】草莓舌,舌乳头肿胀、发红如同草莓,见于猩红热或长期发热的患者。

6.关于扁桃体肿大,叙述正确的是

A.Ⅰ度肿大为刚超过咽腭弓

B.Ⅱ度肿大为达到中线

C.扁桃体肿大共分四度

D.超过咽腭弓而未达到中线是Ⅲ度肿大

E.达到并超过中线为扁桃体Ⅲ度肿大

【答案】E

【解析】扁桃体肿大分为三度:Ⅰ度肿大时扁桃体不超过咽腭弓;Ⅱ度度肿大时扁桃体超过咽腭弓,介于Ⅰ度和Ⅲ度之间;Ⅲ度肿大时扁桃体达到并超过咽后壁中线。

第六节　颈部检查

1.以下不引起颈静脉怒张的疾病是

A.左心功能不全

B.上腔静脉梗阻

C.缩窄性心包炎

D.右心功能不全

E.心包积液

【答案】A

【解析】颈静脉怒张——右心衰竭、缩窄性心包炎、心包积液及上腔静脉受压。

2.甲状腺功能亢进时特征性的改变是

A.甲状腺质地较柔软

B.甲状腺可随吞咽上下移动

C.甲状腺出现结节

D.甲状腺有血管杂音

E.甲状腺对称性肿大

【答案】D

3.下列疾病,常使气管移向患侧的是

A.胸膜粘连

B.胸腔积气

C.大量胸腔积液

D.肺气肿

E.纵隔肿瘤

【答案】A

【解析】大量胸腔积液、气胸或纵隔肿瘤及不对称性甲状腺肿大,可将气管推向健侧;肺不张、肺硬化、胸膜粘连等可将气管拉向患侧。

第七节　胸壁及胸廓检查

1.胸骨明显压痛或叩击痛常见的疾病是

A.上呼吸道感染

B.肺炎

C.慢性支气管炎

D.肺结核

E.白血病

【答案】E

【解析】胸骨明显压痛或叩击痛常见的疾病为白血病。

2.患者胸骨下部显著前突,左、右胸廓塌陷,肋骨与肋软骨交界处变厚增大,上下相连呈串珠状。其诊断是

A.肺纤维化

B.佝偻病

C.肺气肿

D.支气管哮喘

E.肺结核

【答案】B

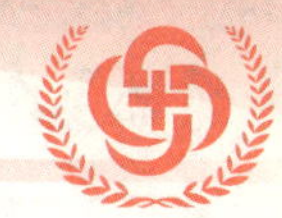

3.乳腺皮肤呈“橘皮样”改变，乳头有血性分泌物提示

A.乳腺炎

B.乳腺增生

C.乳腺萎缩

D.乳腺癌

E.乳腺囊肿

【答案】D

【解析】皮肤呈“橘皮样”，多为浅表淋巴管被乳癌细胞堵塞后，局部皮肤出现淋巴性水肿所致，也可见于炎症。乳头有血性分泌物见于乳管内乳头状瘤、乳癌。

第八节　肺和胸膜检查

1.胸腔大量积气患者触觉语颤表现的是

A.增强

B.减弱或消失

C.稍增强

D.正常

E.无变化

【答案】B

2.肺下界下移见于

A.气胸

B.胸腔积液

C.胸膜增厚

D.肺气肿

E.肺不张

【答案】D

3.湿啰音的听诊特点

A.呼气时更加清楚，性质多变，部位变换不定

B.呼气时更加清楚，性质多变，部位较恒定

C.吸气终末时多而清楚，性质多变，部位较恒定

D.呼气时更加清楚，性质不易改变，部位变换不定

E.吸气终末时多而清楚，性质不易改变，部位较恒定

【答案】E

4.肺部叩诊出现实音应考虑的疾病是

A.肺炎

B.胸膜炎

C.肺空洞

D.肺气肿

E.大量胸腔积液

【答案】E

5.患者呼吸急促。查体：气管向左偏移，右侧胸廓饱满，叩诊出现实音。应首先考虑的是

A.右侧胸腔积液

B.右侧大叶性肺炎

C.肺气肿

D.右侧气胸

E.右侧肺不张

【答案】A

6.支气管肺泡呼吸音听诊部位在

A.胸骨上窝

B.肩胛下部

C.胸骨角附近

D.喉部

E.肩胛上部

【答案】C

【解析】支气管肺泡呼吸音，正常人在胸骨角附近，肩胛间区的第3、4胸椎水平及右肺尖可以听到，如在肺部其他部位听到则为病理现象。

7.下列各项除哪项外可见肺泡呼吸音减弱或消失

A.呼吸运动障碍

B.胸膜疾患

C.肺顺应性降低

D.压迫性肺不张

E.胸腔内肿物

【答案】D

8.肺内局限性的湿啰音提示

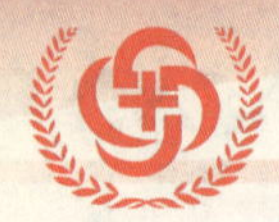

A.黏稠的分泌物

B.炎性病变

C.胸腔积液

D.急性肺水肿

E.支气管痉挛

【答案】B

9.患者,男,60岁。反复咳嗽、咯痰10年。近3年每当秋冬发病,天气变暖后逐渐减轻。检查:两肺闻及散在干啰音,X线显示肺纹理增多。其诊断是

A.肺结核

B.肺癌

C.支气管哮喘

D.支气管扩张

E.慢性支气管炎

【答案】E

(10~11题共用备选答案)

A.支气管扩张

B.支气管哮喘

C.心源性哮喘

D.慢性支气管炎

E.肺炎球菌肺炎

10.两肺散在干湿啰音,其多少及部位不固定者,见于

【答案】D

11.患侧呼吸运动减弱,叩诊浊音,可闻及支气管呼吸音者,见于

【答案】E

第九节　心脏、血管检查

1.心尖搏动增强可见于

A.心包积液

B.重症贫血

C.心肌炎

D.气胸

E.肺气肿

【答案】B

【解析】心尖搏动增强可见于左心室肥大、甲亢、重症贫血及发热等疾病。

2.在胸骨左缘第2肋间触及连续性震颤,应考虑为

A.主动脉瓣关闭不全

B.动脉导管未闭

C.二尖瓣狭窄

D.三尖瓣狭窄

E.肺动脉瓣狭窄

【答案】B

3.最易触及心包摩擦感的是

A.坐位,胸骨左缘第4肋间处,深呼气末

B.坐位,胸骨左缘第4肋间处,深吸气末

C.卧位,胸骨左缘第2肋间处,深呼气末

D.卧位,胸骨左缘第2肋间处,深吸气末

E.卧位,剑突下,屏住呼吸时

【答案】A

【解析】心包摩擦感通常在胸骨左缘第4肋间最易触及,以收缩期明显,坐位稍前倾或深呼气末更易触及。

4.高血压性心脏病左心室增大,其心脏浊音界呈

A.靴形

B.梨形

C.烧瓶形

D.普大型

E.心腰部凸出

【答案】A

5.第一心音增强见于

A.心肌病

B.心肌梗死

C.心肌炎

D.二尖瓣关闭不全

E.二尖瓣狭窄

【答案】E

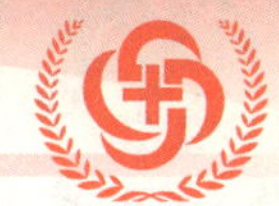

【解析】发热、甲亢、二尖瓣狭窄等完全性房室传导阻滞可产生极响亮的第一心音。

6.下列哪项提示急性心肌梗死

A.脉搏强而大

B.舒张早期奔马律

C.奇脉

D.脉搏过缓

E.脉搏绝对不齐

【答案】B

【解析】舒张早期奔马律是病理性第三心音,又称第三心音奔马律或室性奔马律,以左室奔马律占多数,所以,在心尖部容易听到。舒张早期奔马律的出现,提示心脏有严重的器质性病变,见于各种原因的心力衰竭、急性心肌梗死、重症心肌炎等。

7.风湿性二尖瓣狭窄的特有体征是

A.心尖部第一心音亢进

B.心尖部舒张期隆隆样杂音

C.心尖部收缩期吹风样杂音

D.胸骨左缘第二肋间隙第二心音亢进伴分裂

E.开瓣音

【答案】B

8.下列疾病除哪项外均可见到周围血管征

A.主动脉瓣关闭不全

B.发热

C.贫血

D.甲亢

E.主动脉瓣狭窄

【答案】E

9.胸骨左缘第2肋间及其附近机器声样连续性杂音见于

A.动脉导管未闭

B.主动脉瓣关闭不全

C.二尖瓣关闭不全

D.二尖瓣狭窄

E.感染性心内膜炎

【答案】A

10.毛细血管搏动征最常见于下列何种疾病

A.主动脉瓣关闭不全

B.主动脉瓣狭窄

C.肺动脉瓣关闭不全

D.肺动脉瓣狭窄

E.二尖瓣狭窄

【答案】A

11.患者,男,36岁。近1年来经常出现心慌,疲乏,劳累后气急,呼吸困难。查体:心浊音界向左下扩大,胸骨右缘第2肋间可听到粗糙的收缩期吹风样杂音。诊断应考虑为

A.二尖瓣狭窄

B.二尖瓣关闭不全

C.房间隔缺损

D.主动脉瓣狭窄

E.主动脉瓣关闭不全

【答案】D

12.患者,女,60岁。查体:桶状胸,心尖搏动出现在剑突下,且深吸气时增强,肺动脉瓣第二心音增强。应首先考虑的是

A.冠心病

B.风心病

C.高血压性心脏病

D.肺心病

E.心肌炎

【答案】D

13.患者,男,42岁。神疲易倦、心慌5年余,上小学时曾有游走性关节疼痛病史。查体:心尖搏动向左下移位,搏动范围弥散,心尖区可听到3级以上的收缩期风样杂音。最可能的诊断是

A.二尖瓣狭窄

B.二尖瓣关闭不全

C.主动脉瓣关闭不全

D.主动脉瓣狭窄

E.风湿性心肌炎

【答案】B

(14～15题共用备选答案)

A.血管腔扩大

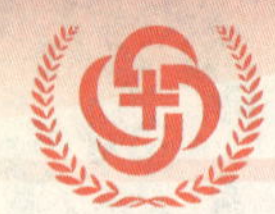

B.血液返流

C.异常通道

D.心腔内漂浮物

E.血流加速

14.二尖瓣关闭不全时杂音形成的机理是

【答案】B

15.主动脉瓣狭窄时杂音形成的机理是

【答案】E

(16~17 题共用备选答案)

A.心尖搏动最强处

B.胸骨左缘第 3、4 肋间

C.胸骨右缘第 2 肋间

D.胸骨体下端左缘或右缘

E.胸骨左缘第 2 肋间

16.二尖瓣听诊区杂音最响的位置是

【答案】A

17.主动脉瓣第二听诊区杂音最响的位置是

【答案】B

【解析】心脏各瓣膜开闭时产生的声音传到胸壁,听诊最清楚的部位即心脏瓣膜听诊区。五个心脏瓣膜听诊区分别是:①二尖瓣听诊区:位于心尖搏动最强处。②主动脉瓣第二听诊区:位于胸骨左缘第 3、4 肋间。③主动脉瓣听诊区:位于胸骨右缘第 2 肋间。④肺动脉瓣听诊区:位于胸骨左缘第 2 肋间。⑤三尖瓣听诊区:位于胸骨体下端左缘或右缘。

(18~19 题共用备选答案)

A.第一心音

B.第二心音

C.第三心音

D.第四心音

E.心包拍击音

18.因二尖瓣、三尖瓣关闭时的振动而致的是

【答案】A

19.因主动脉瓣、肺动脉瓣关闭时的振动而致的是

【答案】B

(20~21 题共用备选答案)

A.右侧卧位时明显

B.坐位稍前倾时明显

C.仰卧位深吸气时明显

D.左侧卧位时明显

E.下蹲时减弱,立位时增强

20.二尖瓣狭窄的舒张期杂音

【答案】D

21.主动脉瓣关闭不全的舒张期杂音

【答案】B

第十节 腹部检查

1.腹腔大量积液,不常见于

A.缩窄性心包炎

B.右心衰竭

C.肝硬化门脉高压症

D.肾病综合征

E.肠梗阻

【答案】E

【解析】腹内积气:可见于肠梗阻、肠麻痹、胃肠穿孔或治疗性人工气腹;腹腔积液:大量积液可形成蛙腹,常见于肝硬化门脉高压症、右心衰竭、缩窄性心包炎、肾病综合征、结核性腹膜炎、腹膜转移癌等。

2.腹壁紧张呈面团感或揉面感见于

A.结核性腹膜炎

B.急性胰腺炎

C.急性阑尾炎

D.急性胆囊炎

E.急性弥漫性腹膜炎

【答案】A

3.肠鸣音消失见于

A.麻痹性肠梗阻

B.急性胃炎

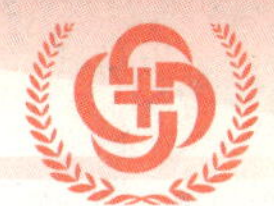

C.幽门梗阻

D.机械性肠梗阻

E.肝硬化腹水

【答案】A

【解析】肠鸣音亢进见于机械性肠梗阻;肠鸣音消失见于急性腹膜炎或麻痹性肠梗阻(与机械性肠梗阻相反)。

4.空腹听诊出现振水音,可见于

A.肾病综合征

B.硬化腹水

C.结核性腹膜炎

D.幽门梗阻

E.急性肠炎

【答案】D

5.肝浊音界向下移位见于

A.鼓肠

B.右肺纤维化

C.肺气肿

D.气腹

E.右肺不张

【答案】C

【解析】肝浊音界向上移位见于右肺不张、右肺纤维化、气腹及鼓肠等;肝浊音界向下移位见于肺气肿、右侧张力性气胸等。

6.下列除哪项外均可出现肝浊音界扩大

A.肝包虫病

B.肝炎

C.肝癌

D.晚期肝硬化

E.肝脓肿

【答案】D

【解析】肝浊音界扩大见于肝炎、肝脓肿、肝淤血、肝癌和多囊肝等;肝浊音界缩小见于急性肝坏死、晚期肝硬化和胃肠胀气等。

7.肝浊音界缩小见于

A.急性肝坏死

B.肝脓肿

C.肝淤血

D.多囊肝

E.肝炎

【答案】A

8.膀胱叩诊呈鼓音提示

A.卵巢囊肿

B.妊娠

C.子宫肌瘤

D.尿潴留

E.宫颈癌

【答案】D

9.腹部叩诊出现移动性浊音,应首先考虑的是

A.尿潴留

B.幽门梗阻

C.右心功能不全

D.急性胃炎

E.巨大卵巢囊肿

【答案】C

【解析】当腹腔内有 1 000 mL 以上游离液体时,患者仰卧位叩诊,腹中部呈鼓音,腹部两侧呈浊音;侧卧位时,叩诊上侧腹部转为鼓音,下侧腹部呈浊音。这种因体位不同而出现浊音区变动的现象称为移动性浊音阳性,见于肝硬化门静脉高压症、右心衰竭、肾病综合征、严重营养不良以及渗出性腹膜炎(如结核性或自发性)等引起的腹水。

10.下列关于肠鸣音的叙述,恰当的是

A.机械性肠梗阻时肠鸣音亢进

B.电解质紊乱时不影响肠鸣音

C.正常人的肠鸣音约 6~10 次/分

D.胃肠道大出血时肠鸣音减弱

E.麻痹性肠梗阻时肠鸣音活跃

【答案】A

11.上腹部两侧可听到收缩期血管杂音见于

A.肾动脉狭窄

B.肝硬化

C.腹主动脉狭窄

D.腹主动脉瘤

E.门静脉高压

【答案】A

12.患者,男,40岁。仰卧时腹部呈蛙状,侧卧时下侧腹部明显膨出。应首先虑的是

A.胃肠胀气
B.腹腔积液
C.子宫肌瘤
D.肥胖
E.巨大卵巢囊肿

【答案】B

13.患者饱餐后上腹部持续疼痛1天。查体:上腹部压痛、反跳痛。应首先考虑的是

A.急性肝炎
B.急性胰腺炎
C.急性胃炎
D.右肾结石
E.肝癌

【答案】B

【解析】腹壁紧张、压痛、反跳痛称为腹膜刺激征,是急性腹膜炎的重要体征。

14.患者,28岁。腹痛9小时。饱食后重体力劳动1小时开始出现腹部阵发性绞痛,伴呕吐,呕吐后腹痛稍减轻,无排气排便。查体:腹部膨隆,脐周明显压痛,无反跳痛,无肌紧张,肠鸣音亢进,移动性浊音(-),X线腹透可见阶梯状含气液平面。临床最可能的诊断是

A.胃肠穿孔
B.急性胰腺炎
C.机械性肠梗阻
D.麻痹型肠梗阻
E.急性胆囊炎

【答案】C

【解析】机械性肠梗阻时,可见肠型及蠕动波,听诊肠鸣音亢进,呈金属性音调。

15.反复呕吐大量发酵的隔日食物,空腹时上腹部饱满,出现胃型、蠕动波及逆蠕动波,并出现振水音。可见于

A.急性胰腺炎
B.急性腹膜
C.肠梗阻
D.幽门梗阻
E.肝硬化门静脉高压

【答案】D

第十一节 肛门、直肠检查

1.关于直肠指诊下列哪一项是不恰当的

A.可适用于诊断直肠疾病
B.不适用于诊断妇科疾病
C.可适用于诊断肛门疾病
D.可适用于诊断前列腺疾病
E.可适用于诊断髂窝脓肿

【答案】B

2.肛门直肠指诊,发现质地坚硬、表面凹凸不平的包块。见于

A.肛门直肠周围脓肿
B.肛裂与感染
C.直肠息肉
D.直肠癌
E.炎症并有组织破坏

【答案】D

【解析】有剧烈触痛见于肛裂与感染;触痛并有波动感见于肛门、直肠周围脓肿;柔软光滑而有弹性包块见于直肠息肉;质地坚硬、表面凹凸不平的包块见于直肠癌;指套带有黏液、脓液或血液见于炎症并有组织破坏。

第十二节 脊柱与四肢检查

1.下列除哪项外均可引起脊柱侧凸

A.脊髓灰质炎后遗症

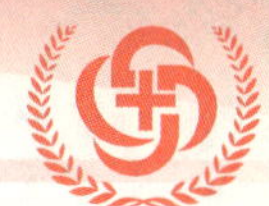

B.儿童发育期坐姿不良

C.大量腹水

D.胸廓畸形

E.慢性胸膜肥厚

【答案】C

【解析】脊柱畸形临床常见有脊柱后凸、前凸和侧凸。脊柱偏离后正中线向两侧偏曲，称脊柱侧凸，可分为姿势性侧凸和器质性侧凸两类。姿势性侧凸见于儿童发育期坐姿不良、一侧下肢明显短于另一侧下肢、坐骨神经痛和脊髓灰质炎后遗症；器质性侧凸病因包括先天性、特发性、慢性胸膜肥厚、胸膜粘连及肩部或胸廓的畸形。大量腹水可引起脊柱前凸。

2.可引起脊柱前凸的是

A.胸膜肥厚

B.脊柱结核

C.佝偻病

D.髋关节结核

E.儿童发育期坐或立姿势不良

【答案】D

3.肢端肥大常见于

A.慢性肺脓肿

B.结核性关节炎

C.栓塞性静脉炎

D.腺垂体功能亢进

E.类风湿性关节炎

【答案】D

4.患者，女，55岁。腰痛，腰部活动受限。检查：脊柱叩击痛，坐骨神经刺激征(+)。应首先考虑的是

A.脑膜炎

B.腰肌劳损

C.蛛网膜下腔出血

D.腰椎间盘突出

E.肾下垂

【答案】D

(5~6题共用备选答案)

A.指关节梭状畸形

B.杵状指

C.肢端肥大

D.浮髌现象

E.匙状甲

5.支气管扩张，常表现为

【答案】B

6.类风湿关节炎，常表现为

【答案】A

【解析】指关节变形以类风湿性关节炎引起的梭形关节最常见。

第十三节　神经系统检查

1.下列关于中枢性神经麻痹叙述正确的是

A.口角歪向病灶侧

B.病灶同侧全部面肌瘫痪

C.受损部位在面神经核

D.病因可由受寒导致

E.可由耳部或脑膜感染引起

【答案】A

【解析】中枢性神经麻痹，在面部，病灶对侧面下部肌肉麻痹，口角歪向病灶侧。

2.同侧面部感觉缺失和对侧躯干及肢体感觉缺失属于

A.皮质型

B.内囊型

C.脊髓横贯型

D.脑干型

E.脊髓半横贯型

【答案】D

3.下列关于肌力的描述错误的是

A.1级：无肢体活动，也无肌肉收缩，为完全性瘫痪

B.2级：肢体能在床面上做水平移动，但不能抬起

C.3级：肢体能抬离床面，但不能抵抗

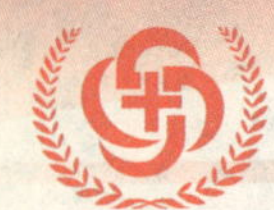

阻力

D.4 级:能做抵抗阻力的动作,但较正常差

E.5 级:正常肌力

【答案】A

【解析】肌力分为 6 级:①0 级:无肢体活动,也无肌肉收缩,为完全性瘫痪。②1 级:可见肌肉收缩,但无肢体活动。③2 级:肢体能在床面上做水平移动,但不能抬起。④3 级:肢体能抬离床面,但不能抵抗阻力。⑤4 级:能做抵抗阻力的动作,但较正常差。⑥5 级:正常肌力。

4.扑翼样震颤见于

A.儿童脑风湿病变

B.肝性脑病

C.帕金森病

D.小脑病变

E.低血钙症

【答案】B

5.中枢性瘫痪的特点是

A.不出现病理反射

B.腱反射减弱

C.浅反射消失

D.肌张力降低

E.肌张力增强

【答案】E

【解析】中枢性瘫痪,瘫痪分布范围广,单瘫、偏瘫、截瘫;肌张力增强,肌萎缩不明显;腱反射亢进;有病理反射;无肌束颤动。

6.下列哪项不属于神经反射的深反射

A.肱二头肌反射

B.肱三头肌反射

C.跟腱反射

D.腹壁反射

E.膝腱反射

【答案】D

【解析】深反射包括:桡骨膜反射、肱二头肌反射、肱三头肌反射、膝反射、踝反射。

7.下列不属于锥体束病变时的病理反射的是

A.巴宾斯基征

B.奥本海姆征

C.戈登征

D.拉塞格征

E.查多克征

【答案】D

【解析】锥体束病变时,出现的病理反射包括巴宾斯基征、奥本海姆征、戈登征、查多克征、霍夫曼征、肌阵挛。

8.下列不属于脑膜刺激征疾病的是

A.颈椎病

B.蛛网膜下腔出血

C.坐骨神经痛

D.腰骶神经根炎

E.急性脑血管病

【答案】E

【解析】脑膜刺激征见于脑膜炎、蛛网膜下腔出血、脑脊液压力增高;颈强直也可见于颈椎病、颈部肌肉病变。凯尔尼格征也可见于坐骨神经痛、腰骶神经根炎等。

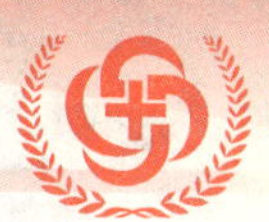

第四章　实验室诊断

第一节　血液的一般检查

1.判断成年女性贫血的血红蛋白含量应低于

A.120 g/L

B.110 g/L

C.105 g/L

D.100 g/L

E.90 g/L

【答案】B

2.红细胞大小不均,显著表现是

A.溶血性贫血

B.失血性贫血

C.巨幼细胞贫血

D.小细胞低色素性贫血

E.增生性贫血

【答案】C

【解析】红细胞大小不均:红细胞大小悬殊,直径可相差一倍以上,见于增生性贫血,如溶血性贫血、失血性贫血、巨幼细胞贫血,尤其以巨幼细胞贫血更为显著。

3.中性粒细胞常减少的疾病是

A.急性细菌性肺炎

B.急性心肌梗死后

C.急性溶血

D.肺吸虫病

E.肝硬化

【答案】E

4.中性粒细胞核右移可见于

A.感染

B.大面积烧伤

C.恶性肿瘤晚期

D.恶性贫血

E.大出血

【答案】D

5.嗜酸性粒细胞增多见于

A.副伤寒

B.感染早期

C.寄生虫疾病

D.应用肾上腺皮质激素

E.X 线照射后

【答案】C

6.淋巴细胞增多症见于

A.麻疹

B.寄生虫

C.感染性心内膜炎

D.单核细胞白血病

E.疟疾

【答案】A

7.成年男性红细胞沉降率测定参考值是

A.0~8 mm/小时

B.0~10 mm/小时

C.0~13 mm/小时

D.0~15 mm/小时

E.0~20 mm/小时

【答案】D

8.血小板减少,常见于

A.脾切除术后

B.急性溶血后

C.急性胃出血后

D.急性白血病

E.以上均非

【答案】D

【解析】血小板减少常见于:①原发性血小板减少性紫癜、白血病、再生障碍性贫血、阵发性睡眠性血红蛋白尿、巨幼细胞性贫血等。②脾功能亢进、放射病、癌的骨髓转移。③某些传染病或感染,如败血症、结核、伤寒。④某些药物过敏,如氯霉素、抗癌药等。

9.缺铁性贫血患者,经铁剂治疗1周后,首先出现的治疗反应是

A.红细胞增高
B.血细胞比容增高
C.血清铁增高
D.网织红细胞增高
E.红细胞平均容积恢复正常

【答案】D

10.患者食欲和记忆力减退。检查:眼睑苍白。血红细胞、白细胞和血小板均减少。应首先考虑的是

A.再生障碍性贫血
B.溶血性贫血
C.缺铁性贫血
D.巨幼红细胞性贫血
E.失血性贫血

【答案】A

第二节　血栓与止血检查

1.血小板功能异常导致的出血时间延长,可见于

A.继发性血小板减少性紫癜
B.原发性血小板减少性紫癜
C.维生素C缺乏症
D.血管性血友病
E.血小板无力症

【答案】E

【解析】出血时间(BT)延长见于:①血小板显著减少:如原发性或继发性血小板减少性紫癜。②血小板功能异常:如血小板无力症、巨大血小板综合征。③毛细血管壁异常:如遗传性出血性毛细血管扩张症、维生素C缺乏症。④某些凝血因子严重缺乏:如血管性血友病、DIC。

2.监测肝素治疗的首选指标是

A.活化部分凝血活酶原时间测定
B.血浆凝血酶原时间测定
C.血浆纤维蛋白原测定
D.血浆D-二聚体测定
E.血小板聚集试验

【答案】A

3.血浆凝血酶原时间缩短,可见于

A.严重肝病
B.DIC后期
C.纤维蛋白原减少
D.心肌梗死
E.维生素K缺乏

【答案】D

4.下列不属于血浆纤维蛋白原(Fg)增高的临床意义的是

A.糖尿病
B.肝硬化
C.急性心肌梗死
D.恶性肿瘤
E.急性感染

【答案】B

【解析】血浆纤维蛋白原测定临床意义:①增高:见于糖尿病、急性心肌梗死、急性肾炎、多发性骨髓瘤、休克、大手术后、急性感染、妊娠高血压综合征、恶性肿瘤及血栓前状态等。②减低:见于DIC、原发性纤溶症、重症肝炎和肝硬化等。

5.口服抗凝药物治疗监测的参考值是

A.0.3~0.5
B.2.0~3.0
C.0.8~1.0
D.0.8~1.5
E.2.0~4.0

【答案】D

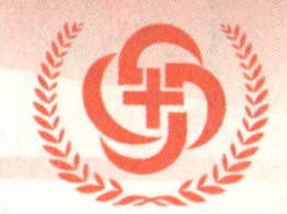

第三节　骨髓检查

1.骨髓增生程度减低的疾病是

A.多发性骨髓瘤

B.急性白血病

C.巨幼细胞性贫血

D.再生障碍性贫血

E.缺铁性贫血

【答案】D

2.骨髓增生程度活跃，成熟红细胞与有核细胞的比值是

A.1∶1

B.10∶1

C.20∶1

D.50∶1

E.200∶1

【答案】C

第四节　肝脏病常用的实验室检查

1.结合胆红素、非结合胆红素都增高，可见于

A.蚕豆病

B.胆石症

C.珠蛋白生成障碍性贫血

D.急性黄疸性肝炎

E.胰头癌

【答案】D

【解析】血清总胆红素、结合胆红素、非结合胆红素测定：关于胆红素的规律——总胆红素都增高：①结合为主——阻塞性黄疸。②非结合为主——溶血性黄疸。③结合与非结合都增高——肝细胞性黄疸。

2.下列关于尿胆原增高叙述错误的是

A.肝细胞黄疸时可增高

B.溶血性黄疸时明显增高

C.心功能不全可增高

D.肠梗阻可增高

E.阻塞性黄疸时可增高

【答案】E

【解析】尿胆原增高：①溶血性黄疸时明显增高。②肝细胞黄疸时可增高。③其他，如发热、心功能不全、肠梗阻、顽固性便秘等尿胆原也可增高。尿胆原减低：①阻塞性黄疸时尿胆原减低和缺如。②新生儿及长期应用广谱抗生素者，由于肠道菌群受抑制，使肠道尿胆原生成减少。

3.急性病毒性肝炎时，血清氨基转移酶的变化是

A.ALT 和 AST 均显著增高

B.ALT 增高明显，AST 基本正常

C.ALT 基本正常，AST 增高明显

D.ALT 和 AST 均增高不明显

E.ALT/AST>1

【答案】A

4.出现胆-酶分离现象，提示

A.急性病毒性肝炎

B.慢性病毒性肝炎

C.胆道阻塞性疾病

D.肝细胞严重坏死，预后不良

E.急性心肌梗死

【答案】D

5.下列哪项是乙肝病毒（HBV）复制指标

A.抗-HBe

B.HBsAg

C.抗-HBs

D.HBeAg

E.抗-HBC

【答案】D

6.下列选项中小三阳是指

A.抗-HBc(+)、抗-HBe(+)、HBsAg(+)

B.抗-HBs(+)
C.HBsAg(+)、HBeAg(+)、抗-HBe(+)
D.抗-HBe(+)
E.HBsAg(+)
【答案】A
(7~8题共用备选答案)
A.HBsAg(+)
B.抗-HBs(+)
C.HBeAg(+)
D.抗-HBc(+)
E.抗-HBe(+)
7.作为机体获得对HBV免疫力及乙型肝炎患者痊愈的指标是
【答案】B
8.HBV感染进入后期与传染减低的指标是
【答案】E

第五节 肾功能检查

1.下列关于内生肌酐清除率的叙述,正确的是
A.肾功能严重损害时,开始升高
B.高于80 mL预后不良
C.肾功能损害愈重,其清除率愈低
D.肾功能损害愈重,其清除率愈高
E.其测定与肾功能损害程度无关
【答案】C
2.肾小球滤过率增高见于
A.肾小球功能不全
B.肾动脉硬化
C.急性肾衰竭
D.糖尿病肾病早期
E.高血压病
【答案】D
【解析】肾小球滤过率减低:常见于急性和慢性肾衰竭、肾小球功能不全、肾动脉硬化及肾盂肾炎、糖尿病、高血压病等的晚期。肾小球滤过率增高:常见于肢端肥大症、巨人症、糖尿病肾病早期等。
3.下列检查结果中,最能反映慢性肾炎患者肾实质严重损害的是
A.尿中红细胞明显增多
B.尿中白细胞明显增多
C.尿蛋白明显增多
D.尿中出现管型
E.尿比重固定于1.010左右
【答案】E
【解析】尿比重固定在1.010~1.012,称为等渗尿,见于肾脏病变晚期,提示肾小管重吸收功能很差,浓缩稀释功能丧失。

第六节 常用生化检查

1.空腹血糖测定的正常参考值是
A.3.9~6.1 mmol/L
B.3.5~5.1 mmol/L
C.1.9~3.1 mmol/L
D.2.6~5.4 mmol/L
E.3.9~5.1 mmol/L
【答案】A
2.引起病理性血糖升高的原因不包括下列哪种疾病
A.嗜铬细胞瘤
B.甲状腺功能亢进症
C.糖尿病
D.肾上腺皮质功能亢进症
E.胰岛细胞瘤
【答案】E
【解析】血糖升高:①糖尿病。②其他内分泌疾病,如甲状腺功能亢进症、嗜铬细胞瘤、肾上腺皮质功能亢进等。③应激性高血

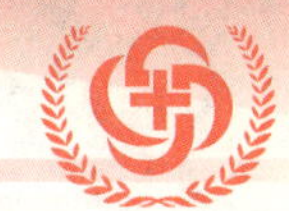

糖，如颅内高压。胰岛素瘤分泌胰岛素增多，血糖不升高，而是下降。

3.提示血清总胆固醇增高的是

A.<5.20 mmol/L

B.>5.23 mmol/L

C.<5.69 mmol/L

D.>5.72 mmol/L

E.5.23～5.69 mmol/L

【答案】D

【解析】血清总胆固醇参考值：合适水平：<5.20 mmol/L；边缘水平：5.23～5.69 mmol/L；增高：>5.72 mmol/L。

4.血清总胆固醇增高见于

A.肝硬化

B.营养不良

C.急性重型肝炎

D.甲状腺功能减退症

E.恶性肿瘤

【答案】D

【解析】血清总胆固醇（TG）升高：①TG增高，是动脉粥样硬化的危险因素之一，常见于动脉粥样硬化症、冠心病。②原发性高脂血症、肥胖症、糖尿病、肾病综合征、甲状腺功能减退症、痛风、阻塞性黄疸和高脂饮食。血清总胆固醇（TG）减低：见于甲状腺功能亢进症、肾上腺皮质功能减退症、严重脏腑疾病等。

5.血清甘油三酯合适范围是

A.<1.70 mmol/L

B.>1.70 mmol/L

C.1.70～2.26 mmol/L

D.<2.26 mmol/L

E.>2.26 mmol/L

【答案】A

【解析】血清甘油三酯参考值：合适范围：<1.70 mmol/L；边缘升高：1.70～2.26 mmol/L；升高：≥2.26 mmol/L。

6.下列除哪项外，均可引起血清钾增高

A.严重溶血

B.静脉滴注大量钾盐

C.急慢性肾衰竭

D.代谢性酸中毒

E.代谢性碱中毒

【答案】E

【解析】血清钾增高见于：①肾脏排钾减少，如急、慢性肾功能不全及肾上腺皮质功能减退等。②摄入或注射大量钾盐，超过肾脏排钾能力。③严重溶血或组织损伤，红细胞或组织的钾大量释放入细胞外液。④组织缺氧或代谢性酸中毒时大量细胞内的钾转移至细胞外。

7.除哪项外均可见血清钙降低

A.维生素 D 缺乏

B.甲状旁腺功能减退

C.慢性肾炎

D.钙吸收不良

E.骨折后

【答案】E

第七节　酶学检查

1.下列关于急性胰腺炎酶学检查的叙述，正确的是

A.尿淀粉酶的增高多早于血清淀粉酶

B.尿淀粉酶多在发病 3～4 小时开始增高

C.尿中淀粉酶活性可高于血清中的 1 倍以上

D.血清淀粉酶多在发病 1～2 小时开始增高

E.血清淀粉酶超过 3 500 U/L 即有诊断价值

【答案】C

【解析】急性胰腺炎：发病后 6～12 小时血清 淀粉酶开始增高，12～24 小时达高峰，3～5 天后恢复正常。如达 3 500 U/L 应怀疑此病，超过 5 000 U/L 即有诊断价值。尿淀

粉酶于发病后12~24小时开始增高，尿中淀粉酶活性可高于血清中的1倍以上，多数患者3~10天后恢复到正常。

2.对诊断急性胰腺炎最有价值的血清酶检查是

A.碱性磷酸酶

B.淀粉酶

C.谷草转氨酶

D.谷丙转氨酶

E.乳酸脱氢酶

【答案】B

3.对诊断心肌梗死最有意义的是

A.血清转氨酶

B.淀粉酶

C.γ-谷氨酰转肽酶

D.肌酸激酶

E.血清碱性磷酸酶

【答案】D

4.用于判断不稳定型心绞痛是否发生了微小心肌损伤的检测是

A.心肌肌钙蛋白I

B.心肌肌钙蛋白T

C.血清肌酸激酶

D.血清淀粉酶

E.尿淀粉酶

【答案】B

【解析】判断微小心肌损伤：用于判断不稳定型心绞痛是否发生了微小心肌损伤，这种心肌损伤只有检测心肌肌钙蛋白T（CTnT）才能确诊。

第八节　免疫学检查

1.总补体溶血活性测定增高见于

A.恶性肿瘤

B.血清病

C.肾小球肾炎

D.自身免疫性溶血性贫血

E.系统性红斑狼疮

【答案】A

【解析】总补体溶血活性测定增高：见于各种急性炎症、组织损伤和某些恶性肿瘤等；总补体溶血活性测定减低：见于补体成分大量消耗，如血清病、链球菌感染后肾小球肾炎、系统性红斑狼疮、自身免疫性溶血性贫血、类风湿关节炎及同种异体移植排斥反应等。

2.目前诊断原发性肝细胞癌最特异的标志物是

A.癌胚抗原

B.血清癌抗原125

C.血清前列腺特异抗原

D.血清甲胎蛋白

E.糖链抗原19-9

【答案】D

3.血清癌抗原125主要用于诊断

A.胰腺癌

B.前列腺癌

C.卵巢癌

D.肝癌

E.胃癌

【答案】C

【解析】CA125为一种糖蛋白性肿瘤相关抗原，存在于上皮性卵巢癌组织及患者的血清中。CA125有助于卵巢癌的诊断及疗效观察。

4.对诊断系统性红斑狼疮最有意义的检查是

A.免疫球蛋白测定

B.抗核抗体

C.总补体溶血活力测定

D.E玫瑰花结试验

E.淋巴细胞转化试验

【答案】B

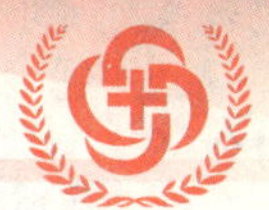

第九节　尿液检查

1.多尿是指24小时尿量大于

A.2 000 mL

B.1 000 mL

C.1 500 mL

D.2 500 mL

E.3 000 mL

【答案】D

2.血红蛋白尿可见于

A.蚕豆病

B.阻塞性黄疸

C.丝虫病

D.肾盂肾炎

E.膀胱炎

【答案】A

3.尿液酸度增高见于

A.呕吐

B.痛风

C.有机磷中毒

D.代谢性碱中毒

E.多食蔬菜

【答案】B

【解析】尿液酸度增高——多食肉类、蛋白质，代谢性酸中毒，痛风。碱性尿——多食蔬菜，服用碳酸氢钠类药物，代谢性碱中毒，呕吐。

4.病理性蛋白尿可见于

A.剧烈活动后

B.严重受寒

C.直立性蛋白尿

D.妊娠、中毒

E.以上均非

【答案】D

【解析】病理性蛋白尿见于：肾脏疾病：肾小球肾炎、肾病综合征、肾盂肾炎、肾结核、肾肿瘤等；继发性肾损害：糖尿病肾病、狼疮肾病等；肾外疾病：发热、妊娠高血压综合征、中毒、心功能不全等。

5.下列情况中，不出现尿酮体阳性的是

A.饥饿状态

B.暴饮暴食

C.妊娠剧烈呕吐

D.糖尿病酮症酸中毒

E.厌食症

【答案】B

6.正常人尿中可以偶见的管型是

A.红细胞管型

B.白细胞管型

C.上皮细胞管型

D.透明管型

E.蜡样管型

【答案】D

【解析】管型：①红细胞管型——肾小球疾病。②白细胞管型——肾盂肾炎、间质性肾炎。③肾小管上皮细胞管型——急性肾小管坏死、肾病综合征、慢性肾小球肾炎晚期、高热、妊娠高血压综合征等。④颗粒管型——慢性肾小球肾炎、肾盂肾炎或药物中毒引起的肾小管损伤。⑤脂肪管型——肾病综合征、慢性肾小球肾炎急性发作、中毒性肾病。⑥蜡样管型——肾小管病变严重，预后较差。⑦肾衰竭管型——常出现于慢性肾衰竭少尿期，提示预后不良；急性肾衰竭，多尿早期也可出现。透明管型偶可见于正常人：剧烈运动后、高热等。

第十节　粪便检查

1.隐血试验出现假阳性，可见于

A.消化性溃疡

B.胃癌

C.钩虫病

D.消化道炎症

E.食用动物血

【答案】E

(2~3 题共用备选答案)

A.上消化道出血

B.阿米巴痢疾

C.痔或肛裂

D.急性细菌性痢疾

E.急性出血性坏死性肠炎

2.黏液脓血便见于

【答案】D

3.柏油样便见于

【答案】A

(4~5 题共用备选答案)

A.水样便

B.柏油便

C.黏液脓血便

D.绿色稀便

E.米泔样便

4.细菌性痢疾患者的粪便是

【答案】C

5.乳儿消化不良时,常见粪便是

【答案】D

第十一节 痰液检查

1.痰镜检查到嗜酸性细胞常见于

A.支气管哮喘

B.肺包囊虫病

C.急性咽炎

D.阿米巴肺脓肿

E.肺结核

【答案】A

2.下列关于痰液颜色的叙述,错误的是

A.粉红色泡沫样痰见于急性肺水肿

B.红色痰见于肺癌、肺结核、支气管扩张症

C.黄绿色痰见于绿脓杆菌感染、干酪性肺炎

D.黄色痰见于呼吸道化脓性感染

E.铁锈色痰见于阿米巴肺脓肿

【答案】E

【解析】黄色痰见于呼吸道化脓性感染;黄绿色痰见于绿脓杆菌感染、干酪性肺炎;红色痰见于肺癌、肺结核、支气管扩张症;粉红色泡沫样痰见于急性肺水肿;铁锈色痰见于肺炎链球菌肺炎。棕褐色痰见于阿米巴肺脓肿。

第十二节 浆膜腔穿刺液检查

1.下列各项属于漏出液的是

A.外观呈血性

B.比重>1.018

C.能自凝

D.白细胞计数>0.5×10^9/L

E.无病原菌

【答案】E

【解析】漏出液主要特征为:淡黄透明或微混,比重低于 1.018,不能自凝蛋白定性阴性,定量<25 g/L,糖正常,细胞数<100×10^6/L,分类以淋巴细胞、间皮细胞为主,细菌检查阴性。

2.下列各项不符合渗出液者的是

A.呈现不同颜色或混浊

B.穿刺液自凝

C.比重>1.018

D.黏蛋白定性试验(-)

E.细胞数>500×10^6/L

【答案】D

【解析】渗出液多由炎症、肿瘤或物理化学刺激所致,外观不定,可为黄色,脓性、血性、乳糜性,多混浊,比重高于 1.018,能自

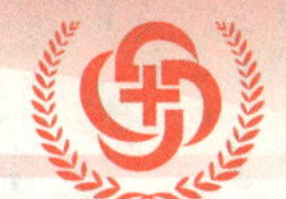

凝，黏蛋白定性试验（+），蛋白质>30 g/L，细胞数>500×10⁶/L。

第十三节　脑脊液检查

下列哪项不属于脑脊液检查的适应证

A.有剧烈头痛、昏迷、抽搐及瘫痪等表现而原因未明者

B.有脑疝先兆者

C.有脑膜刺激症状需明确诊断者

D.疑有颅内出血

E.中枢神经系统手术前的常规检查

【答案】B

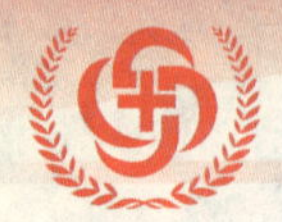

第五章　心电图诊断

第一节　心电图基本知识

1.S-T 段上抬在 V_5 导联的正常范围值是

A.不超过 0.05 mV

B.不超过 0.1 mV

C.不超过 0.2 mV

D.不超过 0.25 mV

E.不超过 0.3 mV

【答案】B

【解析】正常 S-T 段为一等电位线，S-T 段下移不超过 0.05 mV；S-T 段上抬在 V_1～V_3导联不超过 0.3 mV，其他导联均不超过 0.1 mV。

2.S-T 段上抬超过正常范围且弓背向上，见于

A.急性心肌梗死

B.急性心包炎

C.变异型心绞痛

D.低血钾

E.心肌肥厚

【答案】A

3.下列关于 T 波低平、双向或倒置叙述不正确的是

A.可见于心肌缺血

B.可见于高血钾

C.可见于心室肥厚

D.可见于洋地黄作用

E.可见于束支传导阻滞

【答案】B

第二节　测量及正常心电图

Q-T 间期缩短见于

A.高血钙

B.心室肥大

C.心肌炎

D.心室内传导阻滞

E.心肌缺血

【答案】A

【解析】Q-T 间期延长见于心肌损害、心肌缺血、心室肥大、心室内传导阻滞、心肌炎、心肌病、低血钙、低血钾、Q-T 间期延长综合征以及药物（如奎尼丁、胺碘酮）作用等；Q-T 间期缩短见于高血钙、高血钾、洋地黄效应。

第三节　常见异常心电图

1.反映左、右心房电激动过程的是

A.P 波

B.P-R 段

C.QRS 波群

D.S-T 段

E.T 波

【答案】A

2.下列不是心房颤动的心电图表现的是

A.P 波消失

B.f 波频率为 350～600 次/分

C.R-R 间距绝对不匀齐

D.QRS 波群形态一般正常

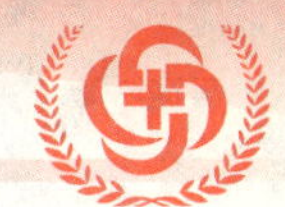

E.连续3个或3个以上室性早搏

【答案】E

【解析】心房颤动的心电图表现，一定与P波有关，心律绝对不齐。①P波消失，代之以一系列大小不等、间距不均、形态各异的心房颤动波（F波），其频率为350～600次/分。②R-R间距绝对不匀齐。③QRS波群形态一般正常。

3.左心室肥大的心电图诊断标准是

A.$Rv_5+Sv_1>3.5$ mV（女性）或>4.0 mV（男性）

B.$Rv_5+Sv_1=3.5$ mV

C.$Rv_5+Sv_1>5.0$ mV

D.$Rv_5+Sv_1>5.5$ mV

E.$Rv_5>1.5$ mV，心电轴正常

【答案】A

4.下列各项关于心肌梗死基本图形叙述不正确的是

A.S-T段呈弓背向上抬高

B.冠状T波

C.Q波异常加深

D.Q波宽度≥0.03 s

E.T波低平

【答案】E

【解析】心肌梗死基本图形：①缺血型T波改变："冠状T波"，两支对称的尖深倒置T波。②损伤型S-T段移位：呈弓背向上的S-T段抬高，明显时可形成单向曲线。③坏死型Q波改变：梗死区的导联上Q波异常加深、增宽（宽度≥0.03 s深度≥1/4 R）。

5.下列是典型心绞痛的心电图改变的是

A.面对缺血区导联S-T段水平压低≥0.1 mV，T波倒置、低平或双向

B.面对缺血区导联S-T段抬高，T波高尖

C.面对缺血区导联Q波加深，深度≥R波的1/4

D.面对缺血区导联Q波加宽，宽度>10.04 s

E.QRS波群宽大畸形

【答案】A

6.患者，女，65岁。今日胸痛发作频繁。2小时前胸痛再次发作，含化硝酸甘油不能缓解。检查：血压90/60 mmHg，心律不整。心电图Ⅱ、Ⅲ、aVF导联S-T段抬高呈弓背向上的单向曲线。应首先考虑的是

A.心绞痛

B.急性心包炎

C.急性前间壁心肌梗死

D.急性下壁心肌梗死

E.急性广泛前壁心肌梗死

【答案】D

【解析】根据坏死图形（异常Q波或QS波）出现于哪些导联而作出定位诊断，见下表。

部位	特征性ECG改变导联	对应改变导联
前间壁	$V_1\sim V_3$	—
前壁	$V_3\sim V_5$	—
广泛前壁	$V_1\sim V_6$	—
下壁	Ⅱ、Ⅲ、aVF	Ⅰ、aVL
右室	$V_{3R}\sim V_{7R}$	多伴下壁梗死

7.患者，女，65岁。突感胸骨后疼痛伴有胸闷、憋气，急查心电图见各导联S-T段抬高，伴有T波高耸，以往心电图正常。最可能的诊断是

A.变异型心绞痛

B.急性心肌梗死

C.典型心绞痛发作

D.陈旧性心肌梗死

E.左心室劳损

【答案】A

第六章　影像诊断

第一节　超声诊断

1.对腹部实质性脏器病变,最简便易行的检查方法是

A.X 线摄片
B.CT 扫描
C.同位素扫描
D.B 型超声波检查
E.纤维内窥镜检查

【答案】D

2.对二尖瓣狭窄程度的判定最有价值的检查是

A.听诊
B.胸部 X 线摄影
C.心电图检查
D.胸部 CT 扫描
E.二维超声心动图检查

【答案】E

第二节　放射诊断

1.下列除哪项外,均可选择胸部 X 线检查进行鉴别

A.胸腔积液是血性或脓性
B.大叶性肺炎或支气管肺炎
C.气胸或肺大泡
D.肺不张或肺实变
E.肺脓肿或肺肿瘤

【答案】A

2.渗出与实变的基本 X 线表现是

A.蜂窝状影
B.索条状影
C.致密块影
D.片状阴影
E.网状阴影

【答案】D

【解析】呼吸系统病变的基本 X 线表现:①渗出与实变:片状阴影,边缘模糊。②纤维化:局限为索条状影,弥漫为紊乱的条状、网状、蜂窝状影。③肿块:致密块影。④空洞与空腔:有完整洞壁的透明区。

3.肺结核早期诊断最主要的方法

A.痰结核菌检查
B.X 线检查
C.结核菌素试验
D.血沉
E.白细胞计数和分类

【答案】B

4.X 线检查病变大多为肺尖或锁骨下区浸润性阴影,还可形成慢性纤维空洞,见于

A.肺大疱
B.肺脓肿
C.浸润型肺结核空洞形成
D.继发性肺结核
E.周围型肺癌空洞形成

【答案】D

5.周围型肺癌 CT 表现

A.支气管腔狭窄
B.侵犯纵隔结构
C.常伴有阻塞性肺炎
D.肿块边缘可由分叶征,毛刺征
E.纵隔淋巴结转移

【答案】D

【解析】①中心型肺癌:支气管腔狭窄,肺门肿块,表现为分叶状或边缘不规则,常

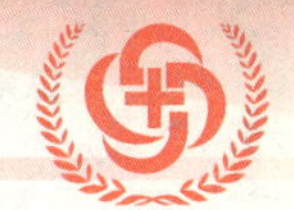

同时伴有阻塞性肺炎或肺不张，侵犯纵隔结构，纵隔淋巴结转移。②周围型肺癌：肿块边缘可有分叶征，毛刺征，密度均匀，增强扫描时可呈密度均匀的中等增强。

6.下列关于脑出血叙述错误的是

A.高血压性脑出血是最常见的病因

B.据血肿演变分为急性期、吸收期和囊变期

C.CT、MRI 可以确诊

D.出血部位多为基底节、丘脑、脑桥和小脑

E.CT 可见斑点状高密度出血灶，并伴有占位效应

【答案】E

【解析】脑出血：高血压性脑出血是最常见的病因，出血部位多为基底节、丘脑、脑桥和小脑。根据血肿演变分为急性期、吸收期和囊变期。CT、MRI 可以确诊。脑挫裂伤 CT 可见低密度脑水肿区内散在斑点状高密度出血灶，伴有占位效应。

7.胃溃疡的好发部位是

A.胃体小弯侧、胃窦部

B.胃体后壁

C.胃底部

D.胃体大弯侧

E.胃体前壁

【答案】A

8.下列不属于胃癌的影像表现的是

A.充盈缺损

B.胃壁僵硬

C.龛影形状不规则

D.间接征象为激惹征

E.黏膜皱襞破坏

【答案】D

【解析】胃癌：①充盈缺损。②胃腔狭窄，胃壁僵硬。③龛影多见于溃疡型癌，龛影形状不规则。④黏膜皱襞破坏、消失或中断。⑤肿瘤区蠕动消失。十二指肠溃疡间接征象为激惹征。

9.下列疾病，立位 X 线透视可见膈下游离气体影的是

A.急性胃穿孔

B.肠梗阻

C.肠套叠

D.肝破裂

E.结肠肿瘤

【答案】A

10.下列关于缺血性脑梗死的 CT 表现叙述不正确的是

A.发病 12～24 小时之内，CT 无异常所见

B.在等密度区内散在较高密度的斑点影代表梗死区内脑质的相对无损害区

C.等密度最后不可见

D.由于占位，脑室轻度受压，中线轻度移位

E.1～2 个月后可见边界清楚的低密度囊腔

【答案】D

11.典型 X 线表现为肠管扩张，积气、积液，呈阶梯状气液平，属于

A.结肠癌

B.胃肠道穿孔

C.胃癌

D.肠梗阻

E.溃疡性结肠炎

【答案】D

12.CT 表现为脑沟、脑池、脑裂内密度增高影，脑沟、脑裂、脑池增大，少数严重病例周围脑组织受压移位，见于

A.蛛网膜下腔出血

B.脑梗死

C.脑出血

D.脑肿瘤

E.颅内出血

【答案】A

13.患者，女，62 岁。近两日来出现头晕，胸闷，心脏 X 线表现为左心室肥厚、增大，主动脉增宽、延长、迂曲，有肺淤血和肺水肿征象。考虑最可能的诊断是

A.高血压心脏病

B.慢性肺源性心脏病

C.心包积液

D.风湿性心脏病

E.以上都不是

【答案】A

【解析】左心室肥厚、增大，主动脉增宽、延长、迂曲，有肺淤血和肺水肿征象，均为高血压心脏病 X 线的特征性表现。

(14~15 题共用备选答案)

A.梨形

B.靴形

C.里横位

D.烧瓶形

E.心腰部突出

14.主动脉瓣关闭不全时，左心室扩大。心影外形应是

【答案】B

15.单纯二尖瓣狭窄，心影外形应是

【答案】A

第三节　放射性核素诊断

1.下列不属于甲状腺显像检查适应证的是

A.对异位甲状腺的定位诊断

B.颈部包块的鉴别诊断

C.血管成形术前病例选择和术后疗效评估

D.甲状腺癌转移灶的探测

E.甲状腺重量的估计

【答案】C

2.胰岛素测定的临床意义是

A.帮助糖尿病分型

B.胰岛素瘤的诊断及手术的效果评定

C.了解肝、肾功能

D.降低见于 1 型糖尿病患者

E.鉴别糖尿病患者发生低血糖的原因

【答案】D

【解析】胰岛素测定的临床意义：①血清胰岛素水平降低见于 1 型糖尿病患者，空腹胰岛素水平低于参考值，口服葡萄糖后无高峰出现。②血清胰岛素水平正常或稍高见于 2 型糖尿病患者，口服葡萄糖后高峰延迟至 2~3 小时出现。

(3~4 题共用备选答案)

A.总三碘甲状腺原氨酸

B.总甲状腺素

C.游离 T_3

D.促甲状腺激素

E.甲状腺球蛋白

3.不属于甲状腺素测定的是

【答案】E

4.诊断甲状腺功能亢进症的灵敏指标

【答案】C

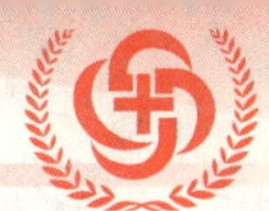

第七章　病历与诊断方法

1.下列除哪项外，均属于现病史的内容
A.起病情况
B.主要症状及伴随症状
C.诊疗经过
D.病程中的一般情况
E.家族成员患同样疾病的情况
【答案】E

(2~3 题共用备选答案)
A.会诊记录
B.入院记录
C.病程记录
D.出院记录
E.死亡记录

2.患者住院期间的全部病情经过应记录在
【答案】C

3.内容同住院病历，但重点要更突出、更简要的是
【答案】B

第十一篇　内科学

刷分题库

抢分直播

配套名师精讲课程

第一章　呼吸系统疾病

第一节　慢性阻塞性肺疾病

1.慢性阻塞性肺疾病的发病与病情发展的重要因素是

A.吸烟

B.环境污染

C.寒冷干燥气候

D.细菌感染

E.营养不良

【答案】D

2.下列各项不属于慢性阻塞性肺疾病症状的是

A.慢性咳嗽

B.咳痰

C.呼吸困难

D.喘息和胸闷

E.桶状胸

【答案】E

【解析】慢性阻塞性肺疾病的症状有慢性咳嗽、咳痰、喘息和胸闷、呼吸困难。体征有桶状胸等，桶状胸属于体征，不属于症状。

3.慢性阻塞性肺疾病的急性并发症是

A.低氧血症

B.慢性呼吸衰竭

C.自发性气胸

D.肺气肿

E.支气管哮喘

【答案】C

4.慢性阻塞性肺疾病最终结局是

A.慢性肺源性心脏病

B.自发性气胸

C.慢性呼吸衰竭

D.低氧血症

E.肺气肿

【答案】A

第二节　慢性肺源性心脏病

1.引起肺心病最常见的病因是

A.重症肺结核

B.先天性肺囊肿

C.支气管扩张

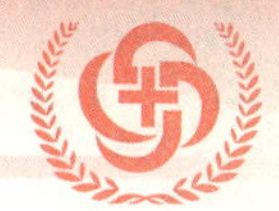

D.慢支并发阻塞性肺气肿

E.支气管哮喘

【答案】D

2.慢性肺心病死亡的首要原因是

A.电解质紊乱

B.心律失常

C.休克

D.肺性脑病

E.上消化道出血

【答案】D

3.肺心病肺动脉高压形成的主要机制是

A.长期缺氧

B.肺血管玻璃样改变

C.血容量增加

D.右心室肥大

E.左心衰竭

【答案】A

【解析】长期缺氧与高碳酸血症是导致肺血管收缩继而形成肺动脉高压的主要机制。

4.下列各项，提示 COPD 患者出现肺动脉高压体征的是

A.长期慢性咳嗽、咳痰或喘息史

B.乏力、呼吸困难，活动后加重

C.心尖区第一心音增强

D.肺动脉瓣区第二心音亢进

E.三尖瓣区收缩期杂音和剑突下搏动

【答案】D

5.失代偿期呼吸衰竭常见的诱因是

A.肺性脑病

B.呼吸道感染

C.肝大

D.高碳酸血症

E.下肢水肿

【答案】B

6.肺心病心功能失代偿期表现的症状是

A.以呼吸衰竭为主

B.低氧血症

C.二氧化碳潴留

D.全心衰竭

E.肺水肿

【答案】A

【解析】肺、心功能失代偿期，本期临床主要表现以呼吸衰竭为主，心力衰竭可有可无。

7.所有不同病因的肺心病，共同的机理是

A.肺循环阻力增高→肺动脉高压→右心负前增加→右心肥大

B.慢支→阻塞性肺气肿→肺心病

C.慢支→肺纤维化→肺心病

D.原发性肺动脉高压→右心室负荷过重→右心衰

E.二尖瓣狭窄→肺淤血→右心室肥大→右心衰

【答案】A

8.在慢性肺、胸疾患的基础上，若出现呼吸困难、发绀或神经、精神症状。见于

A.肺动脉高压

B.右心室肥大

C.呼吸衰竭

D.右心衰竭

E.右心功能不全

【答案】C

【解析】在慢性肺、胸疾患的基础上，一旦发现有肺动脉高压、右心室肥大的体征或右心功能不全的征象，同时排除其他引起右心病变的心脏病，即可诊断本病。若出现呼吸困难、发绀或神经、精神症状，为肺心病呼吸衰竭表现。如出现颈静脉怒张、下肢或全身水肿、腹胀肝区疼痛，提示肺心病右心衰竭。

9.肺心病患者的氧疗原则应为

A.低浓度持续给氧

B.高浓度吸氧

C.通常呼吸道

D.应用呼吸兴奋剂

E.高压氧治疗

【答案】A

10.患者，男，57 岁。慢性支气管炎病史

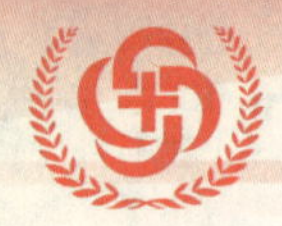

20年。近半年活动后心悸，气短。查体：有肺气肿体征，两肺散在干、湿啰音，剑突下可见心尖搏动，肺动脉瓣区第二心音亢进。应首先考虑的是

A.冠心病

B.肺心病

C.风心病

D.高血压性心脏病

E.心肌炎

【答案】B

11.患者，男，62岁。有慢性支气管炎及肺心病病史。近7天感冒后出现咳嗽，吐黄痰，心悸气短加重，神志清，血气分析在正常范围。下列哪项治疗是错误的

A.抗感染

B.止咳

C.祛痰

D.呼吸兴奋剂

E.氨茶碱

【答案】D

【解析】该患者处于急性加重期，A、B、C、E有助于去除诱因、增加血氧饱和度。急性加重期的治疗原则为积极控制感染（首选），通畅呼吸道和改善呼吸功能，纠正缺氧和二氧化碳潴留，控制呼吸和心力衰竭。呼吸兴奋剂适用于呼吸浅表、意识模糊而呼吸道通畅的呼衰患者，本例患者血气分析正常，无呼衰。

12.患者，男。肺心病病史5年，因受凉，咳、痰、喘加重，下肢浮肿，其关键性的治疗是

A.控制肺部感染

B.解痉

C.吸氧

D.利尿

E.使用洋地黄

【答案】A

第三节 支气管哮喘

1.哮喘的本质是

A.变态反应

B.神经-受体失衡

C.可逆性气流受限

D.呼吸困难

E.气道慢性炎症

【答案】E

2.支气管哮喘的典型发作症状是

A.先兆症状后出现吸气困难

B.先兆症状后出现有哮鸣音的呼气性呼吸困难

C.伴哮鸣音的混合性呼吸困难

D.伴哮鸣音的呼吸困难，粉红色泡沫痰

E.哮喘发作24小时以上，伴咯血

【答案】B

3.危重哮喘发作的症状是

A.哮鸣音

B.沉默肺

C.发绀

D.强迫端坐位

E.奇脉

【答案】B

【解析】支气管哮喘发作表现为呼吸困难、发绀、大汗淋漓、四肢湿冷、脉细数，两肺满布哮鸣音，有时因支气管高度狭窄或被大量痰栓堵塞，肺部哮鸣音反可减弱或消失，称为“沉默肺”。此时病情危急，经治疗不能缓解者，可导致呼吸衰竭甚至死亡。

4.下列哪项在支气管哮喘痰液检查中可见

A.网织红细胞增多

B.红细胞增多

C.中性粒细胞增多

D.嗜酸性粒细胞增多

E.嗜碱性粒细胞增多

【答案】D

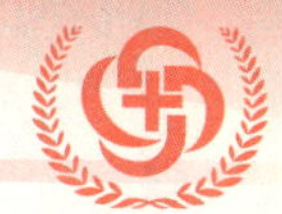

5.判定支气管哮喘疗效最有意义的指标是

A.肺活量

B.嗜酸性粒细胞数

C.症状和体征

D.血气分析

E.X 线肺野透亮度的变化

【答案】C

6.重度哮喘发作

A.PaO_2和 $PaCO_2$下降

B.PaO_2下降,$PaCO_2$升高

C.PaO_2正常,$PaCO_2$下降

D.PaO_2下降,$PaCO_2$正常

E.PaO_2升高,$PaCO_2$下降

【答案】B

【解析】血气分析:哮喘发作程度较轻,PaO_2 和 $PaCO_2$ 正常或轻度下降;中度哮喘发作,PaO_2 下降而 $PaCO_2$ 正常;重度哮喘发作,PaO_2 明显下降而 $PaCO_2$ 升高,并可出现呼吸性酸中毒和/或代谢性酸中毒。

7.有助于哮喘诊断的是

A.IgA

B.IgG

C.IgM

D.IgD

E.IgE

【答案】E

8.下列各项关于哮喘的诊断标准叙述不正确的是

A.发作时双肺可闻及散在或弥漫性,以呼气相为主的哮鸣音,呼气相延长

B.与接触变应原、冷空气,物理、化学性刺激,病毒性上呼吸道感染,运动等有关

C.支气管舒张试验阳性

D.支气管激发试验(或运动激发试验)阳性

E.昼夜 PEF 变异率≥10%

【答案】E

【解析】临床表现不典型者(如无明显喘息和体征)应至少具备以下一项试验阳性:①支气管舒张试验阳性。②支气管激发试验(或运动激发试验)阳性。③昼夜 PEF 变异率≥20%。昼夜 PEF 变异率,是诊断支气管哮喘的一个指标。PEF 是指用力肺活量测定过程中的最大呼气流速搜索,亦称峰值呼气流速,正常人 PEF 一日内不同时间点会有差异,这个就叫昼夜 PEF 变异率。变异率大于等于 20%可诊断为支气管哮喘。

9.支气管哮喘发作与心源性哮喘发作的鉴别有困难时,可用哪种药物治疗

A.地高辛

B.氨茶碱

C.吗啡

D.异丙托溴铵

E.异丙肾上腺素

【答案】B

【解析】氨茶碱——能用于两者。肾上腺素——只能用于支气管哮喘。吗啡——只能用于心源性哮喘。

10.支气管哮喘与心源性哮喘最主要的区别点是

A.过敏史

B.反复发作史

C.肺气肿

D.肺部啰音

E.心血管疾病的病史和体征

【答案】E

11.属于选择性 β_2受体激动剂的药物是

A.麻黄碱

B.氨茶碱

C.异丙肾上腺素

D.沙丁胺醇

E.去甲肾上腺素

【答案】D

12.长期治疗哮喘的首选药物是

A.酮替芬

B.溴化异丙托品

C.吸入型糖皮质激素

D.茶碱(黄嘌呤)类药物

E.钙拮抗剂

【答案】C

【解析】糖皮质激素是最有效的控制气道炎症的药物，吸入型糖皮质激素是长期治疗哮喘的首选药物。

13.下列关于哮喘持续状态的紧急处理，哪项是错误的

A.静滴地塞米松

B.补充水、电解质

C.纠正酸中毒

D.吸氧

E.口服氨茶碱

【答案】E

【解析】哮喘持续状态的治疗：①吸氧。②迅速缓解气道痉挛。③及时进行人工通气。④注意并发症：包括预防和控制感染；补充足够液体量，纠正严重酸中毒和调整水电解质平衡等。

14.患者，男。支气管哮喘病史 3 年，今晨突然发作，为控制发作应首选

A.沙丁胺醇

B.阿托品

C.泼尼松

D.色甘酸钠

E.维拉帕米

【答案】A

15.患者，女，25 岁。2 小时前打扫室内卫生时突然出现咳嗽、胸闷、呼吸困难，追问病史近 3 年来每年秋季常有类似发作。查体：两肺满布哮鸣音，心脏无异常。X 线胸片显示心肺无异常。该例的诊断应为

A.慢性阻塞性肺疾病（A 型）

B.慢性喘息型支气管炎

C.慢性阻塞性肺疾病（B 型）

D.支气管哮喘

E.心源性哮喘

【答案】D

16.患者，男，23 岁。突发胸闷，气急，咳嗽。听诊：两肺满布哮鸣音。应首先考虑的是

A.急性支气管炎

B.慢性支气管炎喘息型

C.心源性哮喘

D.支气管哮喘

E.支气管肺癌

【答案】D

17.患者，男，25 岁。接触花粉后，突然鼻痒、打喷嚏，继之出现带哮鸣的呼气性呼吸困难，喉中发出哮鸣音。诊断应考虑的是

A.喘息型慢性支气管炎

B.心源性哮喘

C.肺癌

D.支气管哮喘

E.支气管扩张

【答案】D

（18～19 题共用备选答案）

A.痰液检查

B.血气分析

C.支气管舒张试验

D.支气管激发试验

E.血液检查

18.支气管哮喘的金标准是

【答案】C

19.支气管哮喘的银标准是

【答案】D

第四节　肺炎

1.医院内获得性肺炎，最常见的致病菌是

A.真菌

B.肺炎球菌

C.厌氧菌

D.葡萄球菌

E.革兰阴性杆菌

【答案】E

2.下列各项肺炎按病因分类的是

A.大叶性肺炎

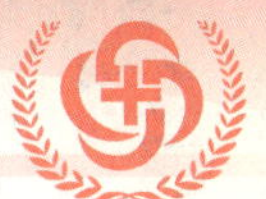

B.细菌性肺炎

C.院内获得性肺炎

D.小叶性肺炎

E.间质性肺炎

【答案】B

3.下列各项按理化性因素所致的是

A.放射性肺炎

B.肺炎链球菌肺炎

C.支原体肺炎

D.立克次体肺炎

E.念珠菌肺炎

【答案】A

4.肺炎球菌肺炎的典型体征是

A.呈急性病容

B.肺实变体征

C.感染休克的体征

D.叩诊过清音

E.局部的干啰音

【答案】B

5.下列肺炎链球菌肺炎X线检查的表现,不正确的是

A.早期可见肺纹理增粗、紊乱

B.在实变阴影中可见支气管充气征

C.消散期显示实变阴影密度逐渐减低

D.多数病例起病3~4个月后才能完全消散

E.老年人病灶可成机化性肺炎

【答案】D

【解析】X线检查:实变期可见呈段、叶分布的大片致密实变阴影,在实变阴影中可见支气管充气征,肋膈角可见少量胸腔积液,数病例约在3周后完全消散,老年肺炎病灶消散缓慢,容易成为机化性肺炎。

6.下列各项不能对肺炎球菌性肺炎做出临床诊断的是

A.突然起病,有寒战高热、咳嗽、痰中带血或咳铁锈色痰、胸痛等症状

B.可有肺实变征或细湿啰音等体征

C.血白细胞总数和中性粒细胞增高

D.X线检查显示叶、段分布的炎性实变阴影

E.破坏肺组织,病变消散后肺组织不能恢复正常

【答案】E

7.肺炎球菌肺炎常见于哪个年龄段

A.青少年

B.儿童

C.青壮年

D.老年

E.幼儿

【答案】C

8.治疗肺炎球菌性肺炎的方法哪项不正确

A.卧床休息,适当支持疗法

B.首选青霉素

C.青霉素过敏者选用红霉素

D.抗菌疗程一般为5~7天

E.X线胸片示阴影消散后停用抗生素

【答案】E

9.肺炎球菌肺炎胸痛的治疗方法是

A.吸氧

B.给予溴己新口服

C.酌用少量镇痛药

D.酌用地西泮

E.物理降温

【答案】C

【解析】对症治疗:高热者采用物理降温,如有气急发绀者应吸氧。咳痰困难者可给予溴己新口服。剧烈胸痛者,可局部热敷或酌用少量镇痛药如可待因等。如有麻痹性肠梗阻,应暂禁食、禁饮,肠胃减压。烦躁不安、谵妄者酌用地西泮或水合氯醛,禁用抑制呼吸中枢的镇静药。

10.肺炎链球菌肺炎感染性休克时处理正确的是

A.保持半卧位

B.禁用糖皮质激素

C.及时补充血容量

D.首选血管活性药

E.主要纠正代谢性碱中毒

【答案】C

11.关于支原体肺炎的下列说法中,错误的是

A.肺炎支原体肺炎占各种原因引起肺炎的20%

B.肺炎支原体介于细菌和病毒之间

C.主要通过呼吸道传播

D.支原体肺炎以儿童及青年人居多

E.肺炎支原体具有厌氧性

【答案】A

【解析】肺炎支原体引起的呼吸道和肺部的急性炎症性疾病,约占各种原因引起的肺炎的10%,肺炎支原体在发病前2~3天直至病愈数周,皆可在呼吸道分泌物中发现。它通过接触感染,长在纤毛上皮之间,不侵入肺实质,其细胞膜上有神经氨酸受体,可吸附于宿主的呼吸道上皮细胞表面,抑制纤毛活动和破坏上皮细胞,同时产生过氧化氢进一步引起局部组织损伤。其致病性可能与患者对病原体或其代谢产物的过敏反应有关。感染后引起体液免疫,大多成年人血清中都已存在抗体,所以很少发病。

12.支原体肺炎的潜伏期是

A.5~7天

B.7~10天

C.1~2天

D.2~3周

E.3~4周

【答案】D

13.肺炎支原体肺炎的突出症状是

A.头痛、肌痛、咽痛、耳痛

B.阵发性刺激性干咳

C.起病缓慢

D.本病在儿童和青年人发病率较高

E.本病肺部常无明显体征

【答案】B

14.X线检查肺部多种形态的浸润影,呈节段性分布。可见于

A.肺癌

B.支原体肺炎

C.肺脓肿

D.肺结核

E.肺炎链球菌肺炎

【答案】B

15.关于肺炎支原体肺炎的实验室检查,错误的是

A.血白细胞计数正常或轻度增高

B.咽拭子或痰液等标本通过PCR技术检测到肺炎支原体特异性核酸

C.痰和咽拭子培养分离到肺炎支原体可获确诊

D.起病2周后约2/3患者冷凝集试验阳性

E.血清支原体IgG抗体测定亦有助于诊断

【答案】E

16.肺炎支原体肺炎与病毒性肺炎鉴别诊断的主要是依据是

A.X线检查

B.实验室检查

C.病原学检查

D.血常规检查

E.B型超声检查

【答案】C

17.肺炎支原体肺炎治疗应首选的药物是

A.红霉素

B.青霉素

C.头孢菌素

D.克林霉素

E.头孢菌素

【答案】A

【解析】治疗本病首选大环内酯类抗生素,如红霉素、罗红霉素、阿奇霉素等。疗程一般为2~3周。因肺炎支原体无细胞壁,青霉素或头孢菌素类等抗生素无效。

18.患者,女,28岁。因旅途劳累而畏寒,高热,体温达39℃,干咳,右侧胸痛,深呼吸或咳嗽时加重。体检:患者呈急性重病容,面部充血,口角有疱疹,右中下肺闻及支

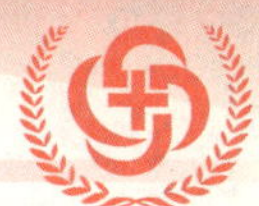

气管呼吸音，临床诊断急性肺炎。最可能导致此病的病原体是

A.肺炎支原体

B.肺炎克雷伯菌

C.肺炎球菌

D.肺炎衣原体

E.金黄色葡萄球菌

【答案】C

【解析】体征：患者呈急性热病容，呼吸增速，口角或鼻周可出现单纯性疱疹，有败血症者可出现皮肤和黏膜出血点。胸部检查早期肺部可无明显异常体征或仅有病变部位呼吸音减弱和少许湿啰音，肺实变范围较大时才有典型肺实变体征，如叩诊浊音、语颤增强和支气管呼吸音，消散期可闻及湿啰音，当病变累及胸膜时，听诊可有胸膜摩擦音。自然病程大致1~2周，使用有效的抗生素后体温可在1~3天内恢复正常。

19.患者，38岁。高热、寒战4天，伴咳嗽，胸痛，痰中带血。为确诊，应首选的检查方法是

A.血常规检查

B.肺部听诊

C.X线检查

D.痰结核菌检查

E.血培养

【答案】C

20.患者，男，27岁。高热寒战2天，胸痛，伴咳嗽，痰中带血。听诊：右肺中部可闻及湿啰音。应首先考虑的是

A.急性支气管炎

B.肺炎

C.肺结核

D.肺癌

E.支气管哮喘

20.【答案】B

21.患者高热、胸痛、咳嗽、咳痰。经检查诊断为肺炎球菌肺炎。其治疗应首选的药物是

A.青霉素

B.红霉素

C.磺胺药

D.氟喹诺酮类药

E.头孢唑啉钠

【答案】A

（22~23题共用备选答案）

A.肺叶实变

B.双肺播散病灶

C.脓腔及液平面

D.肺部多种形态的浸润影

E.双肺纹理增多

22.肺炎球菌肺炎X线检查显示的影像是

【答案】A

23.肺炎支原体肺炎X线检查显示的影像是

【答案】D

第五节　原发性支气管肺癌

1.原发性支气管肺癌最重要的病因是

A.病毒感染

B.空气污染

C.过多接触煤烟

D.吸烟

E.内分泌失调

【答案】D

2.中央型肺癌是

A.生长在叶、段以下的支气管

B.生长在段以上的支气管

C.远离肺门、靠近肺的边缘

D.约占肺癌的1/4

E.以腺癌较常见

【答案】B

3.下列各项，周围型肺癌是

A.以鳞状上皮细胞癌多见

B.生长在段以上的支气管

C.位于肺门附近

D.生长在段以下的支气管

E.约占肺癌的4/5

【答案】D

4.肺癌的组织分型中恶性程度最高的是

A.小细胞肺癌

B.大细胞癌

C.中央型肺癌

D.周围型肺癌

E.非小细胞肺癌

【答案】A

5.肺癌由原发肿瘤引起的是

A.咳嗽,咯血,胸闷,气急

B.胸痛

C.吞咽困难

D.头痛,呕吐,共济失调

E.厌食,肝区疼痛,黄疸

【答案】A

【解析】原发肿瘤引起的表现:咳嗽为常见的早期症状,多呈刺激性干咳或伴少量黏液痰。如肿瘤压迫导致支气管狭窄,呈持续性高音调金属音咳嗽。继发感染时,则咳脓性痰。因癌组织血管丰富,痰内常间断或持续带血,如侵及大血管可导致大咯血。如肿瘤引起支气管部分阻塞,可引起局限性喘鸣,并有胸闷、气急等。全身症状有体重下降、发热等。

6.肺癌引起上腔静脉压迫综合征是

A.侵犯心脏所致

B.侵犯纵隔,压迫上腔静脉所致

C.压迫到主动脉所致

D.压迫双侧锁骨下静脉所致

E.右心功能不全

【答案】B

7.下列各项,肺癌压迫喉返神经引起的是

A.声音嘶哑

B.偏瘫

C.哮鸣音

D.胸闷气急

E.刺激性干咳

【答案】A

8.肺癌肿瘤局部扩展引起的表现,不正确的是

A.肿瘤侵及食管可表现咽下困难

B.肿瘤侵犯纵隔,可出现头、颈、前胸部及上肢水肿淤血等

C.肺上沟瘤易压迫颈部交感神经引起Horner综合征

D.肿瘤压迫大气道出现呼气性呼吸困难

E.肿瘤侵犯胸膜或纵隔,可产生不规则钝痛

【答案】D

【解析】肿瘤压迫大气道出现吸气性呼吸困难。

9.下列各项,肺癌远处转移可出现的是

A.肝大、黄疸、腹水

B.霍纳综合征

C.肥大性骨关节病

D.上腔静脉压迫综合征

E.肺上沟瘤

【答案】A

【解析】肿瘤远处转移引起的表现:如肺癌转移至脑、肝、骨、肾上腺、皮肤等可出现相应的表现。锁骨上淋巴结是肺癌常见的转移部位,多位于前斜角肌区,无痛感,固定而坚硬,逐渐增大、增多并融合。

10.中央型肺癌的典型征象是

A.两肺大小不等的播散病灶

B.呈圆形或类圆形

C.边缘常呈分叶状

D.伴有脐凹或细毛刺

E.倒S状影像

【答案】E

11.对中央型肺癌的诊断率较高的检查是

A.经纤维支气管镜的活检

B.痰细胞学检查

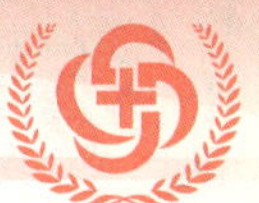

C.经皮针吸细胞学检查

D.淋巴结活检

E.胸部X线检查

【答案】A

12.下列各项对肺癌诊断的叙述错误的是

A.有慢性呼吸道疾病,咳嗽性质突然改变者

B.反复发作的同一部位的肺炎,特别是段性肺炎

C.无慢性呼吸道疾病,但出现持续性的痰中带血

D.X线检查显示的局限性肺气肿以及两侧肺门阴影增大者

E.原有肺结核病灶已稳定,而形态或性质发生改变者

【答案】D

13.下列各项,肺癌与肺脓肿的主要鉴别是

A.咳嗽、咳脓痰

B.性别

C.血白细胞偏高

D.年龄大小

E.X线及痰液检查

【答案】E

14.患者,男,48岁。每日吸烟20支已多年。近来经常咳嗽,痰中有血丝,1周前突感呼吸困难。X线透视见右侧胸腔大片致密阴影,胸腔穿刺抽出大量血性胸水。应首先考虑的是

A.结核性胸膜炎

B.大叶性肺炎并发胸膜腔积脓

C.肺癌转移至胸膜

D.肺癌并发肺脓肿

E.肺门淋巴结转移癌压迫胸导管

【答案】C

15.患者,男。结核病史6年,因咳嗽、咳痰、痰中带血、发热、消瘦加重1个月来医院检查。为排除肺癌,其鉴别主要根据

A.年龄

B.全身中毒症状

C.咳嗽、咳痰、咯血

D.血沉

E.X线或痰液检查

【答案】E

16.患者,男,48岁。咳嗽2个月,痰中带血,不发热,抗感染治疗效果不明显。3次X线检查均显示右肺中叶炎症。为确诊,下列哪项检查最重要

A.血常规

B.血培养

C.结核菌素试验

D.痰结核菌检查

E.纤维支气管镜检查

【答案】E

【解析】老年男性,长期咳嗽,抗感染治疗无效时,应考虑是否为肺癌。中心型肺癌发生于支气管,易导致支气管堵塞而发生右肺中叶炎症,此时应行纤维支气管镜检查。支气管镜检查,是肺癌诊断中最重要的检查手段之一,总的确诊率可达80%~90%,对肺癌支气管侵犯的定位,手术方案的设计有着极为重要的指导作用。

17.患者,男,45岁。慢性支气管炎病史6年。近3个月咳嗽加重,痰中持续带血,伴胸闷,气急,胸痛。X线检查见肺门阴影增大。应首先考虑的是

A.慢性支气管炎

B.原发性支气管肺癌

C.肺炎

D.肺结核

E.肺脓肿

【答案】B

18.患者,男,52岁。干咳、胸痛、发热、消瘦1个月。经检查诊断为小细胞肺癌,其治疗首选的措施是

A.化疗

B.手术治疗

C.放射治疗

D.干扰素

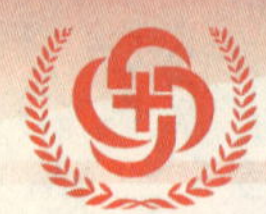

E.集落刺激因子

【答案】A

（19~20 题共用备选答案）

A.中央型肺癌

B.腺癌

C.小细胞癌

D.大细胞癌

E.鳞状上皮细胞癌

19.女性多见的肺癌是

【答案】B

20.男性多见的肺癌是

20.【答案】E

【解析】鳞状上皮细胞癌：多见于老年男性，与吸烟关系密切。腺癌：发病率有增加的趋势，女性多见，与吸烟关系不密切。

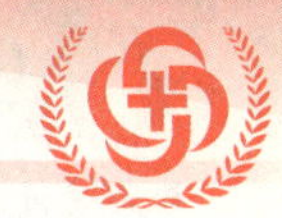

配套名师精讲课程

第二章　循环系统疾病

第一节　心力衰竭

1.下列各项不属于原发性心肌损害病因的是

A.缺血性心肌损害

B.病毒性心肌炎

C.原发性扩张型心肌病

D.糖尿病心肌病

E.室间隔缺损

【答案】E

2.下列各项，属于心力衰竭基本病因的是

A.感染

B.心律失常

C.体力活动

D.情绪激动

E.心脏负荷异常

【答案】E

3.诱发心衰的感染多是

A.呼吸道感染

B.泌尿道感染

C.肠道感染

D.皮肤感染

E.病毒性肝炎

【答案】A

【解析】呼吸道感染、心律失常和治疗不当，是心力衰竭的主要诱因。呼吸道感染是最常见、最重要的诱因。

4.评定慢性心衰患者的运动耐力的方法是

A.多普勒超声

B.核素心室造影

C.心电图

D.有创性血流动力学检查

E.六分钟步行试验

【答案】E

5.患者，女，42 岁。2 年前发现患有风湿性心脏病，近半年来体力活动明显受限，轻度活动即出现心悸，气短。其心功能为

A.Ⅰ级

B.Ⅱ级

C.Ⅲ级

D.Ⅳ级

E.以上均非

【答案】C

【解析】美国纽约心脏病学会（NYHA）1928 年心功能分级：Ⅰ级：患者患有心脏病但活动量不受限制，平时一般活动不引起疲乏、心悸、呼吸困难或心绞痛。Ⅱ级：心脏病患者的体力活动受到轻度的限制，休息时无自觉症状，但平时一般活动下可出现疲乏、心悸、呼吸困难或心绞痛。Ⅲ级：心脏病患者体力活动明显受限，小于平时一般活动即引起上述的症状。Ⅳ级：心脏病患者不能从事任何体力活动。休息状态下也出现心衰的症状，体力活动后加重。

（6~7 题共用备选答案）

A.肺动脉瓣关闭不全

B.二尖瓣关闭不全

C.高血压病

D.二尖瓣狭窄

E.心包填塞

6.心脏后负荷过重引起心力衰竭的是

【答案】C

7.心脏前负荷过重引起心力衰竭的是

【答案】B

第二节 慢性心力衰竭

1.左心衰竭时,最早出现和最重要的症状是

A.咳嗽

B.端坐呼吸

C.咯血

D.乏力

E.呼吸困难

【答案】E

【解析】左心衰竭可表现为劳力性呼吸困难、夜间阵发性呼吸困难(心源性哮喘)和端坐呼吸,严重时可出现急性肺水肿。劳力性呼吸困难可为首发症状(最早出现)。

2.右心衰竭时典型的体征是

A.呼吸困难

B.咳嗽

C.咯血

D.肝颈静脉回流征阳性

E.紫绀

【答案】D

【解析】右心衰竭的体征:肝颈静脉回流征阳性,颈静脉充盈或怒张,下垂性对称性水肿(双下肢)。右心奔马律(胸骨左缘第3、4肋间闻及舒张期奔马律),紫绀等。

3.诊断心力衰竭最有价值的方法是

A.常规实验室检查

B.血浆脑钠肽检测

C.放射性核素检查

D.胸部X线

E.超声心动图

【答案】E

4.有助于右心衰竭与心包积液鉴别的检查是

A.胸部X线

B.超声心动图

C.放射性核素检查

D.常规实验室检查

E.血浆脑钠肽检测

【答案】B

5.右心衰竭与肝硬化的鉴别要点是

A.水肿

B.腹水

C.奇脉

D.颈静脉充盈

E.心尖搏动弱

【答案】D

6.长期应用可出现高尿酸症和血糖增高的药物是

A.噻嗪类利尿剂

B.袢利尿剂

C.保钾利尿剂

D.血管扩张剂

E.酚妥拉明

【答案】A

7.治疗心衰使用的保钾利尿剂是下列哪一种药物

A.呋塞米

B.依他尼酸

C.布美他尼

D.螺内酯

E.氢氯噻嗪

【答案】D

8.下列关于肾素-血管紧张素-醛固酮系统抑制剂叙述错误的是

A.适用于左心功能不全的患者

B.无症状的心力衰竭患者不适用

C.应掌握早期使用、长期使用的原则

D.醛固酮受体拮抗剂,对抑制心血管重构、改善慢性心力衰竭的远期预后有较好的作用

E.血管紧张素转换酶抑制剂可以阻断心肌、小血管重塑

【答案】B

9.下列关于洋地黄中毒处理叙述正确的是

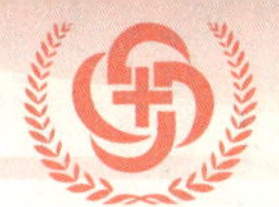

A.可选用苯妥英钠

B.有低血钾时予以补充钾盐

C.单纯补钾效果不明显时,可同时补镁

D.纠正心律失常

E.立即停药,并进行对症处理

【答案】E

10.扩张动、静脉宜选用的药物是

A.硝普钠

B.硝酸甘油

C.酚妥拉明

D.多巴胺

E.氨茶碱

【答案】A

11.β 受体阻滞剂的禁忌证是

A.支气管哮喘

B.严重心动过缓

C.心力衰竭

D.急性左心衰竭

E.以上都是

【答案】E

12.老年患者,高血压性心脏病史 3 年,夜间睡眠时突然憋醒,呼吸困难,呈哮喘状态,应诊断为

A.心源性哮喘

B.支气管哮喘

C.慢支喘息型

D.肺炎

E.右心衰竭

【答案】A

13.患者,47 岁。高血压性心脏病史 5 年,近半个月出现呼吸困难、咳嗽、咳痰、咯血、心悸、交替脉等表现。应考虑高血压心脏病伴有的是

A.左心衰竭

B.右心衰竭

C.全心衰竭

D.急性肺水肿

E.支气管炎

【答案】A

14.患者,48 岁。风心病 3 年,近半月来胃纳差,恶心,呕吐,肝区疼痛,尿少。查体:颈静脉怒张,心尖区可闻及舒张期杂音,三尖瓣区可闻及收缩期杂音,肝肋下 2 cm。应首先考虑的是

A.肝炎

B.右心衰竭

C.左心衰竭

D.肝硬化

E.全心衰竭

【答案】B

15.患者,男,26 岁。心悸,气促 1 年。查体:两颊暗红,颈静脉明显怒张,下肢浮肿。心浊音界向左扩大,心尖区可闻及舒张期隆隆样杂音,肝右肋下 4 cm,质软,有压痛,肝颈静脉回流征阳性。应首先考虑的是

A.二尖瓣狭窄并发右心衰竭

B.二尖瓣关闭不全后期所致右心衰竭

C.主动脉瓣狭窄并发左心衰竭

D.主动脉瓣关闭不全并发左心衰竭

E.肺源性心脏病致右心衰竭

【答案】A

16.患者,男,49 岁。风湿性心脏病 5 年。平时一般活动症状不多,2 天来明显心悸,稍事活动即感气短,不能平卧。心电图示心房颤动,心室律完全不齐,138 次/分。拟即刻静脉给药,应给予下列哪一种药物

A.利多卡因

B.维拉帕米

C.毛花苷 C

D.普萘洛尔

E.呋塞米(速尿)

【答案】C

【解析】毛花苷 C:适用于急性心力衰竭或慢性心衰加重时,特别适用于心力衰竭伴快速心房颤动者。

第三节　急性心力衰竭

1.下列各项,急性心衰的典型表现是

A.胸痛

B.发热

C.急性肺水肿

D.咳嗽

E.咯血

【答案】C

2.下列关于急性心力衰竭叙述错误的是

A.起病急,突发严重的呼吸困难

B.强迫坐位,面色灰白,发绀,大汗淋漓,烦躁不安

C.频繁咳嗽,咳铁锈色痰

D.听诊两肺满布湿啰音和哮鸣音

E.危重患者可因脑缺氧而致意识模糊甚至昏迷

【答案】C

【解析】咳粉红色泡沫样痰是急性心力衰竭的特征性表现;咳铁锈色痰是急性肺水肿的特征性表现。

3.治疗急性肺水肿的主要措施是

A.休息

B.静脉补液

C.快速利尿

D.控制感染

E.限制钠盐摄入

【答案】C

第四节　心律失常

1.下列各项,过早搏动最容易出现在

A.正常人

B.心脏病患者

C.甲状腺功能亢进症患者

D.疲劳者

E.吸烟者

【答案】B

2.快速心律失常的最常见发生机制是

A.逸搏

B.心律失常

C.扑动与颤动

D.折返

E.传导阻滞

【答案】D

3.常用抗心律失常药物分类,错误的是

A.钠通道阻滞药

B.钾通道阻滞药

C.β 肾上腺素受体阻断药

D.选择地延长复极过程的药

E.钙拮抗药

【答案】D

第五节　快速性心律失常

1.快速心律失常的临床表现叙述错误的是

A.轻者可无症状或仅有心悸、心跳暂停感

B.重者有头晕甚至晕厥,可诱发或加重心绞痛

C.听诊时,早搏的第一心音增强

D.第二心音减弱或消失,之后有较长的间歇

E.桡动脉搏动规则

【答案】E

2.室性早搏心电图表现有提前出现的宽大畸形的 QRS 波群,QRS 的时限是

A.≥0.12 秒

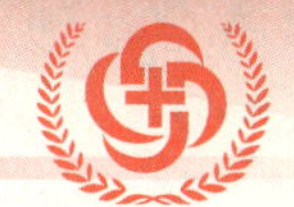

B.<0.12 秒

C.<0.20 秒

D.>0.12 秒

E.>0.20 秒

【答案】D

3.提前出现的 P′波与窦性 P 波形态各异，P′R 间期≥0.12 秒提示的内容是

A.房性过早搏动

B.室性过早搏动

C.房室交界性过早搏动

D.房性心动过速

E.室性心动过速

【答案】A

【解析】房性过早搏动：①提前出现的 P′波与窦性 P 波形态各异，P′R 间期≥0.12 秒。②提前出现的 QRS 波群形态通常正常。③代偿间歇常不完全。

4.下列各项关于室性过早搏动的叙述错误的是

A.提前出现的 QRS 波群前无相关 P 波

B.提前出现的 QRS 波群宽大畸形

C.QRS 波群时限<0.12 秒

D.T 波方向与 QRS 波群主波方向相反

E.代偿间歇完全

【答案】C

5.无器质性心脏病引发的房早治疗可选用的药物是

A.β 受体阻滞剂

B.普鲁卡因胺

C.可不需治疗

D.静注利多卡因

E.氯化钾

【答案】A

6.房性和房室交界性过早搏动不宜选用的药物是

A.Ⅰ类

B.Ⅱ类

C.Ⅲ类

D.Ⅳ类

E.Ⅰa 类

【答案】C

【解析】应用抗心律失常药物：①房性和房室交界性过早搏动可选用Ⅰa 类、Ⅰc 类、Ⅱ类和Ⅳ类抗心律失常药。②室性过早搏动多选用Ⅰ类和Ⅲ类药。③洋地黄中毒所致的室性早搏，应立即停用洋地黄，给予苯妥英钠或氯化钾等治疗。

7.阵发性室性心动过速绝大多数发生在

A.正常人

B.风湿热患者

C.代谢性酸中毒患者

D.病因不明的患者

E.有严重心肌损害的患者

【答案】E

8.紊乱性房性心动过速可见于

A.充血性心力衰竭

B.慢性阻塞性肺疾病

C.心肌梗死

D.酗酒

E.代谢障碍

【答案】B

9.连续 3 个或 3 个以上室性早搏形成的异位心律，可称为

A.房室结折返性心动过速

B.自律性房性心动过速

C.室性心动过速

D.房性心动过速

E.折返性房性心动过速

【答案】C

10.室性心动过速最常见的原因是

A.冠心病

B.心肌炎

C.药物中毒

D.血钾紊乱

E.代谢障碍

【答案】A

【解析】病因有：①各种器质性心脏病如冠心病、心肌炎、心肌病等，其中以冠心病最常见。②其他如代谢障碍、血钾紊乱、药物中毒、Q-T 间期延长综合征等。③偶可发生

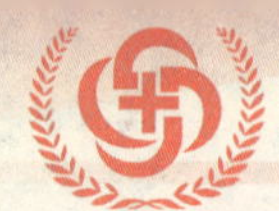

于无器质性心脏病者。

11.下列哪项不属于房室结折返性心动过速

A.发作呈突发突止

B.可有心悸、焦虑、紧张、乏力、眩晕、晕厥等

C.第一心音强度恒定

D.心律绝对不规则

E.多由一个室上性早搏诱发

【答案】D

12.阵发性室上性心动过速的心电图诊断,下列哪项不正确

A.心室率 150~250 次/分

B.节律一般规则,但也可有不规则

C.QRS 波群形态可不正常

D.可见到逆行 P 波

E.起始及终止突然

【答案】B

13.下列各项除哪项外均是室性心动过速的心电图诊断

A.出现 3 个或 3 个以上连续室性早搏

B.心率多在 150~250 次/分,节律绝对规则

C.QRS 波群宽大畸形,时限>0.12 秒

D.可出现心室夺获与室性融合波

E.P、QRS 间无固定关系,形成房室分离

【答案】B

14.房室结内折返性心动过速发作时先行治疗应选用的药物是

A.静脉注射西地兰

B.静脉注射利多卡因

C.给予升压药

D.刺激迷走神经

E.胆碱酯酶抑制剂

【答案】D

【解析】房室结折返性心动过速急性发作期首选机械刺激迷走神经(压迫眼球、按压颈动脉、刺激会厌引起恶心等)。

15.阵发性室性心动过速发作时治疗的首选药物是

A.普萘洛尔

B.静注西地兰

C.地高辛

D.静注利多卡因

E.苯妥英钠

【答案】D

16.下列不属于心房颤动的临床表现的是

A.通常可有心悸、头晕、胸闷等

B.心室率达 150 次/分时,患者可发生心绞痛与充血性心力衰竭

C.房颤时,心排血量减少 25%

D.房颤易发生体循环栓塞尤其是发生脑栓塞

E.心脏听诊第一心音增强,心律规则

【答案】E

17.P 波消失,代之以一系列大小不等、形状不同、节律完全不规则的房颤波(f 波),见于下列哪项

A.室性心动过速

B.心房颤动

C.房性心动过速

D.室性过早搏动

E.房性过早搏动

【答案】B

【解析】心房颤动心电图表现为:P 波消失,代之以一系列大小不等、形状不同、节律完全不规则的房颤波(f 波),频率为 350~600 次/分。

18.患者因突然心悸、气短来医院急诊,心电图表现有连续发生的房性早搏,其心电图应诊断的是

A.偶发房性早搏

B.频发房性早搏

C.室性心动过速

D.房性心动过速

E.交界性心动过速

【答案】D

19.患者因急性前间壁心肌梗死并发室性心动过速抢救,为终止发作,治疗应首选

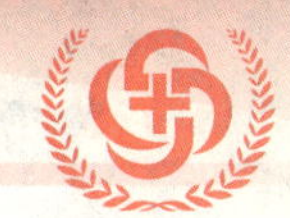

静注的药物是

A.苯妥英钠

B.胺碘酮

C.普罗帕酮

D.利多卡因

E.维拉帕米

【答案】D

第六节　缓慢性心律失常

1.下列哪项不是三度房室传导阻滞的临床表现

A.听诊第一心音强度恒定

B.严重时可发生脑缺氧综合征即阿-斯综合征

C.患者可出现暂时性意识丧失、抽搐甚至猝死

D.第二心音可呈正常或反常分裂

E.可听到“大炮音”

【答案】A

（2~3 题共用备选答案）

A.糖皮质激素

B.抗生素

C.尿激酶

D.速尿

E.洋地黄

2.风湿热引起的房室传导阻滞宜用的药物是

【答案】B

3.急性心肌梗死时，24 小时内禁用的药物是

【答案】E

第七节　心脏瓣膜病

1.二尖瓣狭窄最常见的病因是

A.先天性二尖瓣发育异常

B.二尖瓣瓣环钙化

C.恶性肿瘤

D.风湿热

E.系统性红斑狼疮

【答案】D

2.下列各项除哪项外均是二尖瓣狭窄左心房失代偿期的临床表现

A.最早出现夜间阵发性呼吸困难

B.咳嗽常见，多在夜间睡眠时及劳动后加重

C.可有心悸和心前区疼痛

D.咯血

E.压迫症状少见

【答案】A

【解析】呼吸困难：最早出现劳力性呼吸困难，随后轻度活动亦可引起呼吸困难，可有阵发性夜间呼吸困难、端坐呼吸，严重时发展为急性肺水肿。

3.二尖瓣狭窄与二尖瓣相对性狭窄的鉴别点是

A.舒张期杂音

B.左心室显著增大

C.二尖瓣狭窄

D.第一心音增强

E.呼吸困难

【答案】D

4.风心病二尖瓣狭窄伴房颤最易出现的症状是

A.呼吸道感染

B.心力衰竭

C.心律不齐

D.亚急性感染性心内膜炎

E.栓塞

【答案】E

5.毛细血管搏动征最常见于

A.主动脉瓣关闭不全

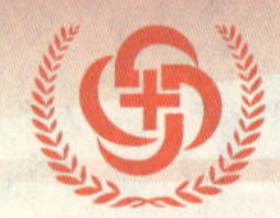

B.主动脉瓣狭窄

C.二尖瓣狭窄

D.二尖瓣关闭不全

E.肺动脉瓣狭窄

【答案】A

6.患者,男,45岁。10年前患风湿热。检查:心尖部听到舒张期隆隆样杂音,X线显示左心房增大。应首先考虑的症状是

A.二尖瓣关闭不全

B.二尖瓣狭窄

C.主动脉瓣关闭不全

D.主动脉瓣狭窄

E.肺动脉瓣狭窄

【答案】B

7.患者,女,28岁。四肢大关节游走性疼痛2年。近半年心慌气短,双下肢浮肿。检查:颈静脉怒张,双下肢凹陷性水肿,肝肋缘下3.5 cm,心尖部可闻及舒张期杂音。其诊断的症状是

A.风湿性主动脉瓣关闭不全

B.风湿性左房室瓣关闭不全

C.左房室瓣狭窄及关闭不全

D.心力衰竭

E.风湿性左房室瓣狭窄合并右心衰竭

【答案】E

8.患者,36岁。有风湿性关节炎病史。检查:心尖部可听到响亮、粗糙的全收缩期吹风样杂音,X线显示左心房、左心室增大。应首先考虑的心瓣膜病变是

A.二尖瓣关闭不全

B.二尖瓣狭窄

C.主动脉瓣关闭不全

D.主动脉瓣狭窄

E.肺动脉瓣狭窄

【答案】A

【解析】心尖部可听到响亮、粗糙的全收缩期吹风样杂音,为左心室收缩时血液通过二尖瓣返流至左心房,故左心房增大。长期返流将导致左心室有效泵出量不够而发生左心室代偿性肥大,故本题考虑为风心病导致二尖瓣关闭不全。

(9~10题共用备选答案)

A.咯鲜红血

B.咯暗红色血

C.咳浆液性粉红色泡沫痰

D.铁锈色痰

E.咯褐色痰

9.急性肺水肿时,可见的临床表现是

【答案】C

10.二尖瓣狭窄晚期并发肺梗死时,可见的临床表现是

【答案】B

(11~12题共用备选答案)

A.急性肺水肿

B.心房颤动

C.右心衰竭

D.肺部感染

E.感染性心内膜炎

11.重度二尖瓣狭窄的最严重并发症是

【答案】A

12.二尖瓣狭窄晚期患者主要的死亡原因是

【答案】C

第八节　原发性高血压

1.原发性高血压的主要病理生理特征是

A.心排出量升高

B.交感神经兴奋性增加

C.周围血管阻力增加

D.肾素分泌过多

E.血管内皮细胞过多分泌内皮素

【答案】C

2.高血压最主要的并发症是

A.脑梗死

B.心绞痛

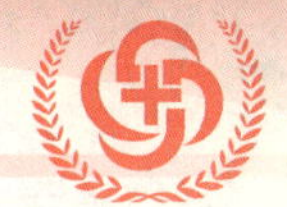

C.心肌梗死

D.肾衰竭

E.视力减退

【答案】A

【解析】脑出血和脑梗死是高血压最主要的并发症。前者多在情绪激动、用力情况下出现，表现为剧烈头痛、恶心呕吐、偏瘫、意识障碍等；后者多在安静状态或睡眠中出现，多表现为三偏综合征或伴运动性失语，轻者仅表现为短暂脑缺血发作。

3.高血压病最常见的死亡原因是

A.尿毒症

B.高血压危象

C.心力衰竭

D.合并冠心病

E.脑血管意外

【答案】E

4.下列各项，属于 β 受体阻滞剂的药物是

A.苄胺唑啉

B.哌唑嗪

C.美托洛尔

D.氯沙坦

E.卡托普利

【答案】C

5.高血压并发急性左心衰时应选用的药物是

A.呋塞米

B.复方降压片

C.普萘洛尔

D.美托洛尔

E.倍他洛尔

【答案】A

6.高血压合并轻、中度肾功能不全时宜选用的降压药是

A.美托洛尔

B.卡托普利

C.氨酰心安

D.普萘洛尔

E.胍乙啶

【答案】B

【解析】高血压合并糖尿病、蛋白尿或轻、中度肾功能不全者（非肾血管性），可选用 ACEI 抑制剂，常用卡托普利、依那普利、苯那普利、福辛普利等。

7.患者，男，60 岁。高血压病史 10 年，突发剧烈头痛，眩晕，恶心，呕吐，失语。查体：无肢体活动障碍。血压 200/120mmHg（26.6/16kPa），神经反射正常。应首先考虑的是

A.急进型高血压

B.缓进型高血压

C.高血压脑病

D.高血压性脑出血

E.高血压性心脏病

【答案】C

8.患者，男，40 岁。十二指肠溃疡病史 5 年。近 2 个月来自感头痛、眩晕而就诊。检查：血压 160/100 mmHg。诊断为高血压。下列降压药应慎用的药物是

A.利血平

B.硝苯地平

C.氢氯噻嗪

D.肼苯酞嗪

E.卡托普利

【答案】A

【解析】对合并支气管哮喘、抑郁症、糖尿病患者不宜用 β 受体阻滞剂。利血平为一种吲哚型生物碱，根据其药理学特性，有精神抑郁性疾病或病史者，有溃疡病病史者、急性局限性肠炎、溃疡性结肠炎、帕金森病患者为禁用。其他选项也为常用降压药物，也需注意其禁忌证。

9.患者，男，70 岁。慢性支气管炎及高血压病史 10 年，近半年活动后自觉气短。检查：血压 160/95 mmHg（21.3/12.6 kPa），心脏听诊未闻及器质性杂音，两肺听诊无异常，心电图及 X 线显示左心室增大。应首先考虑的是

A.冠心病

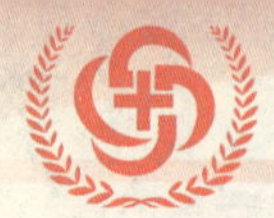

B.高血压性心脏病

C.风心病

D.肺心病

E.病毒性心肌炎

【答案】B

10.患者,女,70岁。血压210/96 mmHg,伴气促及下肢水肿,心率110次/分。选用哪种降压药物效果最好

A.卡托普利

B.美托洛尔

C.硝苯地平

D.氢氯噻嗪

E.呢唑嗪

【答案】A

11.患者,男,55岁。高血压病史10年。今日剧烈头痛,眩晕,恶心,呕吐。查体:无肢体活动障碍,血压200/120 mmHg(26.6/16 kPa)。为快速降压,应选择下列哪种药物

A.硝普钠

B.心得安

C.硝苯吡啶

D.降压灵

E.复方降压片

【答案】A

(12~13题共用备选答案)

A.140~159 mmHg/90~99 mmHg

B.140~149 mmHg/90~94 mmHg

C.160~179 mmHg/100~109 mmHg

D.160~189 mmHg/100~110 mmHg

E.≥180 mmHg/≥110 mmHg

12.确诊1级高血压的血压标准是

【答案】A

13.确诊2级高血压的血压标准是

【答案】C

(14~15题共用备选答案)

A.血压<130/80 mmHg

B.血压<140/90 mmHg

C.血压<160/80 mmHg

D.血压<110/70 mmHg

E.血压<120/80 mmHg

14.降压治疗的目标是使血压降至

【答案】B

15.中青年患者或合并有糖尿病、肾病变患者,血压应控制在

【答案】A

【解析】根据国际对高血压的诊断治疗统一标准,降压治疗的达标血压为<140/90 mmHg。对合并有糖尿病或肾病的中青年患者则要求达标血压为<130/85 mmHg。

第九节　冠状动脉粥样硬化性心脏病

1.目前认为对冠心病猝死有预防价值的药物是

A.利多卡因

B.阿司匹林

C.普罗帕酮

D.美托洛尔

E.维拉帕米

【答案】D

2.对冠心病最有确诊意义的检查是

A.普通心电图

B.选择性冠状动脉造影

C.24小时动态心电图

D.超声心动图

E.心功能检查

【答案】B

3.最常应用于治疗冠心病心绞痛发作时的药物是

A.硝酸酯类

B.β受体阻滞剂

C.钙离子拮抗剂

D.洋地黄类

E.乙胺碘呋酮

【答案】A

4.下列选项不属于冠心病分型的是

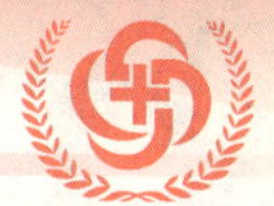

A.隐匿性冠心病
B.缺血性心肌病型冠心病
C.心源性猝死
D.心绞痛
E.心肌缺血

【答案】E

【解析】1979 年世界卫生组织将其分为 5 型:包括隐匿性冠心病、心绞痛、心肌梗死、缺血性心肌病型冠心病、心源性猝死。

第十节　心绞痛

1.典型心绞痛胸部疼痛的部位是
A.心尖部
B.左肩背部
C.胸部左侧
D.胸骨体上段或中段的后方
E.胸部右侧

【答案】D

2.典型心绞痛患者,含服硝酸甘油片后,缓解的时间一般是
A.1 分钟之内
B.1~3 分钟
C.5~10 分钟
D.11~20 分钟
E.21~30 分钟

【答案】B

【解析】典型心绞痛发作是突然发生的位于胸骨体上段或中段之后的压榨性、闷胀性或窒息性疼痛,亦可能波及大部分心前区,可放射至左肩左上肢前内侧,舌下含硝酸甘油片如有效,心绞痛应于 1~3 分钟内缓解。

3.下列哪项不是典型心绞痛的临床表现
A.有时可出现第四心音或第三心音奔马律
B.可出现压迫性、缩窄性、紧握性的钝性疼痛
C.历时短暂,常为 1~5 分钟
D.可表现为烧灼感,闷胀感
E.休息或含用硝酸甘油片,迅速缓

【答案】D

4.变异型心绞痛的主要特征是
A.疼痛时间延长、程度加重
B.发作时 ST 段呈弓背向上抬高
C.含服硝酸甘油不见缓解
D.疼痛部位不在胸骨后
E.发作时 ST 段下降,T 波倒置或变低平

【答案】B

5.下列哪项不是自发性心绞痛的特点
A.休息或夜间发作
B.可持续 15~30 分钟
C.含服硝酸甘油片不易缓解
D.心电图出现异常 Q 波
E.血清酶一般正常

【答案】D

6.心绞痛患者体检无异常,确诊应选择的检查是
A.普通心电图
B.胸部 CT
C.超声心动图
D.心脏放射性核素检查
E.冠状动脉造影

【答案】E

7.轻微活动或休息时即可发生心绞痛属于
A.0 级
B.Ⅰ级
C.Ⅱ级
D.Ⅲ级
E.Ⅳ级

【答案】E

8.心绞痛发作时,首选的速效药物是
A.普萘洛尔
B.硝苯地平
C.硝酸甘油

D.硝酸异山梨酯

E.阿司匹林

【答案】C

9.哪一种药物最常应用于治疗冠心病变异型心绞痛发作

A.硝酸酯类

B.β 受体阻断剂

C.洋地黄类

D.钙离子通道阻断剂

E.胺碘酮

【答案】D

10.心绞痛合并有高血压及心率增快者宜首选的药物是

A.美托洛尔

B.硝苯地平

C.维拉帕米

D.洋地黄

E.巯甲丙脯酸

【答案】A

11.患者,男,50 岁。半年来经常突发胸骨后疼痛,有窒息感,持续约 1~5 分钟,休息后迅速缓解。心电图示 S-T 段下移及 T 波倒置。应首先考虑的是

A.稳定型劳累性心绞痛

B.初发劳累性心绞痛

C.恶化型劳累性心绞痛

D.自发性心绞痛

E.急性心肌梗死

【答案】A

12.患者,男,68 岁。冠心病史 6 年,体力活动后突然胸骨后疼痛,有压迫感、发闷,被迫停止原来活动,持续了 3~5 分钟,疼痛缓解。其胸痛考虑是

A.肋间神经痛

B.急性心肌梗死

C.胆石症

D.胸椎病

E.心绞痛

【答案】E

(13~14 题共用备选答案)

A.近 3 个月内劳累诱发的心绞痛的频率和程度加重,对硝酸甘油的需求增加

B.心绞痛发作与体力活动无关,可出现短暂 S-T 段抬高

C.心绞痛的发作与劳累有关,其性质在 1~3 个月内无改变

D.既往无心绞痛或心肌梗死病史,近 1~2 个月内劳累时出现心绞痛

E.劳累和休息时均可出现的心绞

13.属于稳定型心绞痛的是

【答案】C

14.属于恶化型劳累性心绞痛的是

【答案】A

第十一节　心肌梗死

1.典型的心肌梗死症状是

A.休克

B.急性心力衰竭

C.突然发作剧烈而持久的胸骨后或心前区压榨性疼痛

D.在起病前 1~2 天或 1~2 周有前驱症状

E.服硝酸甘油不能缓解

【答案】C

2.心肌梗死伴恶心、呕吐、腹胀等胃肠道症状多见于

A.下壁心肌梗死

B.前间壁心肌梗死

C.前侧壁心肌梗死

D.广泛前壁心肌梗死

E.高侧壁心肌梗死

【答案】A

3.急性心肌梗死早期(24 小时内)心律失常多见的是

A.房性早搏

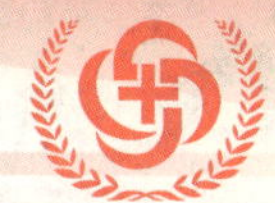

B.室性早搏

C.交界性早搏

D.窦性心动过缓

E.窦性心动过速

【答案】B

4.急性心肌梗死溶栓治疗的时间是

A.30 分钟内

B.1 小时内

C.3~6 小时内

D.5 小时内

E.24 小时内

【答案】A

【解析】无条件施行介入治疗或因患者就诊延误,转送患者到可施行介入治疗的单位将会错过再灌注时机,如无禁忌证应立即(接诊患者后 30 分钟内)行溶栓治疗。

5.能够鉴别急性心肌梗死和急性心包炎的症状是

A.胸痛

B.发热

C.休克

D.ST 段弓背向下型抬高

E.T 波倒置

【答案】D

【解析】急性心包炎,胸痛与发热同时出现,有心包摩擦音或心包积液的体征。心电图改变常为普遍导联 S-T 段弓背向下型抬高,T 波倒置,无异常 Q 波出现。彩超可诊断。

6.患者因急性前壁心肌梗死入院治疗,其病因最常见的是

A.高血压病

B.冠状动脉粥样硬化

C.体力活动

D.情绪激动

E.休克

【答案】B

7.患者,男,40 岁。因剧烈胸痛、低血压、频发室早急诊,心电图检查 V_1~V_3 导联出现急性心肌梗死特征性改变。可诊断为

A.急性下壁心肌梗死

B.急性前间壁心肌梗死

C.急性前侧壁心肌梗死

D.急性广泛前壁心肌梗死

E.急性高侧壁心肌梗死

【答案】B

8.患者,男,55 岁。急性广泛前壁心肌梗死,入院后 6 小时。首选哪项治疗措施

A.口服美托洛尔

B.链激酶溶栓治疗

C.静脉注射毛花苷 C

D.口服卡托普利

E.静脉滴注低分子右旋糖酐

【答案】B

9.患者,女,65 岁。胸痛持续加剧,右胸导联心电图示 S-T 段明显上抬,血压 70/50 mmHg,肝大,水肿。首选治疗药物是

A.呋塞米

B.硝普钠

C.硝酸甘油

D.毛花苷 C

E.多巴酚丁胺

【答案】E

10.患者因急性广泛前壁心肌梗死入院,现突然出现频发室早。其治疗首选静注的药物是

A.阿托品

B.利多卡因

C.普罗帕酮

D.苯妥英钠

E.西地兰

【答案】B

11.患者,女,61 岁。急性下壁和后壁心肌梗死,当晚突然意识丧失,抽搐。心电图发现有窦性停搏和三度房室传导阻滞。此时应首先考虑

A.扩血管药物

B.异丙基肾上腺素

C.阿托品

D.抗凝治疗

E.安装临时起搏器

【答案】E

(12~13 题共用备选答案)

A.高侧壁心肌梗死

B.前壁心肌梗死

C.前侧壁心肌梗死

D.内膜下心肌梗死

E.下壁心肌梗死

12.室速及室颤多见于

【答案】B

13.三度房室传导阻滞多见于

【答案】E

(14~15 题共用备选答案)

A.超声心动图

B.血常规及血沉

C.肌钙蛋白

D.放射性核素心肌显影

E.同工酶 CPK-MB 和 LDH_1

14.诊断急性心肌梗死时特异性最高的检查是

【答案】E

15.诊断急性心肌梗死时最早的检查是

【答案】C

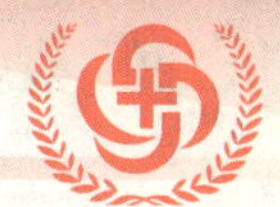

第三章 消化系统疾病

第一节 慢性胃炎

1.萎缩性胃炎,胃黏膜的病理改变是

A.充血,水肿

B.糜烂,出血

C.肥厚,粗糙

D.灰暗,变薄

E.渗出

【答案】D

【解析】慢性炎症进一步发展则引起胃黏膜固有腺体(幽门腺或泌酸腺)数量减少甚至消失,并伴纤维组织增生、黏膜肌增厚,严重者胃黏膜变薄(在慢性炎症过程中,胃黏膜也有反应性的增生变化,如果胃上皮或化生的肠上皮过度增生,即萎缩过形成时胃黏膜可不薄),此即萎缩性胃炎。

2.诊断慢性胃炎最好的方法是

A.X线钡餐检查

B.胃液分析

C.胃镜加活检

D.血清胃泌素测定

E.大便隐血试验

【答案】C

【解析】胃镜检查,是诊断慢性胃炎的金标准,镜下黏膜活检有助于病变的病理分型和鉴别诊断。

3.下列除哪项外均是判断幽门螺杆菌(Hp)是否根除的临床检验方法

A.组织学检查找Hp

B.活组织细菌培养

C.尿素呼吸试验

D.活组织快速尿素酶试验

E.血清抗Hp抗体测定

【答案】E

4.患者因上腹痛、腹胀、反酸、呕吐就诊。经胃镜检查诊断为慢性胃炎。其最主要病因是

A.幽门螺杆菌感染

B.自身免疫反应

C.胆汁反流

D.饮酒

E.遗传

【答案】A

5.患者因上腹痛、腹胀、恶心、呕吐2年。拟诊断为慢性胃炎。为明确诊断,最可靠的检查是

A.X线检查

B.胃液分析

C.血清学检查

D.胃镜检查

E.Hp检测

【答案】D

6.患者,男,46岁。上腹部无规律胀痛3年余,常因饮食不当而发作,偶有反酸,嗳气。心血管检查无异常。应首先考虑的是

A.慢性胆囊炎

B.心绞痛

C.胃溃疡

D.胃癌

E.慢性胃炎

【答案】E

7.患者,男,52岁。上腹胀满5年,2个月来食欲缺乏,全身无力。体检及X线钡剂造影均未见异常。胃镜活检:炎性细胞浸润及肠上皮化生,未见腺体萎缩。应诊断的为

A.胃黏膜脱垂

B.慢性浅表性胃炎

C.慢性萎缩性胃炎

D.早期胃癌

E.胃神经症

【答案】B

8.患者,男,27岁。饮食不当,突然上腹痛、恶心、呕吐、发热、脱水。拟诊断为急性胃炎。在发病后何时做胃镜检查为宜

A.6小时

B.12小时

C.24~48小时

D.48小时后

E.72小时后

【答案】C

(9~10题共用备选答案)

A.阿托品

B.1%稀盐酸

C.潘立酮

D.糖皮质激素

E.维生素 B_{12}

9.治疗慢性胃炎的上腹痛可用的药物是

【答案】A

10.胆汁反流性胃炎的治疗可用的药物是

【答案】C

【解析】有上腹痛、反酸、胃黏膜有糜烂时可用抗酸或抑酸制剂,减轻 H^+ 反弥散,有利于胃黏膜修复,当上腹胀满、胃排空差或有反流时,可用促动力剂,如多潘立酮等。

第二节　消化性溃疡

1.十二指肠溃疡发病的最主要因素是

A.胃酸分泌增高

B.胃黏膜屏障减弱

C.遗传因素

D.免疫因素

E.饮食不节

【答案】A

2.消化性溃疡发病的最主要病因是

A.胃酸分泌增高

B.Hp 感染

C.遗传因素

D.免疫因素

E.饮食不节

【答案】B

3.消化性溃疡的疼痛特征是

A.进食后饱胀

B.无规律性

C.慢性、周期性、节律性

D.转移性

E.持续性疼痛伴阵发性加剧

【答案】C

4.消化性溃疡中有诊断意义的症状是

A.恶心、呕吐

B.反酸、嗳气

C.呕吐宿食

D.规律性上腹痛

E.多汗、缓脉

【答案】D

5.胃溃疡节律性疼痛的特点是

A.空腹痛

B.餐时痛

C.夜间痛

D.餐后0.5~2小时痛

E.餐后3~4小时痛

【答案】D

【解析】约在餐后1/2~1小时内出现,在下次餐前自行消失。

6.消化性溃疡最常见的并发症是

A.上消化道出血

B.胃肠穿孔

C.幽门梗阻

D.癌变

E.休克

【答案】A

【解析】消化性溃疡主要指发生在胃和十二指肠的慢性溃疡。出血是消化性溃疡

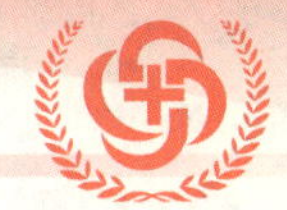

最常见的并发症，也是上消化道大出血最常见的病因。

7.X 线钡餐检查诊断消化性溃疡最有利的证据是

A.黏膜呈锯齿状增粗

B.有激惹及变形

C.龛影

D.充盈缺损

E.胃壁蠕动减少呈皮革状

【答案】C

8.下列除哪项外均适用于外科治疗

A.大量或反复出血，经内科治疗无效者

B.急性穿孔

C.胃炎

D.瘢痕性幽门梗阻

E.GV 癌变

【答案】C

9.患者因节律性上腹痛、恶心、呕吐、反酸，做胃镜检查，诊断为胃溃疡。其主要病因是

A.幽门螺杆菌感染

B.非甾体抗炎药

C.遗传因素

D.免疫因素

E.饮食不规律

【答案】A

10.患者，36 岁。节律性上腹痛、恶心、呕吐、反酸。胃镜检查诊断为胃溃疡。其溃疡多发生在

A.胃小弯

B.胃窦

C.胃底

D.胃体

E.胃和十二指肠

【答案】A

【解析】十二指肠溃疡多发生在球部，前壁比较常见。胃溃疡多在胃小弯。

11.患者，53 岁。反复上腹痛 5 年，腹痛常在饭后，持续 1~2 小时。近半年疼痛加剧，食欲减退，体重减轻。检查：贫血貌，左锁骨上触及肿大淋巴结，血沉 46 mm/h，大便隐血试验持续阳性。应首先考虑的是

A.慢性胆囊炎发作

B.十二指肠溃疡发作

C.胃溃疡伴幽门梗阻

D.胃溃疡恶变

E.复合性溃疡病

【答案】D

【解析】胃溃疡最常见的症状为上腹痛，而患者在饭后腹痛，提示为胃溃疡。癌变，主要见于长期胃溃疡病的患者，而近期的疼痛突然加剧，食欲减退，体重减轻均提示癌变；检查中又见贫血貌和肿大的淋巴结。A、B、C、E 一般不引起淋巴结肿大，C 的主要症状应为因梗阻导致的呕吐。

12.患者，女，30 岁。反复上腹痛 4 年，饥饿时加重，进食后减轻。近 1 周来进食后上腹部胀痛加重，但大量呕吐后减轻。查体：轻度脱水，上腹部膨隆有振水音。应首先考虑的是

A.多发性溃疡病

B.复合性溃疡病

C.胃溃疡恶变

D.十二指肠溃疡伴幽门梗阻

E.胃窦部溃疡伴急性穿孔

【答案】D

13.患者，男，38 岁。间歇性上腹痛 2 年，嗳气，食欲差，受凉后加剧。近 2 天来疼痛加剧，突然呕血 500 mL，为暗红色状块，继而排稀黑便 200 mL，出血后腹痛缓解。其最可能的出血原因是

A.胃癌

B.消化性溃疡

C.慢性胃炎

D.急性胃黏膜病变

E.食管静脉曲张破裂

【答案】B

（14~15 题共用备选答案）

A.在剑突下或偏左侧

B.多在中上腹正中或偏右侧

C.上腹痛顽固,放射至右上腹及背部

D.上腹痛剧烈,无规律性

E.忽然中上腹剧痛,后出现全腹痛

14.胃溃疡疼痛特点为

【答案】A

15.十二指肠溃疡疼痛特点为

【答案】B

第三节 胃癌

1.胃癌最好发的部位是

A.胃窦

B.胃小弯

C.贲门

D.胃体

E.胃底

【答案】A

【解析】多见于胃窦部,其次为胃小弯、贲门、胃体和胃底。

2.胃癌最常见、最早的转移方式是

A.直接蔓延

B.淋巴转移

C.血行转移

D.种植转移

E.上行转移

【答案】B

3.下列不属于进展期胃癌的是

A.溃疡型

B.浸润型

C.混合型

D.平坦型

E.蕈伞型

【答案】D

4.胃癌血行转移,首先转移到

A.肝脏

B.肺脏

C.骨骼

D.脑部

E.卵巢

【答案】A

【解析】胃癌血行转移常转移至肝,其次转移至肺、骨骼、脑、卵巢等部位,为晚期转移方式。

5.胃癌最常见的症状是

A.上腹疼痛

B.食欲减退

C.恶心、呕吐

D.呕血、黑便

E.低热乏力

【答案】A

6.胃溃疡癌变的疼痛特点是

A.慢性、周期性、节律性疼痛

B.右上腹痛向肩背部放射

C.失去原有节律性的上腹部疼痛

D.右上腹部持续性疼痛

E.上腹剧痛后蔓延全腹痛

【答案】C

7.胃癌淋巴结转移最常见的部位是

A.左腋窝下淋巴结

B.左锁骨上淋巴结

C.脐周淋巴结

D.胃周淋巴结

E.直肠淋巴结

【答案】B

【解析】胃癌淋巴结转移,除了腹内瘤旁淋巴结外,左锁骨上淋巴结转移率最高。

8.患者,男,60岁。上腹痛,食欲减退,持续黑便1月余。查体:上腹触及肿块。应首先考虑的是

A.胃癌

B.胃溃疡

C.慢性萎缩性胃炎

D.胃原发性淋巴瘤

E.食管癌

【答案】A

9.患者胃溃疡病史8年。因上腹痛、呕

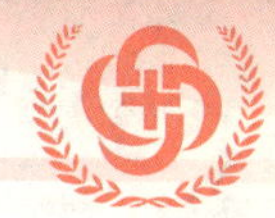

吐、消瘦来医院检查，诊断为胃癌中、晚期。其主要体征是

A.淋巴结肿大
B.腹部肿块
C.肝大
D.腹水
E.血栓性静脉炎

【答案】B

10.患者，男，45岁。近1个月来，因上腹部不适，食欲减退，体重减轻而疑诊为胃癌。为确诊，首选的检查方法是

A.癌胚抗原测定
B.大便隐血试验
C.胃液分析
D.X线钡餐检查
E.胃镜检查

【答案】E

【解析】胃镜检查是诊断早期胃癌最重要的手段，常与X线检查互补，可直接进行观察、摄影，并能在直视下冲洗、尼龙刷摩擦或活检，进行细胞学检查，可明显提高早期胃癌的诊断率。

第四节　溃疡性结肠炎

1.溃疡性结肠炎的好发部位是

A.升结肠
B.横结肠
C.降结肠
D.盲肠
E.直肠、乙状结肠

【答案】E

2.溃疡性结肠炎活动期的重要表现是

A.黏液脓血便
B.持续性剧烈腹痛
C.腹膜刺激征
D.口腔复发性溃疡
E.高热

【答案】A

【解析】溃疡性结肠炎可见腹泻，主要是黏液脓血便，它是本病活动期的重要表现。便质多数呈粥状，如果鲜血附于粪便表面，说明病变在直肠；如果血混于粪便中，说明病变在直肠以上。

3.溃疡性结肠炎诊断与鉴别诊断的最重要手段是

A.血常规
B.粪便检查
C.结肠镜检查
D.X线钡剂灌肠检查
E.B型超声

【答案】C

第五节　肝硬化

1.失代偿期肝硬化最常见的症状是

A.乏力
B.腹胀
C.腹痛
D.食欲减退
E.体重减轻

【答案】D

2.肝硬化出血倾向的主要原因是

A.维生素缺乏
B.血小板功能不良
C.凝血因子减少
D.毛细血管脆性增加
E.肝脏解毒功能下降

【答案】C

3.肝硬化内分泌失调引起的表现是

A.营养障碍
B.出血
C.肝掌、蜘蛛痣

D.贫血

E.腹泻、舌炎

【答案】C

4.肝硬化最常见的并发症是

A.上消化道出血

B.肝昏迷

C.肝肾综合征

D.感染

E.肝癌

【答案】A

【解析】肝硬化最常见的并发症是急性上消化道出血，是肝硬化的主要死因。表现为呕血与黑便，大量出血可引起出血性休克，并诱发腹水和肝性脑病。

5.晚期肝硬化最严重也是最常见的死亡原因是

A.上消化道出血

B.原发性肝癌

C.感染

D.肝肾综合征

E.肝性脑病

【答案】E

6.最有助于肝性脑病诊断的检查是

A.血尿素氮

B.血氨

C.血清胆红素

D.血糖

E.丙氨酸转氨酶

【答案】B

7.鉴别慢性迁延性肝炎与慢性活动性肝炎的最可靠指标是

A.病理检查见肝细胞多处碎屑样坏死

B.蜘蛛痣、肝掌

C.谷丙转氨酶活力明显升高

D.脾大

E.反复出现黄疸

【答案】A

8.下列哪项治疗措施用于肝硬化食管静脉破裂出血是错误的

A.吗啡镇静

B.输新鲜血

C.神经垂体素

D.内镜下注射硬化剂

E.普萘洛尔(心得安)口服或硝酸甘油舌下含服

【答案】A

9.降低血氨的药物是

A.口服氨苄西林

B.青霉素

C.谷氨酸钠

D.左旋多巴

E.维生素 B_6

【答案】C

10.患者，男，42 岁。2 年来经常腹胀，下肢浮肿，前胸有蜘蛛痣，腹水，肝未触及。脾大。应首先考虑的是

A.普通型病毒性肝炎

B.门脉性肝硬化

C.酒精性肝炎

D.肝细胞肝癌

E.慢性肝淤血

【答案】B

【解析】肝硬化失代偿期门脉高压的表现：肝脾大、侧支循环的建立、腹水。结合本题，蜘蛛痣为肝硬化的特征性体征。

11.患者，男，45 岁。因突然呕血入院。7 年前患乙肝，因肝功能损害曾多次住院治疗，近感腹胀、乏力。查体：脾大，腹水。应首先考虑的是

A.肺结核慢性空洞咯血

B.胃溃疡出血

C.急性支气管炎出血

D.肝硬化，食管下端静脉丛破裂出血

E.十二指肠溃疡出血

【答案】D

12.患者，男，42 岁。既往脾大，HBeAg 阳性。今晨排柏油样便约 200 mL。应首先考虑的是

A.急性糜烂性胃炎

B.消化性溃疡

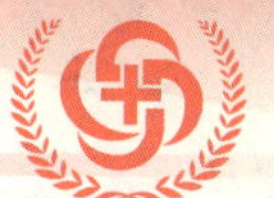

C.肝硬化

D.白血病

E.胃癌

【答案】C

13.患者，男，44 岁。不规则发热 3 个月。右肋下胀痛，颈部可见蜘蛛痣，肝肋下 4 cm，质硬，稍触痛，肝表面可闻血管杂音，脾肋下 1.5 cm；白细胞 5.0×10^9/L，中性占0.60，AFP<50 ng/mL，**ALT 60U，HBsAg（+）**。最可能的诊断是

A.肝脓肿

B.肝硬化并肝癌

C.慢性活动性肝炎

D.肝炎后肝硬化

E.肝豆状核变性

【答案】B

14.患者，男，54 岁。肝硬化腹腔积液，24 小时尿钠 110 mmoL（正常值 130～261 mmoL），24 小时尿钾 117 mmoL（正常值 51～102 mmoL）。选用何种利尿剂较好

A.氢氯噻嗪（双氢克尿噻）

B.利尿酸钠

C.螺内酯（安体舒通）

D.氯噻酮

E.呋塞米（速尿）

【答案】C

【解析】轻度腹水患者首选螺内酯；疗效不佳或腹水较多的患者，螺内酯和呋塞米联合应用。过快利尿易导致电解质紊乱，诱发肝性脑病、肝肾综合征等。

15.肝硬化患者因腹泻发生昏迷。血钾 2.5 mmol/L，血钠 135 mmol/L，血氯化物 112 mmol/L，血氨 146.5 mmol/L，血 pH 7.40。应选用的药物是

A.盐酸精氨酸

B.谷氨酸钠

C.谷氨酸钾

D.乳果糖

E.左旋多巴

【答案】C

16.患者，男，48 岁。近 3 年来疲劳乏力，食欲减退，间歇性鼻出血，齿龈出血，今晨进硬食后，突然呕血，并出现黑便。检查：血压明显下降。心率 120 次/分，腹部膨隆有移动性浊音，肝脾触诊不满意。应首选的止血措施是

A.肌注安络血

B.静滴止血环酸

C.冰水洗胃

D.三腔管压迫

E.迅速补充血容量

【答案】D

【解析】该病人 3 年来乏力、有出血倾向，进硬食后出现呕血、黑便和失血性休克，应考虑为肝硬化门脉高压食道胃底静脉破裂出血，首选的止血措施是急诊胃镜止血，次选三腔二囊管压迫止血，三选手术止血；药物止血常首选生长抑素或血管加压素。

（17～18 题共用备选答案）

A.男性乳腺发育

B.食管静脉曲张

C.氨中毒

D.凝血因子减少

E.黄疸

17.肝硬化时，门静脉高压可引起的症状

【答案】B

18.肝硬化时，肝性脑病的原因是

【答案】C

（19～20 题共用备选答案）

A.蜘蛛痣

B.脾大

C.肝掌

D.扑翼样震颤

E.出血倾向

19.肝硬化合并肝性脑病的特殊体征是

【答案】D

20.肝硬化门静脉高压的症状是

20.【答案】B

第六节　原发性肝癌

1.小肝癌是指

A.肝脏单个癌结节直径<1 cm,或 2 个癌结节直径<1 cm

B.肝脏单个癌结节直径<2 cm,或 2 个癌结节直径<2 cm

C.肝脏单个癌结节直径<3 cm,或 2 个癌结节直径<3 cm

D.肝脏单个癌结节直径<4 cm,或 2 个癌结节直径<4 cm

E.肝脏单个癌结节直径<5 cm,或 2 个癌结节直径<5 cm

【答案】C

【解析】孤立的直径<3 cm 的癌结节,或相邻两个癌结节直径之和<3 cm 者,称为小肝癌。

2.原发性肝癌肝内转移最常见的途径是

A.肝动脉

B.肝静脉

C.淋巴管

D.胆管系

E.肝门静脉

【答案】E

3.肝癌最常见、最重要的症状与体征是

A.食欲减退

B.进行性肝大及肝区痛

C.肝硬化表现

D.血性腹水

E.黄疸

【答案】B

4.提示肝癌伴有上消化道出血的表现是

A.突发急性腹痛

B.呕血、黑便

C.意识障碍

D.胸痛、气短

E.右上腹部血管杂音

【答案】B

5.哪项检查是诊断小肝癌的最好方法

A.B 型超声检查

B.放射性核素扫描

C.数字减影肝动脉造影

D.CT 检查

E.腹腔镜检查

【答案】C

6.患者肝区疼痛、恶心、呕吐、消瘦 4 个月。经检查诊断为肝癌。其特征性的体征是

A.进行性肝大

B.脾大

C.腹水

D.胸水

E.静脉曲张

【答案】A

(7~8 题共用备选答案)

A.肝细胞型

B.胆管细胞型

C.块状型

D.弥漫型

E.混合型

7.肝癌的组织学类型,最多见的是

【答案】A

8.肝癌的大体分型,最多见的是

【答案】C

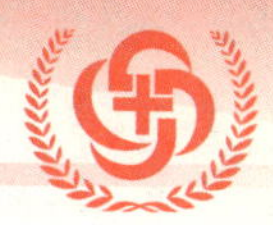

第四章　泌尿系统疾病

第一节　慢性肾小球肾炎

1.慢性肾小球肾炎的**主要发病机制**是

A.链球菌感染

B.病毒感染

C.感染后免疫损害

D.霉菌感染

E.健存肾单位代偿性高负荷

【答案】C

【解析】慢性肾小球肾炎的发病机制有多种,大多是免疫复合物疾病。

2.**慢性肾炎**患者,肾功能正常,有**大量蛋白尿**。饮食治疗,每天蛋白摄入量应是

A.1.0 g/kg

B.0.5 g/kg

C.3.0 g/kg

D.2.0 g/kg

E.3.0~4.0 g/kg

【答案】A

【解析】优质低蛋白饮食,蛋白质摄入量0.6~1 g/(kg·d),以优质蛋白(牛奶、蛋、瘦肉等)为主,控制饮食中磷的摄入,适量增加碳水化合物的摄入量。

3.患者因**慢性肾炎,血压160/95 mmHg**。为控制血压,首选的药物是

A.苯那普利

B.硝苯地平

C.呋塞米

D.利血平

E.降压灵

【答案】A

4.**尿蛋白<1 g/d时**,血压应控制在

A.<120/90 mmHg

B.<125/90 mmHg

C.<125/80 mmHg

D.<130/80 mmHg

E.<130/75 mmHg

【答案】D

5.慢性肾小球肾炎**尿液检查**中可见

A.白细胞管型

B.脂肪管型

C.透明管型

D.细菌管型

E.颗粒管型

【答案】E

【解析】尿液检查:蛋白尿、血尿及各种管型,晚期尿量减少。多为镜下血尿,尿畸形红细胞>80%,尿红细胞MCV<75 fl。可见颗粒管型。

6.成年男性。全身高度浮肿半年余。检查:血压正常,**腹部移动性浊音(+),尿蛋白(+++),尿中红细胞1~8个/高倍视野**,血清白蛋白/球蛋白比例2.1/2.0,**酚红排泄率45%**。应首先考虑的是

A.门脉性肝硬化

B.急性肾小球肾炎

C.慢性肾炎肾病型

D.慢性肾炎普通型

E.慢性肾盂肾炎

【答案】C

7.患者水肿、高血压、尿改变。经检查拟诊断为**慢性肾炎**。需与慢性肾盂肾炎鉴别,最主要的**鉴别点**是

A.尿细菌培养

B.尿蛋白

C.尿红细胞

D.尿管型

E.肾功能减退

【答案】A

8.患者,男,40 岁。低热、腰酸、夜尿增多7年。血压 16/12 kPA,尿蛋白(+),红细胞 0~3/HP,**白细胞(+),白细胞管型 1~2/HP,1 小时尿细胞排泄率白细胞>40 万/小时**,红细胞 6 万/小时,**尿素氮 60 mmol/L**。内生肌酐清除率 110 mL/min,诊断应考虑的是

A.慢性肾盂肾炎

B.慢性肾小球肾炎

C.肾病综合征

D.慢性膀胱炎

E.慢性肾衰竭

【答案】A

(9~10 题共用备选答案)

A.水肿、血尿、高血压

B.发作性肉眼血尿、无水肿及高血压

C.水肿、蛋白尿、高脂血症、低白蛋白血症

D.水肿、蛋白尿、血尿、高血压、低蛋白血症

E.蛋白尿、血尿、高血压、肾功能损害

9.**肾病综合征**的症状有

【答案】C

10.**慢性肾小球肾炎**的症状有

【答案】D

(11~12 题共用备选答案)

A.轻度水肿

B.大量蛋白尿

C.中度以上高血压

D.肾衰竭

E.贫血

11.慢性肾小球肾炎**高血压型**的主要特点是

【答案】C

12.慢性肾小球肾炎**肾病型**的主要特点是

【答案】B

第二节　尿路感染

1.尿路感染的**主要途径**是

A.上行性感染

B.血源性感染

C.淋巴源性感染

D.多途径感染

E.邻近感染的直接蔓延

【答案】A

2.下列各项,诊断**尿路感染**最有意义的是

A.畏寒、高热、白细胞增高

B.尿中大量红细胞

C.尿中白细胞>5/HP

D.尿培养菌落计数>10^5/mL

E.肾区叩击痛

【答案】D

3.膀胱炎的**突出表现**是

A.腰痛

B.发热

C.尿白细胞增多

D.尿细菌培养阳性

E.膀胱刺激征

【答案】E

4.下列哪项不属于急性肾盂肾炎的**诊断要点**

A.膀胱冲洗后尿培养阳性

B.反复发作的尿路感染病史

C.尿沉渣镜检见白细胞管型

D.尿 β_2 微量蛋白升高

E.尿渗透压降低

【答案】B

5.急性肾盂肾炎的**主要治疗措施**是

A.休息、饮水

B.服用复方磺胺甲唑

C.静脉滴注抗生素

D.血液透析

E.肾移植

【答案】C

6.患者,女,27岁。婚后1周,高热,尿频、尿急、尿痛。尿中白细胞40个/高倍视野,可见白细胞管型。其诊断是

A.急性肾炎

B.慢性肾炎急性发作

C.急性肾盂肾炎

D.慢性肾盂肾炎

E.膀胱炎

【答案】C

【解析】急性肾盂肾炎,起病急骤、寒战、畏寒、发热;全身不适、头痛、乏力;食欲减退、恶心、呕吐;尿频、尿急、尿痛;腰痛、肾区不适;上输尿管点压痛;肋腰点压痛;肾区叩击痛;膀胱区压痛等。

7.患者,女,32岁。近2年来间断发生尿路刺激症状,不发热。尿液检查可见白细胞与颗粒管型。应首先考虑的是

A.急性肾炎

B.慢性肾炎

C.急性肾盂肾炎

D.慢性肾盂肾炎

E.急性膀胱炎

【答案】D

8.患者,女,42岁。反复低热、腰酸3年,夜尿增多6个月,曾多次尿培养有大肠杆菌。尿常规:蛋白1.1g/L,红细胞4~5/HP。哪项检查是确诊慢性肾盂肾炎较可靠的方法

A.磁共振成像

B.中段尿培养

C.静脉肾盂造影

D.尿素氮、肌酐检测

E.肾CT扫描

【答案】C

9.患者,女,32岁,已婚。突发尿痛、尿频、尿急,腹痛半天。检查:肾区无叩痛,尿中白细胞(++),菌培养为大肠杆菌。其诊断的是

A.急性肾盂肾炎

B.肾结核

C.急性膀胱炎

D.肾结石

E.慢性肾炎

【答案】C

10.患者,女,46岁。既往有泌尿系统感染史,中段尿培养阳性。1周来尿频、尿急、腰酸。尿常规:蛋白280 mg/L,红细胞0~1/HP,白细胞(+)/HP,尿亚硝酸盐还原试验阳性,这提示尿中有

A.结核杆菌

B.粪链球菌

C.白色念珠菌

D.大肠杆菌

E.淋球菌

【答案】D

(11~12题共用备选答案)

A.10^2/mL

B.10^3/mL

C.$<10^4$/mL

D.$10^4\sim10^5$/mL

E.$\geq10^5$/mL

11.确诊尿路感染,尿细菌定量培养的每毫升菌落数是

【答案】E

12.尿培养判断为尿液污染,每毫升菌落数是

【答案】C

【解析】如细菌定量培养菌落计数$\geq10^5$/mL,可确诊。如菌落计数为$10^4\sim10^5$/mL,结果可疑。如$<10^4$/mL,多为污染。

第三节 慢性肾衰竭

1.慢性肾衰竭的最常见病因是

A.高血压性肾硬化

B.原发性肾小球肾炎

C.糖尿病肾病

D.多囊肾

E.狼疮肾炎

【答案】B

2.慢性肾衰竭的首发症状是

A.酸碱平衡紊乱

B.高血压

C.食欲不振、恶心、呕吐

D.乏力、失眠、记忆力减退

E.骨质疏松症

【答案】C

【解析】慢性肾衰竭患者最早出现的症状经常是在消化系统,通常表现为食欲不振、恶心、呕吐等。患者口中有异味,可有消化道出血。

3.哪项指标最能反映肾功能损害程度

A.尿比重低而固定于 1.010

B.尿红细胞数

C.尿白细胞数

D.尿管型数

E.尿蛋白量

【答案】A

4.女性患者。血尿酸>600 μmol/L 时,应给予降尿酸治疗,首选的药物是

A.别嘌呤醇

B.甘露醇

C.抗组胺药

D.碳酸钙

E.环孢素 A

【答案】A

【解析】血尿酸>600 μmol/L(女),>780 μmol/L(男)应给予降尿酸治疗,首选别嘌呤醇。

5.患者,男,65 岁。因大量上消化道出血,血压降至 80/50 mmHg,经输血补液血压升至正常,出血停止,但出现少尿,24 小时尿量 200 mL,拟诊断为急性肾衰竭。哪项检查对确诊最有意义

A.血常规

B.尿常规+密度

C.血肌酐

D.血气分析

E.血电解质测定

【答案】C

6.患者,男,40 岁。间歇性水肿 10 年,恶心、呕吐 1 周。查血压 20/13.3 kPa(150/100 mmHg),Hb80 g/L,尿蛋白(++),蜡样管型(+),血 BUN 40 mmol/L,Cr 760 mmol/L,血钾 5.5 mmol/L,最适宜的首选治疗是

A.降压治疗

B.利尿剂

C.饮食治疗

D.纠正贫血

E.血液透析

【答案】E

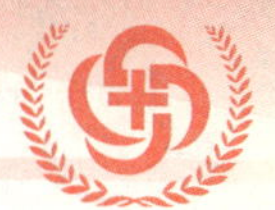

第五章　血液系统疾病

第一节　缺铁性贫血

1.缺铁性贫血的典型血象为

A.血红蛋白较红细胞减少更为明显

B.正细胞正色素性贫血

C.小细胞低色素性贫血

D.大细胞低色素性贫血

E.血红蛋白与红细胞成比例减少

【答案】C

2.缺铁性贫血时，血清铁蛋白测定可作为缺铁依据的是

A.<6 μg/L

B.<8 μg/L

C.<10 μg/L

D.<11 μg/L

E.<12 μg/L

【答案】E

3.患者服用铁剂后，网织红细胞开始上升，多长时间达到高峰

A.3 天

B.7 天

C.5～10 天

D.2 周后

E.1～2 个月

【答案】C

【解析】服用铁剂后，患者网织红细胞开始上升，5～10 天达高峰，血红蛋白多在治疗 2 周后开始升高，1～2 个月后恢复正常。血红蛋白恢复正常后，仍应继续服用铁剂 3～6 个月，待铁蛋白正常后停药。

4.患者，女，26 岁。头晕、乏力半年，近 2 年每次月经经期持续 7～8 天，有血块。红细胞数 3.0×10^{12}/L，血红蛋白 65 g/L，血清铁蛋白 10μ g/L，血清叶酸 16 ng/mL，维生素 B_{12}600 pg/mL，网织红细胞 0.015。最可能的诊断是

A.营养性巨幼细胞性贫血

B.缺铁性贫血

C.溶血性贫血

D.再生障碍性贫血

E.海洋性贫血

【答案】B

第二节　再生障碍性贫血

1.下列各项不属于再生障碍性贫血的临床表现的是

A.发热

B.出血

C.感染

D.肝脾大

E.面色苍白

【答案】D

【解析】再生障碍性贫血的主要临床表现为贫血、出血及感染，一般没有淋巴结肿大及肝脾大。

2.治疗慢性再生障碍性贫血，应首选的药物是

A.叶酸

B.维生素 B_{12}

C.硫酸亚铁

D.雄性激素

E.马利兰

【答案】D

【解析】再生障碍性贫血是一种获得性

骨髓造血功能衰竭症。雄激素为再生障碍性贫血的首选用药。

3.患者,女,28岁。因皮肤紫癜1个月,高热、口腔黏膜血疱、牙龈出血不止2天住院。肝、脾、淋巴结不大、胸骨无压痛。查体:Hb 40 g/L, WBC 2.0×10^9/L, RBC 15×10^{12}/L。骨髓增生极度减低,全片未见巨核细胞。诊断首先考虑的是

A.急性再生障碍性贫血

B.慢性再生障碍性贫血

C.血小板减少性紫癜

D.急性白血病

E.过敏性紫癜

【答案】A

第三节 急性白血病

1.急性白血病所引起的感染最常见的致病菌为

A.金黄色葡萄球菌

B.厌氧菌

C.革兰阴性杆菌

D.白色念珠菌

E.表皮葡萄球菌

【答案】C

2.急性白血病的贫血是

A.巨幼红细胞性贫血

B.正细胞正色素性贫血

C.小细胞低色素性贫血

D.大细胞低色素性贫血

E.血红蛋白与红细胞成比例减少

【答案】B

3.白细胞不增多性白血病的血象为

A.WBC>100×10^9/L

B.WBC<100×10^9/L

C.WBC<10×10^9/L

D.WBC>1.0×10^9/L

E.WBC<1.0×10^9/L

【答案】E

【解析】WBC>100×10^9/L,高白细胞白血病;WBC<1.0×10^9/L,称为白细胞不增多性白血病。

4.确诊白血病的依据是

A.血象

B.骨髓象

C.细胞化学染色

D.免疫学检查

E.血液生化检查

【答案】B

【解析】①骨髓象是确诊白血病的依据。多数病例骨髓象增生明显活跃或极度活跃。②细胞化学染色有助于急性白血病的分类鉴别。③细胞遗传学检查有助于白血病的诊断分型及治疗监测。

5.急性白血病的特点是

A.全血细胞减少

B.嗜碱粒细胞增多

C.骨髓中原始细胞明显增多

D.酸化溶血试验阳性

E.网织红细胞增多

【答案】C

6.VP方案常用于治疗

A.急性粒细胞白血病

B.急性淋巴细胞白血病

C.慢性粒细胞白血病

D.慢性淋巴细胞白血病

E.慢性再生障碍性贫血

【答案】B

7.患者,女,34岁。发热,牙龈出血,皮肤瘀斑4天。体检:贫血面容,胸骨压痛阳性,肝肋下3 cm,脾肋下3 cm,血红蛋白68 g/L,白细胞48×10^9/L,骨髓检查:原始细胞90%,过氧化物酶阴性,糖原(PAS)反应粗颗状阳性,非特异性酯酶阴性,血清溶菌酶降低。诊断为

A.急性粒细胞白血病

B.急性早幼粒细胞白血病

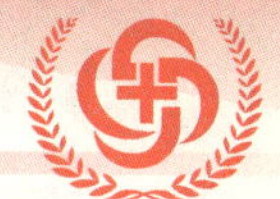

C.急性淋巴细胞白血病
D.急性单核细胞白血病
E.急性红白血病
【答案】C

第四节　白细胞减少症

1.白细胞减少症是指
A.周围血白细胞持续低于 $5.0×10^9/L$
B.周围血白细胞持续低于 $4.0×10^9/L$
C.周围血白细胞持续低于 $3.0×10^9/L$
D.周围血白细胞持续低于 $2.0×10^9/L$
E.周围血白细胞持续低于 $1.0×10^9/L$
【答案】B
【解析】周围血白细胞持续低于 $4.0×10^9/L$,称为白细胞减少症;周围血白细胞低于 $2.0×10^9/L$,称为粒细胞显著减少;低于 $0.5×10^9/L$ 或消失,称为粒细胞缺乏症。

2.粒细胞缺乏症可出现的临床表现是
A.进行性贫血
B.皮肤、鼻腔等处发生坏死性溃疡
C.皮肤、黏膜出血
D.频繁性呕吐
E.胸骨压痛
【答案】B

3.白细胞减少症出现在
A.粒细胞减少
B.红细胞减少
C.淋巴细胞减少
D.血小板减少
E.网织红细胞减少
【答案】A

第五节　特发性血小板减少性紫癜

1.关于特发性血小板减少性紫癜,下列哪项是正确的
A.多见于成人
B.多见于男性
C.骨髓巨核细胞以幼稚型为主
D.大多数患者可迁延不愈为慢性型
E.血小板寿命正常
【答案】C
【解析】特发性血小板减少性紫癜(ITP)属于自身免疫性血小板减少性紫癜,为最常见的一种血小板减少性紫癜,特点为血小板寿命缩短,骨髓巨核细胞增多但成熟障碍,以幼稚型为主。血小板更新率加速。急性型多见于儿童,慢性型好发于青年女性。

2.血小板减少可出现的临床表现是
A.进行性贫血
B.皮肤、鼻腔等处发生坏死性溃疡
C.皮肤、黏膜出血
D.频繁性呕吐
E.胸骨压痛
【答案】C

3.患者,女,20 岁。四肢皮肤反复出现紫斑 1 年。检查:肝、脾不大,轻度贫血,血小板 $60×10^9/L$,骨髓颗粒型巨核细胞比例增加。其诊断是
A.急性白血病
B.再生障碍性贫血
C.脾功能亢进
D.过敏性紫癜
E.特发性血小板减少性紫癜
【答案】E
【解析】特发性血小板减少性紫癜是小儿最常见的出血性疾病,其特点是自发性出血,血小板减少,出血时间延长和血块收缩不良。骨髓中巨核细胞的发育受到抑制。

第六章 内分泌及代谢疾病

第一节 甲状腺功能亢进症

1.下列除哪项外,均为甲状腺功能亢进症的表现

A.甲状腺肿大

B.情绪激动

C.周围血管体征

D.肝大

E.心动过缓

【答案】E

2.甲状腺功能亢进症危象的主要临床表现是

A.心率加快、血压高、头晕、头痛

B.心率>140次/分、体温>39 ℃、腹泻

C.心悸、气促、呕吐、腹泻

D.发绀、鼻翼扇动、心悸、出汗

E.面色苍白、四肢厥冷、呼吸困难

【答案】B

3.患者甲状腺摄^{131}I率增高,且高峰前移,提示其为

A.地方性甲状腺肿

B.单纯性甲状腺肿

C.亚急性甲状腺炎

D.毒性弥漫性甲状腺炎

E.慢性淋巴细胞性甲状腺炎

【答案】D

4.甲亢患者,给予他巴唑20 mg,1日3次,在家中治疗。半月后应到医院复查哪项检查

A.心率、心律

B.心电图

C.甲状腺大小

D.白细胞计数

E.突眼程度

【答案】D

5.哪项指标对不典型甲亢诊断最有意义

A.血胆固醇减低

B.血清总T_3值增高

C.血清蛋白结合碘值增高

D.基础代谢率增高

E.甲状腺摄^{131}I率增高

【答案】B

6.甲亢术前加服碘剂的主要目的是

A.减少甲状腺素释放

B.抑制术后纤维组织增生

C.减少甲状腺血供,使腺体质地更坚实

D.抑制自身免疫使术后不因诱发自身免疫而导致甲状腺功能减退

E.以上都不是

【答案】C

7.甲状腺素的作用哪项最重要

A.促进糖、蛋白及脂肪代谢

B.促进脑的发育

C.促进热能代谢

D.促进水盐代谢

E.增加心脏功能

【答案】C

8.哪种药物可治疗毒性弥漫性甲状腺肿患者的部分症状,但不能降低甲状腺合成、释放甲状腺激素

A.普萘洛尔(心得安)

B.卡比马唑(甲亢平)

C.丙基硫氧嘧啶

D.复方碘溶液

E.甲巯咪唑(他巴唑)

【答案】A

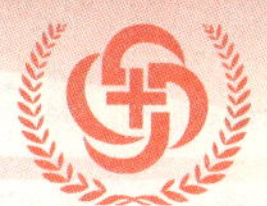

第二节 糖尿病

1. I 型糖尿病的临床表现是
A.有明显的三多一少症状
B.中老年多见
C.肥胖者多见
D.起病缓,症状轻
E.对胰岛素较不敏感
【答案】A
2.糖尿病最常见最严重的急性并发症是
A.心血管病变
B.非特异性感染
C.肺结核
D.酮症酸中毒
E.低血糖昏迷
【答案】D
【解析】急性并发症,少数患者以糖尿病酮症酸中毒或高渗性非酮症性糖尿病昏迷等急性并发症为首发表现。
3.哪项是糖尿病患者失明的主要原因
A.视网膜剥离
B.白内障
C.青光眼
D.视网膜微血管瘤
E.视网膜出血
【答案】A
4.患者,男,14 岁。患 I 型糖尿病 2 年,近日在家中用胰岛素治疗,突然发生昏迷。其昏迷原因最可能是
A.糖尿病高渗性昏迷
B.乳酸性酸中毒
C.呼吸性酸中毒
D.尿毒症酸中毒
E.低血糖昏迷
【答案】E
【解析】1 型糖尿病应用胰岛素治疗的常见并发症为胰岛素应用过量导致低血糖,进而昏迷。
(5~6 题共用备选答案)
A.空腹血糖
B.糖基化血红蛋白
C.尿糖
D.胰岛素释放试验
E.葡萄糖耐量试验
5.诊断糖尿病最好的指标是
【答案】E
6.判断糖尿病控制程度的指标是
【答案】B

第七章　结缔组织病

第一节　类风湿性关节炎

1.类风湿性关节炎的关节表现最早出现的是

A.畸形

B.晨僵

C.疼痛

D.肿胀

E.功能障碍

【答案】C

2.类风湿关节炎最常见的关节外表现是

A.类风湿结节

B.发热

C.皮下结节

D.贫血

E.心包炎

【答案】A

【解析】类风湿结节，是最常见的关节外表现，结节大小不一，质硬，无压痛，多对称性分布。

3.类风湿关节炎首选缓解病情的药物是

A.生物制剂

B.甲氨蝶呤

C.来氟米特

D.抗疟药

E.金制剂

【答案】B

【解析】抗风湿药物，有延缓疾病进展的作用，一般首选甲氨蝶呤，并将它作为联合治疗的基本药物。

第二节　系统性红斑狼疮

1.下列描述中哪项是系统性红斑狼疮最具特征的临床表现

A.多发性口腔溃疡

B.蝶形红斑

C.雷诺现象

D.光过敏

E.肾小管酸中毒

【答案】B

2.下列哪项与系统性红斑狼疮诊断有关

A.肌痛

B.脱发

C.腹痛、恶心

D.肝功能异常

E.梅毒血清学试验假阳性

【答案】E

3.系统性红斑狼疮的首选治疗药物是

A.肾上腺糖皮质激素

B.细胞毒药物

C.环孢素

D.雷公藤总苷

E.免疫球蛋白

【答案】A

4.糖皮质激素治疗系统性红斑狼疮的作用机制是

A.抗休克

B.控制炎症、抑制免疫反应

C.控制感染

D.抗过敏

E.抗内毒素

【答案】B

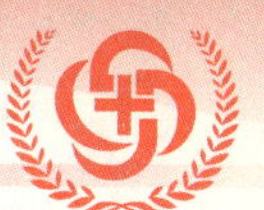

第八章 神经系统疾病

第一节 癫痫

1.哪项是诊断癫痫重要的辅助诊断依据

A.神经系统检查

B.询问病史

C.脑电图检查

D.CT 扫描

E.脑脊液检查

【答案】C

2.患者突然意识丧失,全身抽搐,面色发绀,口吐白沫,小便失禁,5~6 分钟后意识逐渐清醒。可能的是

A.舞蹈病

B.癔症

C.癫痫

D.震颤麻痹

E.手足搐搦症

【答案】C

3.患儿,男,14 岁。1 年来常出现写作业时铅笔跌落,伴呆坐不动约 10 秒左右。脑电图显示阵发性对称、同步的 3 Hz 棘慢波发放,最可能的诊断是

A.癫痫小发作

B.癫痫大发作

C.精神运动性发作

D.局限性发作

E.儿童良性中央回-颞叶癫痫

【答案】A

【解析】典型失神发作通常称小发作。多见于儿童或少年。患者突然短暂的意识丧失,停止当时的活动,呼之不应,两眼瞪视不动,为 5~30 秒,无先兆和局部症状;可伴有简单的自动性动作,如擦鼻、咀嚼、吞咽等,手中持物可坠落,一般不会跌倒。

4.患者,男,26 岁。近年来有多次强直,阵挛,昏睡发作,一般数分钟内意识恢复,发作前胸腹有气上冲感。属于癫痫的是

A.大发作

B.失神小发作

C.精神运动性发作

D.局限性发作

E.癫痫持续状态

【答案】A

5.患者,男,40 岁。近年来反复发作全身强直,阵挛,昏睡。本次发作强直,阵挛持续时间达 90 分钟以上。应首先考虑的是

A.癔病性发作

B.癫痫合并低钙血症

C.急性脑出血

D.急性脑栓塞

E.癫痫持续状态

【答案】E

【解析】癫痫持续状态是指 1 次发作持续时间超过 30 分钟,或者发作次数频繁且两次发作间歇期患者意识不恢复。

第二节 脑梗死

1.完全性脑卒中发病后病情达到高峰的时间一般是

A.<2 小时

B.<6 小时

C.<12 小时

D.<24 小时

E.<36 小时

【答案】B

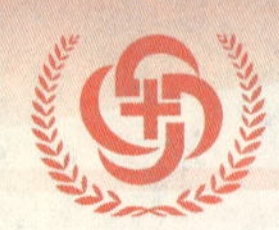

【解析】完全性脑卒中，发病后神经功能缺失症状较重较完全，常有完全性瘫痪及昏迷，于数小时内（<6 小时）达到高峰。

2.何时做头部 CT 检查诊断脑梗死阳性率较高

A.发病 6 小时以后

B.发病 12 小时以后

C.发病 48 小时以后

D.发病 18 小时以后

E.发病 1 周以后

【答案】C

（3~4 题共用备选答案）

A.高血压性小动脉硬化

B.心源性脑栓塞

C.肾病综合征

D.感染性心内膜炎

E.动脉粥样硬化

3.脑栓塞最常见的病因是

【答案】B

4.动脉血栓性脑梗死最常见的病因是

【答案】E

第三节　脑出血

1.内囊区出血的临床表现是

A.高热

B.抽搐

C.三偏征

D.脑膜刺激征明显

E.脑脊液大多正常

【答案】C

2.头颅 CT 可见脑内高密度灶，多伴有偏瘫和意识障碍。属于

A.脑栓塞

B.脑出血

C.蛛网膜下腔出血

D.动脉血栓性脑梗死

E.脑膜炎

【答案】B

3.脑出血患者治疗时，控制抽搐，应首选的药物是

A.尼卡地平

B.呋塞米

C.甘露醇

D.苯妥英钠

E.卡托普利

【答案】D

【解析】控制抽搐，首选静脉注射苯妥英钠 5~10 mg/kg，或地西泮每次 5~10 mg 静脉注射，可重复使用。

4.患者，男，61 岁。突然意识不清 1 小时。头颅 CT 显示右侧大脑半球 3 cm×3 cm×6 cm 高密度影。最可能的诊断是

A.昏厥

B.脑出血

C.脑血栓形成

D.脑栓塞

E.高血压脑病

【答案】B

第四节　蛛网膜下腔出血

1.蛛网膜下腔出血最常见的病因是

A.高血压脑动脉硬化

B.脑动静脉畸形

C.脑底囊性动脉瘤破裂

D.脑动脉炎

E.颅内肿瘤

【答案】C

2.蛛网膜下腔出血的主要体征是

A.昏迷

B.心脏病

C.脑膜刺激征

D.三偏征

E.血性脑脊液

【答案】C

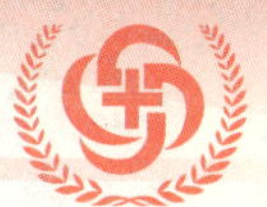

第九章　常见急危重症

第一节　心脏骤停与心脏性猝死

1.心脏骤停最常见的病因是

A.急性心肌炎

B.主动脉瓣膜病变

C.窦房结病变

D.冠状动脉粥样硬化性心脏病

E.预激综合征

【答案】D

【解析】心脏骤停病因以冠状动脉粥样硬化性心脏病最为常见，其他的有心肌病、急性心肌炎、主动脉瓣膜病变、二尖瓣脱垂、窦房结病变、预激综合征及先天性和获得性Q-T间期延长综合征等。

（2~3题共用备选答案）

A.瞳孔突然扩大

B.颈动脉和股动脉搏动消失

C.呼吸停止

D.意识丧失

E.心室颤动

2.尽早判断心脏骤停的最佳指标是

【答案】B

3.心脏骤停最常见的病理变化是

【答案】E

第二节　休克

1.下列关于休克病因，不属于按病因分类的是

A.失血性休克

B.烧伤性休克

C.低血容量性休克

D.神经源休克

E.过敏性休克

【答案】C

（2~3题共用备选答案）

A.多巴胺

B.多巴酚丁胺

C.异丙肾上腺素

D.肾上腺素

E.去甲肾上腺素

2.常用于过敏性休克的药物是

【答案】D

3.常用于心源性休克的药物是

【答案】B

第三节　上消化道出血

1.上消化道出血范围是

A.贲门以上出血

B.幽门以上出血

C.回盲部以上出血

D.Treitz韧带以上出血

E.空回肠交界以上处出血

【答案】D

【解析】上消化道出血的范围Treitz屈氏韧带以上：包括食管、胃、十二指肠、空肠上段和胰胆道。

2.下列不属于上消化道出血临床表现的是

A.贫血

B.呕血与黑便

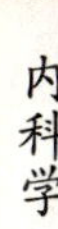

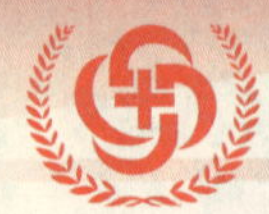

C.低热

D.尿素氮浓度降低

E.周围循环衰竭

【答案】D

3.可出现周围循环衰竭表现的消化道出血量是

A.>50 mL

B.>300 mL

C.>400 mL

D.>1 000 mL

E.>1 500 mL

【答案】D

4.黑便出现一般说明出血量为

A.20~30 mL

B.30~40 mL

C.50 mL 以上

D.100 mL 以上

E.200 mL 以上

【答案】C

5.下列各项不属于食管胃底静脉曲张破裂大出血时止血治疗的是

A.提高胃内 pH 值

B.食管静脉曲张套扎术

C.硬化栓塞疗法

D.气囊压迫止血

E.经皮经颈静脉肝穿刺肝内门体分流术

【答案】A

第四节　急性中毒

1.口服中毒的患者,中毒时间较长超过 6 小时应用下列哪种治疗措施

A.催吐

B.洗胃

C.导泻

D.灌肠

E.吸氧

【答案】D

【解析】灌肠:用于中毒时间较长>6 小时的患者,常用微温肥皂水高位连续灌肠。

2.中毒严重,虽经积极支持治疗但情况仍日趋恶化时,应采取哪项措施

A.利尿

B.催吐

C.吸氧

D.导泻

E.血液透析

【答案】E

3.下列各项不能促进吸收的毒物排出的是

A.利尿

B.吸氧

C.改变尿液酸碱度

D.血液透析

E.呼吸抑制剂

【答案】E

4.某地因煤气外溢使多人中毒,其中昏迷者被送到医院。此时最有效的抢救措施是

A.鼻导管吸氧

B.高压氧治疗

C.亚冬眠治疗

D.血液透析

E.20%甘露醇快速静脉滴入

【答案】B

【解析】高压氧舱治疗可增加血液中溶解氧,提高动脉血氧分压,促进氧气向组织弥散,从而迅速纠正缺氧,为最有效的治疗方法。

5.有机磷农药中毒的瞳孔变化是

A.瞳孔扩大

B.瞳孔缩小

C.瞳孔呈白色

D.两瞳孔大小不等

E.瞳孔形状不规则

【答案】B

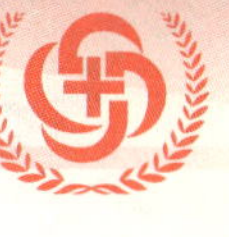

6.有机磷中毒与哪项因素有关

A.毒物直接损害中枢神经系统

B.毒物与体内胆碱酯酶迅速结合为磷酰化胆碱酯酶

C.毒物损害运动神经终板

D.毒物损害副交感及交感神经的节后纤维

E.毒物直接损害交感与副交感神经的节前纤维

【答案】B

【解析】有机磷杀虫药进入到人体以后,以其磷酸根与胆碱酯酶的活性部分紧密结合,形成稳定的磷酰化胆碱酯酶,使胆碱酯酶失去水解乙酰胆碱的能力,从而导致体内胆碱能神经末梢释放的乙酰胆碱蓄积过多,作用于胆碱能受体,使其先过度兴奋,而后抑制,最终衰竭,从而产生一系列中毒症状,严重时可因昏迷、呼吸衰竭而发生死亡。

7.有机磷杀虫药中毒最主要的死因是

A.肺水肿

B.中毒性心肌炎

C.中毒性休克

D.急性肾衰竭

E.电解质、酸碱平衡紊乱

【答案】A

8.抢救有机磷农药中毒时,阿托品用量根据哪项而定

A.该农药毒性的高低

B.该农药中毒的途径

C.该农药中毒的剂量

D.全血胆碱酯酶活力降低程度

E.该农药中毒的程度和治疗反应

【答案】E

【解析】阿托品能缓解 M 毒蕈碱样症状和对抗呼吸中枢抑制,对 N 烟碱样症状无效,无恢复胆碱酯酶活力的作用。

9.患者,女,36 岁。被人发现时躺在公园一角落呈半昏迷状态。查体:神志不清,两瞳孔针尖样大小,口角流涎,口唇紫绀,两肺满布水泡音,心率 60 次/分,肌肉有震颤。应首先考虑的是

A.癫痫大发作

B.严重心律失常

C.左心功能衰竭

D.有机磷农药中毒

E.安眠药中毒

【答案】D

第五节　中暑

1.热痉挛的发病机制是

A.缺钙

B.周围血管扩张

C.体内热量积蓄,体温过高

D.大量出汗使水、盐丢失过多

E.散热障碍

【答案】D

2.热射病典型临床表现为

A.恶心

B.呕吐

C.高热

D.头痛

E.胸闷

【答案】C

3.热射病的关键性治疗措施

A.降温治疗

B.补充水、电解质

C.应用糖皮质激素

D.用升压药

E.把患者转移到通风阴凉处

【答案】A

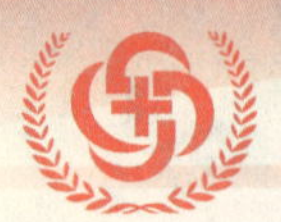

第十二篇　传染病学

刷分题库

抢分直播

第一章　传染病学总论

配套名师精讲课程

第一节　感染与免疫

1.下列关于感染过程的描述,错误的是

A.病原体与人体相互作用,相互斗争的过程称为感染过程

B.感染过程的构成必须具备病原体、人体和外环境三个因素

C.病原体侵入人体,临床上出现相应的症状、体征则意味着感染过程的开始

D.病原体侵入的数量越大,出现显性感染的危险越大

E.病原体的致病力包括毒力、侵袭力、病原体数量和变异性

【答案】C

【解析】病原体通过各种途径进入人体,就意味着感染过程的开始,而临床上是否出现相应的症状、体征,则写决于病原体的致病力和机体的免疫功能。

2.病原体侵袭人体后,不出现或仅出现不明显的临床表现,但通过免疫学检查可发现对入侵病原体产生了特异性免疫反应,称为

A.潜在性感染

B.健康携带者

C.隐性感染

D.显性感染

E.不典型病例

【答案】C

【解析】题干给出的内容是典型的隐性感染的特点。隐性感染又称亚临床感染,是指病原体侵袭人体后,仅导致机体发生特异性免疫应答,而不引起或只引起轻微的组织损伤,因而在临床上不显出任何症状和体征,甚至亦无生化变化,只能通过免疫学检查才能发现的感染。

3.病原体侵入人体后,寄生在机体的某些部位,机体免疫功能使病原体局限化,但不足以将病原体清除,待机体免疫功能下降时,才引起疾病。此种表现属于

A.病原携带状态

B.潜伏性感染

C.隐性感染

D.显性感染

E.机会性感染

【答案】B

4.病原体侵入人体后引起疾病,主要取决于

A.机体的保护性免疫力

B.病原体的侵入途径和特异性定位
C.病原体的毒力与数量
D.机体的天然屏障作用
E.病原体的致病力与机体的免疫功能
【答案】E
【解析】病原体通过各种途径进入人体，就意味着感染过程的开始，而是否出现相应的症状、体征，则取决于病原体的致病力和机体的免疫功能。

5.在感染过程中最常见的是
A.潜伏期携带者
B.健康携带者
C.慢性携带者
D.隐性感染
E.显性感染
【答案】D
【解析】传染病的表现形式在不同传染病中各有侧重，一般来说隐性感染最常见，病原携带状态次之，显性感染最少，但一旦出现则易识别。

（6~8 题共用备选答案）
A.病原体侵入机体后发生了免疫反应但未引起明显的组织损伤
B.病原体引起了明显的免疫反应和组织损伤
C.病原体寄生在机体组织内，不引起组织损伤，但在机体免疫功能下降时可引起损伤，出现症状和体征
D.机体无明显症状但病原体可长期存在并可排出体外
E.病原体被特异性免疫反应清除

6.病原携带者的特点
【答案】D
7.潜伏性感染的特点
【答案】C
8.隐性感染的特点
【答案】A

第二节　传染病的流行过程

1.下列哪项不属于传染源
A.传染病病人
B.隐性感染者
C.蚊子
D.病原携带者
E.受感染的动物
【答案】C

2.传染病流行过程的基本条件
A.病原体、动物、易感人群
B.病原体、易感人群和他们所处的环境
C.传染源、传播途径、易感人群
D.传染源、传播途径、病原体
E.社会环节、自然环节、人文环节
【答案】C
【解析】传染病流行过程的三个基本条件是传染源、传播途径和易感人群。传染源是指病原体已在体内生长繁殖并能将其排出体外的人和动物；传播途径是指病原体离开传染源后，到达另一个易感者的途径；易感人群是指对某一种传染病缺乏特异性免疫力的人群。

第三节　传染病的特征

1.下列不属于传染病基本特征的是
A.有流行病学特征
B.有传染性
C.病情发展有阶段性
D.有病原体
E.有感染后免疫
【答案】C

2.根据急性传染病的发生、发展和转归，

通常分为

A.前驱期、出疹期、恢复期

B.初期、极期、恢复期

C.潜伏期、前驱期、症状明显期、恢复期

D.体温上升期、极期、体温下降期

E.早期、中期、晚期

【答案】C

3.确定一种传染病的检疫期限是根据该病的

A.最长潜伏期

B.平均潜伏期

C.最短潜伏期

D.恢复期

E.前驱期

【答案】A

【解析】潜伏期是指从病原体进入人体起，至开始出现临床症状为止的时期，是确定检疫期的重要依据及诊断的参考。

4.潜伏期是指

A.自病原体侵入机体至典型症状出现

B.自病原体侵入机体至排出体外

C.自病原体侵入机体至临床症状开始出现

D.自接触传染源至患者开始出现症状

E.自接触传染源至典型症状出现

【答案】C

5.传染病潜伏期的最重要意义在于

A.有利于传染病的诊断

B.估计病情的预后

C.是检疫工作观察、留验接触者的重要依据

D.预测疫情

E.指导治疗

【答案】C

6.充分表现出该病特有的症状和体征的是

A.潜伏期

B.前驱期

C.症状明显期

D.恢复期

E.后遗症

【答案】C

第四节 传染病的诊断

1.传染病病原学诊断的“金指标”是

A.血常规检查

B.病原学检查

C.免疫学检测

D.内镜检查

E.影像学检查

【答案】B

【解析】病原体的直接检出或分离培养出病原体是传染病病原学诊断的金指标。

2.流行病学资料包括

A.职业

B.年龄

C.免疫接种史

D.流行季节与地区

E.以上都是

【答案】E

第五节 传染病的治疗

1.传染病的治疗措施中，下列哪一项最关键

A.一般治疗

B.病原学治疗

C.对症治疗

D.康复治疗

E.中医中药治疗

【答案】B

2.下列不用隔离治疗的患者是

A.鼠疫、霍乱和炭疽

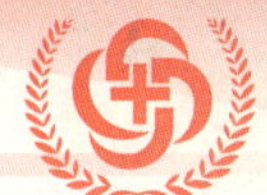

B.甲类传染病患者和病原携带者

C.疑似甲类传染病患者

D.除了艾滋病患者、肺炭疽患者以外的乙类传染病

E.痢疾患者

【答案】E

第六节　传染病的预防

1.下列传染病防治法立法目的说法正确的是

A.为了预防传染病的发生与流行

B.为了控制传染病的发生与流行

C.为了消除传染病的发生与流行

D.为了保障人体健康和公共卫生

E.以上皆对

【答案】E

2.对于肠道传染病起主导作用的预防措施是

A.隔离患者

B.治疗带菌者

C.预防性服药

D.预防接种

E.切断传播途径

【答案】E

【解析】对于消化道传染病、虫媒传染病以及许多寄生虫病来说，切断传播途径通常是起主导作用的预防措施。

3.保护易感人群采用的最重要的措施是

A.使用转移因子等免疫激活剂

B.预防性使用抗生素

C.使用高价免疫球蛋白

D.接种疫苗、菌苗或类毒素等

E.增加营养

【答案】D

4.属于甲类传染病的是

A.艾滋病

B.病毒性肝炎

C.伤寒

D.霍乱

E.阿米巴性痢疾

【答案】D

5.我国对传染病防治实行方针说法正确的是

A.国家对传染病防治实行预防为主的方针

B.防治结合

C.分类管理

D.依靠科学、依靠群众

E.以上皆对

【答案】E

第二章 病毒感染

第一节 病毒性肝炎

1.甲型肝炎病毒具有哪项特点

A.是脱氧核糖核酸(DNA)病毒

B.黑猩猩和绒猴易感,但不能传代

C.甲型肝炎病毒感染后易成慢性携带者

D.在细胞培养中HAV引起细胞病变

E.只有一个血清型和一个抗原抗体系统

【答案】E

2.甲型肝炎病毒的主要传播途径是

A.血液及血制品

B.垂直传播

C.媒介生物

D.粪-口途径

E.呼吸道

【答案】D

【解析】甲型肝炎病毒的主要传播途径是粪-口途径。

3.反映HBV感染最直接、特异的指标是

A.HBsAg

B.HBcAg

C.HBeAg

D.DNA多聚酶

E.HBV DNA

【答案】E

4.下列哪项是乙肝病毒(HBV)复制指标

A.抗-HBe

B.HBsAg

C.抗-HBs

D.HBeAg

E.抗-HBc

【答案】D

【解析】HBeAg与病毒HBV DNA密切相关,是HBV活动性复制和有传染性的重要标志,因此乙肝病毒复制的指标是HBeAg。而抗-HBe、抗-HBs、抗-HBc均为抗体,不能代表病毒复制,HBsAg本身无传染性,仅作为HBV存在的间接指标,也不代表病毒复制。

5.指出下列哪种是戊型肝炎病毒的主要传播途径

A.注射、输血

B.蚊虫叮咬传播

C.垂直传播

D.唾液传播

E.粪-口传播

【答案】E

【解析】戊型肝炎病毒与甲型肝炎病毒一样,粪-口传播是其主要传播途径,特别是饮用水污染可引起戊型肝炎病毒暴发流行。其他途径均不是戊型肝炎病毒的传播途径。

6.HCV感染的主要传播途径是

A.粪-口途径传播

B.输血

C.集体预防接种

D.蚊虫叮咬传播

E.生活密切接触

【答案】B

7.甲型肝炎的主要传染源是

A.患者

B.带菌者

C.鼠

D.猪

E.犬

【答案】A

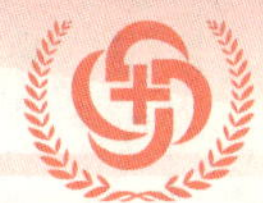

8.病毒性肝炎肝细胞变性,最常见的是

A.玻璃样变

B.水样变

C.淀粉样变

D.气球样变

E.嗜酸样变

【答案】D

9.诊断重型病毒性肝炎,下列指标最有意义的是

A.血清胆红素明显升高

B.酶胆分离

C.凝血酶原活动度明显降低

D.A/G 比值倒置

E.血清转肽酶活性明显升高

【答案】C

【解析】PTA(凝血酶原活动度)≤40%为肝细胞大量坏死的肯定界限,为重型肝炎诊断及判断预后的重要指标。

10.下列不属于急性重型肝炎典型表现的是

A.黄疸迅速加深

B.出血倾向明显

C.肝大

D.出现烦躁、谵妄等神经系统症状

E.急性肾功能不全

【答案】C

11.无任何临床症状和体征,肝功能正常,HBsAg 持续阳性 6 个月以上者可诊断为

A.急性乙肝

B.慢性乙肝病毒携带者

C.急性重型乙肝

D.慢性重型肝炎

E.肝炎肝硬化

【答案】B

12.对急性重型肝炎诊断无提示意义的是

A.内氨酸氨基转氨酶>1000 U/L

B.肝性脑病

C.深度黄疸

D.肝脏迅速缩小

E.腹水、肠胀气

【答案】A

13.HBV 现症感染者传染性强的标志是

A.HBsAg

B.抗-HBs

C.HBeAg

D.抗-HBe

E.抗-HBc

【答案】C

14.在肝炎患者中,最能反映病情严重程度的实验室血清学检查项目是

A.谷草转氨酶

B.谷丙转氨酶

C.凝血酶原活动度

D.血清胆碱酯酶

E.7-谷氨酸转肽酶

【答案】C

【解析】肝脏是凝血因子产生的主要场所,肝实质广泛而严重坏死时,凝血因子缺乏,凝血酶原时间(PT)显著延长,凝血酶原活动度(PTA)明显下降,PTA 正常值为 75%~100%,PTA<40%时为肝细胞大量坏死的肯定界限。

15.血清中常规检查检测不到的 HBV 标志物是

A.HBsAg

B.HBeAg

C.HBcAg

D.抗-HBe

E.抗-HBc

【答案】C

16.有关肝炎病毒血清学标志物的描述,下列哪项是不正确的

A.慢性 HBV 感染抗-HBc IgM 也可阳性

B.抗-HAV IgM 阳性可诊断为急性 HAV 感染

C.HBsAg 阳性表明患者有传染性

D.抗-HCV 阳性为 HCV 既往感染

E.抗-HBs 是保护性抗体

【答案】D

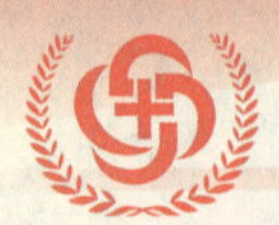

【解析】一般认为抗-HCV阳性是感染的标志,包括既往感染和现症感染。

17.对病毒性肝炎的临床分型最有意义的依据是

A.病程的长短

B.病情的轻重

C.血清转氨酶检查

D.病原学检查

E.肝穿刺活检

【答案】E

18.慢性肝炎的主要治疗手段是

A.抗病毒治疗

B.饮食清淡

C.药物治疗

D.免疫调节疗法

E.肝移植

【答案】A

19.患者,男,25岁。近2周自觉乏力,食欲不振,厌油,腹胀。检查:巩膜无黄染,肝肋缘下2 cm,有压痛。丙氨酸氨基转氨酶升高。应首先考虑的疾病是

A.急性肝炎

B.慢性肝炎

C.重型肝炎

D.淤血性肝硬化

E.肝炎肝硬化

【答案】A

【解析】患者有乏力,食欲不振,厌油的临床表现,说明肝脏出现问题,而体检发现肝脏肿大并且有压痛,丙氨酸转氨酶升高,而没有消瘦的症状,并且发病较急,考虑为急性肝炎。

20.患儿近日常感无力,精神萎靡,食欲不佳,并诉右上腹隐痛。检查:面色黄,肝于肋缘下3 cm可触及,有压痛。实验室检查:尿胆红素(+),尿胆原(+)。应首先考虑的疾病是

A.蚕豆病

B.胃炎

C.胆道蛔虫症

D.急性病毒性肝炎

E.胆结石

【答案】D

【解析】蚕豆病是由于遗传因素和食用蚕豆所引起的而患者并无食用蚕豆史,并且肝脏发生肿大也不符合,可以排除;而胃炎不会引起黄疸,所以排除;C、E都是与胆道梗阻有关,而发生胆道梗阻不会是隐痛,会发生剧烈疼痛,可以排除。

21.患者既往健康,无肝炎病史,突然出现厌食、乏力等症状,并于3天内黄疸迅速加深,肝脏迅速缩小,有黑便,嗜睡。应重点考虑的疾病是

A.急性黄疸型肝炎

B.急性重型肝炎

C.亚急性重型肝炎

D.慢性重型肝炎

E.淤胆型肝炎

【答案】B

22.某患者具备急、慢性肝炎临床表现,当下列哪一项血清学标志物单独阳性时即可确诊为乙型肝炎

A.抗-HBs

B.抗-HBe

C.抗-HBc IgM

D.抗-HBc IgG

E.以上任何一项单独阳性时均不能确诊

【答案】C

23.患者,男,20岁。半个月来发热37.5℃,伴周身乏力,食欲不振,尿色加深如深茶样。化验肝功能:ALT 500 U/L,胆红素80 mmol/L,抗-HAV IgM(+),HBsAg(+),抗-HBc IgG(+)。应诊为

A.急性甲型黄疸型肝炎

B.急性甲型合并乙型黄疸型肝炎

C.急性乙型肝炎,既往感染甲肝病毒

D.急性乙型黄疸型肝炎

E.急性甲型黄疸型肝炎,乙肝病毒携带

【答案】E

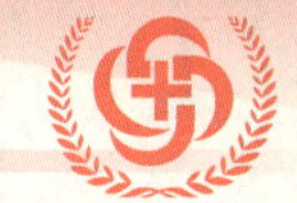

【解析】该年轻男性患者发病半个月，有发热、乏力等全身感染症状，有食欲不振和转氨酶升高的肝炎症状，有尿色浓茶样和胆红素升高的黄疸表现，因此为急性黄疸型肝炎，结合 HAV IgM(+)，支持急性甲型黄疸型肝炎，患者还有 HBsAg(+)和抗-HBc IgG(+)，说明是乙肝病毒携带。

(24~25 题共用备选答案)

A.丁型肝炎病毒
B.乙型肝炎病毒
C.甲型肝炎病毒
D.戊型肝炎病毒
E.丙型肝炎病毒

24.Dane 颗粒是

【答案】B

25.必须借助 HBsAg 包裹才能成为感染性病毒颗粒的是

【答案】A

(26~27 题共用备选答案)

A.甲型肝炎病毒
B.乙型肝炎病毒
C.丙型肝炎病毒
D.丁型肝炎病毒
E.戊型肝炎病毒

26.属 DNA 病毒的是

【答案】B

【解析】病毒性肝炎是由各种不同的肝炎病毒引起的，其中只有乙型肝炎病毒属 DNA 病毒，其他肝炎病毒均属 RNA 病毒。

27.转为慢性肝炎比例最高的是

【答案】C

【解析】引起慢性肝炎的病毒仅见于乙型肝炎病毒、丙型肝炎病毒和丁型肝炎病毒；而其中转为慢性肝炎比例最高的是丙型肝炎病毒。

(28~29 题共用备选答案)

A.HBsAg
B.抗-HBs
C.IgM
D.HBeAg
E.IgG

28.急性乙型肝炎最早出现的血清学标志是

【答案】A

【解析】HBsAg 是感染 HBV 后最早出现的血清学标志，感染后 4~7 周血清中开始出现。

29.甲型肝炎早期诊断最常用的重要指标是

【答案】C

【解析】IgM 出现较早，为甲型肝炎早期诊断最常用的重要指标。

(30~31 题共用备选答案)

A.HBsAg 阳性
B.抗-HBs 阳性
C.抗-HBc 阳性
D.抗-HBe 阳性
E.HBeAg 阳性

30.对乙型肝炎病毒(HBV)有免疫力的指标是

【答案】B

【解析】抗-HBs 是感染 HBV 后产生的唯一保护性抗体。

31.反映乙型肝炎病毒(HBV)复制减少，传染性降低的指标是

【答案】D

第二节　流行性感冒

1.流感传染性在哪个时期最强

A.全病程
B.发病 10 日内
C.发病 1 周内
D.发病 3 日内
E.潜伏期

【答案】D

【解析】潜伏期即有传染性，发病 3 日内

传染性最强。

2.流感的流行季节是

A.春季

B.夏季

C.秋季

D.冬春季

E.不定

【答案】D

3.关于流行性感冒的流行病学特征，下列哪项是错误的

A.流感患者及隐性感染者为主要传染源

B.动物亦可能为主要的贮存宿主和中间宿主

C.经呼吸道-空气飞沫传播

D.丙型以散发为主

E.乙型流感均为散发

【答案】E

【解析】乙型流感呈局部流行或散发，亦可大流行。

4.流感的潜伏期一般是

A.24 小时

B.1~3 日

C.3~5 日

D.5~10 日

E.2 周

【答案】B

5.关于流行性感冒下列哪项是错误的

A.甲型流感病毒易发生变异

B.由流行性感冒病毒引起

C.临床表现以上呼吸道症状较重

D.发热及全身中毒症状较重

E.少数患者有恶心、呕吐、腹痛、腹泻等消化道症状

【答案】C

【解析】起病多急骤，主要以全身中毒症状为主，呼吸道症状轻微或不明显，发热通常持续 3~4 日。

6.流行性感冒最常见的临床类型是

A.肺炎型

B.单纯型

C.中毒型

D.胃肠型

E.脑炎型

【答案】B

7.流感患者发病后 24 小时出现高热、烦躁、呼吸困难、咳血痰和明显发绀。应考虑的临床类型是

A.单纯型

B.肺炎型

C.中毒型

D.脑炎型

E.胃肠型

【答案】B

【解析】肺炎型流感特点是在发病后 24 小时内出现高热、烦躁、呼吸困难、咳血痰和明显发绀，可进行性加重，应用抗菌药物无效，可因呼吸循环衰竭在 5~10 日内死亡。

8.肺炎型的流感最常见的人群是

A.青少年

B.学龄前儿童

C.2 岁以下儿童

D.老年

E.孕妇

【答案】C

9.下列各项可确诊流感的是

A.血常规

B.血培养

C.病毒分离

D.影像学检查

E.粪便培养

【答案】C

10.流感抗病毒治疗首选的药物是

A.金刚烷胺

B.利巴韦林

C.奥司他韦

D.沙奎那韦

E.拉米夫定

【答案】C

11.下列各项，不属于流感治疗原则的是

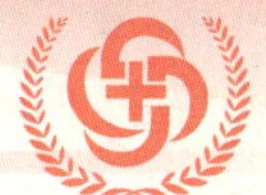

A.隔离患者

B.及早应用抗流感病毒药物

C.加强支持治疗和防止并发症

D.合理应用对症治疗药物

E.常规应用抗生素

【答案】E

第三节　人感染高致病性禽流感

1.目前感染人类的禽流感病毒亚型中，以感染后病情重，死亡率高的是

A.H5N1

B.H9N2

C.H7N7

D.H7N3

E.H7N2

【答案】A

【解析】H5N1 亚型病毒所引起的症状重，病死率较高，可出现多器官功能衰竭，甚至导致死亡。

2.人感染高致病性禽流感的主要传播途径是

A.消化道

B.呼吸道

C.皮肤

D.血液

E.接触感染的禽类及其分泌物

【答案】B

3.下列关于人感染高致病性禽流感的叙述，错误的是

A.传染源主要为病禽

B.传播途径主要经呼吸道

C.人类普遍缺乏免疫力

D.夏季发病少

E.暴发流行多在秋季

【答案】E

【解析】禽流感一年四季均可发生，冬、春季节多暴发流行，夏季发病较少，多呈散发，症状也较轻。

4.人感染高致病性禽流感的临床表现中叙述不正确的是

A.早期表现类似流感

B.可伴有眼结膜炎

C.可有恶心、腹痛、腹泻等消化道症状

D.发热、鼻塞、咳嗽

E.无肺炎表现

【答案】E

5.用于治疗人感染高致病性禽流感抗流感病毒的药物是

A.法昔洛韦

B.扎那米韦

C.利巴韦林

D.恩替卡韦

E.奈韦拉平

【答案】B

6.鉴别人感染高致病性禽流感与 SARS 的主要依据是

A.流行病学史

B.血常规

C.临床表现

D.病原学检查

E.X 线检查

【答案】D

7.以下哪项不是人感染高致病性禽流感患者应用抗病毒药物的目的

A.预防再次感染

B.抑制病毒复制

C.减轻病情

D.缩短病程

E.改善预后

【答案】A

8.下列各项，不属于人感染高致病性禽流感并发症的是

A.肺炎

B.脑炎

C.休克

D.胸腔积液

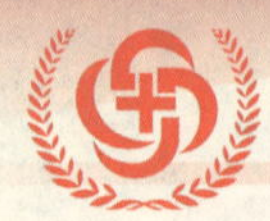

E.ARDS

【答案】B

【解析】几乎所有患者都有明显的肺炎，可出现急性肺损伤、急性呼吸窘迫综合征（ARDS）、肺出血、胸腔积液、全血细胞减少、多脏器功能衰竭、休克及 Reye 综合征等多种严重并发症，并可继发细菌感染，发生败血症。

第四节 传染性非典型肺炎

1.有关 SARS 冠状病毒的描述，不正确的是

A.是一种有包膜的 RNA 病毒

B.在患者的粪便内可存活 5 天以上

C.含氯消毒剂作用 5 分钟可灭活

D.75%乙醇作用 5 分钟可灭活

E.对紫外线照射不敏感

【答案】E

2.传染性非典型肺炎的主要传染源为

A.隐性感染者

B.SARS 患者

C.慢性感染者

D.潜伏期感染者

E.康复的患者

【答案】B

3.传染性非典型肺炎最主要的传播途径是

A.飞沫传播

B.接触传播

C.果子狸等野生动物传播

D.消化道排泄物传播

E.损伤皮肤受染

【答案】A

4.传染性非典型肺炎的病原体为

A.轮状病毒

B.新型冠状病毒

C.支原体

D.衣原体

E.嗜血细胞病毒

【答案】B

5.传染性非典型肺炎患者的主要临床表现是

A.起病急，常以发热为首发症状

B.腹痛、腹泻

C.常有鼻塞、流涕等卡他症状

D.容易发生呼吸道继发感染

E.多见于儿童患者且病情较成人重

【答案】A

6.使用糖皮质激素治疗 SARS，下列哪项不正确

A.目的在于抑制异常的免疫病理反应，减轻肺的渗出及损伤

B.中毒症状重，持续发热，经对症治疗 3 天以上体温仍超过 38℃

C.X 线胸片示大片阴影，在 48 小时之内病灶面积增大>50%且在正位胸片上病灶面积占双肺总面积 1/4 以上

D.达到急性肺损伤的诊断标准

E.出现 ARDS

【答案】B

【解析】有严重中毒症状，持续高热不退，经对症治疗 5 天以上最高体温仍超过 39℃。

7.某患者入院后确诊为重症传染性非典型肺炎，和此患者密切接触的家庭成员目前体温正常。对家庭成员不正确的处理是

A.在指定地点接受隔离观察，为期 2 周

B.隔离期间每天量体温

C.避免与他人密切接触

D.如发现符合疑似或临床诊断时，立即以专门的交通工具转往指定医院

E.SARS 相关冠状病毒特异性抗体阴性，可排除此病

【答案】E

8.患者，女，20 岁，某医院护士。发热 1 天，伴有畏寒、头痛、肌肉酸痛、乏力。曾接

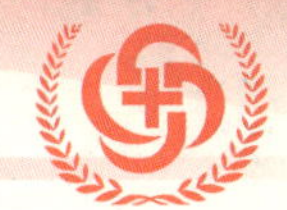

触SARS患者，且同宿舍已有两人有发热症状。T 39.2 ℃，实验室检查血白细胞计数3×10^9/L，淋巴细胞计数减少。胸部X线检查无异常。此患者应诊断为

A.传染性非典型肺炎医学观察病例

B.传染性非典型肺炎疑似病例

C.传染性非典型肺炎临床诊断病例

D.重症传染性非典型肺炎

E.排除传染性非典型肺炎

【答案】B

第五节 艾滋病

1.下列哪种消毒措施对HIV不敏感

A.高压蒸汽消毒法

B.75%乙醇

C.0.2%次氯酸钠

D.焚烧

E.紫外线

【答案】E

2.艾滋病最重要的传染源是

A.艾滋病患者

B.隐性感染者

C.潜伏期感染者

D.无症状病毒携带者

E.发病期患者

【答案】D

3.人免疫缺陷病毒的主要特征是

A.双链DMA病毒，外有类脂包膜

B.单链DNA病毒，外有类脂包膜

C.单链RNA病毒，外有类脂包膜

D.双链RNA病毒，含逆转录酶

E.双链DNA病毒，含逆转录酶

【答案】C

【解析】人类免疫缺陷病毒为含逆转录酶的单链RNA病毒，外层有类脂包膜。

4.以下选项均为艾滋病的传播途径，而最常见的传播途径是

A.注射途径

B.性接触途径

C.母婴垂直传播途径

D.人工授精

E.器官移植

【答案】B

5.下列哪项不能传播AIDS

A.性接触

B.输血

C.器官移植

D.母婴传播

E.蚊虫叮咬

【答案】E

【解析】艾滋病可通过性传播、血液或血液制品传播，其中包括器官或组织移植传播、母婴传播。目前为止，还没有蚊虫叮咬可传播艾滋病的证据。

6.可经母婴途径传播的疾病是

A.细菌性痢疾

B.流行性脑脊髓膜炎

C.霍乱

D.艾滋病

E.伤寒

【答案】D

7.HIV造成机体免疫功能损害主要侵犯的细胞是

A.$CD4^+$T淋巴细胞

B.$CD8^+$T淋巴细胞

C.B淋巴细胞

D.NK细胞

E.浆细胞

【答案】A

【解析】HIV直接和间接作用下，$CD4^+$T淋巴细胞功能受损和被大量破坏，导致细胞免疫缺陷。

8.艾滋病患者肺部加重机会性感染最常见的病原体是

A.白色念珠菌

B.结核杆菌

C.疱疹病毒

D.巨细胞病毒

E.卡氏肺孢子虫

【答案】E

9.感染 HIV 后,临床无明显症状,但血中可检出病毒及抗体,此期的持续时间一般是

A.1~2 年

B.3~4 年

C.4~5 年

D.2~10 年

E.12~15 年

【答案】D

【解析】艾滋病无症状感染期:所有的 HIV 感染者均有这一期。此期病毒处于低水平复制状态,患者无任何临床症状,但血清中可检出病毒及抗体,有传染性,可持续 2~10 年或更久。

10.关于艾滋病的诊断要素中,最有意义的是

A.高危人群

B.临床表现

C.抗 HIV 抗体

D.$CD4^+/CD8^+T$ 淋巴细胞比值

E.机会性感染

【答案】C

11.目前艾滋病治疗最有效的方法是

A.对症支持治疗

B.免疫增强治疗

C.联合抗病毒治疗

D.抗生素治疗

E.中医中药治疗

【答案】C

12.下列药物不能用于艾滋病治疗的是

A.齐多夫定

B.双脱氧胞苷

C.双脱氧肌苷

D.阿糖腺苷

E.拉米夫定

【答案】D

【解析】目前抗 HIV 的药物可分为 3 大类:核苷类逆转录酶抑制剂、非核苷类逆转录酶抑制剂和蛋白酶抑制剂。核苷类逆转录酶抑制剂包括齐多夫定、双脱氧胞苷、双脱氧肌苷、拉米夫定和司他夫定等;而阿糖腺苷主要应用于疱疹病毒感染的抗病毒治疗,对艾滋病治疗无效。

13.患者,男,40 岁。因反复机会性感染入院,检查发现患者伴发卡波西肉瘤,诊断应首先考虑的疾病是

A.先天性胸腺发育不全

B.腺苷脱氨酶缺乏症

C.X 性连锁低丙球血症

D.艾滋病

E.选择性 IgA 缺乏症

【答案】D

第六节　流行性出血热

1.流行性出血热又称为

A.出血热肺综合征

B.肾综合征出血热

C.新疆出血热

D.阿根廷出血热

E.登革热出血热

【答案】B

2.流行性出血热病毒是

A.一种 DNA 病毒

B.正性单链 RNA 病毒

C.与艾滋病病毒(HIV)相同,属于反转录病毒科

D.与丙型肝炎病毒一样

E.汉坦病毒属,为负性单链 RNA 病毒

【答案】E

3.流行性出血热的三大主症是

A.出血,休克,肾损害

B.发热,休克,少尿

C.发热,出血,肾损害
D.发热,出血,皮疹
E.休克,少尿,出血
【答案】C
【解析】流行性出血热有三大主症,即发热、出血和肾损害。

4.流行性出血热患者全身各组织器官都可有充血、出血、变性、坏死,表现最为明显的器官是
A.心
B.肺
C.肾
D.脑垂体
E.胃肠
【答案】C

5.流行性出血热的传染源是
A.野生鼠类
B.猪
C.病毒携带者
D.犬
E.急性期患者
【答案】A

6.流行性出血热的潜伏期一般为
A.1 周
B.3~5 天
C.7~14 天
D.2~3 周
E.1 个月
【答案】C

7.下列不属于流行性出血热分期的是
A.高热期
B.低血压休克期
C.少尿期
D.多尿期
E.恢复期
【答案】A
【解析】典型患者临床可分为发热期、低血压休克期、少尿期、多尿期、恢复期。

8.流行性出血热发热期出现的"三痛"是指
A.头痛、胸痛、腹痛
B.头痛、腹痛、关节痛
C.头痛、胸痛、腰痛
D.头痛、腰痛、眼眶痛
E.头痛、腰痛、背痛
【答案】D

9.流行性出血热发热期出现的"三红"是指
A.颜面、颈、胸部位潮红
B.颜面、眼结膜、胸部位潮红
C.口腔软腭、颈、眼结膜部位潮红
D.颜面、口腔软腭、胸部位潮红
E.咽、口腔软腭、眼结膜部位潮红
【答案】A
【解析】皮肤充血见于颜面、颈、胸等部位潮红,称为"三红",重者呈酒醉貌。黏膜充血见于眼结膜、口腔软腭和咽部。皮肤出血多见于腋下和胸背部条索状、抓痕样或点状瘀斑。

10.下列哪项不属于流行性出血热的临床特点
A.腰痛
B.蛋白尿
C.眼眶痛
D.出血性皮疹
E.热退症状缓解
【答案】E
【解析】热退后病情反而加重是流行性出血热低血压休克期的特点。

11.流行性出血热的脑水肿多发生在
A.少尿期
B.发热期
C.低血压休克期
D.多尿期
E.恢复期
【答案】C

12.流行性出血热多尿期尿量为
A.24 小时尿量<1 000 mL
B.24 小时尿量<500 mL
C.24 小时尿量<50 mL

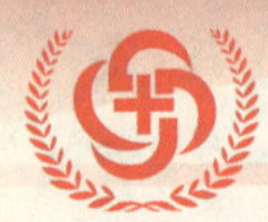

D.24 小时尿量>2 000 mL

E.24 小时尿量>5 000 mL

【答案】D

13.确诊流行性出血热的依据是

A.全身感染和中毒症状

B.鼠类接触史

C.“三痛”和“三红”征

D.特异性 IgM 抗体滴度升高

E.异型淋巴细胞增多

【答案】D

【解析】血清特异性抗体 IgM 在第 1 病日即可阳性，第 3 病日阳性率近 100%，故有早期诊断意义。

14.患者，男，30 岁。自 11 月 30 日起出现发热、头痛，并皮肤黏膜出血，3 天后出现少尿，此时血常规白细胞 35×10^9/L，尿常规见尿蛋白（+++），此时最可能的诊断是

A.尿毒症

B.肾小球肾炎

C.白血病

D.流行性出血热

E.重型感冒

【答案】D

15.患者，男，40 岁。5 天前入院，诊为流行性出血热。近日尿量增多，达 3000 mL/d，今晨自诉乏力、腹胀、心慌。此种情况下列哪种原因关系最大

A.低血糖

B.肾功能不全

C.低血钾

D.脱水

E.高钠血症

【答案】C

16.患者，男，40 岁。发热 3 天，伴腹痛、腹泻、排便 4 次/日，1 天来头晕、乏力就诊。体检：T 36℃，BP 50/30 mmHg，神清，眼睑水肿，面部潮红，腋下有出血点。化验：血 WBC 3.8×10^9/L，尿蛋白（+++），管型 2～3/HP。为明确诊断最重要的检测是

A.血培养

B.肥达反应

C.肾综合征特异性抗体

D.肾综合征特异性抗原

E.外斐反应

【答案】C

17.患者，男，35 岁。发热、头痛、腰痛 4 天。体温 38～39℃。村卫生所给予复方 APC 退热。近 2 天体温正常，但症状却加重，尿量减少。体检发现：眼睑水肿，球结膜水肿伴充血和出血，软腭见针尖样出血点，腋下皮肤见针头帽大小瘀点，肾区叩痛阳性。可能的临床诊断是

A.急性肾小球肾炎

B.急性肾盂肾炎

C.血小板减少性紫癜

D.普通感冒

E.流行性出血热

【答案】E

18.患者，男，29 岁，农民。突起发热，伴头痛、眼眶痛、腰痛。病程第 4 日就诊时热已退，血压偏低，球结膜水肿、出血，腰背部可见条索状出血点，前 1 日 24 小时尿量 300 mL。该病例最可能的诊断是

A.败血症

B.血小板减少性紫癜

C.流行性出血热

D.钩端螺旋体病

E.流行性感冒

【答案】C

19.患者，女，28 岁。因头痛、发热、腰痛、腹痛、腹泻 4 天入院。体检：T 37.8℃，BP 90/60 mmHg，面部潮红，腋下散在条索状出血点，血 WBC 20×10^9/L，尿蛋白（+++），粪便镜检 WBC 5～10/HP。最可能的诊断是

A.败血症

B.流行性出血热

C.急性细菌性痢疾

D.钩端螺旋体病

E.急性肾盂肾炎

【答案】B

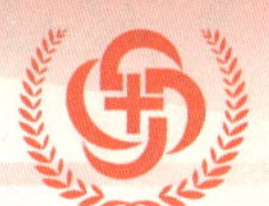

第七节　狂犬病

1.下列各项,不属于狂犬病传染源的是

A.犬

B.猫

C.狼

D.蝙蝠

E.蛇

【答案】E

【解析】带狂犬病毒的动物是主要传染源,我国由病犬传播的狂犬病占80%~90%,其次为猫和狼。发达国家野生动物(如狐狸、蝙蝠、臭鼬和浣熊等)逐渐成为重要传染源。

2.狂犬病的主要传播途径是

A.黏膜是病毒的重要侵入门户

B.呼吸道

C.角膜移植

D.被患病动物咬伤

E.眼结膜接触病兽唾液

【答案】D

3.狂犬病病理变化中特异的且具有诊断价值的病变是

A.急性弥漫性脑脊髓膜炎

B.脑膜多正常

C.脑实质和脊髓充血水肿

D.内基小体

E.脊髓段病变一般比较严重

【答案】D

【解析】镜下:在肿胀或变性的神经细胞浆中可见到一至数个圆形或卵圆形直径3~30μm的嗜酸性包涵体,即内基小体,是本病特异且具有诊断价值的病变。

4.狂犬病典型病例临床表现分为三期,下列正确的是

A.前驱期、兴奋期、麻痹期

B.潜伏期、前驱期、兴奋期

C.前驱期、兴奋期、恢复期

D.兴奋期、麻痹期、恢复期

E.潜伏期、前驱期、麻痹期

【答案】A

5.狂犬病最具特征性的临床表现是

A.发热、头痛、乏力、周身不适等症状

B.咽喉紧缩感

C.伤口部位及周围有麻木、发痒、刺痛

D.恐水、恐风

E.弛缓性瘫痪

【答案】D

6.狂犬病的特殊症状是

A.发热

B.恐惧

C.恐风

D.恐水

E.失音

【答案】D

7.狂犬病的主要治疗措施是

A.吸氧

B.镇静

C.抗病毒

D.预防感染

E.对症综合治疗

【答案】E

8.对于下列关于狂犬病疫苗接种的描述,哪项是错误的

A.上臂三角肌肌肉注射或臀部注射

B.2岁以下婴幼儿可在大腿前外侧肌肉注射

C.首次暴露后的狂犬病疫苗接种应当越早越好

D.可用于暴露后预防

E.也可用于暴露前预防

【答案】A

9.关于狂犬病疫苗接种的叙述,正确的是

A.一般咬伤者于0、3、7、14、30日各注射狂犬疫苗1个剂量

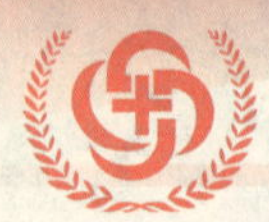

B.注射当天剂量加倍

C.于0、4、8、16、28天各注射狂犬疫苗1个剂量

D.2岁以下的儿童每次均接种0.5个剂量

E.暴露前预防适用于所有人群

【答案】A

【解析】共接种5次，每次2 mL肌注，在0、3、7、14、30日各注射1次，严重咬伤者，可于0~6日每日注射疫苗1针，以后分别于10、14、30、90日各注射1次，常可取得防治效果。

第八节　流行性乙型脑炎

1.流行性乙型脑炎的主要动物传染源是

A.蚊虫

B.猪

C.猫

D.犬

E.野鼠

【答案】B

2.流行性乙型脑炎病变最严重的部位是

A.脑桥

B.脊髓

C.小脑

D.脑膜

E.大脑皮质、基底核

【答案】E

【解析】可引起脑实质广泛病变，以大脑皮质、脑干及基底核的病变最为明显，脑桥、小脑和延髓次之，脊髓病变最轻。

3.下列哪项不是乙脑的病理特点

A.中枢神经系统小血管内皮细胞肿胀、坏死、脱落

B.神经细胞变性与坏死

C.胶质细胞增生和炎症细胞浸润

D.神经组织出现局灶性坏死，形成软化灶

E.大脑两半球表面及颅底的软脑膜充血，浆液性及纤维蛋白性渗出

【答案】E

4.乙型脑炎三大严重症状是

A.高热、抽搐和昏迷

B.高热、昏迷和呼吸衰竭

C.高热、脑膜刺激征和呼吸衰竭

D.高热、抽搐和呼吸衰竭

E.高热、失语和呼吸衰竭

【答案】D

【解析】高热、抽搐和呼吸衰竭是乙脑极期的严重表现，三者常相互影响，互为因果。

5.下列哪项不是乙脑的常见后遗症

A.失语

B.强直性瘫痪

C.弛缓性瘫痪

D.扭转痉挛

E.精神失常

【答案】C

6.乙脑的治疗中，因脑实质病变引起的抽搐，多选用的药物是

A.地西泮

B.甘露醇

C.抗生素

D.东莨菪碱

E.酚妥拉明

【答案】A

（7~8题共用备选答案）

A.高热

B.头痛

C.嗜睡

D.意识障碍

E.呼吸衰竭

7.乙脑最常见和最早出现的症状是

【答案】B

8.乙脑最主要的死亡原因是

【答案】E

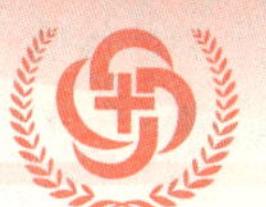

第三章　细菌感染

第一节　流行性脑脊髓膜炎

1.流脑的主要传染源是

A.患者

B.带菌者

C.受感染的动物

D.隐性感染者

E.潜在性感染者

【答案】B

【解析】带菌者和患者都可为流脑的传染源，但带菌者作为传染源的意义更大。

2.流脑的主要传播途径是

A.空气、飞沫

B.玩具及用品

C.动物传播

D.通过饮用水传播

E.通过食物传播

【答案】A

3.流脑发病季节高峰是

A.11~12月份

B.1~2月份

C.3~4月份

D.5~6月份

E.7~9月份

【答案】C

【解析】冬春季发病较多，11~12月开始上升，3~4月达高峰，5月开始下降。

4.流行性脑脊髓膜炎可见

A.玫瑰疹

B.皮肤淤点、淤斑

C.淋巴结肿大

D.关节痛

E.少尿

【答案】B

【解析】流行性脑脊髓膜炎败血症休克型可表现为突起高热，常在短期内全身出现广泛淤点、淤斑。

5.流行性脑脊髓膜炎患者体温渐降至正常，症状好转，淤斑、淤点消失，见于

A.前驱期

B.败血症期

C.脑膜炎期

D.恢复期

E.后遗症期

【答案】D

6.确诊流行性脑脊髓膜炎最可靠的依据是

A.高热、头痛、呕吐

B.皮肤有淤点及淤斑

C.脑膜刺激征(+)

D.脑脊液符合化脓性脑膜炎改变

E.以上都不是

【答案】E

【解析】细菌学培养阳性及流脑特异性血清免疫检测阳性为确诊脑脊液符合化脓性脑膜炎的主要依据。

7.治疗普通型流脑的首选抗生素是

A.青霉素

B.磺胺药

C.红霉素

D.氨苄西林

E.庆大霉素

【答案】A

8.患者高热、头痛、呕吐，全身皮肤散在淤点，颈项强直。最可能的诊断是

A.结核性脑膜炎

B.流行性脑脊髓膜炎

C.流行性乙型脑炎

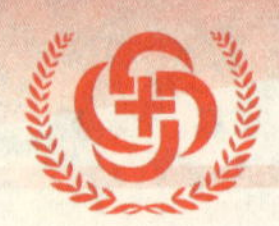

D.伤寒

E.中毒性细菌性痢疾

【答案】B

9.患者,女,66 岁。发热 1 个半月,T 38 ℃~39.8 ℃,伴头痛、呕吐 6 天入院。既往有肺结核病史。体检:T 38 ℃,神清,消瘦,皮肤未见出血点,双肺未闻及啰音,颈抵抗(+),布氏征(+),前囟突出。血 WBC 8.6×10^9/L,中性压力 330 mmH_2O,WBC 860×10^6/L,粒细胞 73%,淋巴细胞 27%。腰穿脑脊液检查:多核细胞 23%,单核细胞 77%,蛋白 3.9 g/L,糖 1.2 mmol/L,氯化物 88 mmol/L。有助于确诊的检查是

A.脑脊液涂片抗酸染色找结核菌+培养

B.痰培养

C.脑脊液涂片革兰染色+培养

D.头颅 CT

E.血培养

【答案】A

10.患儿,男,10 岁。发热、头痛、呕吐 3 天。嗜睡半天,于 7 月 18 日入院。体检:T 40 ℃,神志不清,皮肤未见出血点,颈抵抗(+),双侧 Babinski 征(+)。血 WBC 12.4×10^9/L,中性粒细胞 70%,淋巴细胞 30%。腰穿脑脊液检查:压力 220 mmH_2O,WBC 570×10^6/L,多核细胞 35%,单核细胞 66%,蛋白 1.1 g/L,糖 42 mmol/L,氯化物 115 mmol/L。有助于确诊的检查是

A.脑脊液涂片找细菌+培养

B.脑脊液培养

C.骨髓检查

D.头颅 CT

E.检测血清乙脑病毒特异性 IgM 抗体

【答案】E

11.患儿,男,8 岁。发热、头痛 3 天,伴神志不清 6 小时,于 12 月 8 日入院。既往体健。体检:T 39.9 ℃,BP 110/70 mmHg,浅昏迷,双侧瞳孔等大正圆,球结膜水肿,四肢可见散在的瘀点,颈抵抗(+),克氏征(+),前囟突出。血 WBC 20×10^9/L,中性粒细胞 92%,淋巴细胞 8%,HB 157 g/L。腰穿脑脊液检查:压力 250 mmH_2O,WBC 2600×10^6/L。多核细胞 88%,单核细胞 12%,蛋白 3.3 g/L,糖 0.8 mmol/L,氯化物 91 mmol/L。最可能的诊断是

A.败血症

B.中毒性痢疾

C.肾综合征出血热

D.流行性脑脊髓膜炎

E.流行性乙型脑炎

【答案】D

12.患儿,9 岁。1 月底因突起高热、剧烈头痛、恶心伴非喷射性呕吐 1 次入院。体检:神清,全身皮肤散在淤点、淤斑,颈项抵抗,心率 120 次/分,两肺无异常,腹软无压痛。化验检查:血白细胞计数 20×10^9/L,中性粒细胞 89%,淋巴细胞 5%,单核细胞 6%。最可能的诊断是

A.伤寒

B.流行性脑脊髓膜炎

C.结核性脑膜炎

D.流行性乙型脑炎

E.病毒性脑炎

【答案】B

第二节 伤寒

1.伤寒杆菌的主要致病因素是

A.外毒素

B.伤寒内毒素

C.H 抗原

D.细菌的侵袭力

E.肠毒素

【答案】B

2.伤寒不断传播或流行的传染源是

A.伤寒的极期患者

B.潜伏期末的患者

C.缓解期带菌者

D.恢复期带菌者

E.慢性带菌者

【答案】E

【解析】少数患者痊愈后 3 个月以上仍持续排菌而成为慢性带菌者，女性多见，多为胆囊带菌。

3.伤寒最具特征性的病变部位在

A.肠系膜淋巴结

B.肝、胆囊

C.结肠

D.回肠下段集合淋巴结与孤立淋巴滤泡

E.乙状结肠

【答案】D

【解析】伤寒的病理特点是全身性单核-吞噬细胞系统的增殖性反应，回肠下段集合淋巴结与孤立淋巴滤泡的病变最具特征性。

4.伤寒的典型临床症状为

A.持续发热，相对缓脉，消化道症状，玫瑰疹，肝、脾大及白细胞减少

B.持续发热，肝大，血疹，脉速，白细胞减少

C.弛张热，脾大，水晶汗疹，相对缓脉，白细胞增多

D.不规则发热，脾大，玫瑰疹

E.以上都不是

【答案】A

5.下列哪项不是伤寒的典型表现

A.皮疹

B.发热

C.腹泻

D.脾大

E.表情淡漠

【答案】C

6.伤寒患者传染性最强的时期是

A.起病 1 周内

B.潜伏期

C.起病后第 2~4 周

D.潜伏末期到起病 1 周内

E.起病后第 1~2 周

【答案】C

【解析】伤寒患者和带菌者为传染源，患者由大小便排出病原体，从潜伏期开始，整个病程中都有传染性，尤其在病程的第 2~4 周传染性最强。

7.伤寒菌血液培养，阳性率最高的时间是

A.第一周

B.第二周

C.第三周

D.第四周

E.第五周

【答案】A

【解析】伤寒菌进行血培养时在病程的第一至二周阳性率高达 80%~90%，第三周降到 50%，以后更低。而第一周病情在初期，症状逐渐明显，这时阳性率逐渐升高，所在第一周末的时候会达到高峰。

8.下述传染病有发热且血常规嗜酸性粒细胞减少或消失的是

A.霍乱

B.流脑

C.菌痢

D.伤寒

E.丙肝

【答案】D

9.确诊伤寒的主要手段是

A.常规检查

B.检测特异性抗体

C.检测特异性抗原

D.细菌培养

E.血清学检查

【答案】D

10.确诊伤寒最可靠的依据来自以下哪一项

A.发热、中毒症状、白细胞减少

B.血培养

C.胆汁培养

D.粪便培养

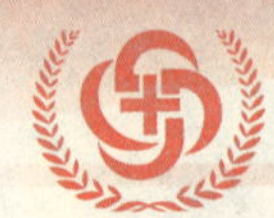

E.肥达反应

【答案】B

11.治疗伤寒应首选的药物是

A.头孢菌素类

B.氯霉素

C.链霉素

D.氟喹诺酮类

E.氨苄西林

【答案】D

【解析】氟喹诺酮类用作首选,抗菌谱广,杀菌作用强,口服吸收完全,体内分布广,胆汁浓度高,副作用少,不易产生耐药,疗程为2周,儿童及孕妇慎用或忌用。

12.预防伤寒最关键的措施是

A.隔离和治疗患者

B.注射伤寒疫苗

C.切断传播途径

D.带菌者的治疗、监督管理

E.接触者医学观察23天

【答案】C

13.患者,男,29岁。发热7天,食欲减退,乏力,腹泻,腹胀。起病后曾先后自服氨苄西林及喹诺酮类药物,发热仍不退。体检:腹部胀气,脾肋下1 cm,血白细胞2.6×10^9/L。高度怀疑伤寒,为进一步确诊应检查

A.血培养

B.骨髓培养

C.粪便培养

D.尿培养

E.肥达反应

【答案】B

14.患者,男,30岁。发热7天,伴食欲减退、腹胀,患病前有涉水史。体检:T 39.8℃,P 84次/分,脾肋下2 cm。血白细胞3.6×10^9/L,中性粒细胞55%,淋巴细胞45%。下列哪种诊断可能性大

A.流行性感冒

B.斑疹伤寒

C.粟粒性肺结核

D.伤寒

E.钩端螺旋体病

【答案】D

15.患者,男,5岁。持续发热15天,体温38℃~39.5℃(稽留热),伴腹泻每日3~5次。体检:神萎,心率72次/分(相对缓脉),肝右肋下2 cm,脾肋下1.5 cm(肝、脾大)。血常规检查:WBC 3.0×10^9/L,中性粒细胞60%,淋巴细胞40%,嗜酸粒细胞0,ALT 200 U/L,血清抗-HBs阳性。该病例最可能的诊断是

A.急性乙型肝炎

B.伤寒

C.钩端螺旋体病

D.急性血吸虫病

E.急性细菌性痢疾

【答案】B

(16~17题共用备选答案)

A.肠粘连

B.肠穿孔

C.肠出血

D.肠梗阻

E.肠套叠

16.伤寒最常见的肠道并发症是

【答案】C

【解析】题中所列五项都是伤寒的并发症,最常见的是肠出血,但最严重的是肠穿孔,因为若不及时处理会危及生命。

17.伤寒最严重的肠道并发症是

【答案】B

(18~19题共用备选答案)

A.玫瑰疹

B.皮肤淤点、淤斑

C.淋巴结肿大

D.关节痛

E.少尿

18.流行性脑脊髓膜炎可有

【答案】B

【解析】流行性脑脊髓膜炎败血症休克型可表现为突起高热,常在短期内全身出现广泛淤点、淤斑。

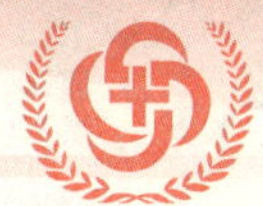

19.伤寒病可有

【答案】A

【解析】部分伤寒患者可于病程第 7~13 日在胸、腹、背部及四肢分批出现淡红色斑丘疹。

第三节 细菌性痢疾

1.我国最常见的痢疾杆菌是

A.痢疾志贺菌

B.福氏志贺菌

C.鲍氏志贺菌

D.宋内志贺菌

E.舒氏志贺菌

【答案】B

2.痢疾杆菌的致病性主要取决于

A.内毒素

B.外毒素

C.能对抗肠黏膜局部免疫力，分泌性 IgA

D.肠黏膜上皮细胞具有侵袭力

E.有对抗肠黏膜正常菌群的能力

【答案】A

3.细菌性痢疾的传播途径是

A.呼吸道

B.消化道

C.血液

D.虫媒传播

E.接触传播

【答案】B

【解析】细菌性痢疾是通过消化道传播，病原菌随患者粪便排出污染食物、水、生活用品或手，经口感染。虫媒如苍蝇可以传播，但亦通过污染食物经消化道传播，其余途径一般不会传播。

4.细菌性痢疾的主要病变部位是

A.回肠末端

B.乙状结肠与直肠

C.升结肠

D.降结肠

E.小肠

【答案】B

5.急性菌痢患者，下列哪项表现是不典型的症状

A.里急后重

B.发热

C.呕吐

D.腹痛

E.黏液便

【答案】C

6.诊断急性菌痢必做的检查是

A.血常规

B.粪便常规

C.直肠镜

D.血培养

E.悬滴检查

【答案】B

7.急性细菌性痢疾的病原治疗首选的药物是

A.氟喹诺酮类

B.氯霉素

C.四环素

D.磺胺药

E.呋喃唑酮

【答案】A

8.患儿，男，10 岁。因发热伴惊厥 1 天，于 8 月 1 日入院。发病当天曾到小摊买饮料，既往体健。体检：T 35 ℃，BP 110/75 mmHg，神志不清，球结膜水肿，四肢抽搐，心肺(-)，腹软，脐周压痛(+)，反跳痛(-)，颈无抵抗，布氏征(-)。化验：血 WBC 27×10^9/L，淋巴细胞 10%，中性粒细胞 90%。有助于确诊的检查是

A.血培养

B.痰培养

C.脊髓穿刺检查

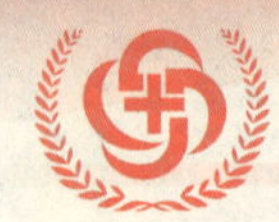

D.灌肠便培养

E.血清学检查

【答案】D

9.患者,男。突发寒战,体温 39 ℃左右,腹泻十余次,伴里急后重,便为稀便,很快转化为脓血便,便常规红细胞 5/HP,白细胞 10/HP,脓细 胞(++)。该患者最可能的诊断是

A.细菌性痢疾

B.伤寒

C.肠炎

D.阿米巴痢疾

E.食物中毒

【答案】A

【解析】该患者突然寒战,高热达 39℃,同时有细菌性痢疾的典型表现如腹泻伴里急后重,稀便转为脓血便,化验便常规结果也支持细菌性痢疾,因此最可能的诊断是细菌性痢疾;如要确诊,细菌培养,找到痢疾杆菌。

第四节 霍乱

1.霍乱最重要的传播途径是

A.食物传播

B.生活接触

C.苍蝇媒介

D.水型传播

E.带菌动物传播

【答案】D

【解析】霍乱是通过污染的水、食物、日常生活接触及苍蝇的媒介作用等不同途径进行传播和蔓延。其中水的作用最突出。

2.霍乱弧菌的主要致病物质是

A.霍乱肠毒素

B.霍乱内毒素

C.腺苷酸环化酶

D.透明质酸酶

E.蛋白水解酶

【答案】A

3.霍乱的病理变化为

A.肠黏膜有炎症性改变,表浅溃疡

B.肾有变性及炎症性改变

C.胆囊无胆汁

D.心、肝、脾无变化

E.严重脱水现象,皮肤干燥,脏器缩小

【答案】E

4.典型霍乱发病最先出现的症状是

A.腹泻

B.腹痛

C.呕吐

D.畏寒、发热

E.肌肉痉挛

【答案】A

5.霍乱的典型临床表现是

A.发热、腹泻、呕吐

B.剧烈无痛性腹泻,继之呕吐,吐泻物呈水状

C.腹痛、腹泻、剧烈呕吐,吐泻物呈水状

D.发热,周围循环衰竭

E.发热,无痛性腹泻,粪便水样

【答案】B

【解析】多数以无痛性急剧腹泻开始,继而呕吐,不伴里急后重。大便量多,每次可超过 1 000 mL,开始大便为泥浆样或水样含粪质,后为米泔水样或清水样,或呈洗肉水样,稍有鱼腥味。

6.霍乱的临床表现中哪项是不正确的

A.寒战、高热、急性起病

B.先泻后吐

C.米泔水样吐泻物

D.无痛性腹泻

E.严重者有痛性肌肉痉挛

【答案】A

7.霍乱最常见的临床类型是

A.轻型

B.中型

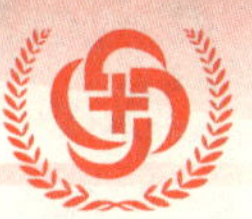

C.重型

D.中毒型

E.无症状型

【答案】A

8.霍乱的治疗过程中,首选的抗生素为

A.氯霉素

B.多西环素

C.四环素

D.氨苄西林

E.卡那霉素

【答案】B

9.患者,男,28 岁。因江水泛滥,饮用江水,突然出现剧烈腹泻,随后呕吐,由水样物转为米泔水样物,最可能的诊断是

A.金葡菌胃肠炎

B.急性细菌性痢疾

C.病毒性肠炎

D.大肠杆菌性肠炎

E.霍乱

【答案】E

【解析】该年轻男性在饮用江水后突然先出现剧烈腹泻,呕吐在后,吐泻物呈现霍乱时典型的米泔水样物,所以最可能的诊断是霍乱,其他可能性均小。

10.患者,男,32 岁。昨晚进食海蟹一只,晨起腹泻稀水便,10 小时内排便 20 余次,量多,水样,无臭味,中午呕吐 3~4 次,初起水样,后为米泔水样,发病后无排尿,就诊时呈重度脱水征,神志淡漠,BP 80/50 mmHg。下列检查均有助于诊断,除外哪一项

A.血培养

B.血清凝集试验

C.大便悬滴镜检

D.大便碱性蛋白胨增菌培养

E.大便涂片革兰染色镜检

【答案】A

【解析】米泔水样便为霍乱的特点。霍乱弧菌不直接侵犯入血,而是通过其肠毒素致病,故血培养无意义。

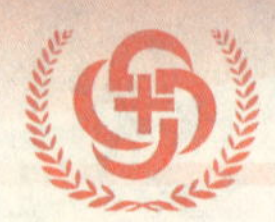

第四章　消毒与隔离

第一节　消毒

1.下列关于消毒目的错误的是

A.防止并发症

B.防止交叉感染

C.防止传染病传播

D.保护医护人员免受感染

E.避免患者重复感染

【答案】E

【解析】①防止病原体播散到社会中，引起流行。②防止患者再被其他病原体感染，出现并发症，发生交叉感染。③保护医护人员免受感染，须同时进行必要的隔离措施，工作中要合理防护或进行无菌操作，才能达到控制传染之效。

2.不可以杀灭芽孢的消毒法是

A.高压蒸汽法

B.巴氏消毒法

C.预真空型压力蒸汽灭菌

D.火烧消毒

E.高效消毒剂

【答案】B

3.乙醇的常用消毒浓度为

A.60%

B.65%

C.70%

D.75%

E.90%

【答案】D

4.下列不适合皮肤消毒的是

A.乙醇

B.戊二醛

C.碘伏

D.氯己定

E.过氧化氢

【答案】B

5.消毒的准确概念是

A.杀灭寄生虫

B.杀灭体内微生物

C.杀灭环境所有微生物

D.消除体内致病微生物

E.杀灭或消除环境中的致病微生物

【答案】E

6.有关消毒的描述，正确的是

A.消毒是针对有确定传染源存在的场所进行的

B.对传染病死亡患者的尸体按规定的处理也属于消毒

C.对传染病住院患者污染过的物品可待其出院后集中消毒

D.对有病原体携带者（没有发病）存在的场所可以不消毒

E.饭前便后的洗手不属于消毒的范畴

【答案】B

7.下列各项不属于预防性消毒的是

A.日常卫生消毒

B.饮用水消毒

C.传染病室的卫生清洁

D.垃圾无害化处理

E.饭前便后的洗手

【答案】C

8.下列各项属于终末消毒期的是

A.卫生敷料的消毒

B.病室的通风

C.菌痢患者的便后洗手

D.对 SARS 患者居家的消毒

E.传染病患者转院后病室的消毒

【答案】E

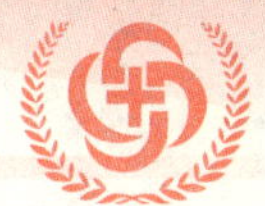

第二节　隔离

1.隔离的对象是

A.患者和隐性感染者

B.患者和带菌者

C.带菌者

D.隐性感染者

E.患者和潜伏期感染者

【答案】B

2.严密隔离适用于

A.霍乱

B.流感

C.乙型肝炎

D.细菌性痢疾

E.伤寒

【答案】A

3.一般隔离的种类不包括

A.呼吸道隔离

B.消化道隔离

C.泌尿道隔离

D.昆虫隔离

E.接触隔离

【答案】C

4.有关隔离的描述,错误的是

A.是控制传染病流行的重要措施

B.便于管理传染源

C.可防止病原体向外扩散给他人

D.根据传染病的平均传染期来确定隔离期限

E.某些传染病患者解除隔离后尚应进行追踪观察

【答案】D

【解析】传染病患者的隔离期限是根据传染病的最长传染期而确定的,同时尚应根据临床表现和微生物检验结果来决定是否可以解除隔离。

(5~6 题共用备选答案)

A.1~2 周

B.至症状消失后 3 天,但不少于发病后 7 天

C.隔离至退热

D.症状消失后 5 天起便培养 2 次阴性或症状消失后 15 天

E.3~4 周

5.流行性脑脊髓膜炎隔离时间为

【答案】B

6.细菌性痢疾隔离时间为

【答案】D

第三节　医院感染

1.下列哪项不属于医院感染

A.无明显潜伏期的感染,在入院 48 小时后发生的感染

B.本次感染直接与上次住院有关

C.有明确潜伏期的感染,自入院时算起没有超过其平均潜伏期的感染

D.新生儿经产道时获得的感染

E.肿瘤患者住院化疗期间出现带状疱疹

【答案】C

2.下列各项不属于标准预防技术的是

A.洗手

B.戴手套

C.穿隔离衣

D.戴防护眼罩

E.病房的空气处理系统

【答案】E

3.有关医院感染的概念,错误的是

A.是指在医院内获得的感染

B.出院之后的感染有可能是医院感染

C.与上次住院有关的感染是医院感染

D.入院时处于潜伏期的感染一定不是

医院感染

E.婴幼儿经胎盘获得的感染属于医院感染

【答案】E

4.有关标准预防下列哪项是错误的

A.要防止血源性疾病的传播也要防止非血源性疾病的传播

B.强调双向防护

C.所有的患者均被视为具有潜在传染的患者

D.要根据疾病的主要传播途径,采取相应的隔离措施

E.脱去手套后可以不立即洗手

【答案】E

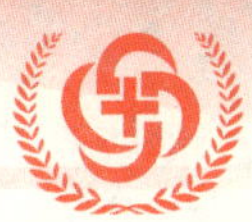

第十三篇　医学伦理学

刷分题库

抢分直播

配套名师精讲课程

第一章　概述

1.下列各项中，医学道德所具有的特点不包括的是

A.具有全人类性

B.具有实践性

C.具有稳定性

D.具有天然性

E.具有继承性

【答案】D

【解析】医学道德的特征包括：科学性、服务性、继承性、实践性、时代性。医学道德属于医务人员及服务对象的行为准备，具有全人类性及稳定性的特点。

2.符合医学伦理学研究的是

A.研究人与人之间关系的科学

B.研究人与社会之间关系的科学

C.研究医学活动中的道德关系和道德现象的科学

D.研究道德的形成、本质及其发展规律的科学

E.道德科学或道德哲学

【答案】C

3.以下不属于职业道德特点的是

A.专业性

B.稳定性

C.多样性

D.义务性

E.适应性

【答案】D

4.下列表述最能反映医学伦理学本质的是

A.属于应用伦理学的范畴

B.关于医学道德的学说和理论体系

C.规范伦理学的一个分支

D.医学的有机组成部分

E.一门边缘学科

【答案】B

【解析】医学伦理学是研究医学领域中的医学道德现象和医学道德关系的科学。其运用一般伦理学的原则来解决医疗卫生实践和医学科学发展中人们相互之间、医学团体与社会之间关系。

5.在医学伦理学的研究内容中不包括以下哪项内容

A.伦理学产生、发展及其规律

B.医学伦理学的基本原则、规范

C.医学伦理学的基本理论

D.医学道德的教育、评价和修养

E.医学道德中特殊问题

【答案】A

6.医学道德的作用不包括的是

A.对经济效益的保障作用

B.对医院人际关系的调节作用

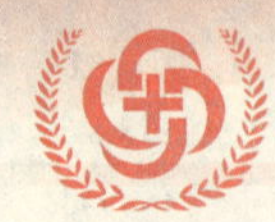

C.对医疗质量的保证作用

D.对医学科学的促进作用

E.对社会文明的推动作用

【答案】A

【解析】医学道德对医院人际关系具有调节作用，对医疗质量具有保证作用，对医学科学具有促进作用，对社会文明具有推动作用。

7.下列关于医学模式的叙述，不正确的是

A.是对医学本质的概括

B.是在特定历史时期内，人们关于健康和疾病的基本观点

C.是人们在观察和处理人类健康和疾病问题时的思维方式和行为方式

D.是对医学实践的反映和概括

E.是人类对医学的需求而形成的目标

【答案】E

8.下列属于现代医学目的的是

A.克服疾病

B.提高生命质量

C.过度追求技术发展

D.重治疗轻预防

E.避免死亡

【答案】B

（9~10 题共用备选答案）

A.医德观念、医德情感、医德意志、医德信念、医德理论

B.评价和调整医务人员行为的准则

C.医德教育

D.医德评价

E.医德修养

9.属于医学道德意识现象的是

【答案】A

10.属于医学道德的规范现象

【答案】B

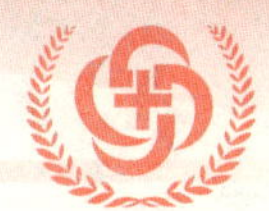

第二章　医学伦理学的历史发展

1.孙思邈主张医家必须具备“精”，指的是

A.不断学习，提高医疗技术

B.不断学习，仁爱救人

C.不断学习，对患者要公平对待

D.不断学习，有高尚的医德

E.不断学习，对患者要一心赴救

【答案】A

【解析】孙思邈主张医家必须具备“精”和“诚”的精神，所谓“精”就是要具有精湛的医术，所谓“诚”就是指医生应具备高尚的医德，只有具备“精”和“诚”的医家才是“大医”，即高尚而优秀的医家。

2.行医中反对“按寸不及尺，握手不及足”“相对斯须，便处汤药”的草率作风出自

A.《本草纲目》

B.《劝医论》

C.《千金要方》

D.《黄帝内经》

E.《伤寒杂病论》

【答案】E

【解析】东汉张仲景在其巨著《伤寒杂病论》的序言中对医学道德作了精辟的论述。他主张对患者认真负责，一丝不苟，坚决反对行医中“按寸不及尺，握手不及足”“相对斯须，便处汤药”的草率作风。

3.撰写“医家五戒十要”的医家是

A.李时珍

B.陈实功

C.孙思邈

D.张仲景

E.华佗

【答案】B

【解析】宋元明清时期医家，在实践中不断丰富医学伦理学思想。其中，明代陈实功的著作《外科正宗》就是其中代表，“医家五戒十要”出自此书。李时珍著作是《本草纲目》；孙思邈著作是《千金要方》、《千金翼方》；张仲景的著作是《伤寒杂病论》；华佗著作是《青囊经》。

4.伦理学作为学科出现的标志是

A.1803 年的《医学伦理学》

B.1964 年的《赫尔辛基宣言》

C.1946 年的《纽伦堡法典》

D.1948 年的《日内瓦宣言》

E.1981 年的《人体生物医学研究的国际标准》

【答案】A

【解析】医学伦理学在近代的西方已形成一门独立的学科，它首先产生于英国，它的形成以 1803 年英国的托马斯，帕茨瓦尔的《医学伦理学》出版为标志。

5.医学伦理学发展到生命伦理学阶段，其理论基础的核心是

A.生命神圣论

B.义务论

C.价值论

D.人道论

E.美德论

【答案】C

6.下列各项，不属于中国古代医德思想内容的是

A.救死扶伤、一视同仁的道德准则

B.仁爱救人、赤诚济世的事业准则

C.清廉正直、不图钱财的道德品质

D.认真负责、一丝不苟的服务态度

E.不畏权贵、忠于医业的献身精神

【答案】D

【解析】认真负责、一丝不苟的服务态度这句话说得比较现代，与古代不符。

7.《希波克拉底誓言》蕴涵了医学伦理学的

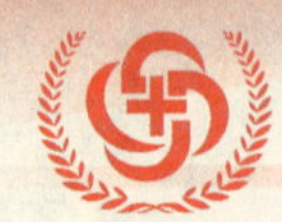

A.不伤害原则、为患者利益原则和尊师原则

B.不伤害原则、为患者利益原则和保密原则

C.尊师原则、整体医学理念和保密原则

D.尊师原则、为群众利益原则和保密原则

E.不伤害原则、尊师原则和保密原则

【答案】B

【解析】《希波克拉底誓言》因其悠远的传统而一直备受业内人员的喜爱,大部分医学院校的誓词仍然使用此誓言。其中不乏一个基本的原因,即其道出了医学伦理学的基本原则和内涵:不伤害原则、有利于患者原则和保密原则。虽然不全面,但仍然很关键,尤其对保密原则的重视,在当今的我国更为重要。

8.《希波克拉底誓言》中提出的医德根本原则是

A.为病家谋利益

B.平等对待患者

C.保守医密

D.不为妇人施堕胎术

E.不伤害病人

【答案】A

9.白求恩医德境界的最佳概括是

A.毫无自私自利之心

B.对工作极端的负责任

C.对同志对人民极端的热忱

D.国际主义精神

E.对技术精益求精,毫不利己专门利人

【答案】E

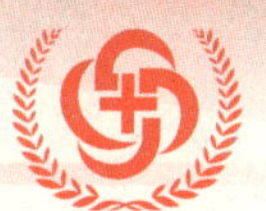

第三章　医学伦理学的理论基础

1.判断生命价值的依据是

A.内在价值

B.外在价值

C.生命质量

D.健康程度

E.内在价值与外在价值的统一

【答案】E

【解析】生命价值论最突出的一点就在于其能将生命的内在价值（生命神圣论）和外在价值（生命质量论）统一起来，并以此来评价生命的价值。

2.生命神圣论的积极意义不包括的是

A.对人的生命的尊重

B.推行医学人道主义反对非人道的医疗行为

C.反对不平等的医疗制度

D.合理公正的分配卫生资源

E.实行一视同仁的医德规范

【答案】D

3.生命质量的衡量标准不包括的是

A.个体生命健康程度

B.个体生命德才素质

C.个体生命优化条件

D.个体生命治愈希望

E.个体生命预期寿命

【答案】C

4.医院以医学人道主义精神服务于人类社会，主要表现的是

A.经济效益

B.社会效益

C.功利并重

D.功利主义

E.优化效益

【答案】B

5.下列不属于公益论原则的是

A.人人享有最基本的医疗权利

B.当发生个体利益与群体利益矛盾时，以群体利益为重

C.当发生局部利益与整体利益矛盾时，以整体利益为重

D.当发生眼前利益与长远利益矛盾时，以长远利益为重

E.当发生个人与社会之间的矛盾时，以社会利益为重

【答案】A

6.美德是以下几方面的和谐统一，其中不包括的是

A.高尚的思想

B.品德

C.情操与语言

D.良心

E.行为

【答案】D

7.医学人道主义在历史发展的时期中不包括的是

A.古代朴素的医学人道主义时期

B.现代革命的人道主义时期

C.实行革命的人道主义时期

D.近代医学人道主义时期

E.现代医学人道主义时期

【答案】B

8.生命价值论指的是

A.生命神圣与人道论的统一

B.生命神圣与生命质量的统一

C.美德论与义务论的统一

D.义务论与公益论的统一

E.生命质量与生命价值论的统一

【答案】B

【解析】生命价值论是生命神圣与生命质量统一的理论，是以人具有的内在价值和外在价值的统一来衡量生命意义的一种理论。

第四章　医学道德的规范体系

1.医学伦理学的理论原则不包括

A.行善原则

B.尊重原则

C.不伤害原则

D.公正原则

E.保密原则

【答案】E

【解析】医学伦理学的理论原则包括行善原则、尊重原则、公正原则和不伤害原则。

2.对不伤害原则的解释,正确的是

A.对肿瘤患者进行化疗意味着绝对伤害

B.不伤害原则就是消除任何医疗伤害

C.不伤害原则就是要求医生对患者丝毫不能伤害

D.因绝大多数医疗行为都存在着不同程度的伤害,所以不伤害原则是做不到的

E.不伤害原则要求对医学行为进行受益与伤害的权衡,把可控伤害控制在最低限度之内

【答案】E

【解析】指在诊治、护理过程中努力避免患者不应有的医疗伤害。

3.在药物治疗中,临床医生应遵循的道德要求,不包括

A.对症下药,剂量适宜

B.节约费用,公正分配

C.合理配伍,细致观察

D.合理配伍,对症下药

E.要为患者选择贵重有效的药物

【答案】E

4.医疗机构施行手术、特殊检查或特殊治疗时,如果无法取得患者意见又无家属或关系人在场,应该

A.经治医师提出医疗处置方案,在取得同行讨论批准后实施

B.经治医师提出医疗处置方案,在取得群众认可后实施

C.经治医师提出医疗处置方案,在取得县级以上卫生行政部门批准后实施

D.经治医师提出医疗处置方案,在取得第三者证实有效后实施

E.经治医师提出医疗处置方案,在取得医疗机构负责人或者被授权负责人员的批准后实施

【答案】E

【解析】尊重原则要求医务人员尊重患者知情同意和选择的权利。对于缺乏或丧失知情同意和选择能力的患者,应该尊重亲属或监护人知情同意和选择的权利。当在生命的危急时刻,亲属或监护人不在场而又来不及赶到医院时,医务人员出于患者的利益和责任,可以行使家长决定权。

5.下述各项中属于医生违背尊重原则的是

A.妊娠危及母亲的生命时,医生给予引产

B.医生的行为使某个患者受益,但却给别的患者带来了损害

C.医生对患者的呼叫或提问给予应答

D.医生给患者实施必要的检查或治疗

E.医生尊重患者是指满足患者的一切要求

【答案】E

【解析】尊重原则是指医务人员要尊重患者及其做出的理性决定。但医务人员尊重患者的自主性,决不意味要放弃自己的责任。尊重患者也包括对患者的帮助、劝导、说服、甚至限制患者进行选择。

6.医学道德范畴不包括

A.情感与良心

B.审慎与保密

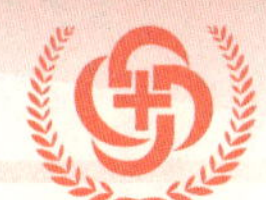

C.权力与义务

D.荣誉与幸福

E.自主与创新

【答案】E

7.下面关于审慎的说法中,不正确的是

A.它是一种道德品质

B.它是一种处事态度,多是由后天修养练习获得的

C.有利于良好职业道德的培养

D.有利于医疗质量的提高,并可防止医疗差错事故

E.可使业务能力和技术水平大幅度提高

【答案】E

【解析】审慎是一种态度。现在经常有"态度决定一切"的说法。其实这种说法并不为过。先天的性格可能是一个方面,但即便如此,审慎是可以培养的,而且因为职业的要求,尤其是医学涉及人最宝贵的生命和健康,是必须要培养的。

8.作为医学伦理学基本范畴的良心是指

A.医学关系中的主体在道义上应享有的权力和利益

B.医学关系中的主体在道义上应履行的职责和使命

C.医学关系中的主体在对自己应尽义务的自我认知和评价

D.医学关系中的主体在表现出行为前的周密思考和行为中的谨慎负责

E.医学关系中的主体在道义上对周围人、事以及自身的内心体验和感受

【答案】C

【解析】医学道德良心是指医务人员在履行义务的过程中,对自己行为应负道德责任的自觉认识和自我评价能力。

9.患者的道德义务不包括

A.提供与病情有关信息

B.无条件接受人体实验

C.遵守医院各项规章制度

D.支持医学生的实习和医学发展

E.在医生的指导下与医生积极配合

【答案】B

10.当某种诊治决策对患者利害共存时,要求临床医师保证最大善果和最小恶果的医学伦理学原则是

A.患者自主

B.有利患者

C.严谨审慎

D.双方协商解决

E.为社会主义现代化建设服务

【答案】B

11.治疗需要获得患者的知情同意,其实质体现的是

A.尊重患者的自主性

B.维护良好的医患关系

C.尊重患者的所有决定

D.有利于患者的基本原则

E.不伤害患者的基本原则

【答案】A

(12~13题共用备选答案)

A.医学关系中的主体因履行道德职责受到褒奖而产生的自我赞赏

B.医学关系中的主体在道义上应履行的职责和使命

C.医学关系的主体对应尽义务的自我认识和自我评价的能力

D.医学关系中的主体在道义上应享有的权力和利益

E.医学关系中的主体在医疗活动中对自己和他人关系的内心体验和感受

12.作为医学伦理学基本范畴的良心是指

【答案】C

【解析】医学关系中的主体在道义上应享有的权利和利益属于权利。医学关系中的主体在道义上应履行的职责和使命属于义务。医学关系的主体对应尽义务的自我认识和自我评价的能力是指良心。

13.作为医学伦理学基本范畴的情感是指

【答案】E

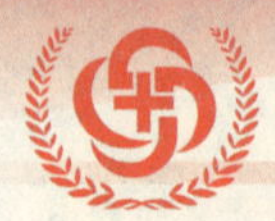

第五章 医患关系道德

1.下列不属于医患关系发展趋势的是

A.经济化

B.人机化

C.法制化

D.多元化

E.全球化

【答案】E

2.尊重患者知情同意权，其正确的做法是

A.婴幼患儿可以由监护人决定其诊疗方案

B.家属无承诺，即使患者本人知情同意也不得给予手术

C.对特殊急诊患者的抢救都同样对待

D.无须做到患者完全知情

E.只经患者同意即可手术

【答案】A

【解析】患者知情同意权是患者自主权的集中体现和主要内容，是建立现代契约—合作型医患关系的必要条件，其理想状态是患者或家属完全知情并有效同意。但婴幼患儿没有自己独立的思维能力，可以由监护人决定其诊疗方案；即使家属无承诺，患者本人知情同意，也可以给予手术；对特殊急诊患者的抢救要优先对待；D和E这两项说法太绝对。

3.下列各项属于非技术关系的是

A.道德关系

B.同事关系

C.竞争关系

D.陌生人关系

E.上下级关系

【答案】A

【解析】医患间非技术方面的关系是指医患交往过程中在社会、法律、道德、心理、经济等方面建立起来的人际关系，如医患间的道德关系、经济关系、价值关系、法律关系等。

4.最近报道一女青年接受X线检查时，对医生让其脱掉上衣不解，甚至认为医生这样做是非常无礼的，有的甚至因此发生纠纷。此案例说明的核心伦理学问题是

A.患者的思想太封建了

B.应有女护士在旁陪伴

C.医生没有任何可指责之处

D.医院应该在X线检查室门口出示须知

E.医生没有完全尽到让患者知情同意的义务

【答案】E

【解析】关于患者权利或医生权利，需注意医生的特殊干涉权，也是受到一定限制的。在职业活动中，医生还应履行下列职业道德义务：维护患者健康，减轻痛苦；解释说明与履行知情同意原则；保守秘密。患者权利的自主性更重要，但也仍然受到一定限制，即不能伤害到他人、社会，甚至也包括自己的生命。

5.属于医师执业权利的是

A.医师在执业活动中，人格尊严、人身安全不受侵犯

B.医师在执业活动中，应当遵守法律、法规，遵守技术操作规范

C.医师应当使用经国家有关部门批准使用的药品

D.对考核不合格的医师，可以责令其接受培训和继续医学教育

E.对医学专业技术有重大突破，作出显著贡献的医师，应当给予表彰或者奖励

【答案】A

6.下列哪项不属于医师执业活动中履行的义务

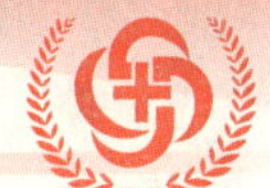

A.关心、保护自身自由和安全

B.遵守法律、法规、遵守技术操作规范

C.关心、爱护、尊重患者，保护患者隐私

D.努力钻研业务，更新知识，提高专业技术水平

E.宣传卫生保健知识，对患者进行健康教育

【答案】A

7.一因车祸受重伤的男子被送去医院急救，因没带押金，医生拒绝为患者办理住院手续，当患者家属拿来钱时，已错过了抢救最佳时机，患者死亡。本案例违背了患者权利的哪一点

A.享有自主权

B.享有参与治疗权

C.享有保密和隐私权

D.享有基本的医疗权

E.享有知情同意权

【答案】D

8.患者的权利不包括

A.平等的医疗权

B.知情同意权

C.患者的经济免责权

D.诉讼权与获得赔偿权

E.要求保护隐私权和免除一定社会责任权

【答案】C

【解析】患者的基本权利归纳为以下几个方面：①基本医疗权。②疾病认知权。③知情同意权。④保护隐私权。⑤社会免责权。⑥经济索赔权。

第六章 临床诊疗工作中的道德

1.在使用辅助检查手段时不适宜的是

A.认真严格地掌握适应证

B.可以广泛积极地依赖各种辅助检查

C.必要检查能尽早确定诊断和进行治疗

D.应从患者的利益出发决定该做的项目

E.有利于提高医生诊治疾病的能力

【答案】B

【解析】使用辅助检查手段时认真严格地掌握适应证是必须首先要遵守的;必要检查能尽早确定诊断和进行治疗并且有利于提高医生诊治疾病的能力;医生应从患者的利益出发决定该做的项目。所以B项可以广泛积极地依赖各种辅助检查明显不符合医德的要求,是应该阻止的行为。

2.在药物治疗中,临床医生应遵循的道德要求不包括

A.对症下药,剂量适宜

B.要为患者选择贵重有效的药物

C.节约费用,公正分配

D.合理配伍,对症下药

E.合理配伍,细致观察

【答案】B

3.下述内容不符合临床诊疗道德原则的是

A.最优化原则

B.知情同意原则

C.保密原则

D.生命价值原则

E.身心统一原则

【答案】E

4.中医四诊的道德要求是

A.安神定志

B.认真负责

C.保守医密

D.知情同意

E.尊重患者

【答案】A

5.为患者进行体格检查时医生首先应做到的是

A.态度热情诚恳

B.客观求实公正

C.保守病人秘密

D.尊重病人人格

E.态度认真负责

【答案】D

6.关于临床诊疗道德一般原则的不正确说法是

A.耗费最小

B.痛苦最小

C.患者第一的原则

D.最优化原则

E.医生自主决定

【答案】E

7.最优化原则是指在选择过程中诊疗方案以最小的代价获取最大效果,具体要求是

A.疗效最佳

B.安全无害

C.耗费最少

D.痛苦最小

E.以上都是

【答案】E

【解析】在临床诊疗中指诊疗方案要以最小的代价获得最大效益的决策原则,也叫最佳方案原则。其内容为:疗效最佳,安全无害,痛苦最小,耗费最少。

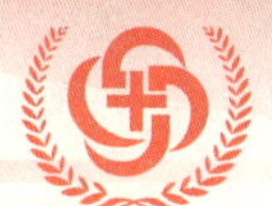

第七章　医学科研工作的道德

1.人体实验必须坚持的原则中,不正确的是

A.医学目的原则

B.经济利益原则

C.科学对照原则

D.知情同意原则

E.维护患者利益原则

【答案】B

2.医学科研中的人体实验必须坚持

A.使受试者的疾病得到治疗

B.使受试者获得经济利益

C.必须使受试者知情同意

D.要保证受试者的绝对安全

E.要保证受试者无任何不适

【答案】C

3.人体实验的医学目的原则中不包括

A.为了提高医疗水平,改进诊治和预防措施

B.为了对疾病病因学的发病机理的了解

C.为了更好地增进人类健康

D.为了获取更大的经济利益

E.为更好地维护人类的健康

【答案】D

4.临床科研道德实施中科研设计要求应具有

A.科学性、可行性、实践性

B.严格性、合理性、可行性

C.实践性、严格性、可行性

D.理论性、客观性、合理性

E.学术性、可行性、科学性

【答案】B

5.下列人体实验类型中,不需要付出道德代价的是

A.自体实验

B.自愿实验

C.欺骗实验

D.强迫实验

E.天然实验

【答案】E

【解析】人体实验的类型包括自体实验、自愿实验、强迫实验。这些实验都需要付出道德代价。天然实验也是人体实验的类型,但其不需要付出道德代价。

6.下列对医学科研道德基本要求的叙述,不正确的是

A.动机纯正,目的正确

B.严格的工作作风

C.重在创造,注重利益

D.实事求是,真诚协作

E.严密的科学手段

【答案】C

(7~8 题共用备选答案)

A.天然试验

B.自我试验

C.志愿试验

D.临床试验

E.强迫试验

7.由于战争、自然灾害可形成大面积的研究样本群称为

【答案】A

8.应用政治军事压力从事违背伦理原则的试验称为

【答案】E

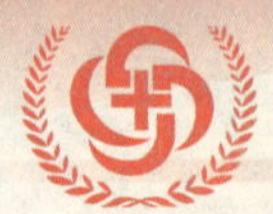

第八章　医学道德的评价、教育和修养

1.医德修养的根本途径和方法是
A.自我批评
B.见贤思齐
C.自我反思
D.接受患者监督
E.在医疗实践中修养
【答案】E

2.培养全面、合格的医学人才的重要手段是
A.医德教育
B.医德修养
C.医德评价
D.医德实践
E.医德情操
【答案】A

3.医德评价的标准是
A.疗效标准、社会标准、科学标准
B.科学标准、实践标准、疗效标准
C.疗效标准、医学标准、科学标准
D.疗效标准、行为标准、科学标准
E.经济标准、社会标准、科学标准
【答案】A

4.医学道德评价中自身评价是医务人员
A.对自己的心理感受所进行的反思
B.对自己的职业行为所作的评价
C.对周围同事的错误行为进行的批评
D.对行业内的不正之风所进行的评价
E.对所发生的医疗差错事故进行的分析
【答案】B

5.医德评价的方式是依靠
A.社会舆论、内心信念、传统习俗
B.社会舆论、内心信念、媒体介入
C.内心信念、传统习俗、自我认识
D.社会舆论、媒体介入、传统习俗
E.自我认识、媒体介入、传统习俗
【答案】C

6.关于医德教育意义的叙述，不包括
A.培养全面合格的医学人才
B.树立正确的人生观价值观
C.形成良好的医德医风
D.形成稳定的人格倾向
E.形成良好的医德行为和习惯
【答案】D

7.医学道德教育的过程不包括
A.要学会"慎独"
B.坚定医德信念
C.培养医德情感
D.锻炼医德意志
E.养成医德行为和习惯
【答案】A
【解析】医学道德教育的过程包括：①提高医德认识。②培养医德情感。③锻炼医德意志。④坚定医德信念。⑤养成医德行为和习惯。

8.正确把握医德评价依据的观点是
A.效果论
B.目的论
C.动机论
D.手段论
E.动机与效果、目的与手段统一论
【答案】E

（9~10题共用备选答案）
A.行为标准
B.经济标准
C.社会标准
D.科学标准
E.疗效标准

9.医学道德评价的标准中哪项是医疗行为善恶的基本出发点和根本标准
【答案】E

10.医学道德评价的标准中哪项是有利于人类生存，有利于人类健康的
【答案】C

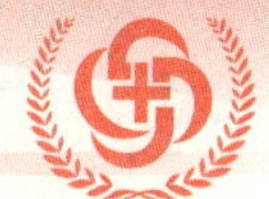

第九章　生命伦理学

1.执行脑死亡标准的伦理意义除外

A.有利于科学地判断死亡

B.更体现了对生命的尊重

C.弥补传统的死亡标准的不足

D.客观上有利于节约卫生资源

E.直接地达到开展器官移植的目的

【答案】E

2.安乐死的定义是

A.自然死亡

B.他人干预死亡

C.无痛苦死亡

D.脑死亡

E.自己结束生命

【答案】C

【解析】安乐死来源于希腊文，意思是无痛苦的、幸福的死亡。

3.世界上第一个安乐死合法化的国家是

A.荷兰

B.美国

C.丹麦

D.比利时

E.澳大利亚

【答案】A

【解析】荷兰是世界上第一个颁布安乐死法律的国家，比利时是第二个。

4.下列各项不属于美国哈佛大学医学院特设委员会提出的"脑死亡"诊断标准的是

A.诱导反射消失

B.脑电波平直或等电位

C.心脏停止跳动

D.自主的肌肉运动和自主呼吸消失

E.对外部的刺激和内部的需要无接受性、无反应性

【答案】C

【解析】诊断标准：①对外部的刺激和内部的需要无接受性、无反应性。②诱导反射消失。③自主的肌肉运动和自主呼吸消失。④脑电波平直或等电位。

（5~6题共用备选答案）

A.贝尔蒙报告

B.吉汉宣言

C.东京宣言

D.悉尼宣言

E.赫尔辛基宣言

5.涉及人类受试者医学研究的伦理准则出自于

【答案】E

6.保护人类受试者的伦理原则与准则出自于

【答案】A

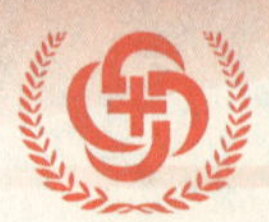

第十四篇　卫生法规

刷分题库

抢分直播

配套名师精讲课程

第一章　卫生法概述

1.卫生法的概念是指

A.国家立法机关颁布的卫生法律

B.卫生行政部门颁布的技术规范

C.国家行政机关颁布的卫生法规

D.国务院卫生行政部颁布的规章

E.全部上述保障人体健康的法律规范

【答案】E

【解析】卫生法是调整在卫生活动过程中所发生的社会关系的法律规范的总称。

2.我国依法制定卫生行政法规的国家机构是

A.国务院

B.卫生行政部门

C.最高人民法院

D.地方人民政府

E.全国人大及其常委会

【答案】A

【解析】卫生行政法规是指由国务院制定发布的有关卫生方面的专门行政法规，其法律效力低于法律。

3.卫生法将随着社会的发展而日益重要，以下哪一项是我国卫生工作的基本方针

A.预防为主

B.保护公民身体健康

C.卫生工作要动员全社会参与

D.祖国传统医学与现代医学相结合

E.以上均是

【答案】A

4.不属于卫生法基本原则的是

A.卫生保护原则

B.预防为主原则

C.保护社会健康原则

D.患者自主原则

E.兼顾经济与社会效益原则

【答案】E

【解析】卫生法基本原则包括卫生保护原则、预防为主原则、公平原则、保护社会健康原则和患者自主原则。

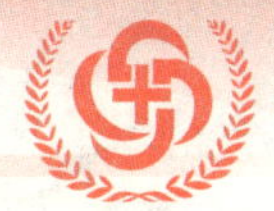

第二章　卫生法律责任

1.根据违法行为的性质和危害程度的不同。法律责任分为

A.行政处分、经济补偿、刑事责任

B.行政处罚、经济赔偿、刑事责任

C.赔偿责任、补偿责任、刑事责任

D.经济责任、民事责任、刑事责任

E.民事责任、行政责任、刑事责任

【答案】E

【解析】法律责任根据违法行为的性质和危害程度的不同分为卫生民事责任、卫生行政责任、卫生刑事责任。

2.下列各项,属于行政处罚的是

A.罚款

B.降级

C.撤职

D.赔偿损失

E.赔礼道歉

【答案】A

【解析】行政处罚的种类主要有警告、罚款、没收非法财物、没收违法所得、责令停产停业、暂扣或吊销有关许可证等。

3.目前,我国卫生法所涉及的民事责任的主要承担方式是

A.恢复原状

B.赔偿损失

C.停止侵害

D.消除危险

E.支付违约金

【答案】B

【解析】卫生法所涉及的民事责任的承担方式有很多种,而赔偿是其中的主要方式,因为很多情况下,是不可能恢复原状的,而停止侵害本质上未进行惩罚,消除危险也是同样的道理,支付违约金为合同关系的情况下,与本题无关。

4.行政处分和行政处罚共同的方式是

A.降级

B.警告

C.罚款

D.记过

E.没收非法所得

【答案】B

5.下述各项,属于行政处分的是

A.罚款

B.降级

C.吊销卫生许可证

D.没收违法所得

E.责令停产停业整顿

【答案】B

【解析】A、C、D、E 均属行政处罚,只有 B 属于行政处分。

6.以下哪一项不属于刑事责任的种类

A.拘役

B.管制

C.死刑

D.有期徒刑

E.没收违法所得

【答案】E

7.下列各项中属于我国刑罚种类的是

A.罚款

B.罚金

C.撤职

D.赔偿损失

E.没收非法财物

【答案】B

【解析】刑罚包括主刑和附加刑。主刑有管制、拘役、有期徒刑、无期徒刑、死刑,它们只能单独适用,附加刑有罚金、剥夺政治权利、没收财产。

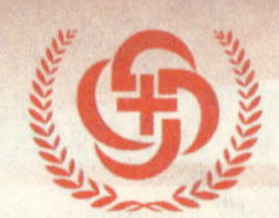

第三章 《中华人民共和国执业医师法》

1.朱某在医学院获得了专科毕业证书，此时他可以

A.在医疗、预防、保健机构中试用期满一年，参加执业医师资格考试

B.在医疗、预防、保健机构中试用期满一年，参加执业助理医师资格考试

C.在医疗、预防、保健机构中试用期满半年，参加执业助理医师资格考试

D.取得执业助理医师执业证书后，在医疗、预防、保健机构中工作满一年，参加执业医师资格考试

E.取得执业助理医师执业证书后，在医疗、预防、保健机构中试用期满一年，参加执业医师资格考试

【答案】B

2.以师承方式学习传统医学至少满多长时间，经卫生行政部门指定的组织考核合格并推荐，才可以参加执业医师资格或者执业助理医师资格考试

A.一年

B.二年

C.三年

D.五年

E.四年

【答案】C

【解析】《执业医师法》第十一条规定：以师承方式学习传统医学满三年或者经多年实践医术确有专长的，经县级以上人民政府卫生行政部门确定的传统医学专业组织或者医疗、预防、保健机构考核合格并推荐，可以参加执业医师资格或者执业助理医师资格考试。考试的内容和办法由国务院卫生行政部门另行制定。

3.下列几种情形中，可以准予医师执业资格注册的是

A.受吊销医师执业证书行政处罚，自处罚决定之日起至申请之日止不满二年的

B.受吊销医师执业证书行政处罚，自处罚决定之日起至申请之日止不满一年的

C.受吊销医师执业证书行政处罚，自处罚决定之日起至申请之日止已满二年的

D.受刑事处罚，自刑罚执行完毕之日起至申请注册之日止不满一年的

E.受刑事处罚，自刑罚执行完毕之日起至申请注册之日止不满二年的

【答案】C

【解析】《执业医师法》第十五条规定：有下列情形之一的，不予注册：①不具有完全民事行为能力的；②因受刑事处罚，自刑罚执行完毕之日起至申请注册之日止不满二年的；③受吊销医师执业证书行政处罚，自处罚决定之日起至申请注册之日止不满二年的；④有国务院卫生行政部门规定不宜从事医疗、预防、保健业务的其他情形的。

4.至少符合下列哪种情况才能参加执业医师资格考试

A.具有医学专业本科以上学历，在医疗机构中工作满一年

B.具有医学专业本科以上学历，在医疗机构中试用期满一年

C.具有医学专业专科学历，在医疗机构中试用期满一年

D.具有医学专业本科以上学历，在医疗机构中试用期满二年

E.具有医学专业专科学历，在医疗机构中工作满一年

【答案】B

【解析】《执业医师法》第九条规定：具有下列条件之一的，可以参加执业医师资格考试：具有高等学校医学专业本科以上学历，在执业医师指导下，在医疗、预防、保健机构中试用期满一年的。医学本科以上学

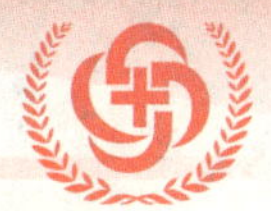

历者可直接参加执业医师资格考试,条件是试用期满一年;专科和中等专业学校学历者,不能直接参加执业医师资格考试,必须先通过执业助理医师资格考试,报考条件是试用期满一年,具有执业助理医师资格证书后才可参加执业医师资格考试,报考条件是专科学历者工作再满两年,中等专业学历者工作再满五年。

5.定期考核不合格的医师暂停执业活动期满,再次考核仍不合格的

A.可再试用一年

B.再次接受培训

C.暂停执业活动三年

D.在执业医师指导下从事执业活动

E.注销注册,收回医师执业证书

【答案】E

【解析】《执业医师法》第十六条规定:医师注册后有下列情形之一的,其所在的医疗、预防、保健机构应当在三十日内报告准予注册的卫生行政部门,卫生行政部门应当注销注册,收回医师执业证书:依照本法第三十一条规定暂停执业活动期满,再次考核仍不合格的。

6.王某是一名注册医师,2002 年因在工作中严重不负责任造成医疗事故,患者起诉至法院,王某被认定为医疗事故罪,判处有期徒刑 3 年,从 2002 年 6 月 1 日起开始服刑。关于此后他能否再次成为执业医师的说法中恰当的是

A.他终生不能再次注册成为医师

B.他可以再次成为执业医师,而且无需再次注册,因此前注册继续有效

C.他可以在 2002 年 6 月 1 日之后的任何时间申请并获得医师注册

D.他可以在 2005 年 6 月 1 日之后的任何时间申请并获得医师注册

E.他可以在 2007 年 6 月 1 日之后的任何时间申请并获得医师注册

【答案】E

7.王某 1997 年于中医药大学毕业分配到市级中医院工作,并于 1998 年取得了中医师执业资格。《中华人民共和国执业医师法》施行当年,其依照有关开办医疗机构的规定申请个体开业。依据我国执业医师法的规定,卫生行政部门应

A.批准其个体行医资格申请

B.要求其能保证个体行医质量,才能予以受理申请

C.要求其应具备主治医师资格

D.要求其参加国家临床中医专业技术资格考试

E.要求其经执业医师注册后在医疗机构中执业满 5 年

【答案】E

8.受理申请医师注册的卫生行政部门对不符合条件不予注册的,应当自收到申请之日起多少日内给予申请人书面答复,并说明理由

A.15 日

B.20 日

C.30 日

D.40 日

E.45 日

【答案】C

【解析】受理申请医师注册的卫生行政部门对不符合条件不予注册的,应当自收到申请之日起 30 日内给予申请人书面答复,并说明理由。

9.下列哪项属于医师在执业活动中应负有的义务

A.参加专业学术团体

B.获取工资报酬和津贴

C.人格尊严、人身安全不受侵犯

D.宣传卫生保健知识,对患者进行教育

E.享受国家规定的福利待遇

【答案】D

10.下列各项中,哪项不属于医师在执业活动中应当履行的法定义务

A.恪守职业道德

B.遵守技术操作规范

C.宣传卫生保健知识

D.参与所在机构的民主管理

E.尊重患者,保护患者的隐私

【答案】D

【解析】《执业医师法》第二十二条规定:医师在执业活动中履行下列义务:①遵守法律、法规,遵守技术操作规范。②树立敬业精神,遵守职业道德,履行医师职责,尽职尽责为患者服务。③关心、爱护、尊重患者,保护患者的隐私。④努力钻研业务,更新知识,提高专业技术水平。⑤宣传卫生保健知识,对患者进行健康教育。

11.下列情形中,应当被注销执业医师注册的是

A.受罚款行政处罚的

B.中止医师执业活动满一年的

C.在医疗事故中负有民事赔偿责任的

D.责令暂停执业6个月行政处罚的

E.构成医疗事故罪而被判处刑罚的

【答案】E

12.某市中医院医师小刘在考核时不合格,该市人民政府卫生行政部门责令其暂停执业活动6个月,并接受培训和继续医学教育。暂停执业活动期满,再次对小刘进行考核,仍然不合格,应

A.由县级以上人民政府卫生行政部门注销注册,收回医师资格证书

B.由县级以上人民政府卫生行政部门注销注册,收回医师执业证书并取消执业医师资格

C.由县级以上人民政府卫生行政部门注销注册,收回医师执业证书

D.由县级以上人民政府卫生行政部门注销注册,收回医师的执业证书,并接受培训和继续医学教育

E.由县级以上人民政府卫生行政部门责令其暂停执业三至六个月,注销注册,收回医师执业证书,并接受培训和继续医学教育

【答案】C

【解析】《执业医师法》第三十一条规定:对考核不合格的医师,县级以上人民政府卫生行政部门可以责令其暂停执业活动三个月至六个月,并接受培训和继续医学教育。暂停执业活动期满,再次进行考核,对考核合格的,允许其继续执业;对考核不合格的,由县级以上人民政府卫生行政部门注销注册,收回医师执业证书。

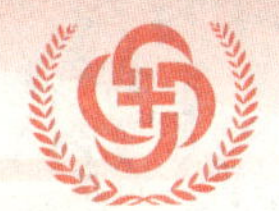

第四章　《中华人民共和国药品管理法》

1.制定《药品管理法》的目的不包括

A.保证药品质量

B.增进药品疗效

C.保障用药安全

D.维护人体健康

E.维护用药者的经济利益

【答案】E

【解析】为加强药品监督管理，保证药品质量，保障人体用药安全，维护人民身体健康和用药的合法权益，特制定本法。

2.一医院医师张某，利用工作之便经常为吸毒亲属开具不符合规定的麻醉处方，其应当承担的责任是

A.罚金

B.管制

C.行政处分

D.行政处罚

E.法律责任

【答案】E

3.哌甲酯用于治疗儿童多动症时，每张处方不得超过多少日的常用量

A.3 日

B.10 日

C.7 日

D.15 日

E.14 日

【答案】D

4.依照《医疗用毒性药品管理办法》的规定，毒性药品的处方剂量，每张处方注射剂不得超过多少日的常用量

A.2 日

B.7 日

C.3 日

D.5 日

E.14 日

【答案】A

5.《药品管理法》规定对四类药品实行特殊管理。下列药品中，不属于法定特殊管理药品的是

A.生化药品

B.精神药品

C.麻醉药品

D.医疗用毒性药品

E.放射性药品

【答案】A

【解析】麻醉药品、精神药品、医疗用毒性药品、放射性药品等属于特殊管理药品。

6.除特殊需要外，第一类精神药品的处方，每次不得超过多少日的常用量

A.5 日

B.3 日

C.7 日

D.1 日

E.14 日

【答案】B

【解析】除特殊需要外，第一类精神药品的处方，每次不得超过 3 日的常用量。

7.按照《麻醉药品和精神药品管理条例》规定：医生开具的急诊处方一般不得超过

A.5 日

B.7 日

C.3 日

D.1 日

E.2 日

【答案】C

8.《药品管理法》对医疗机构配制的制剂有一系列规定，下列哪项不符合上述规定

A.不得在市场销售

B.可以部分在市场销售

C.凭医师处方在本医疗机构使用

D.必须按照规定进行质量检验

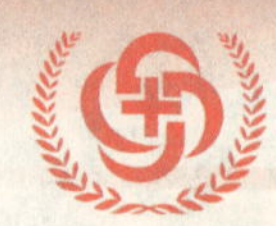

E.应当是本单位临床需要而市场上没有供应的品种

【答案】B

【解析】《药品管理法》第二十五条规定:医疗机构配制的制剂,应当是本单位临床需要而市场上没有供应的品种,并须经所在地省、自治区、直辖市人民政府药品监督管理部门批准后方可配制。配制的制剂必须按照规定进行质量检验,合格的,凭医师处方在本医疗机构使用。特殊情况下,经国务院或者省、自治区、直辖市人民政府的药品监督管理部门批准,医疗机构配制的制剂可以在指定的医疗机构之间调剂使用。医疗机构配制的制剂不得在市场销售。

(9~10 题共用备选答案)

A.1 年

B.2 年

C.3 年

D.4 年

E.5 年

9.按照《麻醉药品和精神药品管理条例》规定:医疗机构应当对麻醉药品和精神药品处方进行专册登记,加强管理。麻醉药品处方至少保存

【答案】C

【解析】《麻醉药品和精神药品管理条例》第四十一条规定:医疗机构应当对麻醉药品和精神药品处方进行专册登记,加强管理。麻醉药品处方至少保存 3 年,精神药品处方至少保存 2 年。

10.按照《麻醉药品和精神药品管理条例》规定:医疗机构应当对麻醉药品和精神药品处方进行专册登记,加强管理。精神药品处方至少保存

【答案】B

【解析】《麻醉药品和精神药品管理条例》第四十一条规定:医疗机构应当对麻醉药品和精神药品处方进行专册登记,加强管理。麻醉药品处方至少保存 3 年,精神药品处方至少保存 2 年。

(11~12 题共用备选答案)

A.劣药

B.假药

C.特殊药品

D.保健药品

E.非处方用药

11.药品成分的含量与国家药品标准或者省、自治区、直辖市药品标准规定不符合的是

【答案】A

【解析】劣药是指药品成分的含量与国家药品标准或者省、自治区、直辖市药品标准规定不符合。

12.药品所含成分的名称与国家药品标准或者省、自治区、直辖市药品标准规定不符合的是

【答案】B

【解析】假药是指药品所含成分的名称与国家药品标准或者省、自治区、直辖市药品标准规定不符合。

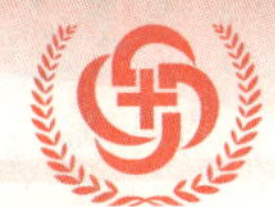

第五章　《中华人民共和国传染病防治法》

1.按照《中华人民共和国传染病防治法》,属于乙类传染病分类,但依法采取甲类传染病预防、控制措施的是

A.梅毒

B.病毒性肝炎

C.艾滋病

D.传染性非典型性肺炎

E.流行性出血热

【答案】D

【解析】对乙类传染病中传染性非典型肺炎、炭疽中的肺炭疽和人感染高致病性禽流感,采取本法所称甲类传染病的预防、控制措施。

2.《传染病防治法》规定应予以隔离治疗的是

A.疑似传染病患者

B.甲类传染病患者

C.甲类传染病患者和病原携带者

D.乙类传染病患者和病原携带者

E.除艾滋病患者、炭疽中的肺炭疽以外的乙类传染病患者

【答案】C

【解析】《传染病防治法》规定应予以隔离治疗的是甲类传染病患者和病原携带者,而一般的传染病不需要隔离名疗,按甲类治疗处理的乙类传染病也需要进行隔离,如非典、禽流感等。故选 C。

3.《传染病防治法》规定的甲类传染病是指

A.鼠疫、霍乱

B.鼠疫、传染性非典型肺炎

C.传染性非典型肺炎、人感染高致病性禽流感

D.霍乱、传染性非典型肺炎

E.流行性出血热、艾滋病

【答案】A

【解析】《传染病防治法》第三条规定:甲类传染病指鼠疫、霍乱。

4.属于丙类传染病的是

A.鼠疫、霍乱

B.流行性感冒、风疹

C.狂犬病

D.艾滋病

E.肺结核

【答案】B

5.发现传染病患者或者疑似传染病患者时,报告疫情应遵循的原则是

A.隶属关系原则

B.系统控制原则

C.属地管理原则

D.系统通报原则

E.直接向上级领导报告

【答案】C

【解析】任何单位和个人发现传染病患者或者疑似传染病患者时,应当及时向附近的疾病预防控制机构或者医疗机构报告。

6.《中华人民共和国传染病防治法》明确规定的传染病防治方针是

A.防治结合

B.预防为主

C.控制为主

D.依靠科学

E.分类管理

【答案】B

7.由县级以上人民政府报经上一级政府决定可以在传染病流行时采取的紧急措施是

A.强制隔离

B.隔离治疗

C.实施交通检疫

D.停工、停业、停课

E.指定场所进行医学观察

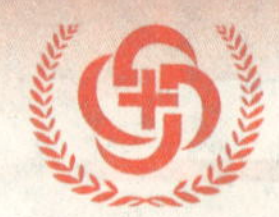

【答案】D

8.某医疗机构发现了甲类传染病，此时应及时采取的措施中不包括

A.对疑似患者，确诊前在指定场所单独隔离治疗

B.对患者、病原携带者，予以隔离治疗，隔离期限根据医学检查结果确定

C.对本医疗机构内被传染病病原体污染的物品，必须实施消毒和无害化处置

D.拒绝隔离治疗或者隔离期未满擅自脱离隔离治疗的留下其书面意见可以放行

E.对医疗机构内的患者、病原携带者、疑似患者的密切接触者，在指定场所进行医学观察

【答案】D

【解析】《传染病防治法》第三十九条规定：医疗机构发现甲类传染病时，应当及时采取下列措施：①对患者、病原携带者，予以隔离治疗，隔离期限根据医学检查结果确定。②对疑似患者，确诊前在指定场所单独隔离治疗。③对医疗机构内的患者、病原携带者、疑似患者的密切接触者，在指定场所进行医学观察和采取其他必要的预防措施。拒绝隔离治疗或者隔离期未满擅自脱离隔离治疗的，可以由公安机关协助医疗机构采取强制隔离治疗措施。医疗机构对本单位内被传染病病原体污染的场所、物品以及医疗废物，必须依照法律、法规的规定实施消毒和无害化处置。

9.对传染病实施医疗救治活动，医疗机构应当实行传染病

A.预警制度

B.监测制度

C.检疫制度

D.情况通报制度

E.预检、分诊制度

【答案】E

【解析】医疗机构应当对传染病患者或者疑似传染病患者提供医疗救护、现场救援和接诊治疗，实行传染病预检、分诊制度。

（10~11 题共用备选答案）

A.鼠疫

B.流行性感冒

C.百日咳

D.麻风病

E.流行性腮腺炎

10.属于甲类传染病的是

【答案】A

【解析】法定传染病的分类包括甲类、乙类、丙类。甲类有霍乱和鼠疫，乙类新增了非典、禽流感。题干中鼠疫为甲类传染病，而百日咳为乙类传染病。

11.属于乙类传染病的是

【答案】C

【解析】法定传染病的分类包括甲类、乙类、丙类。甲类有霍乱和鼠疫，乙类新增了非典、禽流感。题干中鼠疫为甲类传染病，而百日咳为乙类传染病。

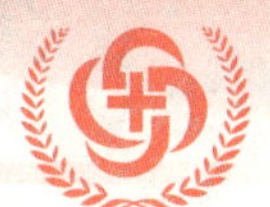

第六章　《突发公共卫生事件应急条例》

1.突发公共卫生事件的日常监测工作由下列哪个机关或机构承担

A.国务院卫生行政部门

B.县级人民政府

C.省、自治区、直辖市人民政府

D.省、自治区、直辖市人民政府卫生行政部门

E.县级以上人民政府卫生行政部门指定的机构

【答案】E

2.医疗机构发现突发公共卫生事件后，应当向当地卫生行政部门报告的时间要求为

A.8 小时内

B.6 小时内

C.4 小时内

D.2 小时内

E.1 小时内

【答案】D

【解析】《突发公共卫生事件应急条例》规定：突发事件监测机构、医疗卫生机构和有关单位发现有本条例第十九条规定情形之一的，应当在 2 小时内向所在地县级人民政府卫生行政主管部门报告。

3.《突发公共卫生事件应急条例》规定，医疗卫生机构应当对传染病做到

A.早发现、早报告、早隔离、早康复

B.早预防、早发现、早治疗、早康复

C.早发现、早报告、早隔离、早治疗

D.早报告、早观察、早治疗、早康复

E.早发现、早观察、早隔离、早治疗

【答案】C

【解析】《突发公共卫生事件应急条例》第四十二条规定：有关部门、医疗卫生机构应当对传染病做到早发现、早报告、早隔离、早治疗，切断传播途径，防止扩散。

4.根据突发公共卫生事件应急处理的需要，有权紧急调集人员、储备的物资、交通工具以及相关设施、设备；必要时，对人员进行疏散或者隔离，并可以依法对传染病疫区实行封锁的是

A.县级以上地方人民政府

B.县级以上地方人民政府卫生行政主管部门

C.所在地省级人民政府

D.突发事件应急指挥部

E.国务院卫生行政主管部门

【答案】D

（5~6 题共用备选答案）

A.1 小时

B.2 小时

C.3 小时

D.4 小时

E.5 小时

5.《突发公共卫生事件应急条例》规定，突发事件监测机构、医疗卫生机构和有关单位发现有重大紧急疫情的，应当在几小时内向所在地县级人民政府卫生行政主管部门报告

【答案】B

【解析】《突发公共卫生事件应急条例》规定，突发事件监测机构、医疗卫生机构和有关单位发现有重大紧急疫情的，应当在 2 小时内向所在地县级人民政府卫生行政主管部门报告，省、自治区、直辖市人民政府在接到重大紧急疫情报告后，应当在 1 小时内向国务院卫生行政主管部门报告。

6.省、自治区、直辖市人民政府在接到重大紧急疫情报告后，应当在几小时内向国务院卫生行政主管部门报告

【答案】A

第七章《医疗事故处理条例》

1.根据《医疗事故处理条例》的规定，下列情况中属于二级医疗事故的是

A.造成明显人身损害的其他后果

B.中度残疾或者器官组织损伤导致一般功能障碍

C.轻度残疾或者器官组织损伤导致一般功能障碍

D.中度残疾或者器官组织损伤导致严重功能障碍

E.轻度残疾或者器官组织损伤导致严重功能障碍

【答案】D

2.依据2002年9月1日实施的《医疗事故处理条例》，不属于医疗事故的是

A.医疗机构违反规章造成患者重度残废

B.在医疗活动中，由于患者病情异常而发生医疗意外

C.医务人员违反护理常规，造成患者轻度残废

D.药房等非临床科室因过失导致患者人身损害

E.医务人员违反诊疗常规，造成患者一般功能性障碍

【答案】B

【解析】医疗事故是指医疗机构及其医务人员在医疗活动中，违反医疗卫生管理法律、行政法规、部门规章和诊疗护理规范、常规，过失造成患者人身损害的事故。在医疗活动中，由于患者病情异常而发生医疗意外不属于违反医疗卫生管理法律、行政法规、部门规章和诊疗护理规范、常规。

3.根据国务院《医疗事故处理条例》的规定，不属于医疗事故的情况是

A.难以避免的并发症、医疗技术性事故

B.难以避免的并发症、病员及其家属不配合诊疗导致不良后果

C.难以避免的并发症、二级以下技术性事故

D.病员及其家属不配合诊治、三级乙等技术性事故

E.病员及其家属不配合诊治、药房等非临床科室过失导致的患者损害

【答案】B

【解析】医疗事故是指医疗机构及其医护人员在医疗活动中，违反医疗卫生管理法律、行政法规、部门规章和诊疗护理技术操作规范、常规，过失造成患者人身伤害的事故，构成条件有主体要件，行为违法性要件，主观过错要件，损害结果要件。选项中B不符合构成要件，无主体要件，所以不属于医疗事故。

4.下列情形中，属于医疗事故的是

A.医生对解剖关系辨认不清，误伤邻近重要器官，造成患者功能障碍

B.因患者体质特殊而发生难以防范的后果

C.诊疗护理存在过失，虽未造成死亡、残疾等身体损害，但延长了患者的治疗时间

D.发生现有医疗技术难以预料的并发症

E.无过错输血造成患者感染

【答案】A

5.《医疗事故处理条例》规定患者在发生医疗纠纷的时候可以封存和复印病历，下列资料中哪项属于可以封存但不能复印的病历资料

A.会诊记录

B.门诊病历

C.病理报告单

D.手术及麻醉记录单

E.化验报告单

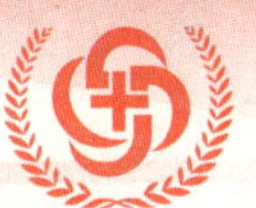

【答案】A

【解析】《医疗事故处理条例》第十条规定:患者有权复印或者复制其门诊病历、住院志、体温单、医嘱单、化验单(检验报告)、医学影像检查资料、特殊检查同意书、手术同意书、手术及麻醉记录单、病理资料、护理记录以及国务院卫生行政部门规定的其他病历资料。

6.下列哪项不是医疗机构应当在12小时内向当地卫生行政部门报告的重大医疗过失行为

A.有重度残疾的

B.发生死亡的

C.有中度残疾的

D.同时2人人身损害后果的

E.同时3人人身损害后果的

【答案】D

【解析】《医疗事故处理条例》第十四条规定:发生下列重大医疗过失行为的,医疗机构应当在12小时内向所在地卫生行政部门报告:①导致患者死亡或者可能为二级以上的医疗事故;②导致3人以上人身损害后果;③国务院卫生行政部门和省、自治区、直辖市人民政府卫生行政部门规定的其他情形。

7.因抢救危急患者,未能及时书写病历的,有关医务人员应在抢救结束后多长时间内据实补记

A.12小时

B.8小时

C.6小时

D.4小时

E.2小时

【答案】C

8.根据《医疗事故处理条例》的规定,医患双方对患者的死因有异议时,应在患者死亡后多长时间之内进行尸检,如具备冻存条件的,可以延长至多长时间

A.24小时,7天

B.24小时,5天

C.48小时,7天

D.48小时,5天

E.72小时,10天

【答案】C

【解析】《医疗事故处理条例》第十八条规定:患者死亡,医患双方当事人不能确定死因或者对死因有异议的,应当在患者死亡后48小时内进行尸检;具备尸体冻存条件的,可以延长至7日。

9.内科医生王某,在春节探家的火车上遇到一位产妇临产,因车上无其他医务人员,王某遂协助产妇分娩。在分娩过程中,因牵拉过度,导致新生儿左上肢臂丛神经损伤。王某行为的性质为

A.属于违规操作,构成医疗事故

B.属于非法行医,不属于医疗事故

C.属于见义勇为,不构成医疗事故

D.属于超范围执业,构成医疗事故

E.虽造成不良后果,但不属于医疗事故

【答案】E

【解析】《医疗事故处理条例》规定:在紧急情况下为抢救垂危患者生命而采取紧急医学措施造成不良后果的不属于医疗事故。

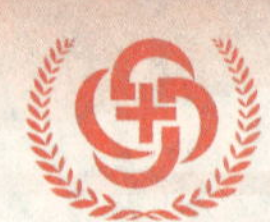

第八章 《中华人民共和国中医药条例》

1.发展中医药事业应当依法遵循的原则是

A.继承与创新相结合

B.中西医结合

C.以人为本

D.中医与中药相结合共同发展

E.中医药理论与中医药实践相结合

【答案】B

2.承担中医药专家学术经验和技术专长继承工作的指导老师，必须从事中医药专业工作多少年以上，并担任高级专业技术职务多少年以上

A.30,10

B.30,20

C.40,20

D.40,10

E.30,30

【答案】A

【解析】《中华人民共和国中医药条例》第十七条规定：承担中医药专家学术经验和技术专长继承工作的指导老师应当具备从事中医药专业工作30年以上并担任高级专业技术职务10年以上。

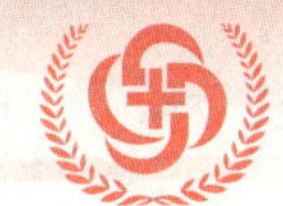

第九章　《医疗机构从业人员行为规范》

1.下列哪一项不属于医疗机构从业人员行为规范的内容

A.以人为本,践行宗旨

B.遵纪守法,依法执业

C.减少患者的经济负担

D.为患者保守医疗秘密

E.尊重患者的权利与人格

【答案】C

2.医疗机构从业人员应坚持的宗旨是

A.以患者为中心

B.救死扶伤,防病治病

C.尊重患者,关爱生命

D.优质服务,医患和谐

E.全心全意为人民健康服务

【答案】B

【解析】《医疗机构从业人员行为规范》第四条规定:以人为本,践行宗旨。坚持救死扶伤、防病治病的宗旨,以患者为中心,全心全意为人民健康服务。